Differential Diagnosis in Dermatology (Fourth Edition)

皮肤病鉴别诊断图谱

（原著第 4 版）

编　著　［英］Richard Ashton

Barbara Leppard

Hywel Cooper

主　译　冯义国

副主译　张燕飞　安金刚

世界图书出版公司

西安　北京　上海　广州

图书在版编目（CIP）数据

皮肤病鉴别诊断图谱：原著第 4 版 /（英）理查德·阿什顿（Richard Ashton），（英）芭芭拉·莱帕德（Barbara Leppard），（英）海韦尔·库珀（Hywel Cooper）编著，冯义国主译 . —西安：世界图书出版西安有限公司，2022.8
书名原文：Differential Diagnosis in Dermatology（Fourth Edition）
ISBN 978-7-5192-9306-2

Ⅰ.①皮… Ⅱ.①理… ②芭… ③海… ④冯… Ⅲ.①皮肤病—鉴别诊断—图谱
Ⅳ.① R751.04-64

中国版本图书馆 CIP 数据核字（2022）第 129712 号

Differential Diagnosis in Dermatology 4th Edition/by Richard Ashton,Barbara Leppard,Hywel Cooper/
ISBN: 978-1-90936-872-9

书　　名	皮肤病鉴别诊断图谱	
	PIFUBING JIANBIE ZHENDUAN TUPU	
编　　著	［英］Richard Ashton　Barbara Leppard　Hywel Cooper	
主　　译	冯义国	
责任编辑	张　丹	
装帧设计	新纪元文化传播	
出版发行	**世界图书出版西安有限公司**	
地　　址	西安市锦业路 1 号都市之门 C 座	
邮　　编	710065	
电　　话	029-87214941　029-87233647（市场营销部）	
	029-87234767（总编室）	
网　　址	http://www.wpcxa.com	
邮　　箱	xast@wpcxa.com	
经　　销	新华书店	
印　　刷	西安雁展印务有限公司	
开　　本	889mm×1194mm　　1/16	
印　　张	23.25	
字　　数	350 千	
版次印次	2022 年 8 月第 1 版　2022 年 8 月第 1 次印刷	
版权登记	25-2017-0101	
国际书号	ISBN 978-7-5192-9306-2	
定　　价	288.00 元	

医学投稿　xastyx@163.com　‖　029-87279745　029-87279675
☆如有印装错误，请寄回本公司更换☆

献给多年来使我们受益良多的患者和将来有望从本书获益的所有读者。

译者名单
Translators

主　译　冯义国　西安交通大学第二附属医院
副主译　张燕飞　西安交通大学第二附属医院
　　　　安金刚　西安交通大学第二附属医院
译　者

　　　　安金刚　西安交通大学第二附属医院
　　　　冯义国　西安交通大学第二附属医院
　　　　任建文　西安交通大学第二附属医院
　　　　汤庄力　浙江大学医学院附属第二医院
　　　　童丹玉　商洛市商州区人民医院
　　　　王晓鹏　西安交通大学第二附属医院
　　　　杨　曦　宝鸡市中心医院
　　　　张鼎伟　西安交通大学第二附属医院
　　　　张燕飞　西安交通大学第二附属医院

译者序

Preface

　　虽然我曾经参译、参编了许多著作，但作为主译，是第一次。我感觉到压力巨大，责任重大，有一丝忐忑。

　　翻阅原版书后发现本书简明实用，非常适合基层医生或者皮肤病学入门者。翻译完成后的多次审校过程，使我觉得本书对于大型综合医院皮肤科医生掌握基本的药物使用和监测事项也大有裨益。本书是皮肤病诊断和鉴别诊断上一个水平的台阶。

　　本书有大量精美的图片，便于"看图识病""无师自通"，且每种皮损均有思维导图，符合临床诊断逻辑，易于鉴别诊断，方便读者分析和查阅。另外，书中内容非常精简，便于皮肤科医生作为案头手册查阅或记忆知识要点。例如"表皮是皮肤的外层，功能是产生角质和色素"，简明扼要地介绍了表皮；在预防环孢素副作用时的描述中，"常常开始治疗前测血压、血钾、血肌酐、肝功能和血脂，监测这些指标，每两周1次，共6周，然后每月1次，共3个月，最后每2～3个月1次"，重点突出，易于读者理解掌握。书中有些内容不适合我国国情，请读者批判地阅读。

　　原版书是横向版式，考虑国内出版书籍的习惯和便于读者翻阅等，我们花费很多时间重新排版成为现在的纵向版式。虽然是译著，但因时代的发展和英语的普及，本书中文版在疾病和部分术语后保留了英语，便于读者对照学习。

　　翻译初稿完成后，主译和副主译相互交叉审校数次，尤其是张燕飞博士，对书稿做了多次审校。即便如此，由于译者的水平和风格差异，难免有疏漏或需要商榷之处，恳请读者批评指正，在此致谢！

　　特别感谢西安交通大学第二医院原皮肤科主任肖生祥教授在选题时给予的宝贵意见。同时感谢世界图书出版西安有限公司医学编辑的辛勤付出。

　　如果本书能够为热爱皮肤病的同道提供帮助，我们将倍感欣慰。

冯义国

2022 年 4 月

第 1 版 *Differential Diagnosis in Dermatology in Postgraduate Education for General Practice* 的书评中写道：

这本书太棒了！本书具有精美的彩色图片，内容丰富，具有可读性，临床诊断准确，特别是本书内容形式利于诊断和教学使用。基层医生没有带有图片的书籍参考，且对不能立刻识别皮损感到恐慌。通过本书，若能够辨别皮疹的几个简单特征，例如什么部位、什么颜色、多长时间、表面特点，那么就能准确找到流程图，看图片确认就可以找到正确的诊断。此时医生会感到非常轻松。

我们希望新版能够一如既往地使读者感到亲切。该书适用于基层医生接诊患者时参考使用。

这一版在第 3 版的基础上更新了一些治疗的内容，特别是生物制剂疗法。我们邀请同事 Hywel Cooper 更新治疗内容，并且加入了许多新的图片，特别是亚洲人和黑人的皮疹图片。

感谢几个同事更新内容，特别是 Steven Hayes 医生（皮肤镜）、Adam Haworth 医生（斑贴试验和激光）、Suzanna Hoey 医生（血管痣）、Jennifer Jones 医生（头皮）、Liz Jones（润肤剂）、Tim Mellor 先生（激光）、Raj Patel 医生（生殖器）和 Denise Woodd（伤口敷料和腿部溃疡），同时还要感谢所有同意本书使用他们图片的患者！

Richard Ashton

Barbara Leppard

2014 年 9 月

目 录

第 1 章 皮肤病诊断简介 ··· 冯义国 /1

第 2 章 皮肤病治疗简介 ··· 冯义国 /19

第 3 章 毛发和有发头皮（秃发头皮见第 5 章和第 9 章）············ 冯义国 /51

第 4 章 面部急性红斑 ··· 杨 曦 冯义国 /71

第 5 章 面部慢性红斑 ··· 张燕飞 /81

第 6 章 口、舌、唇和耳 ··· 张燕飞 /103

第 7 章 躯干及四肢急性红斑 ······································· 张鼎伟 /121

第 8 章 躯干及四肢慢性红斑 ······································· 安金刚 /143

第 9 章 非红斑性损害 ··· 安金刚 /193

第 10 章 皱褶部位皮肤病（腋窝、腹股沟、臀沟、乳房下皱褶）

·· 任建文 /249

第 11 章 生殖器部位（包括阴部、肛周和会阴）·············· 安金刚 /261

第 12 章 下 肢 ··· 童丹玉 冯义国 /277

第 13 章 手与足 ··· 汤庄力 王晓鹏 /303

第 14 章 甲 病 ··· 汤庄力 王晓鹏 /329

药物和相关的药物反应 ··· 冯义国 /343

润肤剂的使用 ··· 冯义国 /346

洗浴润肤产品的使用 ··· 冯义国 /347

外用激素效能分类 ··· 冯义国 /348

诊断导图索引 ··· 冯义国 /349

索 引 ·· 冯义国 /351

如何使用该书

编写本书的目的是利于诊断未知皮疹或皮损，并鼓励读者在接诊患者时使用。读者有必要按下面给出的顺序描述皮损或皮疹。

1. 部位

2. 红色（压之褪色）或不红

3. 急性（<2 周）或慢性（>2 周）

4. 表面特征（见第 1 章定义）：正常 / 光滑（指与周围皮肤相同）或者有鳞屑、角化过度、疣状增生、痂皮、渗出、抓痕

5. 皮损类型（见第 1 章定义）：

    扁平皮损：斑或斑片

    高起皮损：丘疹、斑块和结节

    充满液体的皮损：水疱、大疱和脓疱

    表面破损：糜烂、溃疡和皲裂

6. 如果不是红色，描述颜色

    因充血呈粉红色、红色、紫色、紫红色

    因色素呈棕褐色、黑色、蓝色

    因供血不足或色素缺失呈白色

    其他颜色如黄色、橘色、灰色

这可使读者根据临床特点进行鉴别诊断。读者会发现书内每章开头都有诊断导图。深蓝色框内的诊断较常见，一般基层医生很容易碰到。没有突出标示的诊断较罕见，也许需要皮肤病专家才能正确诊断。

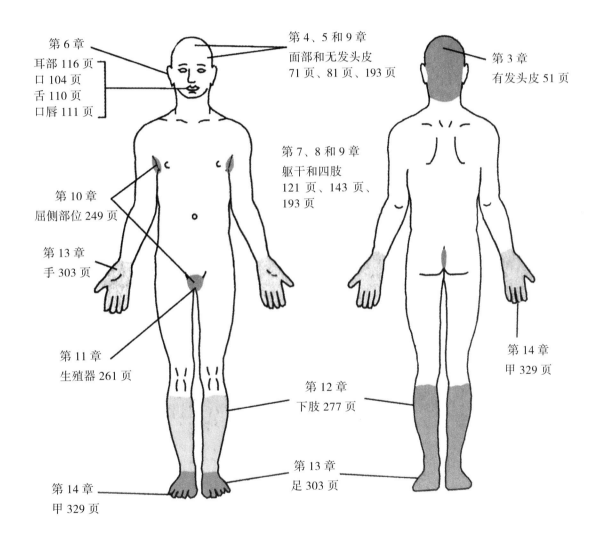

第 6 章
耳部 116 页
口 104 页
舌 110 页
口唇 111 页

第 4、5 和 9 章
面部和无发头皮
71 页、81 页、193 页

第 3 章
有发头皮 51 页

第 7、8 和 9 章
躯干和四肢
121 页、143 页、193 页

第 10 章
屈侧部位 249 页

第 13 章
手 303 页

第 11 章
生殖器 261 页

第 14 章
甲 329 页

第 12 章
下肢 277 页

第 13 章
足 303 页

第 14 章
甲 329 页

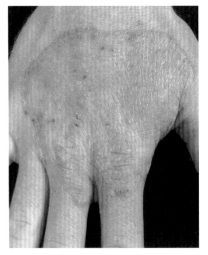

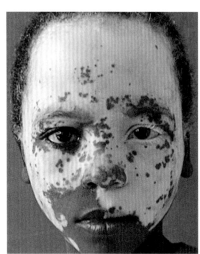

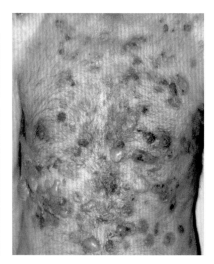

1. 部位：手背
2. 红色
3. 慢性
4. 表面有鳞屑
5. 高起皮损：斑块
见 306 页诊断导图

1. 部位：面部
2. 非红色
3. 慢性
4. 表面正常
5. 扁平皮损：斑片
6. 颜色：白色
见 209 页诊断导图

1. 部位：躯干
2. 红色
3. 慢性
4. 表面有痂皮
5. 皮损：大疱和糜烂
见 188 页诊断导图

1 皮肤病诊断简介

● 皮肤基本生物学

表皮 2

真皮 2

● 皮肤病诊断

现病史 2

既往史，家族史和社交史 3

既往治疗 3

● 描述皮损

1 受累部位 3

2 皮损数目 3

3 分布 4

4 排列 4

5 表面触诊 5

6 深部触诊 6

7 皮损类型 6

8 表面特征和质地 9

9 皮损颜色 11

10 皮损或皮疹边界 13

11 皮损形状 13

● 特殊检查

Wood 灯 14

皮肤镜 15

细菌学 17

真菌学 17

皮肤活检 17

点刺试验 17

斑贴试验 17

1

皮肤基本生物学（BASIC BIOLOGY OF THE SKIN；图1.1）

表 皮（THE EPIDERMIS）

表皮是皮肤的外层，功能是产生角质和色素。表皮的病变产生皮疹或皮损，伴异常鳞屑、色素改变或表面破损（渗出或糜烂）。

角 质（Keratin）

角质是表皮细胞成熟的最终产物；其功能是防水。

色 素（Melanin）

黑素由基底层的黑素细胞产生，包裹的黑素（黑素小体）通过黑素细胞的树突传输给周围的表皮细胞（图1.2）。黑素小体防止紫外线对细胞核的损伤；若无黑素保护，会发生皮肤癌。

真 皮（THE DERMIS）

真皮大部分由结缔组织构成：胶原纤维使皮肤有韧性，弹力纤维使皮肤具有拉伸性；还有血管、淋巴管、皮肤神经和附属器（毛囊、皮脂腺和汗腺）。真皮的疾病常使皮肤高起（如丘疹、结节、萎缩）。如果病变局限于真皮，皮肤表面无鳞屑、痂皮或渗出等改变。真皮缺失或坏死导致溃疡（与糜烂不同，糜烂只是表皮的缺失）。

皮肤病诊断（DIAGNOSIS OF SKIN DISEASE）

皮肤病诊断和其他疾病的诊断一样，遵循共同的大原则。从采集病史开始，接着是详细的体格检查，检查完无法给出诊断的，则需做进一步检查。非皮肤科医生常常喜欢看一眼皮疹或皮损，然后"猜出"诊断，这是非常没必要的。在这一部分中，本书列出了一种可以做出正确诊断的方法。

现病史（HISTORY OF PRESENTING COMPLAINT）

单个皮损持续的时间

出现皮损多长时间？这是病史问诊中最重要的问题。急性皮损不超过2周，这可以与慢性皮损鉴别。

皮损一边出现一边消失吗？在同一部位还是不同部位发病？在考虑诊断荨麻疹或单纯疱疹时，这个问题特别重要。如果皮损在24小时内出现和消退，则可以诊断荨麻疹（见125页）。为了证实荨麻疹风团的短暂特性，在风团周围画一条线，然后让患者第二天复诊，你会发现位置和形态变了。单纯疱疹（见78~79页）和固定性药疹（见131页）持续大概7~14天，并通常在同一部位复发。

与物理因素的关系

过去生活或工作在热的气候环境则可能是诊断皮肤癌的线索。确定患者对日光暴露的皮肤反应。按照皮肤晒黑的情况，把皮肤分为6种类型（表1.1）。手背和面部发生的皮疹，要询问与光照的关系。询问的重要问题是皮损出现和日光暴露的时间间隔，是否在晴天隔着玻璃窗发疹的。日光性荨麻疹是日照后5分钟出疹，1小时内消退。多形性日光疹（见73页）日照后数小时发疹并持续

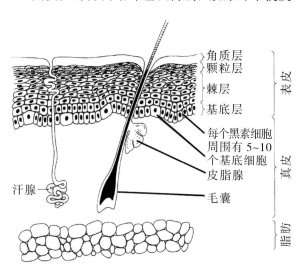

图1.1 皮肤的结构

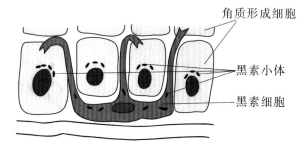

图1.2 基底层的黑素细胞把黑素小体输给角质形成细胞

表 1.1 皮肤分型

1 型：总会晒伤，不会晒黑
2 型：总会晒伤，会轻度晒黑
3 型：有时晒伤，渐渐晒黑
4 型：很少晒伤，易晒黑
5 型：亚洲皮肤
6 型：黑肤色

肤色浅的人（1 型和 2 型）很易发生皮肤癌

数天。卟啉病（很罕见，见 306 页）也是几分钟内出疹，持续几天。隔玻璃窗发疹是因为紫外线（UVA）引起，需要含有二氧化钛或氧化锌的防晒霜保护（见 30 页）。

手部皮炎需要询问皮肤接触的刺激物（见 311 页），如去污剂和油，询问工作性质和爱好，是戴橡胶手套防护还是手直接接触刺激性物质？

瘙痒 瘙痒对患者来说是很烦恼，但对诊断可能没有帮助。严重的瘙痒，特别是在晚间会影响睡眠，应考虑疥疮（见 183 页）或罕见的疱疹样皮炎（见 181 页）。

既往史、家族史和社交史（PAST, FAMILY AND SOCIAL HISTORY）

既往史（Past history）

既往有过皮损吗？若有，和现在一样吗？如果是湿疹，既往有婴儿湿疹、哮喘或枯草热提示特应性皮炎。

家族史（Family history）

家里其他人有皮肤病吗？和患者的一样吗？这可以提示皮肤病要么是遗传有关的，如特应性皮炎、鱼鳞病或银屑病，要么是传染性的，如疥疮、脓疱疮。

社交史（Social history）

社交史包括家庭关系和工作性质，可提示疾病的原因，如手部皮炎，可出现周末改善或假日时消退吗？

既往治疗（PREVIOUS TREATMENT）

既往外用过什么药？有效吗？是软膏还是霜剂？因为基质和药物成分同等重要。应注意外用局麻药、抗生素和抗组胺药可以诱发过敏性皮炎。如果突然出现泛发的皮疹，考虑为药物引起的，用药史就很重要。如果患者用药超过 2 个月，那么该药引起皮疹的可能性比较小。

描述皮损（DESCRIBING SKIN LESIONS）

看：是第一步，并确定
1. 受累部位
2. 皮损数目
3. 分布
4. 排列

摸：皮损
5. 表面触诊：用手指
6. 深部触诊：用拇指和食指捏

描述：按下列标题顺序描述典型皮损
7. 皮损类型
8. 表面特征和质地
9. 皮损颜色：分为红色和非红色
10. 皮损或皮疹边界
11. 皮损形状

检查：其他部位如头皮、甲、口腔和生殖器

1. 受累部位（SITES INVOLVED）

描述身体受累部位。

2. 皮损数目（NUMBER OF LESIONS；图 1.3，图 1.4）

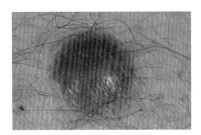

【单发】 图 1.3 淋巴瘤

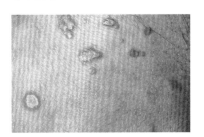

【多发】 图 1.4 扁平苔藓

3

3. 分布（图 1.5~ 图 1.11）

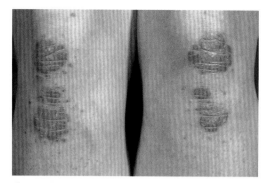

【对称】 图1.5 银屑病 身体两侧同等受累，多为内源性因素，如痤疮、湿疹、银屑病

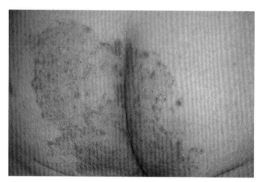

【不对称】 图1.6 臀部体癣 大部分累及身体一侧，常为外源因素如感染性皮炎或接触性皮炎

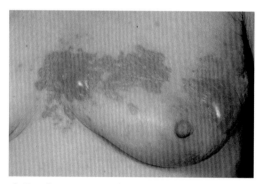

【单侧】 图1.7 带状疱疹 仅局限于身体一侧

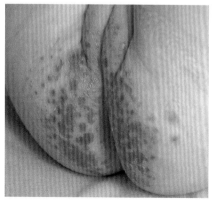

【局限】 图1.8 尿布疹 局限于一个部位

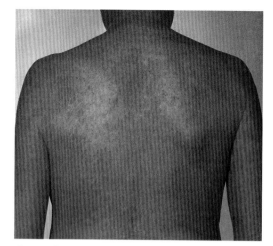

【泛发】 图1.9 红皮型银屑病 累及大部分身体

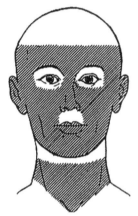 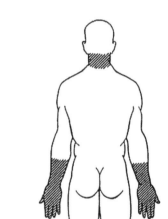

【曝光部位】 图1.10 图1.11
累及面部、胸前V区和颈后、手背和前臂。注意：耳后、颏下、眉部不受累（见73页）

4. 排列（图 1.12~ 图 1.17）

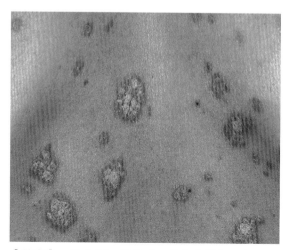

【散在】 图1.12 银屑病 单个皮损相互分开

4

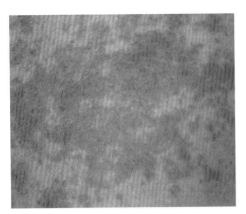

【融合】　图 1.13　湿疹　类似皮损融合在一起

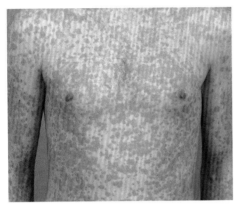

【播散】　图 1.14　银屑病　泛发的散在皮损

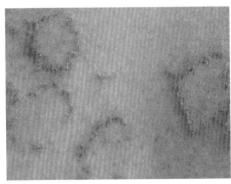

【环形】　图 1.15　湿疹　环状排列（见154 页）

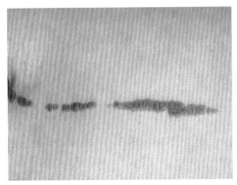

【线状】　图 1.16　表皮痣　线状排列（见155 页）

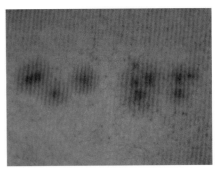

【群集】　图 1.17　虫咬　多个类似的皮损群集在一块

触摸皮损（FEEL THE LESIONS）

5. 表面触诊（SURFACE PALPATION；图 1.18~ 图 1.20）

用指尖触摸。

光滑（Smooth）：摸起来像正常皮肤。

不平（Uneven）：发现细小鳞屑或一些疣状皮损。

粗糙（Rough）：摸起来像砂纸，是日光角化、皮角或痂皮的特点。

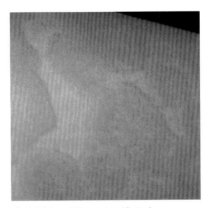

【光滑】　图 1.18　荨麻疹

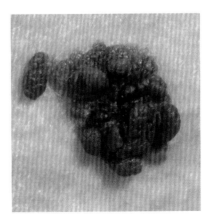

【不平】　图 1.19　复合痣

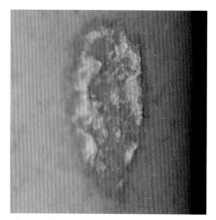

【粗糙】 图 1.20 日光角化

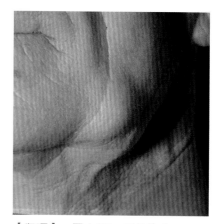

【坚硬】 图 1.23 下颌骨瘤

6. 深部触诊（DEEP PALPATION；图 1.21~ 图 1.23）

用拇指和食指捏皮损。

正常（Normal）：感觉和周围正常皮肤一样。

柔软（Soft）：易挤压——感觉和口唇一样。

坚实（Firm）：只可以挤压少许——感觉和鼻尖一样。

坚硬（Hard）：不能挤压——感觉像骨头一样。

7. 皮损类型（TYPE OF LESION）

皮损是平齐或高起，坚实或充满液体，或表面破裂（图 1.24~ 图 1.34）。

A. 平齐皮损

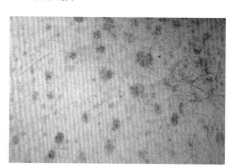

【斑 直径≤1cm】 图 1.24 雀斑

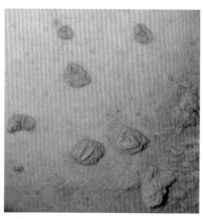

【柔软】 图 1.21 皮赘

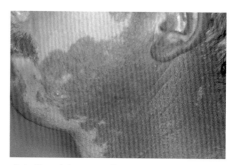

【斑片 直径 >1cm】 图 1.25 鲜红斑痣

B. 高起皮损

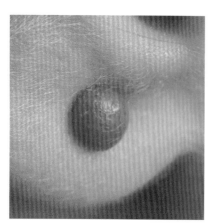

【坚实】 图 1.22 瘢痕疙瘩

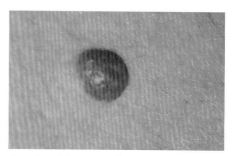

【丘疹 直径≤1cm】 图 1.26 复合痣

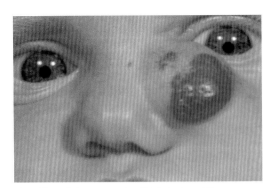

【结节 直径 >1cm（= 厚度）】 图 1.27
草莓状血管瘤

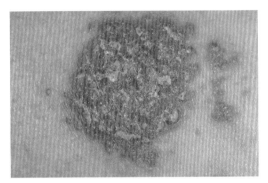

【斑块 直径 >1cm（>> 厚度）】 图 1.28
盘状湿疹

C. 充满液体皮损

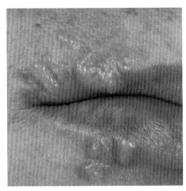

【水疱 直径 ≤ 1cm】 图 1.29
单纯疱疹

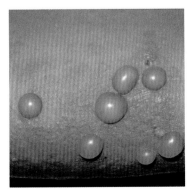

【大疱 直径 >1cm】 图 1.30
大疱性类天疱疮

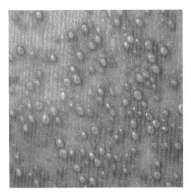

【脓疱 直径 ≤ 1cm】 图 1.31

D. 皮损表面破损

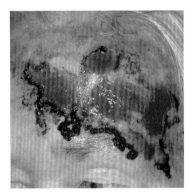

【糜烂】 图 1.32 仅表皮缺失

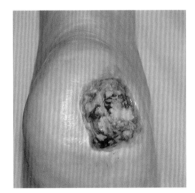

【溃疡】 图 1.33 神经病性溃
疡表皮和真皮均缺失

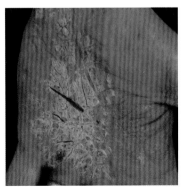

【皲裂】 图 1.34 掌银屑病
皮肤线状裂开

平齐皮损

只是颜色或表面改变，触诊无异常。

高起皮损

丘疹（Papule）：任何坚实高起表面的皮损（≤1cm），可以触及。

结节（Nodule）：任何高起皮损（>1cm），用食指和拇指可触及，即皮损内有物质。通常为真皮病变引起，可伴或不伴表面改变。

斑块（Plaque）：任何皮损（>1cm），其直径远远大于厚度，也就是说，皮损可以用指尖感觉到。通常因表皮改变引起，如表面鳞屑、痂皮或角质。

水疱（Blisters）（小疱和大疱）：含有清澈液体（血清），只持续几天，可用针刺破证实为液体。水疱的位置可在表皮内或真表皮交界。表皮内疱易破形成糜烂，而表皮下疱可持续几天，并可呈血疱。

脓疱（Pustules）（≤1cm）：含不透明液体（脓），刺破有脓流出。

表皮部分或全部缺失产生糜烂，可以愈合不留瘢痕。糜烂可以因疱破裂或损伤引起。

任何原因导致的真皮缺失会产生溃疡，愈合后留有瘢痕。表面可有渗出、痂皮或腐肉。

皮肤裂开（皲裂）是角化异常引起（通常是湿疹或银屑病）。

E. 其他术语（图1.35~图1.40）

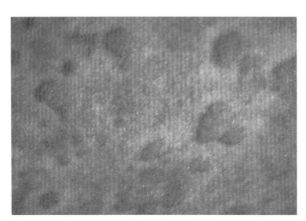

【风团】 图1.35 荨麻疹 短暂肿胀（即丘疹或斑块）因真皮水肿所致——持续不超过24小时；通常与荨麻疹同义

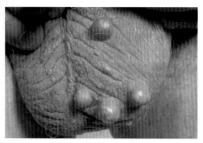

【囊肿】 图1.36 阴囊表皮样囊肿 有波动感的丘疹或结节，内衬上皮，内容为液体、脓液或角质

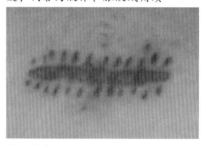

【瘢痕】 图1.37 手术瘢痕 外伤、手术、感染或缺血后真皮愈合后的皮损（斑、丘疹、斑块、结节）

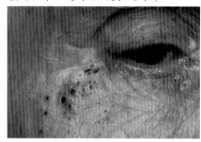

【粉刺】 图1.38 日光弹力纤维增生 皮脂腺毛囊口角栓引起的丘疹，含有变性的皮脂和角质

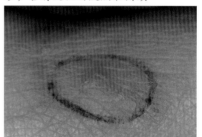

【隧道】 图1.39 疥疮 线状U型丘疹，3~5mm长，见于疥疮患者的手和指

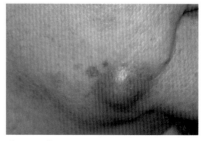

【脓肿】 图1.40 下颌角的疖肿聚集了很多脓液

8. 表面特征和质地（SURFACE FEATURES AND TEXTURE；图 1.41~ 图 1.59）

A. 正常

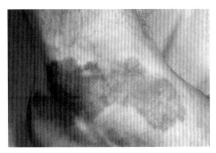

图 1.41　环状肉芽肿　表面和周围皮肤无异，表面光滑，仅高起和（或）颜色改变

B. 角化异常

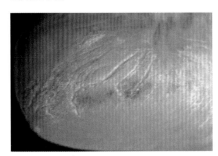

【角化过度】　图 1.42　足部银屑病　粗糙、因角质增多而表面不平，常见于手足部位

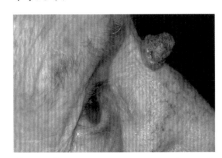

【皮角】　图 1.43　角化棘皮瘤　致密的角质在表面堆积，摸起来粗糙，并黏附基底不易去除

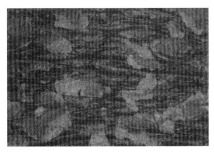

【鳞屑】　图 1.44　红皮病型银屑病　角质形成细胞脱落增加，角质层异常，导致表面出现干燥片状鳞屑

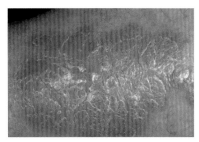

【搔抓试验前】　图 1.45　银屑病　如果表面有鳞屑，用指甲用力搔抓

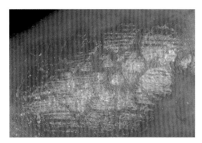

【搔抓试验后】　图 1.46　银屑病　大量银白色鳞屑提示诊断银屑病

C. 表面破损

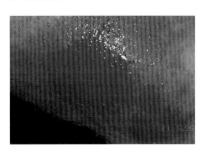

【渗出】　图 1.47　急性湿疹　血清、血液或脓在表面聚集

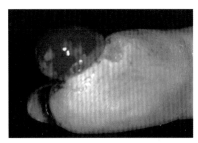

【脆弱皮损】　图 1.48　化脓性肉芽肿　轻微损伤，表面易出血

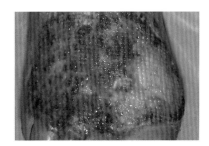

【腐肉】　图 1.49　足部溃疡　渗出和坏死组织混合在一起

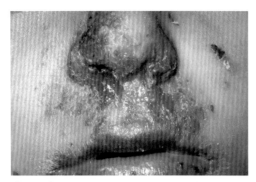

【痂皮】 图1.50 脓疱疮 干性渗出物。病史中应该有渗出、脓液或出血

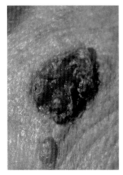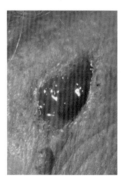

图1.51 基底细胞癌　　　　　　图1.52

要找到痂皮的原因，揭掉痂皮看基底的情况，会发现一个溃疡或糜烂。在图1.51痂皮下面是基底细胞癌引起的溃疡（图1.52）

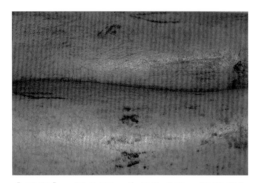

【抓痕】 图1.53 特应性皮炎 搔抓引起皮肤的局限性损伤——线状糜烂和痂皮

D. 厚度改变

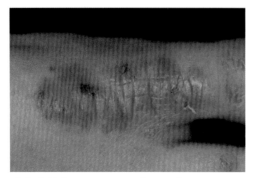

【苔藓化】 图1.54 单纯苔藓 长期搔抓导致表皮增厚，皮纹加深（见于特应性皮炎或单纯性苔藓）

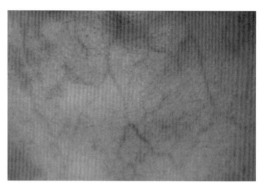

【真皮萎缩】 图1.55 外用皮质激素导致 由于真皮变薄，表面凹下，皮下血管易见

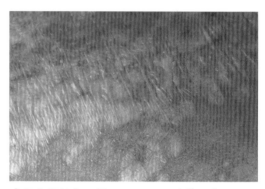

【表皮萎缩】 图1.56 硬化苔藓 表面细小皱纹像"烟纸"

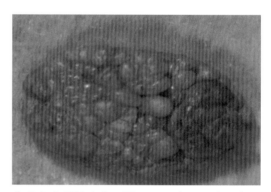

【乳头瘤样增生】 图1.57 先天性痣 表面有微小、指状或圆形突起

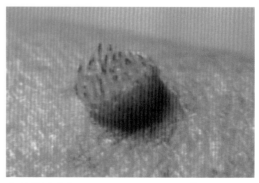

【疣状增生】 图1.58 丝状疣 表面见粗糙、指样突起

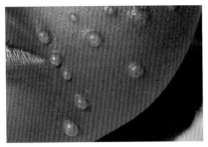

【脐窝状皮损】　图 1.59　传染性软疣　中央凹陷的丘疹是传染性软疣特征

9. 皮损颜色（COLOUR OF LESION；图 1.60~ 图 1.75）

A. 红色、粉红或紫色

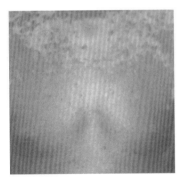

【红斑】　图 1.60　银屑病

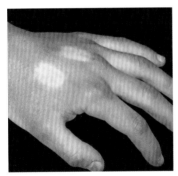

图 1.61　冻伤　因血管扩张呈红色，压之褪色（变白）。红斑是炎症的结果，并常见于白肤色的个体

【毛细血管扩张】　图 1.62　红色因个别可见的血管扩张所致

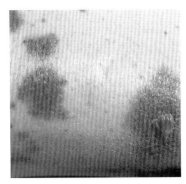

【紫癜】　图 1.63

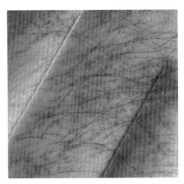

图 1.64　红色、紫色或橘红色斑是血液漏出血管所致。紫癜压之不消退，还是原来的颜色

B. 棕色

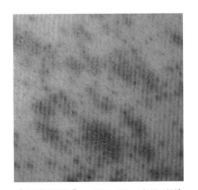

【色素沉着】　图 1.65　扁平苔藓

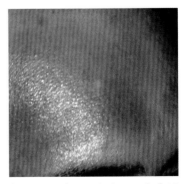

图 1.66　特应性皮炎　黑色素增加。常继发于表皮炎症。在深肤色人，可能是炎症的首发症状

11

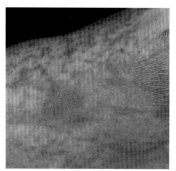

【含铁血黄素色素】 图1.67
橘棕色是紫癜后血红蛋白分解
形成的

C. 蓝黑色

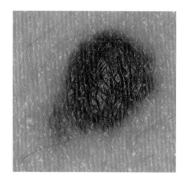

【黑色素】 图1.68 蓝痣 黑
色素位于真皮深层，见于恶性黑素
瘤和蓝痣

D. 白色

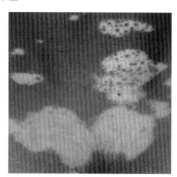

【色素脱失】 图1.69 白癜
风 因表皮黑素细胞缺失导致
黑色素完全缺无

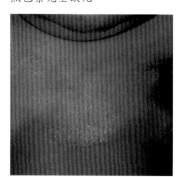

【色素减退】 图1.70 湿疹
因表皮炎症导致黑色素部分消失

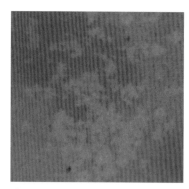

【血供减少】 图1.71 贫血痣
血供减少引起白斑

E. 蓝紫色 淤血

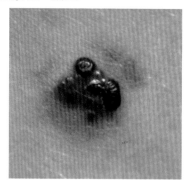

【淤血】 图1.72 血管瘤 皮
肤扩张的血管产生蓝紫色

F. 黄色

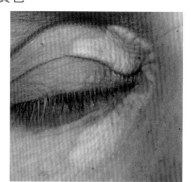

【脂质沉积】 图1.73 睑黄疣
内眼睑处睑黄疣呈黄色

G. 蓝灰色

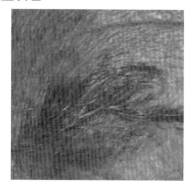

【米诺环素致色素沉着】 图1.74
因铁沉积眼眉处呈灰蓝色

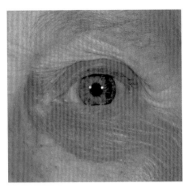

【金色素】　图 1.75　金沉着病
灰蓝色见于金治疗的患者

10. 皮损或皮疹边界（BORDER OF LESION OR RASH；图 1.76~ 图 1.81）

A. 界限清楚　能够围绕皮损画一条线。

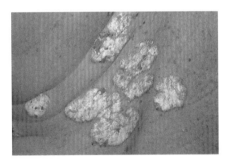

【银屑病：界限清楚的斑块】　图 1.76

B. 界线不清　皮损的界线和正常皮肤融合。

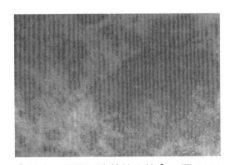

【湿疹：界线不清楚的斑块】　图 1.77

C. 边界清楚　边缘皮损鳞屑增多，中央相对消退。

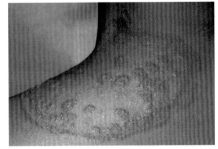

【体癣边界清楚】　图 1.78

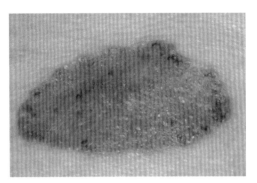

【浅表基底细胞癌：单发界线清楚的斑块】
图 1.79

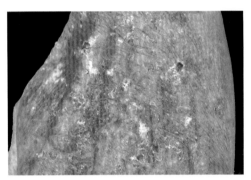

【日光角化：界线不清楚的丘疹】　图 1.80

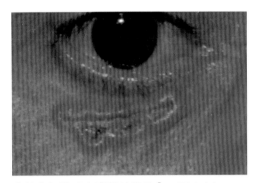

【基底细胞癌有高起的卷边】　图 1.81

11. 皮损形状（SHAPE OF LESION；图 1.82~ 图 1.89）

A. 上面观

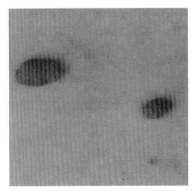

【圆形或椭圆形】　图 1.82　良性痣

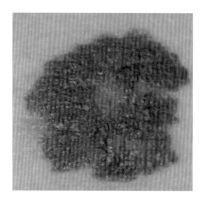

【不规则】 图 1.83 恶性黑素瘤

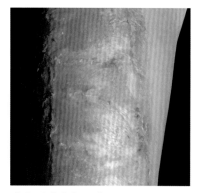

【方形或直角形】 图 1.84 直线
边——人工性皮炎

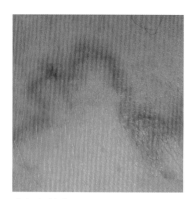

【匐行性】 图 1.85 "S"形——
幼虫移形症

B. 侧面观

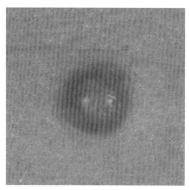

【圆顶状】 图 1.86 良性皮内痣

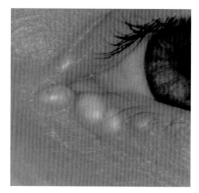

【球状】 图 1.87 表皮样囊肿或粟
丘疹

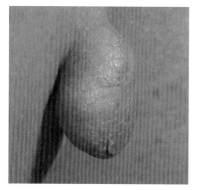

【悬垂状】 图 1.88 皮赘

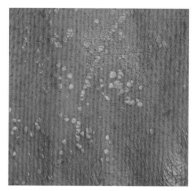

【平顶状】 图 1.89 扁平疣

特殊检查（SPECIAL INVESTIGA-TIONS）

Wood 灯（WOOD'S LIGHT）

Wood 灯是可见光被氧化镍滤过后的紫外光源。对确定小孢子菌属引起的头癣有用，灯下呈绿色（见图 3.12，57 页），红癣呈亮粉色（见图 10.27，258 页）。尿或粪便中的卟啉也呈亮粉色。

在色素性疾病，Wood 灯利于鉴别白癜风的色素完全缺失（皮肤完全变白）和花斑糠疹的色素减退，或者炎症后色素减退（皮肤比正常稍微白些）。

皮肤镜（DERMOSCOPY）

　　皮损表面涂上油，通过皮肤镜观察（图 1.90）是诊断色素性皮损，以及与血管疾病鉴别的有用工具，并对发现疥疮隧道（见 184 页）及鉴别鳞屑和痂皮有帮助（图 1.91~图 1.103）。

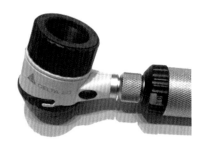

图 1.90　皮肤镜

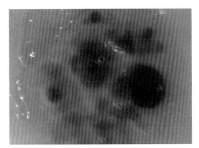

图 1.91　血管瘤：扩张的血管腔，呈黑红色

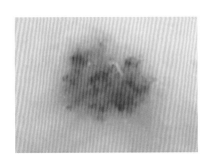

图 1.92　遗传性出血性毛细血管扩张

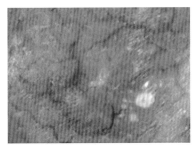

图 1.93　基底细胞癌：边缘血管扩张

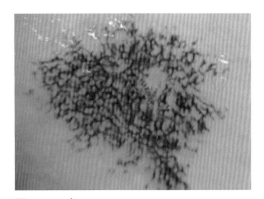

图 1.94　雀斑

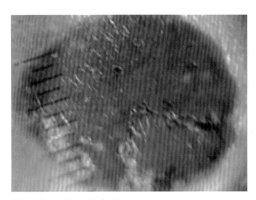

图 1.95　脂溢性角化

　　血管疾病很容易和黑素细胞皮损鉴别，因为其是红色，不是棕色，并且可见个别扩张的血管。

　　脂溢性角化表面有白或黑的角质囊肿，边缘规则。

　　色素性皮损：使用皮肤镜的主要目的是判断皮损的良恶性。在基层门诊见到的大多色素性皮损为良性的。良性痣的色素可呈网状、点状、球状或无一定形状。如果整体对称并无恶性的特征，出现两种棕色是可以接受的。

　　怀疑恶性黑素瘤的因素有以下特点：

● 不对称。

● 皮损内多种颜色（深棕色、浅棕色、黑色、红色、灰色、蓝色、白色）。

● 多种形状（网状、线条状、大小不等的球状、分布和颜色，蓝灰色雾影）。

● 不规则边缘（线状）。

● 蓝灰色雾影，一部分或大部分是蓝色、灰色、白色。

　　更多图片请参见国际皮肤镜协会网（dermaoscopy-ids.org）。

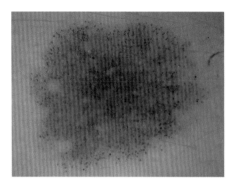

图 1.96　交界痣　两种浅棕色，对称网状型

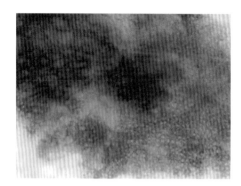

图 1.100　浅表扩散黑素瘤　图左上角异常网状型，右下角正常网状型

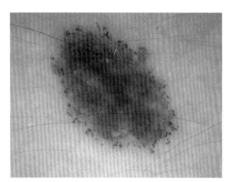

图 1.97　交界痣　中央无一定形状，周边为规律的点状色素

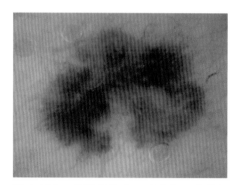

图 1.101　早期黑素瘤　不对称，多种颜色和形态

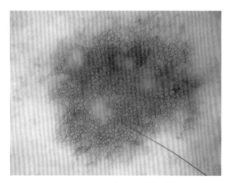

图 1.98　交界痣　多灶性色素减退，色素变化很小，正常网状型

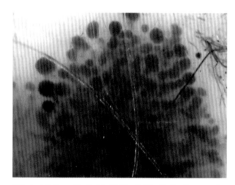

图 1.102　浅表扩散性恶性黑素瘤　不规则大小不等的球状色素，无色素网

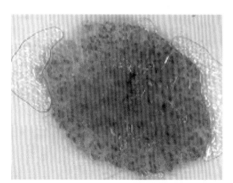

图 1.99　复合痣　对称，边缘规则，球状色素

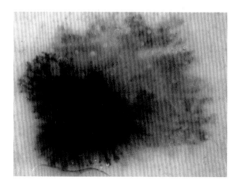

图 1.103　结节性黑素瘤　蓝灰色雾影和线状条纹，呈多种形态和颜色

细菌学（BACTERIOLOGY）

可用拭子从水疱、脓疱、糜烂或溃疡处取材，行革兰氏染色和培养发现致病菌。通过电镜和培养确定病毒感染。如果怀疑单纯疱疹或带状疱疹，可拿疱液做 Papanicolaou（PAP）染色发现多核巨细胞。

真菌学（MYCOLOGY）

皮肤癣菌（癣）和酵母（念珠菌病和花斑糠疹）都靠吞食角质生长。它们引起的浅表真菌感染，可在皮损边缘的鳞屑中发现真菌。用钝外科手术刀刃（如香蕉型的 Swann 大 U 型刀，可从 Swann-Morton.com 网上买到，图 1.104）。如果鳞屑太干，不粘在刀刃上，用外科酒精湿润皮肤即可。把鳞屑和 20%KOH（氢氧化钾）溶液混合，溶解角质，在玻片上轻轻加热直至溶液起泡，立即在显微镜下观察真菌菌丝和孢子（见图 10.3，251 页和图 10.15，255 页）。

也可把鳞屑放在特殊的信封中寄到真菌实验室（Dermapak.com, PO BOX 841,Bedford, MK454WG; Mycotrans.com, PO Box 1172, Biggar, ML126NN, Scotland），在那儿进行直接镜检和培养（图 1.105）（在英国基层大夫可以采样寄检。国内没有此服务，也不要寄往上述地址。译者注）。

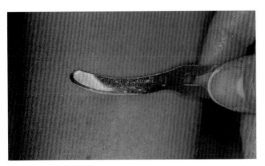

图 1.104　用 Swann 大 U 型刀刮去皮肤鳞屑

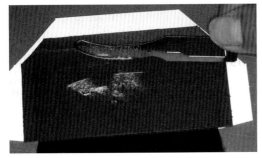

图 1.105　把鳞屑放进皮肤专用信封（黑纸更好显示鳞屑），邮寄到真菌实验室

皮肤活检（SKIN BIOPSY）

如果不能确定诊断，从皮损边缘取梭形皮损，这样取材就包括了正常和异常皮肤，应取到表皮、真皮和脂肪。

用免疫荧光检测免疫复合物。标本需要在 Michel 培养基中寄到实验室。某些情况下，可用环钻取材，取 3~6mm 中心组织，但这种方法的样本有限，可能不适合进行真正的组织检查。

如果是皮肤肿瘤，应该切除整个皮损并采用梭形切口，这样伤口缝合才能是直线。

点刺试验（PRICK TESTING）

点刺试验适用于即刻过敏反应的哮喘、花粉症或过敏性荨麻疹（接触香水引起的荨麻疹通过短暂接触斑贴试验检测）。对诊断特应性皮炎或特发性荨麻疹没有任何用处。对发现自然橡皮乳胶过敏有用。在前臂滴一滴乳胶蛋白，然后刺破皮肤表面。出现风团为阳性反应。应设生理盐水（阴性）及组胺（阳性）对照。虽然过敏反应的危险很低，但应该备用抢救药物和设备。如果乳胶点刺试验和 RAST 试验是阴性，那么"使用试验"，即一个手指湿润后戴乳胶手套 15 分钟，另一个手指戴乙烯基手套做对照，就可证实诊断（图 1.106）。

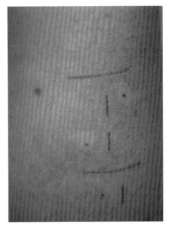

图 1.106　点刺试验　阳性结果是过几分钟后在针刺的周围出现风团

斑贴试验（PATCH TESTING）

斑贴试验用来确认皮肤的Ⅳ型过敏反应，如过敏接触性皮炎。过敏原混悬于白色软石蜡或水溶

液，放置于铝盘中 Scanpor 贴带（芬兰斑试器）上有10 种过敏原。贴在背部，保持 48 小时。之后去掉贴带，在铝盘的部位出现小的环状湿疹提示对该过敏原产生过敏反应（图 1.107）。这样可以确定阳性过敏原（表 1.2）。如果过敏，则建议患者避免。

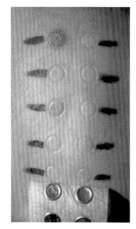

图 1.107 班贴试验

表 1.2 标准的过敏原和来源

过敏原	过敏原的来源
处方霜剂	
布地奈德	糖皮质激素过敏的标志，提示有必要进一步评价对其他糖皮质激素产生反应的可能
卡因混合物	局麻药膏
乙二胺	外用抗组胺药
夫西地酸	抗生素霜剂——夫西地和夫西地 H
新霉素	抗生素软膏
喹啉混合物	
替可的松匹伐酯	所有氢化可的松霜剂和软膏
羊毛酯醇	油性霜剂、E45 霜、其他羊毛脂醇作基质的软膏
美容产品	
蜂胶	蜂房中的松香、美容产品、草本药物
秘鲁香膏	香水、柑橘果皮
香水混合物	含香水的化妆品
鲸蜡醇 / 十八烷醇	保湿剂和润滑剂，处方霜剂和肥皂替代物，防晒剂
苯扎氯铵	霜剂中的抗菌剂
对苯二胺（PPD）	持久的染发剂、临时文身、黑橡胶
多种蓝色混合物	合成材料中的深蓝色染料
霜剂中的防腐剂	
福尔马林	用甲醛树脂处理过的纤维抗皱家庭和工业产品中的防腐剂，如美容产品、香波、洗洁剂、消毒剂

对苯类	乳膏和泥膏绷带中的防腐剂
季铵盐	美容产品：粉底、眼用化妆品、腮红、保湿剂、香波和地板蜡及抛光剂
异噻唑啉酮	毛发产品、湿巾、清洁剂、洗衣粉和沐浴液中的防腐剂
甲基异噻唑啉酮（MI）	美容产品、香波和婴儿擦巾
氯甲酚（PCMC）	乳膏、软膏、保湿剂中的防腐剂（不是美容产品和香波中的）
2- 溴 -2 硝基丙烷 -1-3- 二醇	香波、美容产品、洗衣用的清洁剂和纤维软化剂中的防腐剂
咪唑烷基脲	美容产品和发胶中的防腐剂
双咪唑烷基脲	美容产品、香波、遮光剂、除臭剂中的防腐剂
甲基二溴戊二腈	美容产品、香波、婴儿擦巾、遮光剂中的防腐剂；现在在欧盟禁用
氯二甲苯酚（PCMX）	主要见于地特尔；激素乳膏、肥皂、除臭剂、美容产品、外用防腐剂和工业用液体中的防腐剂
重亚硫酸钠	乳膏和软膏，以及一些食品、啤酒和酒中的抗氧化剂和防腐剂
橡胶化学物质	
黑橡胶 IPPD（异丙基 - 苯基 -PPD）	工业用黑橡胶、汽车轮胎、靴子、胶皮管、面具、壁球、黑橡胶衣服
秋兰姆混合物	橡胶手套，也包括安全套、弹性绷带、袜子、内裤的弹性物质
巯基混合物 巯基苯并噻唑	橡胶鞋底和鞋垫、绷带、衣物、泳衣、安全套中的橡胶
Carba 混合物	特别是手套、鞋垫、一些绷带、安全套中的橡胶
胶水	
松香	弹性绷带、胶水和黏接剂、口香糖、纸产品、小提琴弓用的松香
PTBPF 松香（对叔丁基苯酚甲醛）	用于把两层皮革粘在一起的胶水，见于表带、鞋、手提包和带子、DIY 胶水、木质、橡胶物品
环氧树脂	胶水和黏接剂（爱牢达），特别用于建造船只、一些牙科黏合剂
植物	
樱草素	室内报春花
倍半萜烯内酯混合物	菊科植物：蓍草、艾菊、山金车、菊花、甘菊、小白菊等
菊科混合物 Ⅱ	
金属	
镍	许多非生锈金属除金银外，特别是手表、带扣和廉价珠宝
钴	
重铬酸钾	水泥、皮手套、皮鞋

2 皮肤病治疗简介

● **治疗的一般原则** 20

● **外用治疗**

润肤剂 21

基质 22

活性成分

外用激素 25

外用免疫调节剂 26

焦油 27

蒽林 28

维生素 D3 类似物 28

维 A 酸类 28

角质松解剂 28

抗生素 29

防腐剂 29

抗病毒药物 29

抗真菌药物 29

局麻药 30

遮光剂 30

皮肤遮盖剂 30

伤口护理外用药物 31

清创剂 31

减少细菌计数和气味 31

吸收渗出 31

伤口和溃疡敷料 31

● **系统治疗**

抗生素 31

抗真菌药物 36

抗病毒药物 36

抗组胺药 36

维 A 酸类 37

系统使用糖皮质激素 38

免疫抑制剂 39

生物制剂 41

● **物理治疗**

液氮冷冻 43

离子导入 43

紫外光 44

光动力治疗 46

激光 47

19

治疗的一般原则（GENERAL PRINCI-PLES OF TREATMENT）

治疗前先做出诊断，不要在做出诊断前或做必要的检查前做出诊断。

对疾病要抱有现实的态度。因为皮肤病可见，所以通常认为容易治愈。一般来说，依此皮肤病可以分为三类。

1. 有特定的病因和治疗方法。如果诊断正确，问题就解决了。这类疾病包括：
- 过敏接触性皮炎。
- 真菌和细菌感染。
- 寄生虫如疥疮和虱病。
- 皮肤肿瘤。

2. 不可能治愈，但可自发缓解和加重。治疗可明显缓解，但是不可能治愈，因此不应寻求根治。如下列疾病：
- 特应性皮炎。
- 天疱疮和类天疱疮。
- 银屑病。
- 酒糟鼻。

3. 对能持续存在有限的一段时间，然后自己消退的疾病需要对症治疗，但不是必需的。应该告知患者其良性过程而使患者放心。如下列疾病：
- 斑秃。
- 扁平苔藓。
- 点滴状银屑病。
- 多形红斑。
- 玫瑰糠疹。

应该让患者知道他们所患疾病属于哪一类，以便对疾病的治疗反应和预后有更好的了解。

看全身而不是只看皮损。通常皮肤病很直接表现出来，但同时可能有更深层次的东西需要注意。身体语言比口头语言更有价值。

皮损广泛的患者通常感觉肮脏、羞愧或负罪，他们认为可能是他们的过错所以生病。他们可能害怕疾病传染，或患有癌症或性传播感染；多毛症的女性可能担心会变成男性；痤疮的青少年没有自信。

患者可能感到难堪，有以下因素：

- 皮损在身体外露的部位，如面和手。患者会注意到别人在看他，并且认为别人会想皮肤病是传染的，或认为那是皮肤癌或性传播疾病。患者会经常穿衣服遮藏它，并且减少社会活动，这样别人就不会看到（如不去游泳或假日不去海滩）。

- 治疗会弄脏衣物。衣服和床上会油腻，患者和家属都不喜欢焦油的气味和污渍。

- 特别是银屑病的脱屑会显得脏兮兮的。

- 散发怪味，特别是腿部溃疡的患者。

- 如果皮损在生殖器部位，可影响性生活，因为尴尬或患者担心配偶会认为其会传染。

- 理解一个患者的感受和让他了解怎么治疗同等重要。

听患者必需说的内容。如果你让患者说，他通常会告诉你他有什么问题了。

要理解不是每个患者都想让疾病变好。一些患者非常关注他们的疾病，并且永不放弃治好的机会。另一些认为患皮肤病（虽然不可能消退）也可以接受，并不认为与其他人或事、自我形象差或家庭矛盾有关。不断外用药膏或口服药丸不会有任何作用，因此最好尽早面对现实。

治疗急性皮疹。让皮肤休息对任何急性或泛发性皮肤病都很重要。卧床休息就是一种有效的治疗。这是住院患者的基础治疗，但也可以在家卧床休息（是指真正的卧床休息，而不只是躺在沙发上，常常四处走动）。可能需要镇静类抗组胺药（异丙嗪或阿利马嗪）使患者卧床休息。

局限性急性皮损也应休息。如果足部有急性水疱，一般不会好转，除非患者不要四处走动。手部急性湿疹患者继续干洗涤类的活，疾病就不可能改善。

越是急性皮损，越需要温和的治疗。如果不确定，白色软石蜡不会有任何坏处，并让患者感到舒适。

给患者宣教，给患者解释是什么病，治疗是什么，怎么用。第一次花时间解释疾病的性质和正确使用治疗方法是值得的（表2.1A，表2.1B）。

表 2.1A　润肤剂的使用

类型	级别	油占比	举例（没列举全）	定义	应用	患者群
可保留的润肤剂常规用于任何部位的保湿剂	软膏（无水） 气雾剂	100%	白色软石蜡（凡士林），50/50 白色软 / 液体石蜡，Diprobase 软膏，Epaerm/Hydromol/Emulsifying 软膏，Dermmist，Emollin 喷雾	100% 石蜡基质（不需防腐剂）	非常干燥皮肤每天两次晚上用更好油腻：一些患者可能不接受	严重的特应性皮炎鱼鳞病气雾剂适用于老年人和难于触及的部位
	封包霜	30%~70%	油性乳剂 / 水性软膏（羊毛脂），QV 强化产品，Unguentum M，Lipobase（Lipocrem 的稀释剂）	油包水乳剂（油性/冷霜）和 100% 脂质软膏	干性皮肤躯干和四肢每天 2~3 次	中度特应性皮炎和银屑病
	含甘油的润肤凝胶	30%	Doublebase 凝胶Doublebase Dayleve 凝胶	水和油乳剂含有保湿剂水被保湿剂留在角质层（甘油或尿素）	非常干的皮肤每天 3~4 次，或每天 2 次	非常干燥皮肤银屑病鱼鳞病
	含尿素的润肤霜	5%~10% 尿素	Aquadrate，Balneum 乳，Calmurid，E45 瘙痒舒缓乳，优色林强化产品，Hydromol 强化产品，Nutraplus		干皮肤每天 2 次	用于老年人和银屑病
	其他润肤霜（不含尿素）	11%~30%	Aquamax，Aquamol，Aveeno 乳（燕麦胶体），Cetraben，Diprobase 乳，Epaderm 乳，E45 乳（羊毛脂），Hydromol 乳，Oilatum 乳QV 乳（含甘油三醇），Ultrabase Zerocream，Zerobase 乳，Zeroguent	水包油乳剂（雪花膏）（注意：管式可能会被污染 – 开泵式）	正常和干性皮肤疾病面部和屈侧患者依从性好每天 3~4 次	轻 / 中度特应性皮炎其他皮肤干燥性疾病如银屑病和内源性湿疹
	含抗菌剂 含抗菌剂的润肤液	 5%~14%	Dermol 乳，Eczmol 乳 德莫尔洗液	含有苯扎氯铵，和 / 或氯己定	对防止特应性皮炎复发有用用洗液作为肥皂替代品使用方便，每天 4 次有毛发部位（如躯干、头皮）夏季使用	特应性皮炎有细菌感染 / 定植护理人员毛囊炎
	不含抗菌剂的润肤液		多芬洗液（燕麦胶体）E45 洗液（羊毛脂）QV 洗液	水包油乳剂但油含量低比霜剂清爽		依从性差的人（儿童，男性）
	止痒润肤剂		Balneum Plus 乳E45 瘙痒舒缓乳	含止痒药的产品（lauro-macrogols）	瘙痒，特别是因干燥引起的	瘙痒的一线治疗（特别是老年人）

摘自 Moncrieff G, Cork M, Lawton S, et al. Use of emollients in dry-skin conditions: consensus statement. Clin Exp Dermatol, 2013, 38: 231−8

表 2.1B　洗浴润肤产品的使用

类型	级别	油占比	举例	定义	什么时间用	患者群
洗浴产品只用于洗浴，不在皮肤上保留	润肤洗浴产品	15%~30%	Aquamax 沐浴乳 Doublebase 沐浴凝胶 E45 沐浴乳 Hyromol 洗浴润肤露 QV 轻柔乳 Oilatum 沐浴润肤乳	含润肤剂的产品不应还有粗制的洗洁剂如十二烷基磺酸钠（如水性乳剂）	代替肥皂，因为肥皂刺激，所以应该避免用于任何干燥皮肤疾病	特应性皮炎手部皮炎和银屑病
	抗菌洗浴产品	2%~30%	Dermol 沐浴产品 Eczmol 乳	润肤洗浴产品，含有外用活性抗菌剂（如苯扎氯铵或氯己定）	在治疗和预防特应性皮炎复发上有用	复发性感染或特应性皮炎复发和手部皮炎
沐浴润肤剂加入沐浴水中，用来洗浴	沐浴油：半分散装油或分散装乳剂	50%~91%	Aveeno(燕麦胶体) Balneum，Cetraben，Dermalo Diprobath Doublebase 洗浴添加剂 E45 洗浴油 LPL63.4，Oilatum Q\V 洗浴油，Zerolatum，Zeroneum	在水的表面沉积一层油而使浴后光滑；非泡沫和无香水的 油均匀地散布于水面上	所有皮肤中重度干燥的患者（特应性皮炎、鱼鳞病）单纯在水中洗浴会干；沐浴油不应洗掉	所用干燥性皮肤病润肤治疗的补充治疗
	抗菌沐浴油	50%~55%	Dermol 洗浴 Emulsiderm Oilatum Plus，Zeolatum Plus	沐浴油含有外用防腐剂	预防感染	特应性皮炎伴反复感染
	止痒沐浴油	85%	Balneum Plus 洗浴油（大豆油）	沐浴油含外用止痒剂	如果瘙痒，沐浴时保护皮肤屏障	应该和止痒润肤剂联合使用

外用治疗（TOPICAL TREATMENT）

任何外用制剂含有以下两种成分：

1. 基质

2. 活性成分

两者同等重要，但是开处方时常常没有考虑到选择正确的剂型。基质的功能就是把活性成分转运到病变部位。一般来说，基质是由皮肤特定部位的水合程度决定的，而活性成分是由病变性质决定的。

基　质（THE BASE）

所有的基质都是由下列一种或多种配成的：

● 粉质，如氧化锌、淀粉、炉甘石（碳酸锌和氧化铁）。

● 液体，如水、酒精，丙二醇。

● 油剂和油脂（软膏），如液体石蜡、黄色和白色软石蜡、羊毛醇、聚乙二醇（合成蜡）。

以上可以单用或混用制成洗剂、霜剂和糊剂。

软　膏（Ointments）

软膏不含或含极少水分，由有机烃类、乙醇和酸配成。因此油腻，在皮肤表面形成不透水的

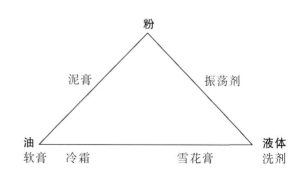

保护层，防止水分蒸发。例如：

- 白色软石蜡。
- 润肤软膏。
- 羊毛醇（6% 羊毛脂，94% 石蜡）。

有机烃类按熔点分为：

- 液体石蜡在室温下呈液态，用于沐浴油。
- 白色软石蜡在室温呈半固体状，在体温下熔化，因此易涂擦；等量液体石蜡和白色软石蜡的混合物对身体大面积使用油脂时有用。固体蜡熔点高，用来硬化软膏基质。
- 一些软膏是水溶性的，由聚乙二醇配成，如丙二醇脂肪酸（用作 Metosyn 霜的基质）。这些混合物是半固体状，类似白色软石蜡，因此延展性好，可用水洗去。

乳　剂（Creams）

乳剂是软膏和水的混合物。为了防止两种成分分离，加入稳定剂和乳化剂。十二烷基硫酸钠（SLS）在 1958 年首次生产并作为第一个乳化剂使用，但现在不能用于湿疹，因为发现其可以破坏角质层的自然保湿因子。有两种乳剂：

1. 水包油乳剂（像奶和霜），就是雪花膏。易揉擦进皮肤，并易和水混合，因此比油性霜剂或软膏从美观来说更易被接受。含有很大比例的水分，油性成分用乳化剂如甘油或十二烷基硫酸钠使其保持在溶液中。水包油的乳剂例如：

- 水性乳剂——不能用作外涂乳剂，因为含有 SLS。
- 聚西托醇 A 用作许多激素霜剂的稀释剂。
- 亲水性软膏。

乳剂一个主要的缺点是会让干燥的皮肤更干燥，因为其中的水分可以蒸发。如果皮肤干燥（如特应性皮炎），润肤霜可使疾病加重；冷霜或软膏更好。另外一个缺点是含有防腐剂，如对羟苯甲酸酯、氯甲酚、丙二醇或乙二胺防止乳剂被细菌污染。所有这些防腐剂可作为致敏剂引起一些患者过敏性接触性皮炎。

2. 油包水乳剂（像黄油），就是冷霜。这类乳剂就像油一样，不和皮肤的任何渗出物混合。

它们比软膏易涂展，外观上易被接受，虽然比雪花膏更油腻一些。许多含有羊毛脂作为油性基质，这在一些患者可以引起过敏性接触性皮炎。油包水乳剂例如：

- 油性乳剂 / 水性软膏（50% 羊毛脂，50% 水）。
- 旁氏干肤霜。

保湿剂（能够保持水分的物质，如甘油、丙二醇和尿素）可加入乳剂中以减少基质中油剂的量，又不影响保湿效果。

洗　剂（Lotions）

洗剂是如生理盐水或高锰酸钾溶液类的液体。震荡洗剂是液体中含有不溶性粉剂的混悬液，如炉甘石洗剂（15% 炉甘石、5% 氧化锌、5% 甘油、75% 水）。该剂型有凉爽的效果，因为水分蒸发后惰性的粉剂留在皮肤上。实际上很少用，除非为了使日晒伤感到凉爽。

润肤洗剂是水中含低浓度的油（5%），容易涂展，可用在毛发部位如男性胸背部（表 2.1A）。

糊　剂（Pastes）

糊剂是软膏中配有粉剂。糊剂涂于皮肤不会像乳剂那样向周围扩展，也不像软膏在皮肤热化后易于扩展。例如：

- 拉萨尔氏糊剂：含 2% 水杨酸、24% 氧化锌、24% 淀粉和 50% 白色软石蜡。
- 氧化锌糊剂是最常用的一种：含 25% 淀粉、25% 氧化锌和 50% 白色软石蜡。

清爽糊剂含有粉剂（氧化锌）、水（石灰水）和油（花生油）的制剂。在英国称作霜剂而不是糊剂。例如：

- BP 锌霜（氧化锌 32g、油酸 0.5mL、花生油 32mL、羊毛脂 8g、氢氧化钙 45mg、水加至 100g）。

凝　胶（Gels）

传统上凝胶是两种成分的半固体状态，即自然或合成的聚合物（甲基纤维素、琼脂、卡波姆或白明胶）和液体（如水）混合。这些聚合物在亲水性液体中构成三维基质，通过其活性成分扩散比较自由。它们具有在冷的环境下呈半固体状，温热环境下（揉擦入皮肤时）成液态的性质。

润肤凝胶（双基质）是水和油性乳剂配成一种有胶冻感觉的剂型。皮肤中的盐分可把水和油分离。角质层的水分可通过保湿剂（甘油）保持住，也可通过脂质层锁住水分。

什么时候用哪种基质

软膏和霜剂经常使用。选择哪种主要取决于患者的喜好和皮肤的水合程度。正常或潮湿皮肤用霜剂，干燥皮肤用软膏。

霜剂从美观上来说更易被接受，特别是面部（患者不喜欢油光满面地四处走动）、屈侧，或者需要全身用药时（这样衣服不会弄上油污），但是如果皮肤本身干燥时（如特应性皮炎和鱼鳞病）使用霜剂就会更干燥。总的来说，软膏比霜剂效果好，因为有封包效果并不含潜在的过敏原。有时必须试用两种，看哪种更适合患者。因为霜剂含有水分，所以含有防腐剂以防细菌和真菌污染；其中防腐剂可以引起过敏接触性皮炎。接诊急性湿疹或接触过敏性皮炎患者时，如果不知道原因，常常选择软膏（并且不含羊毛脂的软膏）而非霜剂，除非找到原因。

凝胶可用来代替软膏外用于皮肤，代替洗剂用于毛发部位。例如，因为所有的外用激素洗剂都是酒精基质，不适于抓伤的湿疹皮损，因为会刺痛。激素凝胶（不含酒精）可以揉擦进头皮而没有刺痛感。如果揉进皮肤就成液态，所以从美观来说可以被接受（如洗剂）。

因为感觉较轻和没有油相，凝胶作为润肤剂也受欢迎（双基质）或者用来转输治疗寻常痤疮和银屑病（得肤宝）的活性成分。

洗剂用于湿润的表面和毛发部位，例如：

● 用于口腔作为漱口剂。

● 用于头皮不会弄脏。

● 用于湿润的皮损（如渗出的湿疹）。

对于渗出性皮损，用收敛剂可以凝固蛋白和使渗出物干燥。常用的有下列两种：

1. 高锰酸钾：发给患者的是结晶体，或是片剂（PermitabsUK，图 2.1）或是配好的溶液。皮损部位可以浸浴在溶液中以使渗出干燥。如果所用溶液太浓（即紫色），皮肤和甲会染成棕色（图 2.2）。

2. 醋酸铝（Burow 氏液）：5 份 13% 醋酸铝溶液和 100 份蒸馏水混合，或者溶解一包或一片 Domeboro 或 Bluboro 在一品脱（约 0.568L）水中，这可用来浸浴。纯的 13% 溶液可用来滴耳朵治疗渗出性外耳道炎。

糊剂用于把有毒的化学物质外用于特定皮损部位而不会使其扩展到周围正常皮肤时，如蒽林治疗银屑病。因为糊剂不好看，很少应用，除非在医院。必须戴手套或用一个刮板涂药，必须用油清洗掉（如花生油），而非香皂和水。

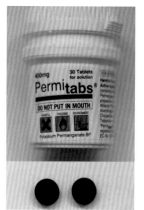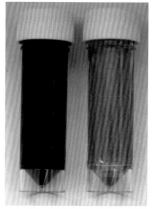

图 2.1 高锰酸钾片：把两片高锰酸钾（左图）放进一个万能容器，加水摇荡获得深紫色溶液（右图左管）；加几滴这种溶液入一碗水，呈浅粉色，这就是使用说明（右管）

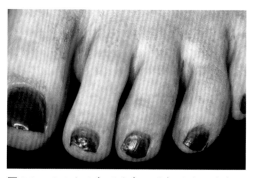

图 2.2 足趾和足部因为高锰酸钾浸泡而染色。这种溶液太浓（紫红色）；如果用的粉红色溶液，就不会发生染色

活性成分（ACTIVE INGREDIENTS）

外用激素（Topical steroids）

外用激素对炎症性皮肤病，特别是湿疹非常有用，但不是可以治疗任何疾病（禁用于痤疮、酒糟鼻、所有的感染包括细菌、病毒和真菌的感染及寄生虫）。

外用激素根据效能英国分为四类，美国七类（表 2.2）。

有大量的激素可以选择，最好是对几个（也许每类一到两个）很熟悉，而不是对所有的都熟悉。不同类的激素和 1% 氢化可的松比较相对效能，在选择外用哪种激素时很重要，一个基本原则是用既有效又最弱级的激素。

推荐面部只使用 1% 氢化可的松或相同效能的外用激素（相当于英国的弱效 / 美国的 6–7 类激素）。对于躯干和四肢的湿疹，用中强效激素，即英国的强效 / 美国的 4–5 类激素。持久性局部湿疹用英国强效 / 美国 2–3 类激素。记住屈侧因为封包效应激素的吸收会增加。

临床实践中，应用英国超强效 / 美国 1 类激素的地方很少，如果考虑用这些激素，其实系统用激素更安全。每周用少至 50g 的 0.05% 丙酸氯倍他索可以抑制患者的肾上腺。氢化可的松的抑制作用要弱 50 倍，明显很安全；理论上每周用将近 2.5kg 才可以达到相同的副作用。

外用激素的吸收　基质可以提高激素的效能，如软膏基质比乳剂或洗剂的激素更有效。用药部位封包增加激素的效能 50 成。封包使角质层过度水化，减弱了皮肤的天然屏障。局部产生库存效果，因而激素可以在皮肤持续几天。部位和炎症的程度也影响吸收。不同部位相对吸收能力如下：

表 2.2　外用激素效能分类

类别	英国品牌	美国品牌	临床适应证
弱效（英国） 6–7 类（美国） 效果 =1% 氢化可的松	0.5%、1.0%、2.5% 氢化可的松 0.002 5% 氟轻松乳膏	0.5%、1.0%、2.5% 氢化可的松（很多产品） 0.05% 阿氯米松 0.05% 地奈德	面部湿疹 婴儿任何部位的湿疹
中效（英国） 4–5 类（美国） 效果 =2.5（×1% 氢化可的松）	0.025% 戊酸倍他米松 0.05% 丁酸氯倍他索 0.006 25% 氟轻松 0.25% 氟考龙 0.0125% 氟羟可舒松 0.1%17 丁酸氢化可的松	0.1% 特戊酸氯考龙 0.05% 去羟米松 0.025% 氟轻松 * 0.005% 氟替卡松 0.05% 氟氢缩松 0.1% 丁酸氢化可的松 0.2% 戊酸氢化可的松 * 0.1% 丙锭氢化可的松 0.1% 泼尼卡酯 0.025% 曲安西龙 *	躯干和四肢，或者屈侧（成人或小孩）的特应性皮炎 躯干脂溢性湿疹 屈侧银屑病
强效（英国） 2–3 类（美国） 效果 =10（×1% 氢化可的松）	0.05% 二丙酸倍他米松 0.1% 戊酸倍他米松 0.1% 戊酸二氟考龙 0.025% 醋酸氟轻松 0.05% 氟轻松 0.05% 丙酸氟替卡松 0.1% 糠酸莫米松（艾洛松）	0.1% 安西奈德 0.05% 二丙酸倍他米松 0.1% 戊酸倍他米松 0.05% 去羟米松 0.05% 二氟拉松 0.05% 氟轻松 0.1% 哈西奈德 0.1% 糠酸莫米松 *（艾洛松） 0.5%、0.1% * 曲安奈德 *	苔藓样特应性皮炎 盘状湿疹 静脉曲张性湿疹 头皮湿疹 手足湿疹或银屑病 扁平苔藓
超强效（英国） 1 类（美国） 效果 =50（×1% 氢化可的松）	0.05% 丙酸氯倍他索（特美肤） 0.3% 戊酸双氟可龙（Nerisone forte）	0.05% 丙酸氯倍他索（特美肤） 0.1% 氟轻松 0.05% 丙酸哈倍他索（Halbetasol）	单纯苔藓 顽固性盘状湿疹 盘状红斑狼疮 硬化萎缩性苔藓

*：低一级效能的乳剂；软膏和乳剂基质可使同一激素分子处于不同类别

● 背部＜前臂＜头皮＜前额＜面颊＜腋窝＜阴囊

● 正常皮肤＜炎症性皮肤＜红皮病皮肤

外用激素的使用 虽然传统上外用激素是每天 2 次，但没有证据表明这是最好的方法。既然激素分子在角质层持续存在并缓慢吸收，故晚上用一次应当可以有效。白天多次使用润肤剂比单纯增加激素使用次数更有效。

反复外用强效激素可能导致效果减弱（快速耐受）。停药 1 周恢复反应。为了防止发生这种现象，用强效激素 3~5 天，然后用润肤剂 3 天。

一支 15g 的软膏或乳剂够一次涂完一个成人体表皮肤。每天用，连用 1 周需 100g 多。对泛发性湿疹，应该用够足量的外用激素，否则易复发。一个有用的参考是指尖单位，也就是挤出的药膏从指尖到第一指关节位置的量（表 2.3，图 2.3）。

外用激素的副作用

● 皮肤萎缩（图 2.4）和胶原纤维缺失导致的萎缩纹（见 156 页）。

● 皮肤磨损可引起奇形怪状的瘢痕（星状瘢痕），原因是真皮胶原纤维缺失（图 2.5）。

● 因为真皮血管没有胶原支撑而容易发生瘀斑。

● 如果年轻人用强于 1% 氢化可的松激素可产生口周皮炎（见 84 页）。

● 如果中老年人用强于 1% 氢化可的松激素于面部可产生毛细血管扩张（见图 5.21，见 89 页）。

● 停用激素后出现皮肤病加重的反跳现象。

● 容易发生感染（细菌、病毒和真菌）。

● 快速耐受：反复使用导致失效。

● 过敏性接触性皮炎：约 2% 的患者外用激素

表 2.3 指尖单位作为用药量的参考

指尖单位数	量（g）	涂抹的部位
1	0.5	双掌
2.5	1.25	面颈
3	1.5	上肢
6	3	下肢
7	3.5	躯干前部或后部

婴儿＜1 岁 = 上述用量的 1/4；1~3 岁 = 上述用量的 1/2

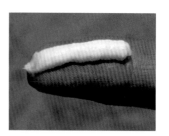

图 2.3 指尖单位

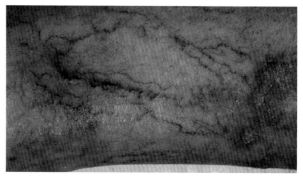

图 2.4 皮肤萎缩：特应性皮炎患者长期外用激素，注意右侧的片状湿疹

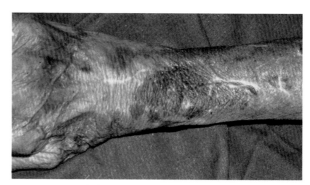

图 2.5 星状瘢痕和瘀斑：长期外用激素导致真皮胶原缺失

后产生对激素本身的过敏（而不是基质）。

● Cushing 综合征：如果外用大量（英国）强效或超强效/（美国）1-3 类激素，可引起该综合征，如满月脸、水牛背以及口服激素所产生的所有全身效应（见 38 页）。

外用免疫调节剂（Topical immune modulators）

钙调神经磷酸酶抑制剂（Calcineurin inhibitors） 是从筑波链霉菌分离的大环内酯类物质，其可以阻滞钙调神经磷酸酶的活性并抑制 T 细胞活化。其作用与环孢素非常相似，但因为其分子量小，易于被皮肤吸收。

目前有两种药物：

1. 0.03% 和 0.1% 他克莫司（普特彼）软膏

2. 1% 吡美莫司（爱宁达）乳膏

它们主要用于特应性皮炎。他克莫司和中强效 /4-5 类激素的效果相当，而吡美莫司更接近于 1% 氢化可的松的效果。因为其对胶原合成没有影响，所以长期应用不会产生皮肤变薄或瘀斑。唯一的重要副作用是瘙痒和皮肤灼热感，见于约 50% 初次使用的患者。持续 15~20 分钟，但是使用几天后消失。

标准的使用方法是每天 2 次，连用 2 周。然后每天 1 次，用 1 个月左右。它们可用来预防湿疹，易患部位每周外用 2 次。理论上的担忧就是其可以减弱皮肤修复日光损伤的能力。阳光假日或光疗前停止使用。目前尚无确切证据表明其可以引起皮肤淋巴瘤。

Toll 样受体 7 活化剂（Tou-like receptor 7 activators）　咪喹莫特（艾达乐）乳膏是第一个能够通过活化单核细胞、巨噬细胞和树突状细胞上的 TLR7（Toll 样受体）而刺激产生干扰素和其他细胞因子的化合物。

下列治疗方案在应用：

● 生殖器疣：每周 3 次，用 16 周左右。

● 日光角化：每周 3 次，用 4 周。

● Bowen 病：每周 5 次，用 6 周 *。

● 浅表基底细胞癌：每周 5 次，用 6 周 *。

● 恶性雀斑样痣：每周 5 次，用 12 周 *。

（* 如果发生严重反应，停止和减少到每周 3 次）

Toll 样受体 7 活化剂可产生明显的炎症反应（见图 9.72B，第 216 页），但不会留有瘢痕。炎症反应消退时评价疗效。

焦油（Tar）（图 2.6）

焦油现在不太常用了，因为其棕色并且有味，患者不喜欢。目前还偶尔应用于湿疹和银屑病。基本上有三种类型的焦油。

1. 木焦油，破坏性蒸馏山毛榉、桦树、松树或杜松木获得。杜松油可用来治疗头皮银屑病。

2. 沥青焦油，最初由页岩蒸馏而得，因岩石

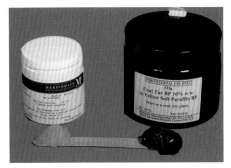

图 2.6　煤焦油溶液在白色软石蜡（左）和粗制煤焦油软膏（右）

中含有化石的鱼，故名鱼石脂。现在主要用于泥膏绷带（如鱼石脂绷带、鱼石脂泥膏）治疗慢性湿疹。

3. 煤焦油是大约 10 000 种不同的化合物的混合物，主要是芳香烃类如苯、萘和蒽。粗制煤焦油是没有空气情况下给煤加热留下的物质，最初用来生产煤气。哪种化合物在煤焦油中实际起作用不知道。煤焦油可以抑制 DNA 合成，从而抑制表皮增生，也可用来止痒。粗制煤焦油可通过沸腾提炼，然后用酒精提纯制造煤焦油溶液（英 国 liquor picis carbonis/ 美 国 liquor carbonis detergens）。

粗制煤焦油现在只用于住院和治疗中心治疗银屑病和湿疹。通常处方为煤焦油和水杨酸软膏（2% 粗制煤焦油和 2% 水杨酸），White 氏焦油软膏（5%），或者不同浓度（2%~10%）溶于白软石蜡或拉萨泥膏。

煤焦油溶液稍微干净点但是效果差一些。焦油制剂越脏，效果越好，但是患者因美学因素不易接受使用。煤焦油溶液可以做成软膏（2%~10% 煤焦油溶液溶于白色软石蜡）或众多的专业乳剂、洗剂、头皮擦剂或沐浴油分发。

煤焦油的副作用和使用时的问题

● 棕色、难闻的气味和弄脏被褥衣物。

● 引起皮肤刺激反应。

● 偶尔引起过敏接触性皮炎。

● 可引起光敏反应。

● 在毛发部位引起毛囊炎，因此体毛多的患者最好不用。

蒽林（Dithranol^{UK}/anthralin^{USA}；图 2.7）

蒽林是合成的蒽类衍生物，治疗稳定期斑块型银屑病很有效。蒽林是黄色粉末，可以制成乳剂、软膏、棒或泥膏。蒽林的主要问题是：

● 对正常皮肤产生刺激和灼热感。

● 把皮肤染成棕色，把患者的衣物染成紫红色或紫色，并且洗不掉。

由于上述原因，已经很少处方，同时患者发现在家很难使用。最好是在皮肤科由培训过的护士外用含有蒽林的拉萨泥膏。

维生素 D3 类似物（Vitamin D3 analogues）

骨化三醇（施革欣）、钙泊三醇（达力士）、他卡西醇（Curatoderm）是维生素 D 类似物，治疗银屑病的一线药物（见 168 页）。其抑制表皮增生，可有效使银屑病斑块变平，去除鳞屑，但是不能去银屑病的红色。只有骨化三醇和他卡西醇可以用于面部和屈侧。卡泊三醇在这些部位，偶尔其他部位也可引起发红和刺激。其不会引起高钙血症和高钙尿症，因为外用有低于 1% 吸收。

可以和强效（英国）/2-3 类（美国）外用激素联合使用一段时间（不超过 1 月）。

维 A 酸类（Retinoids）

外用维 A 酸通过加快表皮通过时间和角质细胞分化来起作用。临床上用来治疗痤疮的粉刺（见 86 页），偶尔用于银屑病（见 169 页）。维 A 酸可以逆转真皮的日光损伤和日光弹力纤维增生。维 A 酸的刺激作用——炎症和脱皮——限制其应用。

治疗痤疮的外用维 A 酸有：

● 0.1% 阿达帕林（达芙文）乳剂和凝胶，一种合成的维 A 酸，避免了维 A 酸的刺激性。

● 0.05% 异维 A 酸（13- 顺 - 维 A 酸）的爱索思凝胶。

外用治疗银屑病的维 A 酸是：

● 0.05% 他扎罗汀凝胶（Zorac），如果用于银屑病周围正常皮肤可引起刺激。

角质松解剂（Keratolytic agent）

用来去除许多皮肤病的角化过度，如疣、掌跖的角化性湿疹、银屑病和掌跖角皮症。最常用的有下列这些药物。

1. α - 羟酸

● 水杨酸软膏，每天 2 次，用于治疗掌跖的角化过度或扁平疣。2% 软膏 BP 容易买到，但是高浓度（5%、10%、20%）需要由药房配制（并且很贵）。其可以和煤焦油混合（煤焦油和水杨酸软膏 BP）治疗银屑病，或者与外用激素软膏（帝普爽）混合治疗角化性湿疹。

● 乳酸是一种有用的保湿剂，是非处方药或与尿素混合使用（Aquadrate 英国，Calmurid 英国），在专业去疣擦剂中混有水杨酸（见 327 页）。

● 苯甲酸和水杨酸混合（Whitfield 氏软膏）用来治疗浅表真菌感染（见本页）。

2. 丙二醇在非处方产品中作为保湿剂（吸收和保持水分）和角质溶解剂。对手足角化性湿疹，50% 丙二醇溶液可以用聚乙烯封包过夜来去除过多的角质。

3. 尿素，类似丙二醇，既是保湿剂也是角质松解剂。10% 尿素霜（许多品牌）可用于毛发角化(见 240 页)或与 1% 氢化可的松混合（Alphaderm 英国、Calmurid HC 英国，Carmol HC 美国）治疗特应性皮炎，也可以和乳酸混合作为保湿剂（Aquadrate 英国、Calmurid 英国、Ureacin 美国）。

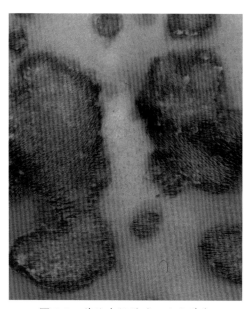

图 2.7　蒽林在银屑病斑块上着色

抗生素（Antibiotics）

一般原则上来说，外用抗生素不应用于皮肤，因为大多是强烈皮肤致敏剂，会引起过敏性接触性皮炎。医生不想让患者通过外用对一种药物产生过敏，这样也许未来一天可以用来救命。皮肤外用抗生素比口服或肠外给药更易使人产生过敏。

实际上每个人都会对青霉素过敏，因此绝不应该外用该药。四环素类药物很少出现问题，因此可以安全使用，但是实践中很少用，因为常见皮肤致病菌，金黄色葡萄球菌和化脓链球菌对四环素不敏感。莫匹罗星（百多邦）、夫西地酸（立思丁）和瑞他帕林（Altargo）是最常用的药物。

外用抗生素应该只限于特别表浅的感染，如脓疱疮，在几天内消退。不应该用于湿疹继发感染，因为皮肤细菌携带绝不会清除，而且促使细菌耐药。同时，使用多次后患者可发生过敏。同样，慢性感染性腿部溃疡也不能用（几乎所有慢性静脉溃疡的患者通过斑贴试验发现对许多抗生素过敏，因为过去不正确使用过抗生素）。

不要被诱导使用抗生素 – 激素混合制剂（如Fucibet），因为如果患者对抗生素过敏，外用激素会掩盖局部反应，只有患者发生泛发的湿疹时医生才意识到发生了抗生素过敏。大多皮肤细菌感染用系统给抗生素治疗更合适。

防腐剂（Antiseptics）

氯己定和苯扎氯铵与保湿剂混合成肥皂替代品（Dermol 英国，Eczmol 英国），含 1% 苯氧乙醇的水性乳剂。这些防腐剂均有刺激性，特别是用于特应性皮炎患者。

鼻和屈侧携带金黄色葡萄球菌可以导致复发性皮肤感染。用 4% 氯己定每天洗澡 1 次，连洗 5 天可以减少感染的次数。如果特应性皮炎患者对含氯己定的洗液过敏，则可使用辛烯苯胺。

抗病毒药物（Antiviral agents）

目前抗病毒外用药物只有 5% 阿昔洛韦（Zovirax）乳膏和 1% 喷昔洛韦乳膏（Vectavir 英国 /Denavir 美国），用来治疗单纯疱疹（见 79 页），其抑制病毒胸腺嘧啶激酶磷酸化，以此阻止病毒 DNA 合成和病毒复制。在病毒活跃复制时有效，因此必须一有症状（通常是刺痛和感觉异常）就马上用药。每天 5 次，连用 2~3 天直到皮损结痂。

抗真菌药物（Antifungal agents）

对皮肤癣菌（癣）有效的药物。

● 角质溶解剂和其他抗真菌药物作用机制不同，其去除真菌赖以生存的角质，而不是杀死真菌本身。最常用的是 Whifield 氏软膏，其是 6% 苯甲酸和 3% 水杨酸混合的乳化性软膏。

其他药物均干扰真菌细胞膜麦角固醇的合成。

● 十一酸盐（Undercanoate）：英国 Mycota 或美国 Desenex 中含有十一酸锌盐，这些药的粉剂是非处方药。

● 托萘酯（Tolnaftate）（英国 Mycil，英国 Tinactin，美国 Tinaderm）是抑菌的。有粉剂和乳剂，非处方销售。

● 阿莫罗芬（Amorolfine）（罗美乐）是抑菌的。有甲的擦剂和乳剂。甲擦剂需要锉削甲表面，然后每周外用 1 次。在甲内对腐生的霉菌（如亨德逊霉或帚霉）有效。

● 咪唑类药物（Imidazoles）：这一组有很多药物的乳剂 [克霉唑、益康唑、酮康唑、咪康唑、氧康唑（美国）、硫康唑]。噻康唑（Trosyl 英国）是另一个甲擦剂。它们都是抑菌剂而不是杀菌剂，因此效果也差不多，也有一些咪唑类 – 氢化可的松混合复方制剂。总的来说，这些药物不是一个很好的方法，因为这会促进首先没有给出诊断就给开既针对真菌感染和湿疹药物的错误理念。

● 丙烯胺类（Allylamines）：特比萘芬（兰美舒）和萘替芬（美国）是杀真菌的，比其他抗真菌药物有效。

对酵母如念珠菌和糠秕孢子菌有效的药物。

● 咪康唑（Imidazoles）类是广谱抗真菌药，对酵母和皮肤癣菌都有用（见前述）。

● 多烯类（Polyenes）：制霉菌素（nystatin 是以 the New York State Department of Health 首字母命名的）只对念珠菌有效，它比咪唑类便宜，

但有个缺点就是把凡是接触到的东西染成黄色；两性霉素 B 是一广谱多烯类抗真菌药物，用作糖锭治疗口腔念珠菌感染。

● 氯碘喹啉（Clioquinol）对念珠菌和多种细菌有效，但是对皮肤癣菌无效。通常与外用激素混用（如 Ala-Quin 美国、Betnovate C 英国、Locoid C 英国，Vioform HC 英国），把皮肤和衣物染成黄色。

● 由苯胺制得的红色染料（Rosaniline dyes）：龙胆紫对酵母及革兰氏阳性细菌有效。0.5% 的水溶液外用，可以把所有东西染成紫色。用于潮湿部位如趾缝和屈侧。

局麻药（LOCAL ANAESTHETICS）

外用局麻药用于儿童局部注射麻醉前，或麻醉大片皮肤如粉刺电灼或激光治疗前。

最常用的一个就是 EMLA 乳剂（易溶解局麻药的混合物），含有 2.5% 利多卡因和 2.5% 丙胺卡因的油包水乳剂。该组合使局麻药能够穿透角质层。外用后，封包（如薄膜），并保持 90 分钟以达到最佳效果。两者均是胺类药物，因此不会产生接触过敏。

丁卡因（阿美索卡因，Ametop）凝胶是另一种外用局麻药，只需要外用 45 分钟。不需封包，但可引起一些患者局部血管扩张和刺激。

遮光剂（SUNSCREENS）

遮光剂通过吸收或反射紫外光起作用。

吸收性遮光剂含有能够吸收紫外光的化学物质。

1. 能够保护皮肤防止 UVB（290~320nm）损伤的物质，可以用来防止晒伤、预防日光性荨麻疹或多形性日光疹（见 73 页）。例如：

● PABA（对氨苯甲酸）酯，如派美特 O（辛烷基二甲基 PABA）对 UVB 只有部分保护作用，但是 0.5~2 小时后渗入角质层，因此不易被水洗去。

● 肉桂酸盐——倾向于代替 PABA 酯，但效果稍差，如桂皮酸盐（甲氧基肉桂酸辛酯），奥克立林，阿米沙酯（p- 甲氧基肉桂酸异戊酯）。

● 水杨酸效果差，但是防水，高浓度安全，如辛基水杨酸。

● 优色林（磺酸苯基苯并咪唑）是水溶性的，因此用于浅色、非油腻性化妆品的常规美容。

2. 主要防止 UVA（320~400nm）的物质用于卟啉症、光敏性湿疹或药物引起的光敏。

● 阿伏苯宗（丁基甲氧基二苯酰化甲烷）有很好地防止全波段的 UVA，但需要细心地和其他遮光剂联合使用。

3. 能够防护 UVB 和 UVA 到 350nm 紫外光

● 羟苯甲酮（二苯甲酮 -3）。

● 邻氨基苯甲酸盐，如美拉地酯（邻氨基苯甲酸甲酯）。

● bisoctrizole（亚甲基双苯并三唑基四甲基丁基苯酚）制成微细有机微粒，来散射和吸收紫外光（美国无供应）。

● benmotrizinol（双 - 乙基己氧苯酚甲氧苯基三嗪）对光高度稳定，能够防止其他化合物的光解，特别是阿伏苯宗（美国无供应）。

反射性遮光剂含有惰性矿物质色素，如二氧化钛或氧化锌，可以在皮肤和太阳之间形成不透明的屏障。可以防护 UVB 和 UVA，但是用上不好看，因为它们是白色的。新的微粒化的二氧化钛颗粒在一定程度上克服了这个问题，但是大多高因子的遮光剂是有机过滤物和无机反射物（TiO_2）的混合物。

遮光剂防护 UVB 的效果是用日光保护因子（sun protection factor, SPF）来衡量的。数字越高，防护作用越大。如 SPF10，可以使人在日光中待的时间比正常不晒伤的情况下的时间长 10 倍。任何 SPF 大于 30 的遮光剂都很好。遮光剂应该涂很厚，并且每 2 小时要再涂。这一点很可能比实际的 SPF 值更重要。如果要防护 UVA，那一定要确保遮光剂中有阿伏苯宗或二氧化钛。

皮肤遮盖剂（SKIN CAMOUFLAGE AGENTS）

皮肤遮盖剂用于遮盖胎记、瘢痕和色素性疾病。皮肤遮盖剂是含有很多色素成分的软膏，配有定妆粉，有防水功能。能够遮盖污点但可以擦掉，因此 8~16 小时后需要补妆或去掉（面部）。为了和皮肤比配合适，最初需专业技术人员上妆。在英国，红十字开私人诊所。肤色深的患者需要在皮肤比配前上"底妆"。可以在用遮盖剂前外用药物和遮光剂，然后化妆。多种产品可以处方购得。

伤口护理外用药物（TOPICAL AGENTS FOR WOUND CARE）

伤口愈合有三期：

1. 炎症细胞流入促进吸收坏死的细胞和预防感染，这个过程引起红斑和渗出。

2. 肉芽组织形成和血管形成，这期渗出减少。

3. 表皮细胞移入覆盖创面，下方新生结缔组织。

伤口愈合在下列情况下愈合很快：

● 潮湿的环境（不要太湿，不要太干），且任何过多的液体能够蒸发。

● 伤口温暖，温度降低 2℃严重影响愈合。

● 有好的血供；敷料不影响血供，但是表面负压（吸引泵）可以影响。

慢性伤口的处理

腿部溃疡和其他慢性伤口的成功治疗取决于下列因素。

1. 治疗基础疾病：如压力绷带用于静脉压力高，去除压疮的重力等。

2. 注意营养和纠正任何物质的缺乏。

3. 处理伤口本身（表 2.4A 和表 2.4B）。

● 去除坏死组织（表 2.5）。

清洗伤口对伤口来说不是好事情，这样会干扰伤口基底，去掉新长的上皮。应该去除任何坏死的物质 – 可以通过清创剂或有经验的外科人员用剪刀或手术刀清创。

● 减少细菌计数和治疗临床感染（表 2.6）。

所有开放的伤口会有细菌定植。拭子取材不是常常有用。临床感染的征象有周围皮肤的蜂窝织炎、难闻的气味，或者疼痛加重，点状 / 海绵状肉芽组织伴渗出或毛细血管出血。有意义的微生物有：

（1）A 组溶血链球菌引起蜂窝织炎（见 278 页），这应该用大剂量氟氯西林、克林霉素或克拉霉素治疗（见 279 页）。

（2）假单胞菌，可以产生绿色并有特殊的怪味，这可以用 0.75% 甲硝唑（Anabact）凝胶直接外用伤口，醋酸（家用醋 50∶50 用水稀释，把棉

签浸湿，外用保留 5 分钟）或银敷料（表 2.6）。

不要用浸有抗生素的薄纱敷料，因为患者常常对其过敏。

治疗伤口感染应该在 14 天内再观察一下，如果治疗有效，这个时间应该起作用。

● 减少渗出（表 2.7）。因为静态高压，静脉溃疡有浆液性渗出。渗出是个问题，因为其可以浸透绷带，弄脏衣物和床上物品。从伤口引流渗出会促进伤口很好愈合。

● 覆盖伤口（表 2.8）。这有助于保持温度和防止伤口太干燥。

系统治疗（SYSTEMIC TREATMENT）

抗生素（ANTIBIOTICS）

系统用抗生素用于下列情况。

1. 葡萄球菌感染。

a. 皮肤的葡萄球菌感染如疖、痈、臁疮、葡萄球菌烫伤样皮肤综合征、须疮和湿疹及疥疮继发感染。氟氯西林 500mg，每 6 小时 1 次（严重感染时加倍剂量也对链球菌感染有效）。对青霉素过敏者，可选红霉素 500mg，每 6 小时 1 次。这个剂量约 20% 患者出现胃肠道症状。头孢类药物对金黄色葡萄球菌效果没有氟氯西林好，因此不应作为一线用药。鼻腔和屈侧携带金黄色葡萄球菌可引起复发性皮肤感染。用拭子从鼻、腹股沟和开放伤口取材。如果阳性，用 4% 氯己定沐浴 5 天，然后莫匹罗星软膏每天 3 次外用鼻前庭。不能使用刺激性氯己定的湿疹患者可选择使用辛烯苯胺。

b. MRSA（甲氧西林耐药的金黄色葡萄球菌）感染伤口可能需要口服多西环素或静脉用万古霉素。最好与当地的微生物学家或感染控制小组联合确定目前的敏感药物。再次提出，金黄色葡萄球菌的慢性携带需要按上边列出的方法去除定植。

c. Panton-Valentine 杀白细胞素（PVL）毒素阳性金黄色葡萄球菌的皮肤感染可由社区获得，并可导致复发和严重的皮肤感染（如上述的葡萄球菌感染）和坏死性肺炎。很难用常规疗程的氟氯西林和红霉素从皮肤上根除。其发病率在增长，

表 2.4A 伤口类型和所用的敷料

伤口类型	干燥黏着性脱皮	脏的浅表黄色脱皮 – 渗出少	坏死脱皮 – 中 / 高度渗出	局部感染 – 渗出少	局部感染 – 渗出多
主要目的	清创	清创	吸收渗出和清创	减少细菌计数和清创	减少细菌计数
首选伤口敷料	水凝胶 / 水胶体 / Viscopaste PB7	水凝胶	水胶体 / 水化纤维（Aquacel）毛细作用	蜂蜜 / 碘 / 银 磺胺嘧啶银，PHMB（聚六亚甲基双胍）	藻阮酸盐 + 银 水化纤维 + 银 卡地姆碘
次选表面敷料	轻泡沫或纱布	水胶体或界限泡沫	超吸收性敷料	轻泡沫 / 低黏性敷料	超吸收性敷料
替代方案	外科清创	蛆虫	蛆虫	蛆虫 / 外科清创	高锰酸钾浸泡

表 2.4B 伤口类型和所用敷料

伤口类型	难闻增殖型伤口	肉芽组织 – 渗出少	肉芽组织 – 渗出多	有上皮覆盖 – 渗出少	有上皮覆盖 – 渗出多
主要目的	减少气味和细菌计数	保护伤口	减少渗出	保护伤口	减少渗出
首选伤口敷料	活化木炭 甲硝唑(Anabact)凝胶	界限泡沫 / 水胶体 低黏性敷料	水化纤维 / 藻阮酸盐	低黏性 / 薄膜	水化纤维
次选表面敷料	吸收好的敷料	纱布	吸收好的	纱布	吸收好的
替代方法	外科清创	薄膜		白色软石蜡	高锰酸钾浸泡

表 2.5　清创剂

类型	品牌	有售	适应证	如何使用	评价和禁忌
水凝胶 一种三维聚合物能够吸收水	ActivHeal hydrogel, Aquaform, Askina, Cutimed, Flexigran, GranuGel, Intrasite, Nu-Gel, Purilon	凝胶	干燥 有腐肉或 坏死伤口	把凝胶挤到伤口上并用二次敷料覆盖	不要用于湿润伤口 为自溶性清创提供潮湿环境
	Actiform cool, Aquaflo, Gel FX, Geliperm, Hydrosorb, Intrasite conformable, Novogel, Vacunet	薄片		铺上薄片并用二次敷料覆盖	
水胶体 由羧甲基纤维素和防水羧氢酯泡沫或透气薄膜做衬垫作成	ActivHeal hydrocolloid, Alione, Askina, Comfeel plus, Duoderm, Flexigran, Granuflex, Hydrocoll, NuDerm, Tegaderm hydrocolloid, Ultec Pro	薄片	轻到中度渗出 清洁、肉芽增 生或腐肉伤口	用 2cm 厚重叠薄片去控制产生的渗出；敷料一开始漏就更换（大约每周 1~2 次）；渗出物有一种倾向，就是当它聚积多时，顺着敷料流出患者的腿流下，特别当行走时；润肤软膏（表 2.1A）可用未保护皮肤	水胶体和渗出物相互作用形成一种软湿凝胶，提供一种酸性环境，利于自溶性消化任何坏死组织 需氧和厌氧细菌在这种环境下会增殖旺盛而产生难闻的气味
蛆虫	LarvE from BioMonde, Bridgemd, CF31 3BG Wales	消毒过的蛆虫置于小容器或袋子中	腐肉很多的伤口伴轻至中度渗出	给蛆虫加入生理盐水，然后倒到提供的细胞网上；把网和蛆虫放到溃疡上，溃疡上边有切成溃疡大小的水胶体薄片。用一种非黏着性敷料和 Sleek 胶带覆盖网的外侧；应该把蛆虫敷料保留 48~72 小时，然后用生理盐水或高锰酸钾洗去	蛆虫是非常有效的清创动物，以坏死组织为生而不会影响正常皮肤 无论凝血受到自然还是药物的抑制，不能使用

表 2.6　减少细菌计数和气味

类型	品牌	有售	适应证	如何使用	评价和禁忌
PHMB（聚六亚甲基双胍）Kendall AMD, Suprasorb, Telfa AMD		纱布敷料泡沫、垫	渗出少	接触伤口	可用作预防性敷料
DACC（二烷基氨基甲酰氯）Cutimed		棉签垫	低-中度渗出	接触伤口	新型抗菌剂
银	Flamazine (silver sulphadiazine)	乳膏	感染性伤口渗出少	直接用于伤口或与水凝胶混合	银对绿脓单胞菌有效但需水分活化它
	Multiple products (see BNF)	单纯薄片+藻阮酸盐+泡沫+水化纤维+水胶体	大量渗出	直接用于伤口，有复合敷料帮助吸收增加的渗出	银产品贵，但有人怀疑其效果；银离子（Ag^+）是活性成分，有人怀疑银离子的来源及其效果
马奴卡蜂蜜	Activon, Algivon, Manuka pli, Medihoney, Melladerm Plus, Mesitran	泥膏/软膏+藻阮酸盐+水活性凝胶作为敷料	感染性腐伤口	需要用薄膜敷料覆盖	通过渗透作用起作用，同时通过改变 pH 使伤口不适合细菌生长；它可减轻炎症（和疼痛）并为清创和肉芽组织生长提供好的环境

续表

类型	品牌	有售	适应证	如何使用	评价和禁忌
碘 卡地姆碘	Inodine Iodoflex, Iodosorb	布敷料，泥膏，软膏	低渗出，高渗出	直接用于伤口	可引起过敏接触性皮炎；广谱；迅速被渗出物灭活
	Iodozyme, Oxyzyme	水凝胶敷料	低-中度渗出	直接用于伤口	两种成分敷料，葡萄糖氧化酶和碘离子释放出自由碘
甲硝唑	Anabact 0.75%	凝胶	异味伤口	直接用于伤口	需要二次敷料
活化的木炭	Askina Carbosorb, Carbopad VC, CliniSorb	非吸水性布	异味伤口	需要吸收性垫子+二次敷料	木炭吸收异味但是没有抗菌活性；如果湿润则无效果
	CarboFlex, Lyofoam C Sorbsan Plus Carbon	吸收性薄片	异味伤口伴大量渗出	直接用，必要时换	共5层，有藻阮酸盐纤维垫和吸收性衬垫活化的木炭和外层的聚氨酯泡沫

表 2.7 吸收渗出

类型	品牌	有售	适应证	如何使用	评价和禁忌
藻阮酸盐 [自然发生的多聚糖，发现只存在于棕色海藻 (phaeophyceae)]	ActivHeal, Algisite M, Algosteril, Kaltostat, Melgisorb, Seasorb soft, Sorbalgon, Sorbsan, Suprasorb A, Tegaderm, UrgoSorb	薄片或带状	中度渗出伤口	切成和溃疡大小形状一样的一块；任侧边铺开，如果是湿的，会使周围皮肤浸渍；放好后保留几天或将近1周，只1次；之后冲洗后去掉或用钳子揭掉需要二次敷料	和渗出物一接触，藻阮酸盐中的钙离子就和钠交换，这样就把纤维变成凝胶，由甘露醛酸糖醛酸和古罗糖醛酸残基的比例决定是否有软弹性凝胶形成（如 Sorbsan），可用冲洗去掉，或者硬的凝胶，能够保持其形状，但须用钳子去掉（如 Kaltostat）
水化纤维敷料	Aquacel Extra Aquacel Foam (foam backing)	薄片	重度渗出伤口	根据（每天到每周）产生的渗出量而变化这种固体凝胶引进溃疡新的薄片前需去掉	该纤维吸收液体，物质被吸收引进溃疡形成凝胶。其相比藻阮酸盐的优点是它能在潮湿时锁住水，且能吸收5倍于藻阮酸盐吸收渗液的量
毛细作用	Advadraw, Cerdak Basic, Sumar, Vacutex	薄片或袋状	渗出和腐肉伤口	用在表面，或者切成深伤口的形状	涤纶和棉花薄片，其纤维排列方式能够把伤口中的液体吸走避免用于出血伤口
聚氨酯基质	Cutinova hydro	薄片	中度渗出伤口	放在伤口上或者鉴进深伤口；用二次敷料盖上。开始每2~3天更换；随着渗出减少，保留的时间就不长	高度吸收性敷料，由聚氨酯基质组成，能够吸收水分但把其他分子留在伤口里
超吸收性	Cutisorb Ultra, DryMax Extra, KerraMax,Sorbion, Zetuvit Plus	薄片垫	重度渗出伤口	现有的是垫或薄片，吸收过多液体	这些含超级吸水聚合物和纤维素，有聚乙烯伤口接触层

表 2.8　伤口和溃疡敷料

类型	品牌	供货	适应证	评价和禁忌
低粘附性原始敷料	Atrauman, Urgotul, N-A dressing and others	织的睛纶网眼敷料	清洁开放伤口，渗出少	需要保留绷带或皮肤粘贴剂将敷料保持原位
	Jelonet and multiple other brands	石蜡纱布	清洁开放伤口，渗出少	网眼大，表皮可以长出来，因此去除时可导致损伤；需要二次敷料 NICE 不再推荐这些敷料
	Mepitel, N-A Ultra and multiple other brands Mepilex (+ foam backing)	织的硅胶网眼敷料	清洁开放伤口，渗出少	更贵，但粘贴性差，因此不太可能损伤伤口表面，需要二次敷料
岛状敷料	Mepore and multiple other brands	粘贴性织布配中心垫	用来保护干燥的外科伤口	吸湿但透气
薄膜敷料	Opsite, Tegaderm and multiple other brands (see BNF)	透明薄膜 ± 吸收垫	清洁开放伤口，渗出少	防水并可粘贴，但可透气或透水；没有隔离作用，因此伤口易变干，愈合更慢
乳剂 / 软膏	Cavilon, SuperSkin	硅胶液或喷剂	保护造口周围正常皮肤	用于接触过粪便或尿液皮肤的保护
	凡士林（见表 2.1A）	乳剂 软膏和凝胶	保护造口等周围正常皮肤	用于接触过粪便或尿液皮肤或腿部溃疡周围皮肤的保护
泡沫敷料	Allevyn, Aquacel foam, Biatain and multiple other brands Mepilix (+Silicon weave contact)	薄片（不同厚度）有和没有粘贴边缘	作为二次敷料 作为压力垫 用来隔离 用于肉芽组织过多	聚氨酯亲水层可以吸收一定量的渗出，外层是厚的海绵疏水透气泡沫层，能保持伤口湿润、温暖和防止损伤，同时又可透气
胶原和纤维素敷料	Promogran	薄片	清洁，渗出少，无感染或出血	来自猪小肠黏膜并含有胶原和再生纤维素

并且 PVL 阳性的金黄色葡萄球菌与高发病率和致死率有关，而且与 PVL 阴性金黄色葡萄球菌相比更易传染。送微生物学标本需要特别申请 PVL 基因检测、显微镜检查、培养和药敏。英国健康保护机构建议用利福平和一种其他药物（克林霉素、多西环素、夫西地酸钠或甲氧苄啶）治疗 PVL 阳性 MRSA 分离株。所有患者及密切接触者应该接受外用去除定植治疗（见 1a）。

2. 链球菌的皮肤感染，如丹毒和蜂窝织炎，链球菌通常对青霉素敏感，因此静脉给予青霉素 1200mg，每 6 小时 1 次来治疗。替代方案可用大剂量氟氯西林 1g，每 6 小时 1 次。对青霉素过敏的患者，可用红霉素或克拉霉素 500mg，每 6 小时 1 次。链球菌臁疮、湿疹、疥疮继发化脓性链球菌感染，可以用苯氧甲基青霉素 500mg，每 6 小时 1 次。

3. 痤疮、口周皮炎和酒糟鼻。这些疾病不是因为细菌感染引起，但是对低剂量广谱抗生素反应好（见 87，84，90 页），但其作用机制尚不完全清楚。

抗真菌药物（ANTIFUNGAL AGENTS）

一般来说，皮肤的浅表真菌感染外用抗真菌药物，累及毛发和甲则除外，因为外用抗真菌药物很难到达需药的部位。四类抗真菌药物可供系统使用。

1. 抗生素——灰黄霉素（griseofulvin）：最便宜的药物，且对头癣有效，但对甲癣效果不佳。灰黄霉素是长效药物，因此每天 1 次，但必须和食物同时服用，因为和脂肪同时吸收。副作用较少，头痛、刺激和恶心最常见，偶尔可引起光敏或药物诱发红斑狼疮。如果患者同时服用华法林，需要查 INR（凝血酶原国际标准化比值），因为其减弱抗凝效果。不要用于急性间歇性或可变性卟啉病，因为其可诱发急性发作。

2. 丙烯胺类——特比萘芬（terbinafine）：特比萘芬是杀真菌药物，比灰黄霉素更有效，也更贵。对任何皮肤癣菌效果很好（但不包括念珠菌），尤其是对甲癣特别有效。甲感染，每天 1 次，连用 3 个月；皮肤感染连用 2 周。偶尔引起胃肠不

适如厌食、恶心、腹泻、腹胀和麻疹样疹。如果用药超过 2 月，查肝功。孕期和哺乳期禁用。

3. 咪唑类——酮康唑（ketoconazole）：治疗花斑糠疹非常有效，400mg 单次服用。不应长期使用，因为有肝毒性的风险，其是细胞色素 P450 酶的强效抑制剂（见三唑类副作用）。

4. 三唑类——伊曲康唑（itracona zole）和氟康唑（fluconazole）：用于免疫低下（恶性疾病、HIV 或服用细胞毒药物）和骨髓瘤患者的白色念珠菌感染、隐球菌病或组织胞浆菌病。

伊曲康唑的副作用包括恶心、腹痛、消化不良和头痛，禁用于心室功能不全或有心衰风险的患者。用药超过 1 月，查肝功。因为其为细胞色素 P450 酶的强效抑制剂，可影响同时服用的其他药物的血清水平，如他汀类、咪达唑仑、环孢素、华法林和口服降血脂药（用药前检查 BNF）。氟康唑很少引起肝毒性。

口服制霉菌素不吸收，可用其清除肠道内的白色念珠菌，如治疗肛周复发性感染。

抗病毒药物（ANTIVIRAL AGENTS）

阿昔洛韦、伐昔洛韦和泛昔洛韦是目前系统使用的抗病毒药物，用于单纯疱疹和带状疱疹，其抑制病毒胸腺嘧啶激酶的磷酸化，从而防止病毒 DNA 合成和病毒复制。这些药物只在病毒复制活跃时有效，因此应该在水疱出现 48 小时内给药。可用于治疗：

● 单纯疱疹：播散性感染、复发频繁、疱疹性湿疹或复发性多形红斑（见 78，79，128 页）。

● 带状疱疹：和单纯疱疹比较，对药物不敏感，因此需要较大剂量（见 132 页）。

更昔洛韦不仅对单纯疱疹有效，而且对巨细胞病毒和人疱疹类病毒有效，这些病毒认为与迟发恶化的药物超敏反应疹如 DRESS（drug reaction with eosinophilia and sytemic symptoms，药物反应伴嗜酸细胞增多和系统症状，见 123 页）有关。静脉用药需严密观察。

抗组胺药（ANTIHISTAMINES）

抗组胺药竞争阻滞组胺受体，其与组胺结构

非常类似。因为有两种组胺受体 H_1 和 H_2，故有两类抗组胺药。皮肤血管有 H_1 和 H_2 受体，但是皮肤病 H_1 抗组胺药最有效。

● 非镇静类抗组胺药　非镇静类抗组胺药对荨麻疹和血管性水肿最有效。西替利嗪、左西替利嗪、非索非那定、氯雷他定、地氯雷他定、咪唑斯汀和卢帕他定是最常用的药物。其对湿疹没用，因为组胺不是该病瘙痒的原因。常常需要大剂量（超说明书剂量）来治疗荨麻疹，治疗枯草热的标准剂量的 4 倍是可以接受的实践用药，如西替利嗪 20mg，每天 2 次。

● 镇静类抗组胺药　镇静类抗组胺药对特应性皮炎患儿需要镇静作用有效，这样可以保证患儿和父母睡得好。给足剂量保证儿童可以睡一个整晚上（睡前 2 小时给药）。对于皮损非常泛发的成人也有用，他们皮肤需要休息，如红皮型湿疹或银屑病。足部有急性水疱性疾病的患者如果不用这类药很难入睡。羟嗪（安泰乐）、异丙嗪（非那根）和阿利马嗪最有用。氯苯那敏（扑尔敏）治疗上述任何疾病都不是太好，因为作用时间短（4 小时），其可用于急性荨麻疹和光敏性湿疹中对其他可能过敏的患者。提醒患者应注意镇静和宿醉效应（禁止开车、操纵机械等）。

● H_2 抗组胺药　雷尼替丁（善胃得）对单用 H_1 抗组胺药没有效果的荨麻疹患者值得试用。西咪替丁（泰胃美）也可用来减少服用氨苯砜患者的溶血和高铁血红蛋白血症（见 181 页）。

维 A 酸类（RETINOIDS）

维 A 酸类是维生素 A 的衍生物，有很多作用，但其作用机制不清楚。其作用包括：

● 诱导表皮细胞分化：这也许是用于银屑病、日光角化和 Bowen 病的作用机制。对器官移植的患者可以抑制表皮肿瘤的发生（如基底细胞癌和鳞状细胞癌），但不能使已有的肿瘤消退。

● 缩小皮脂腺从而减少皮脂产生。

● 抗炎作用，通过减少前列腺素和白三烯。

● 调节免疫，通过增加辅助 T 细胞和刺激白介素 -1 产生。

有四类维 A 酸目前在用。

1. 异维 A 酸（Isotretinoin），维 A 酸的 13 顺同分异构体（英国 Roaccutane/ 美国 Accutane），用来治疗严重痤疮（见 88 页），剂量为 0.5~1.0mg/（kg·d），连用 4~6 个月，达到总量 120mg/kg 体重。小的总剂量方案无论是长期还是短期来看，都增加复发率。

2. 阿维 A（Acitretin；新体卡松）用来治疗银屑病和角化性皮肤病［Darier 病（见 182 页）、毛发红糠疹（见 180 页）、严重类型的鱼鳞病（见 239 页）］。还可以和 PUVA 联合使用（RePUVA）（见 45 页）。阿维 A 可以防止免疫抑制患者发生上皮肿瘤（基底细胞癌和鳞状细胞癌），特别是肾移植患者。剂量 10~50mg/d。女性患者在服药期间和停药 2 年内，不能怀孕，因为部分药物转化成依曲替酯（阿维 A 酯），其半衰期长达 2 年。

3. 阿利维 A 酸（Alitretinoin；Toctino），9-顺维 A 酸，用于治疗严重的慢性手部湿疹。因为该药费用问题，只限于皮肤科医生用于对标准治疗（如强效外用激素）没反应的患者，或者湿疹特别严重并影响患者的生活质量。湿疹一有明显改善或经 12 周治疗没反应，就应该停止阿利维 A 酸治疗。标准剂量是 30mg/d，如果不能忍受或有高血脂、糖尿病病史或有缺血性心脏病的明显危险因素，用 10mg/d。

4. 贝沙罗汀（Bexarotene；译者注：也叫 β 胡萝卜素）（Targretin）是特异针对维 A 酸 X 受体的维 A 酸。它是口服抗肿瘤药物，治疗以前至少对一种系统治疗抵抗的皮肤 T 细胞淋巴瘤患者。副作用和其他维 A 酸类药物相同，但是更倾向于导致甘油三酯升高和引起甲状腺功能减低。

维 A 酸类的副作用

● 致畸作用（对精子没作用）。育龄女性禁用，除非采取适当避孕措施（两种目前理想的方法是口服避孕药和植入避孕器具）。

● 口唇干燥：这是常见的症状，而且医生可以根据这个体征判断患者是否服药。需要反复外用凡士林或唇膏。

● 鼻黏膜干燥，可以引起鼻出血。

● 肌肉骨骼疼痛，特别是运动后：长期阿维A治疗可发生韧带骨化。每年X线监测腰椎。

● 结膜炎和干眼症通常不是个问题，除非患者戴隐形眼镜。羟丙甲纤维盐药水可以改善症状。

● 皮肤瘙痒，伴或不伴湿疹样皮损，需要用保湿剂或1%氢化可的松软膏治疗。

● 血甘油三酯升高，因为肝外分解减少，肝脏分泌增多。

● 肝酶升高，停药后可恢复。

异维A酸的特异副作用

● 自杀风险和抑郁。研究提示痤疮本身增加自杀的风险，因此任何与异维A酸相关的自杀风险可能与严重痤疮患者接受此治疗的实际有关。无法预计自杀，况且实际上非常少见（1∶8 000）。许多已经抑郁的患者会因为该药改善其痤疮而改善抑郁，而不会加重抑郁。任何以前情感性疾病，应该治疗并稳定后才可开始系统用维A酸类药物。如果有任何问题，需请精神科医生会诊。应该经常评价情绪变化，有任何问题（医生、患者或其家庭、朋友的）应该解决。

● 女性经期不规律或停止。

● 可能与炎症性肠病有关。

阿维A的特殊副作用

● 掌跖脱皮，治疗开始时就出现；有湿黏的感觉。

● 出汗增加，但通常不是问题。

● 伤口愈合不好。皮肤容易青紫，伤口愈合时间长。

● 脱发，只在少数患者严重到引起注意，停药可恢复。

● 甲沟炎。少数患者发生甲周围疼痛性肿胀。

● 恶心、呕吐和腹痛是少见现象。

长期治疗需要监测肝功和血脂，腰椎X线查韧带骨化。

系统使用类固醇激素（SYSTEMIC STEROIDS）

系统用类固醇激素治疗的皮肤病很有限，同时最好限于皮肤科医生用。不应该用于湿疹和荨麻疹，因为尽管早期反应很明显，但是停药后会很容易复发加重，加重后更难治疗。最好把此类患者介绍给一个急诊皮肤科医生而不是开始用泼尼松。

系统用类固醇激素在下列情况必须用而且是救命性的：

● 天疱疮（见190页）。

● 类天疱疮（见189页）。

● 系统性红斑狼疮（见96页）。

● 皮肌炎（见96页）。

以上疾病需要剂量较大且需考虑副作用的风险。有趣的是，上述患者通常不会出现典型的激素脸，直到疾病得到控制。例如，一个患者可能用泼尼松龙60mg几周都没有出现满月脸，但是疾病一旦控制面部就胖起来了。

系统用不同激素的相当剂量

可的松	100mg
氢化可的松	80mg
泼尼松或泼尼松龙	20mg
地塞米松	2~4mg

系统用激素的副作用

● 增加脂肪在面部、肩部和腹部的沉积，产生满月脸、水牛背和腹部膨大。

● 痤疮和多毛。

● 皮肤易青紫和损伤。

● 萎缩纹（见图8.38，见156页）。

● 组织愈合延迟。

● 增加感染的（细菌、真菌和病毒）可能性。

● 水钠潴留引起水肿，高血压和充血性心力衰竭。

● 糖尿病。

● 消化性溃疡引起出血和穿孔。

● 近端肌肉无力。

● 骨质疏松引起骨折，特别是脊椎和肋骨。

● 股骨头无菌性坏死。

● 白内障和青光眼。

● 抑郁和欣快感（激素心理病）。

● 儿童生长迟滞；这通常不是一个问题，除非激素使用超过 6 个月。

● 抑制垂体——肾上腺轴引起肾上腺功能不足，见于停药后或患者同时有一些其他疾病或需要手术时。

预防并发症

1. 患者需要定期检查：

● 体重：发现液体潴留（每月）。

● 血压：发现高血压（每月）。

● 尿液分析：发现糖尿病（每月）。

● 骨密度（DEXA）扫描（每年），如果用激素超过 3 个月，无论是否进入绝经期，所有女性患者都应该开始预防性治疗。

● 胸部 X 线：发现结核活动（每年）。

2. 患者应该随身携带一张激素卡或医学警示牌。如果发生意外或有其他疾病，应该给予更高剂量激素防止 Addison 样危象。

3. 用肠溶的泼尼松龙（很贵）预防胃溃疡，或给予质子泵抑制剂（如奥美拉唑 10mg，每天1 次）。

4. 预防骨质疏松或改善生活方式：经常锻炼、戒烟、少饮酒。给患者开始服用碳酸钙 D3，每天2 片。年龄超过 45 岁（或绝经期妇女）或有骨质疏松风险的也应该服用磷酸氢盐减少骨代谢，如阿仑膦酸钠（福善美），每周 70mg。如果不能耐受（或者有禁忌证）该药，应该和风湿科协作找替代方案。

免疫抑制剂（IMMUNOSUPPRESSIVE AGENTS）

目前可用许多免疫抑制剂来治疗严重的皮肤病，要么直接用，要么用来替代激素，其都有潜在危险，首次应该由皮肤科医生来用药。

氨甲蝶呤（Methotrexate）

氨甲蝶呤用于治疗银屑病、湿疹、自身免疫大疱病、Hailey-Hailey 病（慢性良性家族性天疱疮，见 253 页）和皮肌炎（见 96 页）。氨甲蝶呤可抑制二氢叶酸还原酶而抑制细胞分裂，它可能是治疗银屑病系统用药中效果最好的，而且起效很快（48 小时内）。

血常规检查后（见 39 页骨髓抑制），给予5mg 试验剂量，如果没不良反应发生，则可以每周给予单次剂量 10~25mg，口服、皮下或肌内注射。主要通过肾脏以原形排泄，因此如果肾功不全或老年患者需减少剂量，可以长期低剂量服用以控制银屑病。

氨甲蝶呤有 2.5mg 和 10mg 两种规格，外观看起来一样。大多急性中毒的报道是与不恰当的换药片和每周的剂量误认为每天剂量有关。因此建议只提供 2.5mg 的片剂（需与当地的药师密切协作来推广这个建议），并且所有患者应该携带一个小册子，记录着总剂量、副作用和监测结果。

严重副作用

● 致畸，因此不能用于可能妊娠的女性。男性可以引起可恢复的少精症。

● 骨髓抑制，用药前查全血计数，然后每周复查 1 个月，接着每 2~3 月检查 1 次。如果平均红细胞体积升高（超过 100），应减少剂量。

● 肝纤维化可发生于治疗几年后，因此不能用于既往有肝病或酗酒史者。服药期间不应饮酒。每 6 个月检测血中 III 型前胶原（P3NP）水平能够监测肝纤维化的发生。这是一个纤维化的非特异指标，因此其他原因的纤维化也可以升高，所以意义有限，如银屑病性关节炎。在银屑病患者群，其他因素的肝纤维化也常见如酒精性和非酒精性脂肪肝。

P3NP 水平

<4.2mg/L	正常
>8.0mg/L	考虑肝活检
>10.0mg/L	停用氨甲蝶呤

不严重副作用

● 恶心、呕吐、腹泻和腹部不适，这些副作用通常可通过把口服改为肌内注射氨甲蝶呤来避免。

● 口腔的炎症和溃疡。

● 全身不适，患者常常用氨甲蝶呤 24 小时后感觉全身不舒服（头痛、疲倦、易惹和抑郁）。

● 皮肤广泛的溃疡，这通常与血中白细胞严重减少同时发生。

●脱发，理论上可能发生但很罕见。

●肺疾病如急性肺炎，氨甲蝶呤用来治疗肿瘤时可发生弥漫性肺间质纤维化；小剂量治疗银屑病，不会发生这些改变。

大多副作用可通过每周1次5mg叶酸预防（用氨甲蝶呤后3~4天）而不影响其治疗作用。

服用氨甲蝶呤时不应服用阿司匹林、利尿剂、降血脂药、非甾体抗炎药、苯妥英钠、丙磺舒、磺胺类药物或甲氧苄啶。这些药物增加全血细胞减少的风险。

环孢素（Ciclosporin）

环孢素是一种免疫抑制药物，用于治疗严重特应性皮炎和银屑病。开始剂量是3~5mg/（kg·d），作用很快（2周内）。一旦疾病控制，剂量可以减少，并且可用长期更安全的药物替代。因为长期应用超过1~2年与癌症发生有关。没有致畸作用，因此可用于孕妇严重的皮肤病。

不同环孢素制剂的生物利用度和药物动力学差异很显著，因此建议坚持用一个地方一个生产商的制剂，因为不恰当更换品牌会产生无效或毒性。

副作用

●肾毒性（不是最重要的副作用），环孢素减少肾血流，引起尿素和肌酐升高；保持最大剂量低于5mg/（kg·d）来减少毒性；如果血肌酐水平比基线升高30%，应该减少剂量。

●高血压继发于肾血流减少；如果血压高于160/95mmHg，给予钙离子拮抗剂如氨氯地平（5~10mg od）降压。

●肝酶、血尿酸和胆固醇升高。

●恶心和呕吐。

●牙龈增生见于牙卫生差的患者。

●疲乏、头痛、感觉异常、震颤和抽搐很罕见，并且减量后可恢复。

●多毛（对女性是个特别的问题，在男性不明显）。

●增加淋巴瘤和非黑素瘤皮肤癌的风险。

预防并发症

理想的方法是开始治疗前测GFR（肾小球滤过率）。常常开始治疗前测血压、钾、血肌酐、肝功和血脂。监测这些指标每两周1次，共6周，然后每月1次，共3月，最后每2~3个月1次。如果肌酐水平比基线升高30%重新检查GFR。

硫唑嘌呤（Azathioprine）

硫唑嘌呤用于特应性和光敏性皮炎，而且作为激素替代药物用于天疱疮、类天疱疮、皮肌炎和系统性红斑狼疮。剂量1~3mg/（kg·d），通常是50~100mg，每天2次。用药前，检查硫嘌呤甲基转移酶（TPMT）水平[正常25~50，携带10~25，缺乏<10pmol/（L·mg Hb）]，如果水平低，发生骨髓抑制的风险增加。需要6~8周才起效，因此不宜作为天疱疮和类天疱疮的一线治疗。通常是给患者开始用激素时就给硫唑嘌呤；6~8周后硫唑嘌呤开始起效，激素的剂量逐渐减少。

副作用

●恶心、呕吐和腹泻，特别是老年人，如果会发生这些副作用，通常在第1周就开始了；副作用可以严重到停药的程度。

●骨髓抑制，应该定期查全血计数（第1个月每周1次，然后每2~3月1次）。

●发生致畸，孕妇禁用，男性安全。

●轻度胆汁淤积，不像氨甲蝶呤，通常并不严重。

●长期（>10年）应用有增加淋巴瘤和非黑素瘤皮肤癌的风险，特别是鳞状细胞癌。

吗替麦考酚酯（Mycophenolate mofetil）

吗替麦考酚酯是常用来预防器官移植排斥的药物。与泼尼松龙联合用来治疗顽固性湿疹和自身免疫大疱性疾病以及坏疽性脓皮病。需大约8周起效。常用剂量是1.0g，每天2次（最大剂量1.5g，每天2次）。

副作用是胃肠不适（恶心、呕吐、腹泻），骨髓抑制（第1个月每周查全血计数，然后每月查1次）和增加感染的风险，特别是老年人。

环磷酰胺（Cyclophosphamide）

环磷酰胺用于黏膜类天疱疮，是该病首选药

物（见 107 页）。需要 6~8 周起效，剂量 1~3mg/（kg·d）（50~100mg，每天 2 次）。

副作用

● 全血细胞减少，患者应该定期查全血计数（第 1 个月每周 1 次，然后每月 2 次）。

● 毛发脱失。

● 出血性膀胱炎，需大量饮水来预防该副作用。

羟基脲（Hydroxycarbamide, hydroxyurea）

它是一种抗代谢药物，抑制 DNA 合成，不会影响 RNA 或蛋白合成。用于对氨甲蝶呤没反应的银屑病患者，但需 8~12 周起效。剂量 500mg，每天 2 次。

副作用主要在骨髓，引起巨细胞贫血或全血细胞减少。患者应该定期查全血计数（第 1 个月每周 1 次，然后每两个月 1 次）。

富马酸酯（Fumaric acid esters）

富马酸酯用来治疗银屑病，其在德国上市和使用超过 30 年了。该药必须实名制进口（从英国角度来说，译者注），因此很贵。富马酸酯是通过把 Th1 型细胞因子反应转换成 Th2 型起作用（见 165 页）。有两种剂量：初始剂量（30mg）和大剂量（120mg）。

副作用

● 胃肠不适包括腹泻、胃痉挛和里急后重，见于 60% 患者。

● 潮红伴头痛，见于 30% 患者；两者都在开始治疗时明显，随时间延长减轻。

● 淋巴细胞减少，见于 75% 患者，通常很轻；偶尔见到短暂性嗜酸细胞增多，肝酶经常升高（25% 患者）；每月查全血细胞计数和肝功能。

大约 7% 的患者因为这些副作用停药。可以通过小剂量增加方案把副作用最小化，这样可以推迟副作用约 8~12 周。

严重长期毒性、癌症的发生或易发生细菌感染等副作用未见报道。这使富马酸酯和其他药物比起来是比较安全的方案。开始剂量每天 30mg，每周增加剂量至最大剂量 240mg，每天 3 次。

生物制剂（BIOLOGIC AGENTS）

中毒性表皮坏死（Toxic epidermal necrolysis）

从很多献血者血浆纯化获得的人免疫球蛋白从 1980 年开始供应，通常用量是 1g/kg，用 3~4 天，缓慢静脉滴注，用于中毒性表皮坏死的重症病例，虽然其效果遭到激烈的争论。其可引起过敏反应、急性肾小管坏死和血栓栓塞性疾病（因为输注的容量和患者处于水化状态）。传播潜在未知感染因子也受到关注。

银屑病（Psoriasis）

生物制剂是针对特定细胞、介质或分子的抗体。其数目和应用进展很快，对许多医学疾病的治疗产生革命性改变。五种新的药物——依法利珠单抗、依那西普、英夫利昔单抗、阿达木单抗和优特克单抗，已在欧洲和美国发布用于治疗严重银屑病。但是，依法利珠单抗可抑制 T 细胞活化，已经因为 JC 病毒激活和之后的进行性多灶性脑白质病（发生率 1:500）而撤出市场。

英夫利昔单抗（类克），阿达木单抗（修美乐）和依那西普（恩博），抑制细胞因子 TNF-α（肿瘤坏死因子 α）。英夫利昔单抗是修饰的鼠源单克隆抗体，静脉滴注每两周 1 次（5mg/kg）共 6 周，然后每 8 周 1 次，起效作用最快。阿达木单抗是人源单克隆抗体，比英夫利昔单抗更易耐受。皮下注射（40mg）每两周 1 次。依那西普是 TNF-α 受体拮抗剂，也是皮下注射（50mg），每周 1 次。乌司奴单抗（喜达诺），针对白介素 12 和 23（IL-12/23），皮下注射（45mg），在第 4 周和 12 周注射，然后每 12 周注射 1 次。

它们用于对免疫抑制剂没反应的严重银屑病，看来副作用很小，也不影响肝肾功能。依那西普和阿达木单抗应该首先用于稳定期斑块银屑病；要求快速控制病情的患者用英夫利昔单抗较好。对其中一个药物不反应的患者，可使用另外一个 TNF-α 拮抗剂。因为是最新抗银屑病生物制剂，长期安全资料很少，优特克应该只给抗 TNF-α 治疗失败或禁忌的患者用。

所有这些药物随着时间延长失去效果，可能因为产生抗体。建议持续治疗，因为再治疗时可发生输注反应。加用氨甲蝶呤能提高疗效，其可以防止抗体产生；这是正在研究的领域。另外针对 IL-17 的单克隆抗体和小分子药物（可能有口服剂型的优势），可以抑制如磷酸二酯酶 4 和 JAK/STAT 通路，正在获得治疗银屑病的批准。

开始生物制剂治疗前筛选银屑病患者

● 符合 NICE 标准：

– 外用和系统治疗失败。

–PASI>10，DLQI>10 或受累体表面积 >10%。

● 结核筛查，病史、胸部 X 线、曼托克斯（Mantoux，一种结核病皮试，译者注）。

● 基线血液检查：全血细胞计数、肝功检查、尿素和电解质，狼疮抗体。

● 心脏疾病、恶性疾病、脱髓鞘的病史。

● 筛查乙型和丙型肝炎抗体。

● 如果 12~16 周后没有效果，应该停药。

并发症

● 感染，特别是结核活动，也包括细菌、病毒和真菌感染。

● 全身症状。

● 注射部位反应。

● 肝炎（英夫利昔单抗）。

● 可能罕见副作用：

ⅰ 银屑病恶化（见于肢端和脓疱型）。

ⅱ 恶性疾病（淋巴瘤、非黑素瘤皮肤癌）。

ⅲ 药物引起的狼疮（通常是亚急性皮肤型）可能伴抗组蛋白抗体。

ⅳ 再生障碍性贫血、全血细胞减少。

ⅴ 脱髓鞘。

ⅵ 心脏方面：增加缺血性心脏病、心律失常、心肌病和心力衰竭的风险。

所有这些药物，建议注册 BADBIR（the British Association of Dermatologists Biologic Interventions Register，英国皮肤病协会生物制剂干预注册）来监测长期安全性和治疗效果。

治疗其他疾病的生物制剂

奥马珠单抗（索雷尔）是重组人单克隆抗体结合免疫球蛋白 E（IgE），因此抑制 IgE 和肥大细胞及嗜碱性粒细胞上的 FCRI 受体结合。批准用于严重哮喘，但也可以用于难治的慢性荨麻疹。

超说明用抗 CD20（B 细胞）分子的利妥昔单抗（美罗华）治疗严重大疱性疾病和抗 TNF 的坏疽性脓皮病及化脓性汗腺炎，疗效不确切。

治疗皮肤癌的生物制剂

● 维莫德吉，一种口服抑制`"hedgehog 信号通路"的药物，批准用于不能手术的基底细胞癌，以及 Gorlin 综合征的基底细胞癌（该病可有大量损容性基底细胞癌）。反应率是 30%~60%。

● 维罗非尼和易普利姆玛被 NICE 批准用于不能手术的恶性黑素瘤。它们是现有的治疗转移性黑素瘤首先有希望的药物。可以延长许多患者的预期寿命和无病生存期几个月，有些患者是几年，但是费用太贵（每周 2000 镑）。

● 维莫德吉是一口服抑制突变 BRAF 的药物，约 50% 黑素瘤病例发现存在这一细胞信号缺陷。阻滞该通路可防止黑素瘤细胞增生。不幸的是，存在逃逸路径，故解释了随时间延长失去效果。阻滞该通路也选择性诱导另一替代 MEK 通路，该通路促使接受治疗的患者发生多发角化棘皮瘤和鳞状细胞癌。发生光敏和其他皮疹偶尔需要减少剂量。联合 BRAF 和 MEK 抑制剂正在做试验以图提高疗效，减少皮肤的副作用。

● 易普利姆玛注射用来治疗不携带 BRAF 突变的黑素瘤，其是针对 CTLA-4 的单抗，抑制细胞毒 T 细胞的活性。以此来增加身体本身针对黑素瘤的免疫反应。目前批准用于标准化疗失败的患者。10% 患者不能耐受其胃肠、皮肤、眼、肝和内分泌系统的副作用。

● 纳武单抗阻滞使肿瘤细胞逃逸免疫系统的蛋白，从而能识别和杀伤这些肿瘤（如转移性黑素瘤）。

物 理 治 疗（PHYSICAL TREAT-MENTS）

液氮冷冻（CRYOTHERAPY WITH LIQUID NITROGEN）

冷冻治疗的适应证很有限。不能用于医生自己认为很可能是良性的任何皮损。不要用于真皮病变(如黑素细胞痣)和恶性皮损(除外 Bowen 病)。

治疗前必须做出正确诊断。如果有任何疑问，先做活检，因为皮损一旦被冻，组织学就很难诊断。因此建议基层医疗活动中只限于用来治疗病毒疣、脂溢性角化和日光角化。

冷冻皮肤产生和烧伤类似的改变：

- 红斑
- 水疱，位于真表皮交界 ⎰ 取决于冷冻多长时间
- 皮肤坏死

对大多皮损来说，冷冻是合适的治疗（病毒和脂溢性疣、日光角化），要在真皮 – 表皮交界形成水疱以使异常的组织（位于表皮）被抬起在疱顶。

对癌前皮损，需要异常的细胞坏死。皮温在 –40℃时细胞坏死。在这个温度细胞内形成冰晶，融化时破坏细胞。如果皮肤很快冷冻，慢慢融化则产生最大损伤。融化时间至少应该是冷冻时间的 3 倍。重复冷冻 – 融化循环比单次长时间冷冻效果好。

用一个 Cry-Ac 或 Cryo-Pro 喷枪进行冷冻操作非常容易（图 2.8，图 2.9）。这是不锈钢绝缘真空瓶，带侧臂和喷头。可以根据要冷冻皮损的大小选择喷头。把液氮喷到皮损的中央。形成一个冰球然后扩大。持续冷冻直到比要治疗的皮损边缘大 2mm。此刻，停止冷冻，让短的液氮喷雾使冰球保持固定大小持续表 2.9 中给出的时间。经过一段时间操作，医生就会有经验估计治疗特定类型皮损所需冷冻的量。刚开始不要冷冻太过度，并且如果冷冻下肢皮损，把表 2.9 推荐的时间减半（下肢过度冷冻可引起溃疡）。

用二甲醚 / 丙烷冷冻

二甲醚 / 丙烷气体可装在喷雾罐（Histofreezer 或 Wartner）内获得。该气体可用棉棒放出或直接喷到皮肤上，可冷冻皮肤到 –50℃。这是一种有用的冷冻方法，如果医生只希望偶尔冷冻疣。有报道患者自行治疗最后证实是鳞状细胞癌或黑素瘤（原以为是病毒疣或脂溢性角化）的情况。

离子导入（IONTOPHORESIS）

离子导入涉及把低电流导入皮肤。皮肤的阻力通过汗腺比通过皮肤低，因此电流优先通过

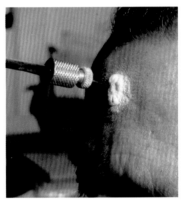

图 2.8　用 Cry-Ac 喷枪冷冻治疗

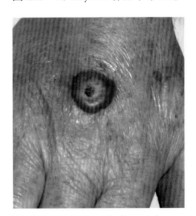

图 2.9　日光角化冷冻后水疱

表 2.9　不同皮损液氮冷冻时间

疾病	大约冷冻时间
病毒疣	
丝状疣	5s
寻常疣	10s
甲周疣	15~20s
生殖器疣	10~30s（因皮损大小不同）
传染性软疣	5s
脂溢性疣	5~10s
日光角化	5~10s
Bowen 病	15s × 2
恶性雀斑样痣	15~30s × 2

注意：下肢冷冻时间减半

它们传入。这是有效治疗手足多汗的方法，并有新的附着器具适于腋窝。大多皮肤科或理疗科都有这种治疗，但是第一个疗程需在医院完成。如果有效，在 STD 药商〔Plough Lane, Hereford HR4 0EL, England, 电话01432373555）或者 IontoCentre（Unit 19 Mahoney Green Ind Park,Green Lane West, Rackheath NR136 JY,England, 电话08004725641〕有输电干线和电池带动的仪器商业供应，供家庭治疗用。

首先把要治疗的手足放入一个容器，要装足够量的自来水盖住掌跖的表面。一种抗胆碱能的药物溶液（0.05% 格隆溴铵溶于蒸馏水）效果更好，但配制较贵。把这侧接到 DC 电源的正极端产生高约 50 毫安的电流。对侧手或足（不治疗的一侧）放入深的自来水浴缸，接到负极端（图 2.10）。给 10mA 的电流 10 分钟，第 1 周 3 次，第 2 周 2 次，然后每周 1 次直到出汗停止。如果治疗没效果的话，可以增加电流和时间。如果需要，可用脉冲电流机以产生更大电流。数周或数月后，出汗会逐渐恢复，这种情况可以再次治疗。治疗反应差异很大，不是所有患者反应都好。

紫外光（ULTRAVIOLET LIGHT）

许多皮肤病在夏天，特别是日光暴露后改善。对这些疾病，用人工紫外光治疗有效（图 2.11）。由直立式仓（图 2.12）或卧式机器中许多荧光灯发出光。灯管（不论 UVB 或 UVA）必须有足够的强度（W=J/s）在很短时间来产生治疗剂量（J/cm²），同时必须能精确测量给予的剂量。

UVC 辐射（200~290nm），来自太阳的 UVC 被大气的臭氧层滤掉了，不用于治疗。

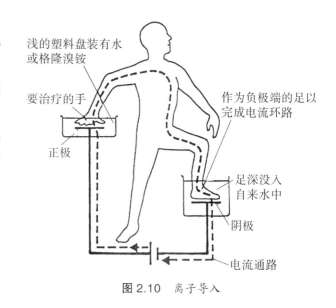

图 2.10 离子导入

浅的塑料盘装有水或格隆溴铵

要治疗的手

正极

作为负极端的足以完成电流环路

足深没入自来水中

阴极

电流通路

UVB 辐射（290~320nm）引起晒黑和晒伤。阳光中有 UVB，但被窗户玻璃滤掉了。治疗银屑病，UVB（特别是 311~313nm）比 UVA 好得多。治疗用 UVB，要么是灯管发射全谱 UVB（也叫广谱 UVB），要么是特殊的 TL01 管发射 311~313nm 光（窄谱 UVB）。窄谱 UVB 理论上来说比广谱 UVB 安全，因为较少致癌作用,治疗银屑病更有效。窄谱 UVB 每周 3 次是紫外光治疗银屑病的选择。孕妇可以用 UVB，不能用 PUVA。医学 UV 光源设备可以在网上购买。这不能首先推荐给患者，直到患者在皮肤科完成监督下的治疗才可以。医学 UV 光源可从 skinmattersbristol.com 或 androv-medical.com 网上获得。

虽然传统上焦油和 UVB 联合使用，但其明显有效的原因不清楚。认为焦油中光毒性物质加强了治疗的效果。实际上，如果用红斑剂量的 UVB，没有证据表明外用焦油比用单纯润肤剂（如

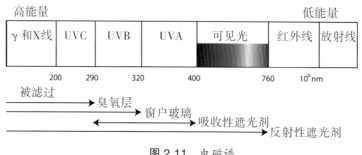

高能量　　　　　　　　　　　　　　　　低能量

γ 和X线	UVC	UVB	UVA	可见光	红外线	放射线

200　290　320　　400　　　760　10⁶nm

被滤过

臭氧层

窗户玻璃

吸收性遮光剂

反射性遮光剂

图 2.11 电磁谱

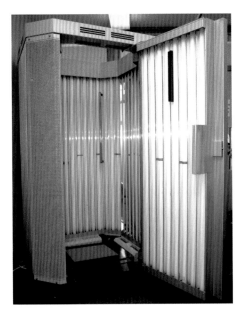

图 2.12　紫外光治疗仪

白色软石蜡）效果好。如果用亚红斑量 UVB，焦油有用。

UVA 辐射（320~400nm）本身没效果。购买的商业日光床主要产生 UVA，虽然也产生少量 UVB，可晒黑。发现用沙林后接着 UVA 照射（PUVA 治疗）可以有效治疗几种皮肤病（表 2.10）。

PUVA 治疗（P= 沙林 +UVA）

沙林是三环类化合物，在 UVA 光作用下可以交联 DNA（通过双螺旋一条链上的胸腺嘧啶或胞嘧啶和另外一条链上的嘧啶交联）。DNA 交联防止细胞分裂，这是治疗银屑病的机制，也可以对

表 2.10　紫外光可以治疗的疾病

UVB	PUVA
银屑病	银屑病
特应性皮炎	严重的特应性皮炎
慢性浅表鳞屑性皮病	MF
痤疮	多形性日光疹
慢性苔藓样糠疹	急性苔藓样糠疹
AIDS 瘙痒	色素性荨麻疹
白癜风联合外用类固醇激素	白癜风，特别是肤色深的个体
慢性肾功衰的瘙痒	斑秃

免疫系统产生作用和增加黑色素产生。

8 甲氧沙林（8-MOP）和 5 甲氧沙林（5-MOP）都可以用。最大的光敏作用发生于服用后 2~3 小时，因此 UVA 暴露必须和这个时间一致。UVA 比 UVB 能够穿透到真皮，联合沙林更有效。沙林在照光前 2 小时服用，按体重计算剂量（8-MOP 片，0.6mg/kg；5-MOP 片，1.2mg/kg）。另也可把 8-MOP 加入浴液，患者在溶液中浸泡 15 分钟后立刻 UVA 照光（浴 PUVA），或者直接外用其凝胶（通常是手足）。每周治疗 2 次，共 6~12 周直到皮损消退。

确定患者对 UVB 或 UVA 的敏感性

UVA 或 UVB 的剂量以光能量的方式（J/cm²）计算出来，取决于机器的输出功率（由内部的紫外光计给出）、曝光时间。PUVA 或 UVB 诱导患者皮肤产生的是光毒性反应，如红斑、水肿和最大的反应即水疱。PUVA 引起的红斑和 UVB 产生的红斑不同，它出现得更晚，持续更长，且更严重。直到 48~72 小时才达高峰（有时需 96 小时）。UVB 或 PUVA 治疗的目的是尽可能让患者接受更多的紫外光而不会产生比单纯可见的红斑更厉害的作用，最小红斑量（MED）。UVB 的 MED 或者 PUVA 的最小光毒量（MPD）通过放置一个模板到患者皮肤测出来，该模板有许多 1cm² 的剪孔（图 2.13）。用增加的紫外光剂量照射这些孔（患者其他皮肤完全遮盖）。这个测量在用来治疗的同一个舱内完成。PUVA 是口服 8-MOP 后 2 小时进行。试验结果在 72 小时判读，寻找可见红斑是目标值。需要产生这种红斑的紫外光剂量（J/cm²）就是 MED/MPD。开始治疗剂量是 75% 的 MED/MPD。每次剂量在前一次剂量基础上增加 25% 直到疾病消退。另外，开始剂量可以按照皮肤类型估算（见 3 页）。

建议终生暴露 PUVA 的剂量应该限于 1000J/cm² 或者 200 次治疗，以减少长期皮肤癌的风险。对窄谱 UVB 还没有建立剂量限制，但应该努力使照射的量最小化。

在紫外光机器，患者必须防护眼睛免受紫外

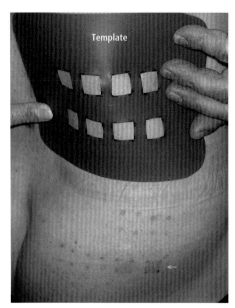

图 2.13　确定 MED。MED 就是红斑刚好填满方块右下角的地方（箭头所指）

光损伤。PUVA 治疗后 24 小时戴墨镜滤除 UVB 和 UVA。

RePUVA 治疗

一些银屑病患者对 PUVA 或口服维 A 酸类药（见 37 页）无反应，但部分患者会对联合用药有反应。维 A 酸（阿维 A20~50mg/d）在 PUVA 治疗前 2 周开始服用。然后两者继续联合使用直到皮损消退（每天口服维 A 酸，每周 2 次 PUVA）。接着停用 PUVA，维 A 酸长期继续用。

PUVA 的短期副作用

● 恶心：可以通过用食物或一杯奶服用 8-MOP 来预防，偶尔需要止吐药；通常服用 8-MOP 同时给 10mg 盐酸甲氧氯普胺（胃复安）。

● 皮肤干燥和瘙痒：很常见，可能需要抗组胺药如氯苯那敏 4~8mg 与 8-MOP 服用。罕见严重持久瘙痒使患者停止治疗。其可持续至治疗后几天甚至几周。

● 红斑和触痛：少数患者治疗后 48~72 小时可产生过度红斑、水肿和皮肤触痛。这是为什么治疗只每周 2 次的主要原因。如果患者烧伤了，下次照射的剂量减小。所有患者 PUVA 治疗后有发生光毒性反应的风险，治疗后 8 小时内应该避

免日光直射，并用遮光剂阻挡 UVB 和 UVA。

● PUVA 痛：严重的皮肤痛不常见，但是如果发生，则需停止治疗。有时持续到治疗停止后几周。

PUVA 的长期副作用

● 白内障：治疗时保护眼睛，并且 24 小时内戴墨镜防止白内障形成。

● 皮肤癌：用 PUVA 治疗过的患者皮肤老化过程加快，因此 5~10 年后基底和鳞状细胞癌的发生率增加，也有一些报道黑素瘤的发生。

● 男性治疗时必须保护生殖器，因为有增加阴茎鳞状细胞癌的风险。

光动力治疗（PHOTODYNAMIC THERAPY）

光动力治疗（PDT）用来治疗癌前皮损（日光角化和 Bowen 病）和非黑素瘤皮肤癌（浅表基底细胞癌）。也有报道超说明治疗棘突松解性皮病、Hailey-Hailey 病和 Darier 病；在轻度炎症期治疗好像效果最好。

一种光敏性化学物质，5 氨基酮戊酸（ALA），受到红光（630nm）照射转化成原卟啉 -9。卟啉在异常细胞内聚积，在有氧情况下释放单线态氧，使细胞死亡。外用 ALA 以甲基酯（甲氨酮戊酸，Metvix 乳膏）或酸的形式（拉韦朗，只美国有）供应。甲基酯有易于被肿瘤细胞摄取的优点（因为其缺陷的角质层）。

如果治疗的皮损表面有任何的鳞屑或痂，用生理盐水、钳子或刮勺去除。Metvix 乳膏在有病皮肤涂 1mm 厚的一层，用非黏着性敷料遮盖，局部保留 3 小时。然后去掉敷料，病变部位用红光照射（Aktilite 发出 570~670nm 连续广谱的红光 8 分钟，能量在 37j/cm²）。患者有灼伤的感觉，可持续几小时。7 天后原部位再行第二次治疗（图 2.14）。

患病部位大约 1 周后出现发炎、痂皮，可发生水肿、疼痛或红斑。瘙痒、溃疡、感染或色素改变很少见。总的来说，PDT 在头皮和面部作用好，下肢效果差。PDT 患者应该介绍到皮肤科，那儿有发射正确谱系光的灯管。

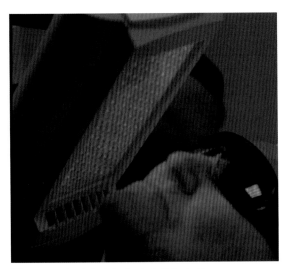

图 2.14　光动力用红光治疗面部皮损

激　光（LASERS）

激光（Laser）是 Light Amplification by Stimulated Emission of Radiation 的首字母缩写。一种设备发出相干的、平行的单色（单一波长）光：一束单色强烈光，不散射（平行），所有光波是同一极性，朝同一方向一致发送（相干性）。

激光的作用机制

多种气体、液体和固体（激光介质），如果受到合适刺激或泵送（刺激源），就会发射光。在一典型气体激光（CO_2 或氩），气体在一激光管内，其一端有全反射镜，相对的另一端是部分反射镜（图 2.15）。激光介质通过高压电流刺激。受刺激的气体分子发射出一光子（一个光颗粒），之后其碰撞另一刺激分子使其发射同样的一个光子（扩大）。发射的光子朝各个方向，但是光波通过在激光管内两个镜子间共振变成平行光，相干的光进而通过部分反射镜子的一端发射出去。激光管内气体、液体或固体的类型决定了产生相干光的波长。

任何医学激光的目的是限制激光引起的损伤只限于选择的部位如血管或色素细胞，而对周围组织损伤最小。该作用叫作选择性光热溶解。

如果激光满足三条要求就可以达到目标。

1. 激光发射和靶组织吸收的波长是同一波段，如血红蛋白在 542nm 或 577nm（图 2.16）。

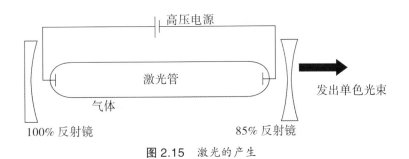

图 2.15　激光的产生

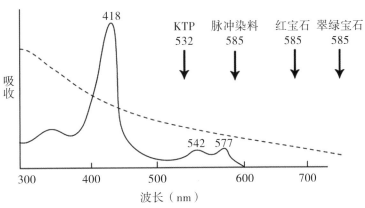

图 2.16　血红蛋白（实线）和黑色素（虚线）的吸收波长

2. 激光发射足够的能量破坏靶组织。

3. 组织的曝光时间要很短，以限制损伤只对靶组织而不会有过多的热向外周扩散损伤周围组织。这取决于周围组织的热恢复时间，也就是靶组织散去其一半热能所需要的时间。对葡萄酒痣的血管而言，是 1~10ms，而文身色素仅是 1~10ns（10^{-9}）。激光治疗这些疾病的脉宽必须是这些级别。

对皮肤的穿透能力取决于光的波长（达 2000nm）。越长的波穿透越深，但能量越低。脱毛必须激光穿透到毛囊根。翠绿宝石激光的波长（755nm）较长，能够到达真皮毛乳头的毛囊深度（1mm），能量比红宝石大（694nm）。对葡萄酒痣，血红蛋白吸收最高峰在418nm没有用，因为这一波长不能穿透那么深。脉冲染料激光的585nm可以在穿透和血红蛋白吸收之间取得平衡。

按靶组织分为几型皮肤激光（表 2.11）。

● 血管激光的靶组织是血红蛋白。选择的波长是在577nm吸收峰（图2.16）附近以保证足够的穿透性。脉宽的选择取决于治疗血管的直径。如果时间太长，可导致瘢痕；如果时间太短，引起紫癜但不能破坏血管。"V"束修饰的脉冲染料激光可以有较长的脉冲，更多的能量到达血管。这意味着对血管产生一致的损伤而紫癜很轻。

● 表面磨削激光用红外辐射针对皮肤中的水。短的脉宽和高能量引起组织汽化而对其下组织损伤最小（磨削激光）。像烧伤一样，来自毛囊的上皮再覆盖而愈合。愈合需要大约2周时间，伴明显的术后疼痛、红斑和肿胀。可能的副作用包括瘢痕、继发单纯疱疹或细菌感染。红斑和触痛可持续几个月。用 CO_2 激光预期约有75%改善。采用的系统是 CO_2 激光和铒 –YAG 激光。CO_2 激光穿透到真皮。铒激光更表浅，只穿透表皮，很少引起组织破坏，愈合快，副作用少；当然，作用效果也较小。

● 点阵表面磨削激光是在表皮打很多细小的

表 2.11　皮肤激光的类型

激光类型	λ（nm）	脉宽	功能	评价
血管激光				
脉冲染料（PDL）	585（黄色）595	0.45ms 1.5ms	葡萄酒痣（毛细血管畸形）	推荐：引起的青紫持续2周；大光斑用于大皮损，需要多次治疗（见93页）
			毛细血管扩张蜘蛛痣	面部可见的皮损；对红斑无效
KTP	532（绿色）	2~10ms	毛细血管扩张（葡萄酒痣）	不会引起青紫，因此用于美容皮损；如果PDL无效时用，因为长脉宽对大血管更好
溴化铜	578（黄色）510（绿色）	10~50ms	毛细血管扩张蜘蛛痣雀斑样痣和雀斑	小光斑用于小皮损，对大皮损如葡萄酒痣不现实
IPL（强脉冲光）	560 滤镜		酒糟鼻的红斑和毛细血管扩张	每周1次，4次治疗后约50%改善（*Br J Dermatol*, 2008, 159:628-3）
表面磨削激光				
剥脱二氧化碳（CO_2）	10 600（红外线）	10~20ms	表面磨削日光角化损害和瘢痕（痤疮、外伤）	剥脱 = 组织汽化热损伤深达100μm，其刺激胶原和弹力组织再生
铒 –YAG	2 940（红外线）	200~400ms	表面磨削去除表皮皮损	热损伤只10μm深，没有深损伤；恢复快，但对显著的瘢痕效果差

续表

激光类型	λ（nm）	脉宽	功能	评价
点阵激光 铒 –YAG 二氧化碳 （CO_2）	2 940 10 600	60ns	皱纹和面部线纹	钻微小孔洞，其间有正常皮肤——恢复快，损伤小，但效果比全剥脱激光差；用于颈、胸、手部更好；CO_2 穿透深，铒 –YAG 表浅
非剥脱 脉冲染料 Nd:YAG IPL（强脉冲光）	1 320 1 064 550	50ms	纠正面部线纹和皱纹	非剥脱 靶组织是真皮胶原，表皮不受损伤；低风险，术后作用小。效果差，需要多次治疗；需要皮肤降温设备来防止表皮损伤和疼痛 IPL 不适于有色皮肤，因为色素吸收光
色素激光				
Nd:YAG	532	6ns（Q-开关）	雀斑样痣和雀斑	反应好——短波常用于浅表皮损
	1 064		咖啡斑和 Becker 痣 太田 / 伊藤痣	反应不一到没反应 反应不一——长波常用于较深的皮损
去除文身				
Nd:YAG	1 064	6ns（Q-开关）	蓝 – 黑文身	有用的激光，因为一种机器，两种选择（1064nm和 532nm）
	532		红色、橘色、黄色文身	优先选择，因为快的重复率（10Hz= 发射 / 秒）
红宝石	694	25~40ns	蓝 – 黑、绿色文身	慢的重复率（1Hz），主要用于绿色，更痛
脱毛				
翠绿宝石	755	2~20ms	深色毛发且 Ⅰ 或 Ⅱ 型皮肤	首选激光，因为比红宝石穿透深
红宝石	694（红色）	270μs		慢的重复率（1Hz）= 长治疗次数
Nd:YAG	1 064	50ms	Ⅳ ~ Ⅵ型皮肤	穿透深，很痛，更适合深肤色人
IPL	700~750		深色毛发且 Ⅰ 或 Ⅱ 型皮肤	不是真正的相干激光；滤镜片用来产生窄点波长的光；效果不如真正的激光
光疗				
准分子激光（XeCI）	308（UVA）	120ns	银屑病，白癜风	与同波长的紫外光光疗一样

洞到真皮，中间留有没破坏的皮肤。这样可以使愈合更快，组织破坏少。这个方法是促进表皮和胶原再生而对患者影响小。每月 1 次，需要 4~5 次治疗。改善皱纹不如常规表面磨削激光好。系统用的是 CO_2 和铒激光。一些系统联合应用这两种激光，而另一些只用 CO_2 激光。

●非剥脱激光靶组织是真皮，而表皮不受累及。用来刺激新胶原形成。它们更安全，恢复快，但是没有剥脱激光有效。用的系统是 Nd:YAG，脉冲染料激光和强脉冲光（IPL）。

●色素激光靶组织是黑素和文身色素。在

650~1100nm，和血红蛋白比较，黑色素有较好的穿透性和很好地吸收。文身墨汁在特定波长也吸收激光。非常短的脉宽，是通过"Q- 开关"在色素内产生冲击而把色素颗粒震成足够小的颗粒，然后能够被巨噬细胞吸收和去除。脱毛的靶组织也是黑色素，但需要更长的脉宽和更长的波长到达和破坏毛囊（图 2.17）。

●IPL 是一种被美容行业和医学人士用来治疗多种皮肤病如脱毛和光子嫩肤的技术。IPL 设备是非激光高强度光源，利用高输出功率的闪烁灯管产生宽波长输出的非相干光，通常在

500~1200nm 范围内，可用一系列滤光片发出更特定窄波段光。现代的设备可安全有效地治疗许多血管疾病、多毛和色素性皮损。更新的技术可产生和激光治疗类似的效果。已证明 IPL 用来治疗酒糟鼻的毛细血管扩张红斑特别有效（图2.18，图2.19）。

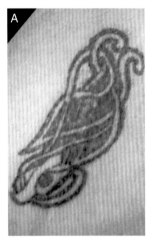 

图2.17　文身：A. Q- 开关 Nd:YAG 激光治疗前；B. 五次治疗后：注意"影子"，还留有一些色素

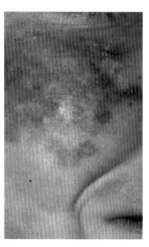

图2.18　脉冲染料激光治疗毛细血管畸形（葡萄酒痣）产生的青紫

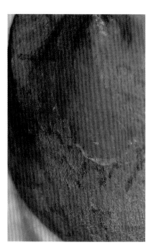

图2.19　面部用一种二氧化碳激光磨削后

3 毛发和有发头皮
（秃发头皮见第 5 章和第 9 章）

● **毛发生理学**

　　什么是毛发?　　　　　　　52

　　毛发周期　　　　　　　　52

● **多毛症**　　　　　　　　52

● **毛发脱落**

　　局限秃发斑片　　　　　54

　　　无瘢痕　　　　　　　54

　　　有瘢痕　　　　　　　58

　　弥漫毛发脱失　　　　　61

● **毛发结构异常**　　　　　63

● **有发头皮的皮损和疹子**

　　瘙痒、红斑、鳞屑　　　64

　　脓疱、痂皮，渗出　　　66

　　非红斑性丘疹，斑块和结节　　68

毛发生理学（HAIR PHYSIOLOGY）

什么是毛发？（WHAT IS HAIR？）

毛发是由毛母质（相当于表皮）产生的另一类型角质。在头皮上，除过社会和美容功能外，头发还保护其下的皮肤免受日光损伤。

人类有三型毛发。

1. 胎毛是柔软、丝状毛发，在子宫内遍布胎儿表面。通常生后脱落。

2. 毳毛是短、细、无色素毛发，遍布除掌跖外的全部皮肤表面。

3. 终毛是较长、较粗糙且有色素的毛发。青春期前，终毛局限于头皮、眉毛和睫毛。青春期后，作为对雄激素的反应，腋窝、阴部和男性胸前开始出现第二性征的终毛。

毛发周期（HAIR CYCLE）

头皮有 100 000 到 150 000 根头发。毛发周期（图 3.1，图 3.2）随机发生于整个头皮的每一个毛囊，因此每天有多达 100 根头发脱落，但在正常情况下不发生脱发。

毛发周期的三个期：

1. 生长期（anagen）（80%~90% 的头发）：头发的生长期持续 2~6 年。

2. 退行期（catagen）：毛母质细胞停止分裂并且毛发生长停止；约持续 2 周。

3. 休止期（telogen）（10%~20%）：真皮中的毛干上移；持续 3 月，这一期末，毛发脱落。

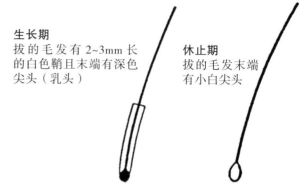

生长期
拔的毛发有 2~3mm 长的白色鞘且末端有深色尖头（乳头）

休止期
拔的毛发末端有小白尖头

图 3.1 如何区别拔的毛发是生长期还是休止期

多毛症（EXCESS HAIR）

不长毛的地方出现毛，或长毛的地方的毛比社会可以接受的更粗或更长均视为多毛。有两种类型，男型多毛和普遍多毛。

男型多毛（HIRSUTISM；图 3.3）

粗糙的终毛出现在妇女的唇上或腮帮区域，并在男性为正常型的胸和下腹出现终毛，称为男型多毛。非常常见，毛发的量是基因决定的。个人面部和躯干毛发多少是美容学上可以接受的，这取决于许多因素，特别是患者的文化和社会背景。在北欧许多地方认为是正常的，在英国或美国却不可接受。

女性面部、胸和下腹部的毛发多少受雄激素控制。卵巢产生的睾酮在皮肤 5α 还原酶的作用下转换成二氢睾酮。如果月经不正常，则应查血

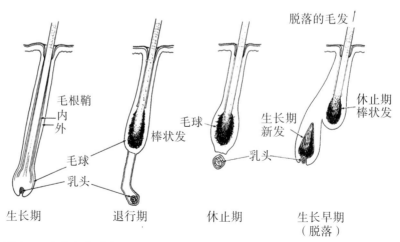

图 3.2 头发生长周期

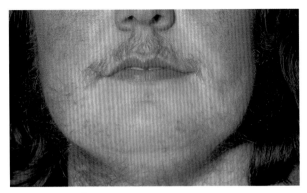

图 3.3　男型多毛

睾酮水平。如果比正常上线高 2 倍以上，应该建议患者找内分泌科医生做全面内分泌检查排除睾酮分泌肿瘤。许多这样的患者有多囊卵巢综合征，表现为不育、月经不规律、痤疮（70%）和男型多毛（90%）。他们常肥胖伴胰岛素抵抗、血脂升高和高血压（代谢综合征）。这不需任何特殊治疗除非伴发糖尿病或缺血性心脏病。

治疗：男型多毛

当患者找医生寻求帮助时，她通常已经试过所有简单的方法了，那些方法不需医学咨询。如果她没有试过，下列方法可供选择，也许有效。

● **漂白**。有许多商业供应的漂白剂。对于有深色毛发的患者，漂白常会把它们掩盖得足以被接受。

● **脱毛膏**。脱毛膏常见的活性成分是硫醇乙酸钙或硫醇乙酸钾，可以打断角质的二硫键使毛发变脆，从而使毛发从毛囊长出来时容易刮除。一些患者使用这些药膏会通过直接刺激作用使皮肤疼痛；也可引起接触过敏性皮炎和毛囊炎，故限制了其使用。

● **用蜡和糖**。这些是基本的大量拔除毛发的方法。热蜡或浓糖溶液外用于皮肤多毛的部位；等到变凉后剥掉，同时拉出了毛发。这两种方法是有名的美容师提供的。该方法适合去除腿部、躯干和面部过多的体毛。

● **编织**。编织是从一些沙龙传出来的另一有效脱毛办法。

● **拔和刮**。目前还有数量惊人的女性采取拔和刮的办法去除多余的毛发。大多人不喜欢这样做，但是发现其他方法使皮肤太疼。这不会促进毛发生长或毛干增粗；切断的毛干看起来粗些。

● **电解**。如果不想要的毛发不是太广泛，用一短波透热机器电解和拔毛可永久性脱毛。高频交流电通过治疗针 1ms。这种永久性破坏了毛乳头，然后拔除毛发而无痛感。这个方法很好，但费时而且费钱。操作者必须是英国电解学院和协会的成员。副作用可能有疼痛、瘢痕和色素改变。

● **激光**是脱毛的一种有效方法。激光被毛干中的黑色素吸收，产生的热破坏毛囊。这种治疗对肤色浅的深色毛发个体作用很好。肤色深的患者有治疗后发生色素加深的风险。脱毛最好的激光是翠绿宝石激光（在 755nm）。治疗期间应避免晒黑。强脉冲光也是脱毛一种有效的方法，而且和激光的作用类似。刮除是治疗过程中唯一许可的脱毛方法。需要几次治疗，因为只有生长期毛囊才有反应。脱毛不是永久性的，但是经过 1 年的 6 次治疗后可看到毛发密度减少 60%。每年 2 次的"追加"治疗会保持效果。

● **依氟鸟氨酸**（凡尼卡）乳膏是一种鸟氨酸脱羧酶抑制剂，可以在 2~4 个月时间减少毛发生长。单用有效或激光治疗前用。

● **抗雄激素药物**。雅斯敏或黛安特（co-cyprindiol– 含醋酸环丙孕酮）在基层临床中可以试用，但要评估血栓栓塞的风险。螺内酯也可用于减少多毛。

普遍多毛（HYPERTRICHOSIS；图 3.4）

普遍多毛是指全身多毛，或者是胎毛出生前没脱掉，或者是在晚一些时期再长出来。如果局限于腰骶部（鹿尾），可能是潜在脊柱裂的特征。

一些药物或多或少可使所有患者出现普遍多毛：

● 环孢素。

● 二氮嗪。

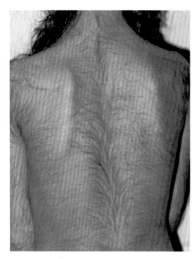

图 3.4　普遍多毛

● 米诺地尔。

下列药物偶尔引起普遍多毛：

● 苯妥英。

● 米诺环素。

● 青霉胺。

● 沙林。

治疗：普遍多毛

没有好的治疗方法。如果因为某种药物引起，可能要停药。一般多毛可恢复，但其可能需要 1 年让毛发消退。其他脱毛方法参见男型多毛。

毛发脱落（HAIR LOSS）

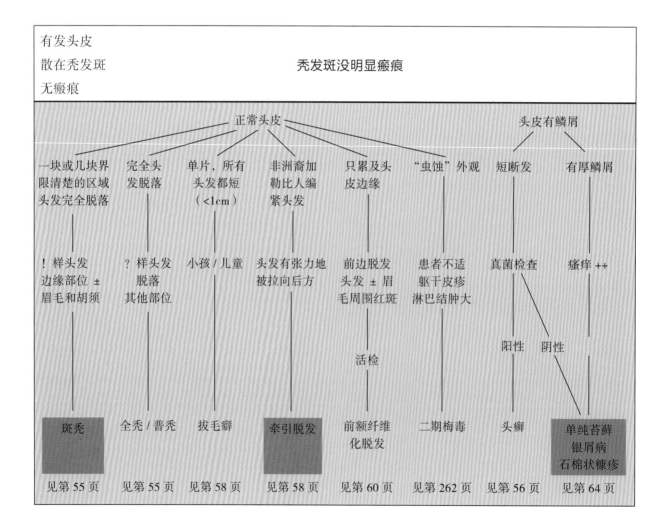

有发头皮 散在秃发斑 无瘢痕						秃发斑没明显瘢痕		
			正常头皮					头皮有鳞屑
一块或几块界限清楚的区域头发完全脱落	完全头发脱落	单片，所有头发都短（<1cm）	非洲裔加勒比人编紧头发	只累及头皮边缘	"虫蚀"外观	短断发		有厚鳞屑
！样头发边缘部位 ± 眉毛和胡须	？样头发脱落其他部位	小孩/儿童	头发有张力地被拉向后方	前边脱发头发 ± 眉毛周围红斑	患者不适躯干皮疹淋巴结肿大	真菌检查		瘙痒++
				活检		阳性　　阴性		
斑秃	全秃/普秃	拔毛癖	牵引脱发	前额纤维化脱发	二期梅毒	头癣		单纯苔藓 银屑病 石棉状糠疹
见第 55 页	见第 55 页	见第 58 页	见第 58 页	见第 60 页	见第 262 页	见第 56 页		见第 64 页

斑秃（ALOPECIA AREATA；图 3.5~ 图 3.8）

斑秃是最常见的局限性毛发脱落，见于小孩和成人。诱因常为应激性事件，况且斑秃本身常常令人沮丧，特别是大面积受累时。头皮不红，也没鳞屑。头皮或任何有毛发的部位（如眉毛、睫毛、胡须部位）出现一片或几片秃发斑。脱发突然发生。如果疾病处于活动期，在秃发边缘可见感叹号样（！）头发。这些是短的掉落头发。只累及有色毛发，因此正常白发会仍存在于秃发区中心，可发生新的秃发斑。需要几月或数年长出头发。

通常新长出来的头发是白色或黄色，但 6~8周后长回原来的颜色。5% 的患者会发生全部头发脱落，称全秃，1% 会变成普秃，也就是头发和体毛全脱落。

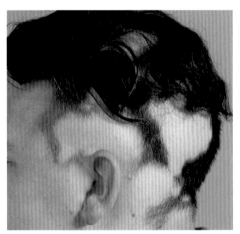

图 3.5 斑秃：局限性秃发斑，没有红斑和鳞屑

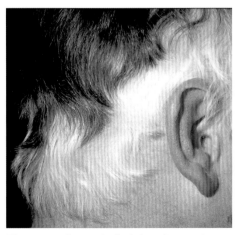

图 3.6 斑秃：再长出的白头发，经过一段时间色素会恢复

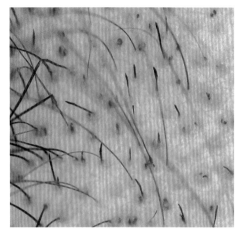

图 3.7 斑秃：感叹号样头发在秃发边缘

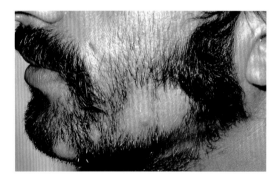

图 3.8 斑秃：胡须区域的秃发斑片

难辨认脱发（弥漫性斑秃）是头发很快弥漫性变少，会和休止期脱发混淆（见 61 页）。如果对诊断有任何疑问，头皮活检利于两者鉴别。

斑秃是一常见自身免疫病，见于所有年龄和种族。应询问自身免疫病家族史，检查血糖和自身免疫全套包括甲状腺抗体。

治疗：斑秃

需告知患者，头发可能需要较长时间才能长出来，但也有不会长出来的危险。在脱发广泛或以移行性发生（头皮的边缘）的情况下，更可能是这样。提醒患者新长出的头发是白色或黄色直到大约 1.5cm 长时，但是会长回原来的颜色。

如果脱发广泛，偶尔可能需要假发。

目前有的治疗不满意，但有以下选择。

● 外用激素：0.5% 丙酸氯倍他索（特美肤）每天 2 次（不用于面部）。

● 皮损内注射曲安西龙（10mg/mL）：这是一种对局限性脱发合适而常常有效的治疗方法。副作用有皮肤萎缩，常常是暂时性的，在肤色深的个体也可引起色素减退。

● 外用米诺地尔（倍建）洗剂或泡沫。5% 规格没有批准用于女性，但很可能比 2% 的制剂更有效。它很贵，但便宜的仿制药能在网上找到。揉擦入患处，每天 2 次。如果停止治疗，长出的所有头发会脱落。口服米诺地尔 2.5mg 是一替代方法，但有女性面部毫毛生长的危险。

● 外用前列腺素：拉提丝（0.3% 比马前列素）网上有供，可用来改善睫毛和眉毛生长。

● 秃发区外用强效皮肤致敏剂：二苯莎草酮是最常用的药物。对于脱发不到 1 年的患者最有效。通过把 2% 洗剂用于上臂内侧，超过 2 周时间则可以变成湿疹，从而使头皮敏化。整个头皮涂稀释溶液的最低浓度（0.001%~0.1%），这会产生轻度红斑。如果起效，每周在秃发区涂一次，直到新发长得很好。二苯莎草酮通过光降解，因此患者在治疗后 24 小时必须遮盖头皮。如果停止治疗，长出的头发还可能脱落，因此需要维持治疗。

● 口服类固醇激素（如泼尼松龙 30~40mg/d）对一部分人有效，但是那些反应好的患者如果减量或停药会复发。没有标准的治疗方法，但治疗应该至少持续 12~16 周，而且应该限于一年内头发还脱落者。潜在的副作用应该在开始治疗前给患者说明。对斑秃长期系统使用激素，理由不充分，因为其长期并发症（见 38 页）。

● 硫唑嘌呤可试用于对激素有反应的患者（见 40 页）。将来的治疗包括阿巴西普，一个用来治疗类风湿性关节炎的药物。它抑制 T 细胞共刺激。目前在美国进行治疗全秃和普秃的临床试验。

● 建议找临床精神学专家会诊对帮助患者认识和接受脱发有很大作用。

头癣（SCALP RINGWORM；图 3.9，图 3.10）

头癣只见于儿童；它不是成人头发脱落的原因，除外 HIV/AIDS 的患者。常常由于断发毛癣菌（由其他小孩传染获得）或犬小孢子菌（由猫或

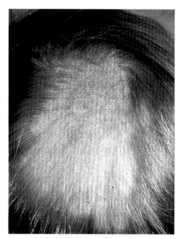

图 3.9 头癣：局限性秃发斑伴表面鳞屑

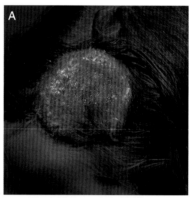

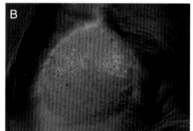

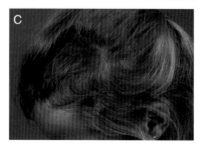

图 3.10 一个 10 岁小孩的脓癣：A. 因动物癣所致红斑、肿胀；B. 治疗后；C. 长出头发

狗传染来的）感染所致。局限的秃发区见短、断开的头发，其下皮肤有鳞屑，和（或）发红。如果皮肤变红，或者同时有面颈部的癣，那很有可能是动物癣。有其他小孩患有类似头发脱落（头癣）的病史，或者一只新小猫或小狗的毛快脱光了（动物癣）（图 3.11）。确定诊断要拔出短、断裂的毛发，送去做真菌学检查。犬小孢子菌引起的头癣在 Wood 灯下发绿色荧光（图 3.12）。断发毛癣菌没有荧光。

头部的动物癣（因犬小孢子菌感染）有时会发红，肿胀排出脓液，叫脓癣（图 3.10A）。

治疗：头癣

治疗是灰黄霉素 15~20mg/（kg·d），与食物单次服用共 6 周。有片剂（125mg）和混悬液（125mg/5mL）。另外，也可以单次大剂量（5g）混入冰激凌中吃下。也没必要外用治疗（这点与国内的认识不同，供读者参考，译者注），因为外用效果较差，外用在表面的药物不能到达毛干（图 3.13）。

如果是犬小孢子菌，受累的宠物（小猫或小狗）也必须用灰黄霉素治疗。宠物应该带到当地兽医院接受治疗。

特比萘芬（兰美舒）对毛癣菌属（断发毛癣菌最常见）感染效果好，但对小孢子菌（犬小孢子菌或奥杜小孢子菌）效果不那么好。剂量取决于小孩的体重：10~20kg，62.5mg/d；21~40kg，125mg/d；>41kg，250mg/d，服用 4 周。

因为由人获得的头癣是传染的，成人可能是携带者，所有家庭成员，可能的话包括同学应该筛查感染的证据。

如果患儿是脓癣，痂皮用花生油软化然后去除。值得从痂皮下或脓疱取材行细菌检查。如果长出金黄色葡萄球菌，同时用氟氯西林和抗真菌药治疗。

拔毛癣（TRICHOTILLOMANIA；图 3.14）

在拔毛癣可见界限清楚的明显毛发缺失。仔细检查发现不是秃发区，而是这块所有头发都短

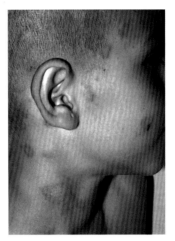

图 3.11　动物癣：患儿头颈和面部的皮损

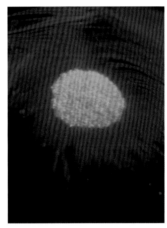

图 3.12　头癣：犬小孢子菌在 Wood 灯（紫外光）下发绿色荧光

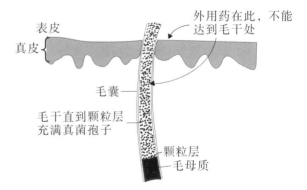

图 3.13　示意图显示毛干被真菌孢子侵蚀，外用药物不能到达真菌孢子部位

（长的头发被拔掉了）。剩余的头发因为太短了，不能缠绕在手指上拔掉。常见于有习惯性动作或不开心的儿童。

唯一可能和本病混淆的是斑秃。如果对诊断有怀疑，从病变部位做活检会发现空的生长期毛囊和色素管型。

治疗：拔毛癖

大多年龄小的儿童是习惯性行为，但也可能有一个明显的情绪因素——一个家长离家或去世，或者发生其他一些大的应激事件。通常家长没有注意到孩子把头发缠绕在手指上拔掉，但是一旦医生告诉他们发生了什么，他们会发现的确如此。最好是家长不要大惊小怪，特别是不要因此惩罚孩子，应该在困难时期尽可能给孩子更多关爱和安全感。一旦伤心的时期过了，孩子都会停止拔掉头发，头发会正常长出来。在儿童，他们拔掉头发的原因通常不明显，大多需要精神科医生帮忙解决这个问题。

牵引脱发（TRACTION ALOPECIA；图 3.15）

在有紧而卷曲头发的种族是常见疾病，但在欧洲人较少见，见于颞侧和有时在头顶头发脱失，是因为头发被紧紧拉后，捆起来，编织成辫子或用热梳子拉直所致。当非洲裔加勒比人或非洲患者，常常是女性来看脱发时，询问做发型的习惯很重要。如果早期停止用力拉发，脱发会恢复。

通常是患者来看的时候，已经有明显的瘢痕，头发不会长出了。米诺地尔可以利于增加还有活性毛囊的地方改善头发密度，但很多患者的脱发已经严重到必须戴假发的地步了。

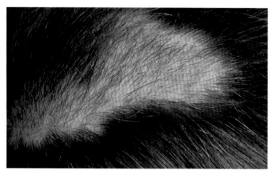

图 3.14　拔毛癖：看起来像秃发斑，但实际上是有短头发

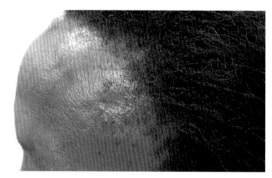

图 3.15　牵引脱发：注意前发际线头发缺失

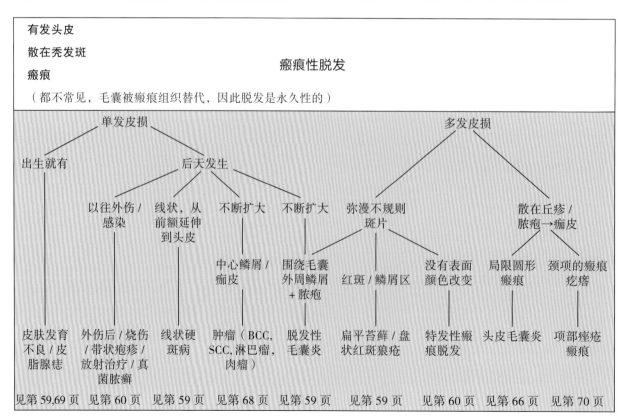

有发头皮

散在秃发斑

瘢痕　　　　　　　　　　　　　　　　瘢痕性脱发

（都不常见，毛囊被瘢痕组织替代，因此脱发是永久性的）

单发皮损				多发皮损			
出生就有	后天发生						
	以往外伤/感染	线状，从前额延伸到头皮	不断扩大	不断扩大	弥漫不规则斑片		散在丘疹/脓疱→痂皮
			中心鳞屑/痂皮	围绕毛囊外周鳞屑+脓疱	红斑/鳞屑区	没有表面颜色改变	局限圆形瘢痕	颈项的瘢痕疙瘩
皮肤发育不良/皮脂腺痣	外伤后/烧伤/带状疱疹/放射治疗/真菌脓癣	线状硬斑病	肿瘤（BCC, SCC, 淋巴瘤，肉瘤）	脱发性毛囊炎	扁平苔藓/盘状红斑狼疮	特发性瘢痕脱发	头皮毛囊炎	项部痤疮瘢痕
见第59,69页	见第60页	见第59页	见第68页	见第59页	见第59页	见第60页	见第66页	见第70页

皮肤发育不良（APLASIA CUTIS）

皮肤发育不良出生时就有，为头皮溃疡发红的区域，愈合留有永久性瘢痕（也见皮脂腺痣，68页），其并不是产伤引起的。

硬斑病（MORPHOEA；图3.16）

前额的线状硬斑病可延伸到头皮，引起线状瘢痕（刀砍状）。常累及皮下组织，留下皮肤凹陷。有时与半边脸萎缩有关。需要早期积极治疗，防止永久畸形。甲泼尼龙冲击治疗后优先选择氨甲蝶呤或霉酚酸酯。如果疾病停止活动，外科手术可以改善外观。

脱发性毛囊炎（FOLLICULITIS DECALVANS；图3.17）

脱发性毛囊炎是一罕见疾病，宿主对金黄色葡萄球菌感染呈异常反应，其表现为慢性进行性瘢痕性脱发伴受累头发周围的脓疱和痂皮。

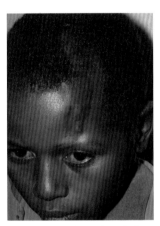

图3.16 头皮和前额的线状硬斑病，呈"刀砍状"

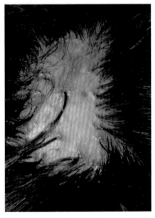

图3.17 脱发性毛囊炎：在头发周围秃发区有脓疱和痂皮

治疗：脱发性毛囊炎

一旦形成瘢痕就不会再长头发。因此，尽早开始治疗并把脱发减少到最少是非常重要的。由于金黄色葡萄球菌用氟氯西林治疗没用。给予赖甲环素408mg，每天2次对不严重病例可能有效，或联合应用利福平300mg，每天2次和克林霉素300mg，每天2次，用10~12周（如果复发，应用约2年），也可选用异维A酸1mg/kg。患者可咨询这些药物的潜在副作用。

扁平苔藓和盘状红斑狼疮（LICHEN PLANUS AND DISCOID LUPUS ERYTHEMATOSUS；图3.18~图3.21）

毛发扁平苔藓（LPP，头皮的扁平苔藓）和盘状红斑狼疮，两者都引起瘢痕性脱发。在红斑狼疮，秃发斑上的皮肤常常是红斑和鳞屑，也可能有毛囊角栓。

目前发现不同型的LPP，可以表现为男型或女性型瘢痕性脱发或像"雪中的脚印"，局部可见小的、局限性瘢痕区域。毛囊周围红斑和鳞屑在更弥漫型可能很明显。**前额纤维化性脱发**是LPP的另一种变异。其在前额、颞侧、头顶发际线处引起进行性瘢痕性脱发，经常见于但不是仅见于绝经的女性。常常在患者注意到自己的前发际线开始后退时，这个过程已经存在好多年了。通常这些患者也伴有眉毛脱落，或其他地方毛发

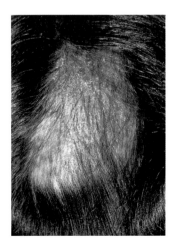

图3.18 头皮扁平苔藓：注意其下紫红色的皮肤

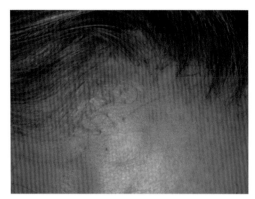

图 3.19　前额纤维化性脱发：前发际线呈进行性瘢痕形成

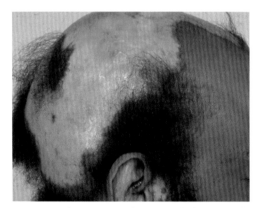

图 3.20　盘状红斑狼疮：头皮瘢痕形成和色素脱失

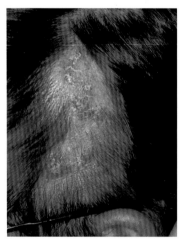

图 3.21　头皮盘状红斑狼疮：注意秃发区红色鳞屑斑块

脱落如腋窝。沿前发际线可见到明显的毛囊，周围有红斑和鳞屑。患者通常诉头皮有烧灼感。目前原因尚不清楚，但认为可能与激素作用相关，因为大多患者是绝经女性。

有时根据其他部位的皮疹，诊断很容易。如果有怀疑，活检会确定诊断。有时在组织学上除

毛囊被瘢痕代替，其余什么也看不到。这称作特发性瘢痕脱发或 Brocq 假性斑秃（图 3.22）。

治疗：扁平苔藓和盘状红斑狼疮

非常强效的外用激素（0.05% 氯倍他索）和口服羟氯喹 200mg，每天 2 次可能有效，如果用得足够早的话可以防止两者瘢痕形成。一旦形成瘢痕，不可能再长出头发。多西环素 100mg，每天 1 次，发现对部分扁平苔藓有效。抗雄激素药物如非那雄胺 5mg，每周 1 次，和度他雄胺 500μg，每周 1 次，可以稳定控制疾病，在一些患者还可以改善前额纤维化性脱发。关于扁平苔藓治疗见 145 页；盘状红斑狼疮见 100 页。

损伤后脱发（POST-TRAUMATIC ALOPECIA）

任何外伤或感染导致瘢痕形成都可引起脱发，通常病史会使病因明确。在 1958 年灰黄霉素应用之前，放射治疗是头癣的常用治疗。放射治疗可引起生长期毛发脱落，因此治愈头癣；如果剂量太大，引起的脱发是永久性的。这些患者多数现在秃发头皮发生基底细胞癌和鳞状细胞癌。

热梳，化学拉直和热油治疗用来拉直黑人卷曲的头发可以引起永久性脱发，特别是可以通过紧拉或棒卷发型而加重，因为给毛根施加了额外的拉力。

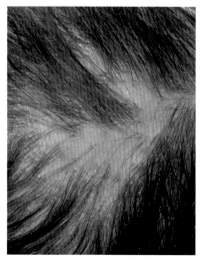

图 3.22　头皮特发性瘢痕性脱发（活检未发现原因）

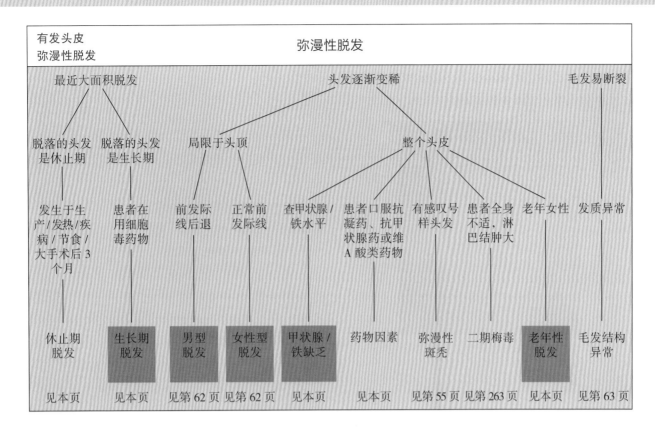

有发头皮 弥漫性脱发	弥漫性脱发									
最近大面积脱发			头发逐渐变稀							毛发易断裂
脱落的头发是休止期	脱落的头发是生长期	局限于头顶		整个头皮						
发生于生产/发热/疾病/节食/大手术后3个月	患者在用细胞毒药物	前发际线后退	正常前发际线	查甲状腺/铁水平	患者口服抗凝药、抗甲状腺药或维A酸类药物	有感叹号样头发	患者全身不适，淋巴结肿大	老年女性	发质异常	
休止期脱发	生长期脱发	男型脱发	女性型脱发	甲状腺/铁缺乏	药物因素	弥漫性斑秃	二期梅毒	老年性脱发	毛发结构异常	
见本页	见本页	见第62页	见第62页	见本页	见本页	见第55页	见第263页	见本页	见第63页	

休止期脱发（TELOGEN EFFLUVIUM；图3.23）

当正常毛发周期变换时引起暂时性脱发，是休止期脱发。诱发因素如激素改变（如妊娠后或停服避孕药丸）、过度节食、严重疾病、应激或特定药物（如维A酸类药物）常常在前。患者可能发现沐浴后脱发增多，或梳子、枕头上头发增多。如果轻轻拽头发，会发现头发掉了一把。阳性的拔发试验是发现6根以上头发脱落。如果在48小时内刚洗过头发，则会产生假阴性结果。休止期头发有一个棒状尖头（见52页）。休止期头发脱

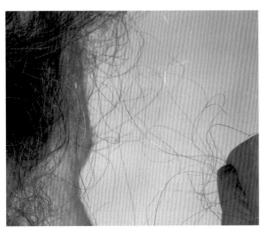

图3.23 休止期脱发：许多头发容易被拔掉

落后接着是生长期头发再长出来。这样的脱发几个月后达到顶峰，然后在6~9个月多逐渐恢复正常。通常头发完全恢复，但一些患者恢复不全。在前发际线可见短的头发茬。一些患者可能注意到持续间歇性脱发，为慢性休止期脱发。应该使患者放心，这种不会引起秃发，尽管其可以暴露出一种基础遗传倾向，倾向这种类型的脱发。

弥漫性脱发的其他原因

头发密度随着年龄增大逐渐减小，头发变细。年轻患者，考虑以下：

● 甲状腺功能低下。

● 铁缺乏。

● 弥漫性斑秃：寻找感叹号样发。

● 二期梅毒：患者全身不适，伴广泛淋巴结病和皮疹（见152页）。

● 系统性红斑狼疮（见95页）。

● 药物：抗凝药、抗甲状腺药或维A酸类药物。

生长期脱发（ANAGEN EFFLUVIUM）

细胞毒药物影响任何快速分裂的细胞，因此毛母质受累，同样还有骨髓和肿瘤细胞。脱落的

是生长期头发,因此头皮90%的头发会脱掉。如果停用药物,头发通常会正常,但是有时也会发生永久性脱发,特别是多西他赛治疗乳腺癌后(1/30的风险)(图3.24)。

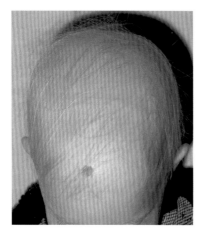

图 3.24 生长期脱发:在化疗的小孩

男型秃发(MALE PATTERN BALDNESS;图 3.25)

因为雄激素(二氢睾酮)导致发生在颞侧或头顶的脱发。枕部和头皮侧边的头发不会脱落(图3.25)。二氢睾酮的作用是缩短生长期,相应增加了休止期头发。逐渐地毛囊变小,终毛被毳毛代替。头发脱的量和发病年龄是遗传决定的(来自母亲或父亲)。

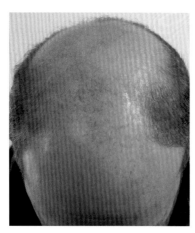

图3.25 男型秃发:前发际线后退,顶部脱发,两侧和枕部正常

治疗:男型秃发

对大多男人来说不需治疗,因为这是一个正常生理过程。对少数不能接受秃发者,有下列方法(不在国家卫生服务之内;英国的

NHS 不承担费用,译者注)

● 5% 米诺地尔溶液或泡沫:1mL 的量揉擦入秃发头皮,每天 2 次。这不会使正常终毛再长出来,而是作用于大约 1/3 的长毳毛。如果停止治疗,长的头发会脱落,因此一旦开始用,需要持续不断用下去。2% 溶液用来维持治疗。

● 非那雄胺:1mg 口服,每天 1 次(或 5mg,每周 1 次,这个更便宜!)抑制 Ⅱ 型 5α 还原酶,该酶能在头皮毛囊中把睾酮转化成更具活性的二氢睾酮。1/3 男性会有明显头发再生,1/3 会有中度再生,剩下 1/3 几乎无再生长。副作用(大约 5% 的患者)应该告知患者:阳痿、射精失常和丧失性欲。应该提醒患者部分在停药后有很长时间的性副作用。

● 毛发移植:通过环钻把枕部或头皮两侧的头发取下来。毛囊单位(含 1~4 个毛囊)移植到秃发区域。对部分患者来说,是一种有效的治疗方法。

女性型脱发(FEMALE PATTERN ALOPECIA)

女性型脱发和男型秃发类似,但通常无前发际线后退(图3.26)。从头顶向前头发密度减小,后边和两侧头发密度正常。本病的轻型非常常见。

如果男型秃发的女性患者的脱发非常广泛或有月经周期变化,要考虑雄激素分泌性肿瘤。

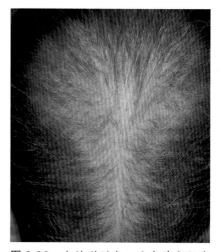

图 3.26 女性型脱发:注意前发际线保留,整个头顶头发变稀

治疗：女性型脱发

对轻度病例，无须治疗。如果严重，考虑选择以下治疗。

● 抗雄激素：可选黛安特，特别是对伴发多囊卵巢综合征者。

● 螺内酯：开始 50mg，每天 2 次，增加到 100mg，每天 2 次，依其副作用而定。值得试用 6 个月。在年轻女性，其可引起月经不规律和直立性低血压。应该告知停经前妇女治疗期间避免怀孕。孕期可停药，哺乳结束后可再用。需要复查肾功和电解质（钾）。

● 外用米诺地尔，和男型秃发一样。

● 非那雄胺 5mg，每周 1 次，有时用于绝经的女性。

● 发现其他有效的治疗有外用雌激素，外用前列腺素（如比马前列素）和酮康唑，不幸的是，停用所列任何药物的治疗，都会继续脱发。

● 毛发移植：虽然昂贵，在部分患者是一种有效的治疗方法。

● 假发是另一种治疗选择，且英国国家卫生服务承担费用。

毛发结构异常（STRUCTURAL ABNORMALITIES OF HAIR）

一些患者注意到他们的头发容易折断，并且不会长到期望的长度。较多的毛干结构异常引起头发很短断掉，所有这些疾病不常见。在结节性脆发症中（图 3.27），发干好像两个漆刷子挤在一起（图 3.28）。在扭转发，发干变平，拧在一起。念珠状发的发干呈椭圆形结节。

更常见的是一种称作"磨损"的现象，头发变得更粗糙易断，继发于长期应用发型技术如染发、烫发或拉直头发。市场上有许多香波和定型剂如多芬修复精华素，声称可以改善外观。患者应该避免继续用粗糙的发型技术。

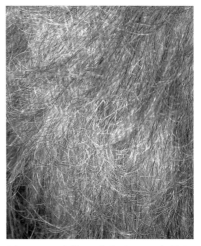

图 3.27　结节性脆发症：头发易断且难于梳理或保持美观

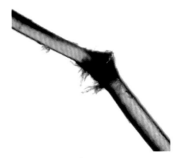

图 3.28　结节性脆发症：显微镜下见在头发断开的地方有结节性膨大

有发头皮的皮损和疹子（RASHES AND LESIONS IN THE HAIRY SCACP）

银屑病（PSORIASIS；图 3.29，图 3.30）

头皮银屑病常见，可首先由此发病。用手从头皮滑过，感觉到厚层堆积的鳞屑，不脱落，因为鳞屑和头发结合在一起，可诊断为银屑病。外观上看，皮损和其他部位发现的一样，如散在、界限清楚、红色鳞屑斑块。头皮银屑病可见脱发，但罕见长期脱发。斑块可以从发际线延伸到前额、颈或耳朵周围，引起社交难堪。

石棉状糠疹（PITYRIASIS AMIANTACEA；图 3.31）

术语"石棉状糠疹"用来描述厚的鳞屑沿着发干长出来，可以由银屑病或湿疹引起。其在小孩比成人更常见。

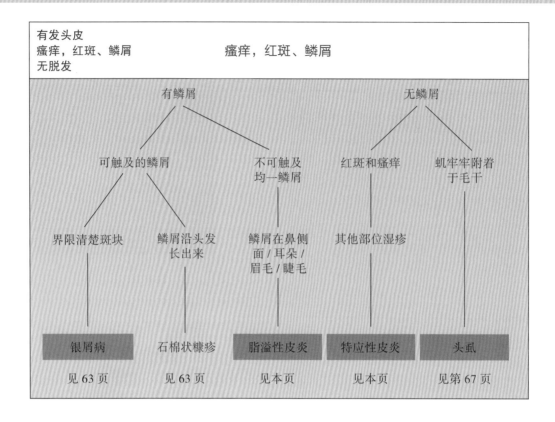

有发头皮
瘙痒，红斑、鳞屑　　　　　　　瘙痒，红斑、鳞屑
无脱发

有鳞屑			无鳞屑	
可触及的鳞屑		不可触及均一鳞屑	红斑和瘙痒	虮牢牢附着于毛干
界限清楚斑块	鳞屑沿头发长出来	鳞屑在鼻侧面/耳朵/眉毛/睫毛	其他部位湿疹	
银屑病	**石棉状糠疹**	**脂溢性皮炎**	**特应性皮炎**	**头虱**
见63页	见63页	见本页	见本页	见第67页

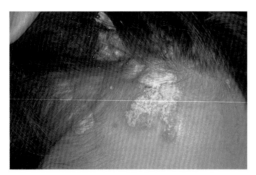

图 3.29　头皮银屑病：厚的鳞屑从发际线延伸到前额（与图 3.32 脂溢性皮炎比较）

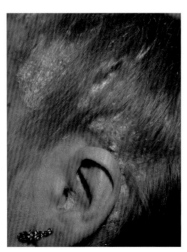

图 3.30　头皮银屑病：厚的鳞屑伴一些搔抓引起的脱发

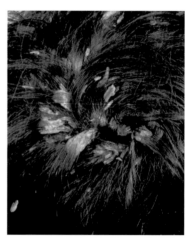

图 3.31　石棉状糠疹：厚鳞屑斑块随着毛发长出来

湿疹（ECZEMA；图 3.32）

　　头皮的湿疹和银屑病的鉴别在于前者常常累及所有头皮，更易看见，而不是摸到。外观上看，其为红斑和鳞屑。典型的脂溢性皮炎从头皮发病，有细碎鳞屑（头皮屑）。常伴发耳朵前后、外耳道和面部的鳞屑（见98页）。

　　特应性皮炎也常常累及头皮，但其他部位可见典型改变（见173页）。急性头皮湿疹可渗出血清，并形成痂皮。

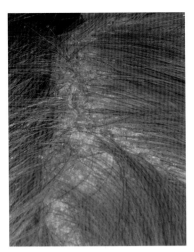

图 3.32　脂溢性皮炎：细碎不可触及的鳞屑遍布整个头皮

治疗：头皮银屑病 / 石棉状糠疹

对鳞屑不厚的轻型头皮银屑病，只需用含有焦油的香波如 Capasal 英国、保丽娜或 T-凝胶洗头，每周 2 次即可。与一种抗醇母菌香波如酮康唑（采乐）香波交替使用有效。两者都应该每周用 2~3 次，在头皮上保留 5~10 分钟，然后洗掉。另一个是 Dermax 香波。

如果上述治疗不足，或头皮瘙痒，一种外用激素洗剂或凝胶可以每晚用 1 次，直到皮损消退；也可试用卡泊三醇洗剂，每天 2 次。外用头皮洗剂含酒精，因此提醒患者如果皮肤破损会有刺痛感。激素凝胶和摩斯是水溶性的，不会有刺痛。如果鳞屑厚，这些方法都没用。氯倍他索香波（Etrivex）是短期用的方法。干用，按摩进头皮，保留 10 分钟，随后洗掉，每周 2~3 次。得肤宝（卡泊三醇 / 倍他米松）凝胶也可以晚上用，共 4~8 周，其不溶于水，因此必须用干香波去除然后洗头。

头皮银屑病厚斑块或石棉状糠疹需要软化鳞屑。最有效的治疗是椰子油化合物软膏 [unguentum cocois compound（Sebco/CocoisUK）] 或德尔莫尔洗剂（气味较小）。把头发分开，把软膏揉擦到头皮上，然后再次分开远点，用软膏；如此继续，直到整个头皮都得到治疗。每晚睡觉前抹药，然后第二天

早上用含焦油的香波洗去（还是保留 5~10 分钟，然后洗掉）。因为可能弄脏，头应该用头巾或浴帽遮包过夜以使软膏不污染枕头。每晚重复治疗，每早洗去直到头皮恢复。这一般要 7~10 天。一旦皮损消退，治疗可以每周 1 次，或每 2 周 1 次以维持疗效。

脂溢性皮炎用酮康唑（采乐）香波治疗，每周 2~3 次，应该保留 5 分钟，然后洗去。使用 4 周，然后每两周 1 次来保持疗效，可去除任何厚的鳞屑（见银屑病厚斑块）。

过敏接触性皮炎（ALLERGIC CONTACT DERMATITIS；图 3.33，图 3.34）

头皮的过敏接触性皮炎不常见，常是因为染发剂（对苯乙二胺，PPD）或烫发液（硫醇乙酸盐）引起。常表现为一种急性渗出性湿疹，在头发边缘和前额、面和颈，而不是头皮本身。一旦患者好转，可通过斑贴试验确定诊断。

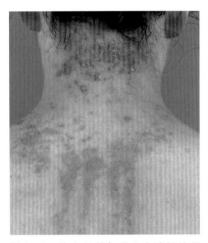

图 3.33　染发剂引起的头皮过敏接触性皮炎：急性湿疹样反应累及颈和背部

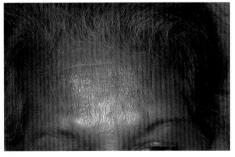

图 3.34　染发剂导致的过敏接触性皮炎：前额色素苔藓样湿疹

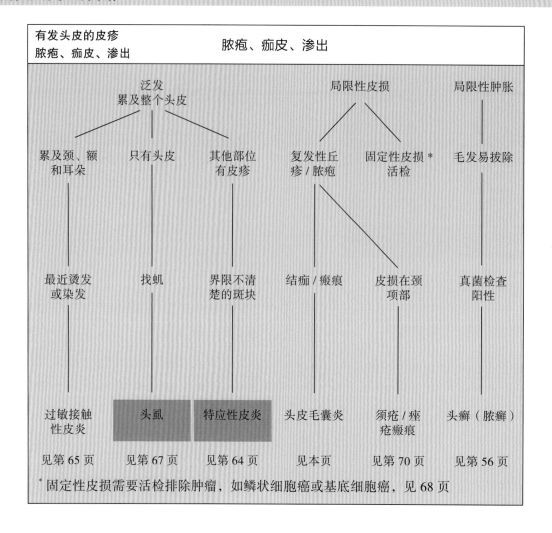

有发头皮的皮疹
脓疱、痂皮、渗出 | 脓疱、痂皮、渗出

泛发
累及整个头皮 | 局限性皮损 | 局限性肿胀

累及颈、额
和耳朵 | 只有头皮 | 其他部位
有皮疹 | 复发性丘
疹 / 脓疱 | 固定性皮损 *
活检 | 毛发易拔除

最近烫发
或染发 | 找虱 | 界限不清
楚的斑块 | 结痂 / 瘢痕 | 皮损在颈
项部 | 真菌检查
阳性

过敏接触
性皮炎 | 头虱 | 特应性皮炎 | 头皮毛囊炎 | 须疮 / 痤
疮瘢痕 | 头癣（脓癣）

见第 65 页 | 见第 67 页 | 见第 64 页 | 见本页 | 见第 70 页 | 见第 56 页

* 固定性皮损需要活检排除肿瘤，如鳞状细胞癌或基底细胞癌，见 68 页

治疗：过敏接触性皮炎

停用染发剂和烫发液。如果渗出严重，通过稀释的高锰酸钾或醋酸铝溶液浸浴来使渗出干燥（见 24 页）。然后外用强效（英国）/2–3 类（美国）激素软膏。一旦改善，推荐到皮肤科做斑贴试验找原因。

头皮毛囊炎（SCALP FOLLICULITIS；图 3.35，图 3.36）

头皮反复出现脓疱是诊断和治疗的难题。有时是葡萄球菌毛囊炎，可通过拭子取材证实。这在非洲儿童特别常见，因为他们有把矿油（凡士林）揉擦进头皮的习惯，这常伴发颈后淋巴结肿大。在欧洲和美国通常没有细菌生长，因此认为该病是一种痤疮。一些皮损愈合留有瘢痕。

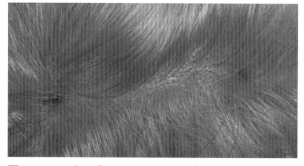

图 3.35　头皮毛囊炎：结痂的皮损愈后可能留有瘢痕

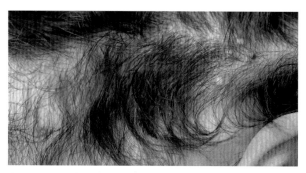

图 3.36　头皮毛囊炎：有发头皮散在的脓疱

治疗：头皮毛囊炎

停止在头皮用油腻性软膏，用拭子查细菌。如果有金黄色葡萄球菌生长，用氟氯西林或红霉素 500mg，每天 4 次直到痊愈。如果细菌检查阴性，用四环素类药物（如赖甲环素 408mg，每天 1~2 次）。另外，利福平 / 克林霉素 300mg，每天 2 次也可试用。如果这些方法失败，异维 A 酸 40mg，每天 1 次，通常有效（见 88 页），但是复发常见，而且可能需要低剂量（10mg/d）维持治疗。

头　虱（HEAD LICE，PEDICULOSIS CAPITIS）

虱是没有翅膀的虫子，刺透皮肤去吸食人血。头虱大约 3mm 长。雌性在一个月的寿命中每天产 7~10 个卵。这些卵紧紧地附着于毛发的基底，然后在约 1 周时间孵化。头虱是头 – 头直接接触传播，主要见于儿童。与卫生差关系不大。虱不会通过梳子、帽子或发刷传染。虱寄生非常常见，通常无症状。如果虱子的数目很多，瘙痒可能无法忍受，并且引起继发细菌感染（脓疱疮和脓疱）。颈后肿大的淋巴结应该考虑头虱（图 3.37）。找到虮就可诊断（卵壳），为白色、不透明卵圆形胶囊状，牢牢地附着于毛发（图 3.38），容易与脂溢性皮炎的鳞屑鉴别（头皮屑），后者易掉落（图 3.39）。

治疗：头虱

有很多杀虫剂可以杀死成年虱和卵。二甲硅油可以用，其作用于虱的表面。应该把它揉擦入头皮，保留过夜，然后第二天早上用香波

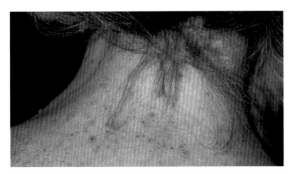

图 3.37　头虱在颈后的咬伤

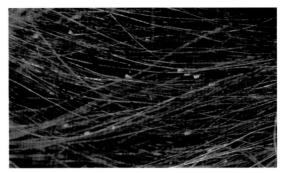

图 3.38　头虱：附着于发干的虮子

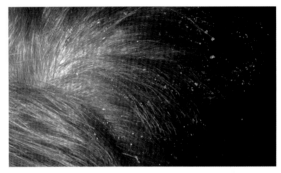

图 3.39　头皮屑：细碎鳞屑，不附着于头发

洗去。应该治疗两次，间隔 7 天。马拉硫磷是替代药物，但是一些虱对其耐药，也可用扑灭司林（苄氯菊酯）。洗剂比香波制剂好，因为后者接触时间太短以至于不能起效。洗剂用于整个头皮，保留 12 小时，然后用一般香波洗掉。扑灭司林乳膏式染发剂用作一种护发素，其把虱和卵用含有杀虫剂的膏包裹起来，因此结合了短的治疗时间和长的接触时间。虮壳可用虮梳子去掉。

治疗头虱的问题

● 对杀虫剂耐药常见，如果一种治疗不能治愈，应该试另一种。Bug Buster 套装有一个虮梳和护发素。湿头发应该每晚梳 10 分钟，大约 2 周。如果你想避免过多使用杀虫剂，这个方法有用。

● 防止再感染，全家和学校朋友或接触的人都应该治疗，不管他们有无瘙痒的症状，可能需要健康调查员、实习护士或学校护士的协助。

● 人们常担心儿童或很长头发的成年人的一些虱病可能被漏诊。因为卵产在头发上，借此他们离开头皮，只要杀虫剂是用到头皮上（而

不是头发上），因此所有活的靠近头皮的卵会被杀死。同样，成年虱子和处于不成熟移动期的虱子都必须到头皮吸血，因此杀虫剂会杀死他们。

● 只有水溶性的杀虫洗剂应该用于伴湿疹的患者，因为含酒精制剂的药物会刺痛抓伤的皮肤。

肿瘤（TUMOURS；图 3.40）

基底细胞癌可发生于有发头皮，表现为持久性的结痂或脱发区。不寻常的位置导致误诊为湿疹或"感染"，因此皮损可能在被确认前已经变得很大。

鳞状细胞癌发生于老年人，其有明显的脱发或头发稀疏，表现为一个溃疡，其上有痂皮，与头发交织在一起（图 9.162，见 246 页）

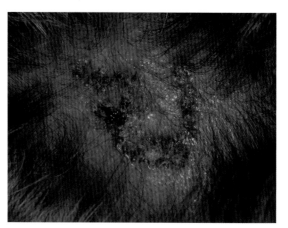

图 3.40 基底细胞癌伴继发头发脱落：需要活检证实诊断

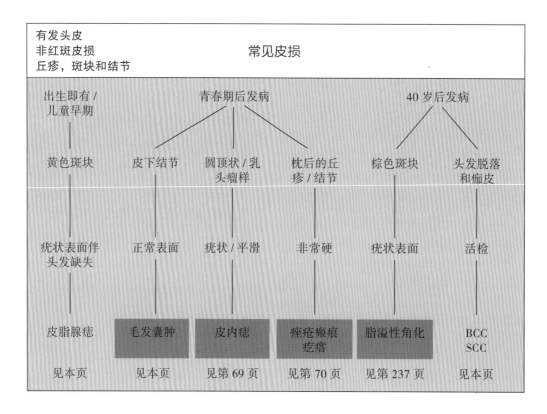

有发头皮 非红斑皮损 丘疹，斑块和结节		常见皮损			
出生即有 / 儿童早期		青春期后发病		40 岁后发病	
黄色斑块	皮下结节	圆顶状 / 乳头瘤样	枕后的丘疹 / 结节	棕色斑块	头发脱落和痂皮
疣状表面伴头发缺失	正常表面	疣状 / 平滑	非常硬	疣状表面	活检
皮脂腺痣	毛发囊肿	皮内痣	痤疮瘢痕疙瘩	脂溢性角化	BCC SCC
见本页	见本页	见第 69 页	见第 70 页	见第 237 页	见本页

皮脂腺痣（NAEVUS SEBACEOUS；图 3.41，图 3.42）

皮脂腺痣是出生即有或见于儿童早期，其不同于先天性黑素细胞痣，因为其表现为黄色、扁平斑块，疣状表面和头发缺失。中年时基底细胞癌或其他附属器肿瘤可在其上发生。因为皮脂腺痣上会有增生物或有渗液排出，所以如果发生这种情况将会很明显。

无须治疗，可以切除减少头发缺失的面积。如果发生肿瘤，需要切除。

毛发（外毛根鞘）囊肿 [PILAR（TRICHELEMMAL）CYST；图 3.43，图 3.44]

毛发（外毛根鞘）囊肿来源于毛囊外毛根鞘，主要发生于头皮，系常染色体显性遗传病，

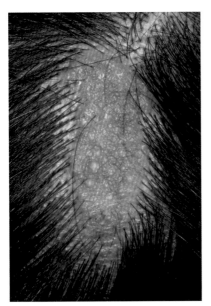

图 3.41　出生即有的皮脂腺痣

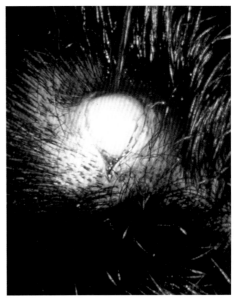

图 3.44　切除毛发囊肿上的皮肤来显示切除的正确平面

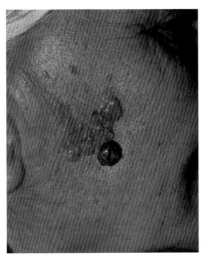

图 3.42　面颊部皮脂腺痣伴发基底细胞癌

于 15~30 岁发病，来看医生是因为患者梳头或刷发时注意到一个包块，可见一个或几个皮下结节。它们没有一个开口点，通常不会发炎（与表皮样囊肿比较，见 202 页）。

治疗：毛发囊肿

首先以小椭圆形切除其上皮肤，这样便可看到囊肿的顶端（图 3.44）。此时很容易去除，因为这些囊肿周围都有一个结缔组织鞘。如果情况不是这样，那很可能是一个表皮样囊肿。

另一个替代去除的方法是用手术刀直接切开囊肿，挤出内容物，然后用一对动脉钳去除囊壁，应该容易完整去除。

皮内痣（INTRADERMAL NAEVUS；图 3.45）

扁平的色素性痣通常在头皮不易被发现。一旦变高起来，很可能被梳子挂住。头皮大多皮色或浅棕色丘疹会是皮内痣。其有光滑或乳头瘤样表面（见 195 页）。

治疗：皮内痣

让患者放心，皮内痣是良性的。如果需要处理，可以容易地用刮除和电灼去除。

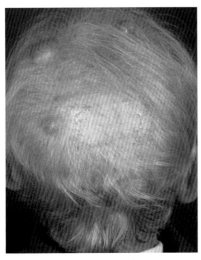

图 3.43　头皮多发毛发囊肿

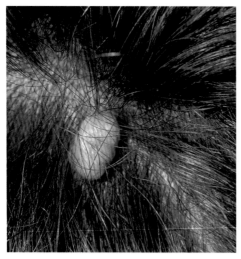

图 3.45　头皮带蒂的皮内痣

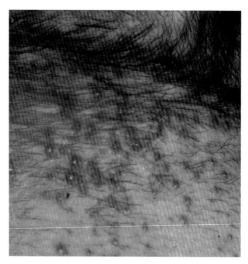

图 3.46　颈项部毛囊炎部位的瘢痕疙瘩样瘢痕

项部痤疮瘢痕疙瘩（ACNE KELOID NUCHALIS；图 3.46，图 3.47）

项部痤疮瘢痕疙瘩是颈项部慢性炎症性疾病，最常见于非洲或非洲裔加勒比的男性。枕部出现瘙痒性毛囊性脓疱，之后成为瘢痕疙瘩。在疾病早期（出现脓疱时），与治疗头皮毛囊炎一样（见67页），可给予长期、低剂量抗生素。一旦出现瘢痕丘疹、结节或斑块，治疗就更难了。可每月皮损内注射曲安西龙1次，或把受累部位扩大切除到脂肪，包括脂肪。

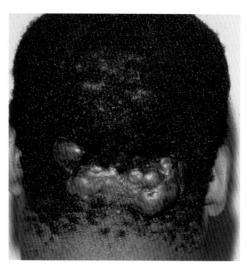

图 3.47　项部痤疮瘢痕疙瘩

4 面部急性红斑

● **正常表面**

泛发型斑片、丘疹、斑块、水肿　　　72

局限性皮损（丘疹和结节）　　　129

● **表面结痂和渗出**

丘疹，斑块，水疱，糜烂　　　76

脓疱　　　134

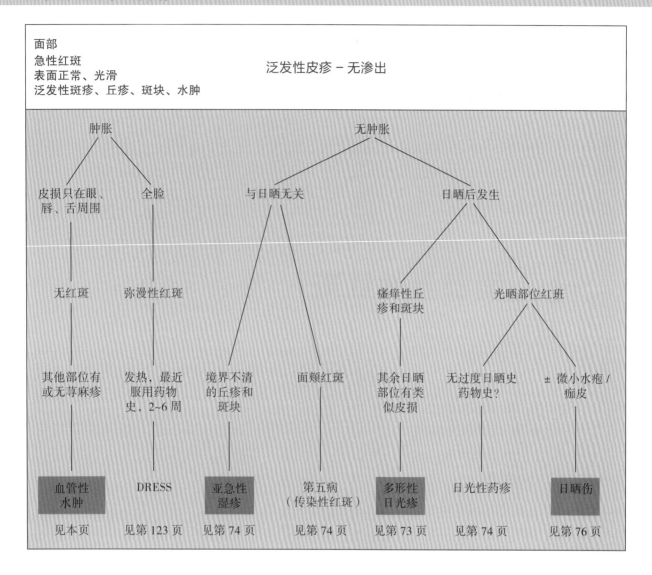

面部
急性红斑
表面正常、光滑
泛发性斑疹、丘疹、斑块、水肿

泛发性皮疹－无渗出

肿胀 | 无肿胀

皮损只在眼、唇、舌周围 — 全脸 | 与日晒无关 — 日晒后发生

无红斑 — 弥漫性红斑 | 瘙痒性丘疹和斑块 — 光晒部位红斑

其他部位有或无荨麻疹 | 发热，最近服用药物史，2~6周 | 境界不清的丘疹和斑块 | 面颊红斑 | 其余日晒部位有类似皮损 | 无过度日晒史药物史? | ± 微小水疱/痂皮

| 血管性水肿 | DRESS | 亚急性湿疹 | 第五病（传染性红斑） | 多形性日光疹 | 日光性药疹 | 日晒伤 |
| 见本页 | 见第123页 | 见第74页 | 见第74页 | 见第73页 | 见第74页 | 见第76页 |

血管性水肿（ANGIO-OEDEMA）

血管性水肿是由于血管通透性增强导致的真皮水肿，不应有红斑。面部肿胀包括眼睑和唇部，偶可累及舌和喉部，可导致吞咽和呼吸困难，通常急性起病。患者自觉不适，眼睑肿胀可致双眼完全闭合。此病发展迅速并可持续48小时。若伴有荨麻疹则易诊断；若症状单独出现则需与急性湿疹和丹毒鉴别（图4.1~图4.3）。事实上，无发红、水疱及脱屑的肿胀即可诊断。

特发性血管性水肿通常无风团，但应排除药物因素或可能的C1酯酶水平减低（遗传性血管性水肿），特别是有家族史或既往出现过喉头水肿或腹部疼痛。

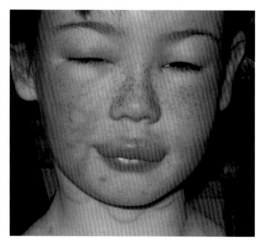

图4.1 血管性水肿和风团：注意眼周和唇部水肿不伴发红、脱屑和分泌物

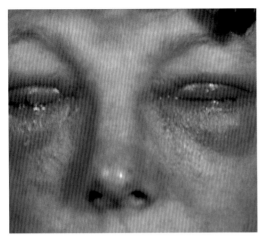

图 4.2　急性湿疹：眼睑肿胀伴有分泌物和痂皮

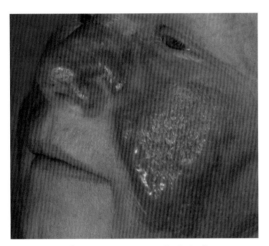

图 4.3　丹毒：眼睑肿胀和颊部大水疱

治疗：血管性水肿

长效非镇静抗组胺药如高剂量的西替利嗪，10~20mg/12h（最大为花粉症标准剂量的4倍）直到病情缓解。舌部及喉部水肿的过敏反应可危及生命（非遗传性血管性水肿），肌内注射 1：1000 肾上腺素 0.5mL（开处方给予可能有危险的患者，需要正确的培训，以肾上腺素笔的形式给患者）进行急救，其只能短期控制病情，大多需要进一步治疗。

多形性日光疹（POLYMORPHIC LIGHT ERUPTION；图 4.4~ 图 4.6）

由紫外线照射引起的常见皮疹，多见于青年人，女性发病率为男性的 2 倍，主要由红色瘙痒性丘疹、水疱或斑块形成。不同患者的皮疹形态

可不同，由针尖大小至 5mm；也可为荨麻疹（即非鳞屑性真皮水肿）或湿疹样（边界不清伴有鳞屑），水疱较少见。皮疹仅出现在暴露部位，特别是手背、前臂、前胸 "V" 形区、耳下部位及面部，但并不是所有暴露部位均被累及，面部通常无皮疹。

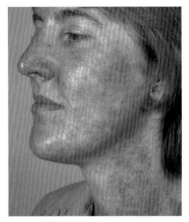

图 4.4　多形性日光疹。头颈部（不含颌下部位）有瘙痒性丘疹和水疱

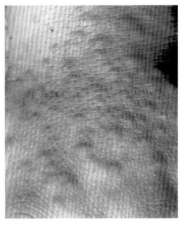

图 4.5　多形性日光疹。手背部瘙痒性丘疹

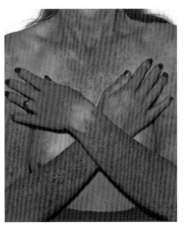

图 4.6　多形性日光疹。分布于日晒部位

大多数患者意识到多形性日光疹与日晒的关系。皮损通常在日照后数小时内出现；若未充分暴露，则可于 2~5 天后出现。皮损最常出现在春季和初夏，长期可耐受，夏季呈进展趋势。少部分患者仅在离家（度假）暴露于更强烈的日光时才出现。

治疗：多形性日光疹

● 避免强光，着防护服并使用可兼顾 UVB 和 UVA 的高指数的遮光剂进行保护。

● 皮损部位使用 TL01，UVB 或 PUVA 脱敏治疗，可于初夏预防皮损进展，或引起耐受作为治疗。每周 2 次，连续 6 周。后续治疗，定期光暴露可维持耐受。

● 假日期间系统性类固醇药物（泼尼松龙 20mg/d）持续 2 周，可抑制红斑。

● 羟氯喹 400mg/d 可起到一定的保护作用。

光毒性皮炎（PHOTOTOXIC RASHES；图 4.7）

光毒性皮炎与日晒伤相似但患者通常无过度的光暴露。通常合并其他因素：

● 接触化学物质，如防晒霜中的沙林类，光动力治疗的光敏剂——氨基酮戊酸。

● 皮肤意外沾染木焦油中的木馏油。

● 口服药物，如：

– 抗心律失常药：胺碘酮（30%~50% 的患者由该药引起）、奎尼丁。

– 抗生素：四环素（多四环素和地美环素）、萘啶酸、奎琳基（环丙沙星）。

– 利尿剂：噻嗪类和呋喃丙氨酸。

– 降糖药：磺脲类。

– 非甾体抗炎药（如萘普生）。

– 吩噻嗪类：氯磺丙脲。

– 补骨脂素。

– 磺胺类。

皮疹分布不累及遮蔽部位（上眼睑、耳后、颌下，图 4.7）可诊断，常与接触性过敏性皮炎混淆。但此病通常无脱屑，药物摄入及面霜的应用史也可鉴别。

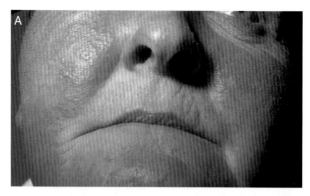

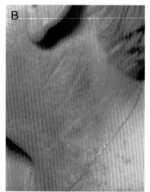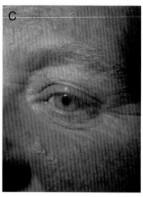

图 4.7　光毒性皮炎分布不累及遮蔽部位：A. 鼻下部位（鼻尖处）；B. 耳后（左上方）；C. 眼睑上（右上方）

治疗：光毒性皮炎

停用相关药物，若不能停用，使用不透光的含二氧化钛或氧化锌的全面防晒霜来屏蔽 UVA（大多数药敏性皮疹都是由 UVA 引起的）。UVA 可穿过玻璃，因此室内或车内也需防护。

亚急性湿疹（SUBACUTE ECZEMA；图 4.8~ 图 4.10）

亚急性湿疹无明显水疱及渗出，常有境界不清的红斑，与正常皮肤逐渐融合，可由过敏性接触性皮炎引起（化妆品、香料、药物），或新发未分类的内因性湿疹（暴露于新的致敏原）或已有湿疹加重（特应性或脂溢性）。

第五病（传染性红斑）[FIFTH DISEASE（ERYTHEMA INFECTIOSUM）；图 4.11，图 4.12]

传染性红斑是由人类细小病毒 B19 感染引起的。起初为颊部红色丘疹，数小时内融合为对称水肿性斑块，不累及鼻唇沟及眼睑，又称"掌掴脸"。有时伴有轻微症状（咽痛、瘙痒、发热）。4 天后面部皮损可逐渐消退，但在面部红斑出现的 48 小时内，四肢近心端会出现花边状皮疹，并向躯干和四肢远端扩散，6~14 天内消退。无须特殊治疗，可自愈。

丹毒（ERYSIPELAS；图 4.13）

丹毒是通常由乙型溶血性链球菌感染引起的急性，扩展迅速的皮疹。患者常有发热、寒战、全身不适等症状。皮疹呈鲜红色，境界清楚，伴或不伴中央水疱。无淋巴管炎或淋巴结肿大，通常不做细菌培养，查 ASO 滴度意义不大。根据特征性临床表现可诊断。

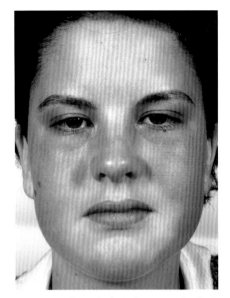

图 4.11　第五病（传染性红斑）典型表现"掌掴脸"

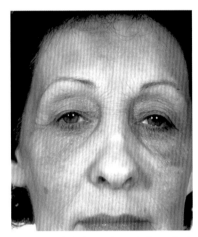

图 4.8　（左）湿疹：境界不清的丘疹和斑块，无渗出物和鳞屑

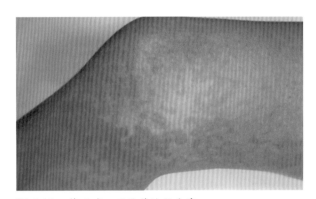

图 4.12　第五病：下肢花边状皮疹

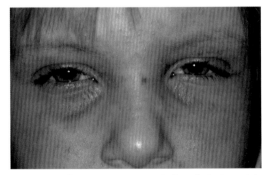

图 4.9　湿疹累及上眼睑：与光毒性皮炎的区别在于是否局限于暴露部位

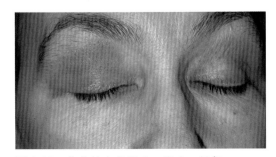

图 4.10　特应性皮炎累及双眼睑、颊部

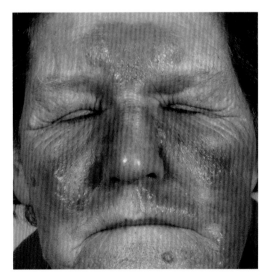

图 4.13　丹毒：境界清晰的红斑上可见水疱（也可见图 4.3）

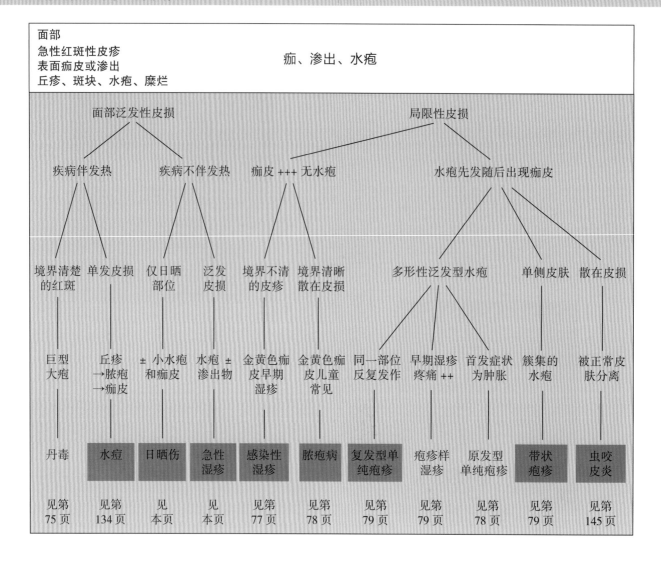

面部
急性红斑性皮疹
表面痂皮或渗出
丘疹、斑块、水疱、糜烂

痂、渗出、水疱

治疗：丹毒

首选静脉滴注青霉素 1200mg/6h，或口服氟氯西林 1g/6h，可同时兼顾葡萄球菌和链球菌。青霉素过敏者可口服克林霉素 300mg 或克拉霉素 500mg 每 6 小时 1 次。24 小时内患者病情可显著改善。

急性日晒伤（ACUTE SUNBURN；图 4.14）

在日晒后数小时至 2 天内出现有疼痛性红斑伴或不伴水疱。患者通常有暴晒史，一些迟发症状会导致误诊。任何暴露部位都会出现皮损。

治疗：急性日晒伤

局部外用炉甘石洗剂可减轻症状，重者局

部单次使用非常强效（英国）、1 类（美国）类固醇激素（0.05％丙酸氯倍他索）可快速见效、减轻红斑。

急性湿疹（ACUTE ECZEMA；图 4.15，图 4.16）

面部急性湿疹会出现小水疱，渗出和痂皮，通常由过敏性接触性皮炎或特应性皮炎导致。急性起病，出现境界清楚红斑伴小水疱，有明显的渗出和痂。若累及眼睑则有明显水肿，甚至无法睁眼（图 4.14）。皮损呈对称分布伴有不适，瘙痒剧烈，应与带状疱疹鉴别；血管性水肿仅出现水肿，无渗出；丹毒常伴有发热。

急性过敏性接触性皮炎由药物或空气传播过敏物质（如木屑、水泥灰、环氧树脂或烟火柴燃烧产生的三硫化四磷）引起。常见过敏原包括羊毛脂（膏剂制剂），甲醛和对羟基苯甲酸酯类（防腐剂），局部抗组胺药或抗生素，含香料的化妆品和香水。皮损性质由过敏物质决定。空气源性过敏引起对称湿疹特别是上眼睑和脸颊部；药物和化妆品过敏仅累及接触部位；指甲油可引起线性条纹；染发或烫发剂可引起头面部、耳后皮疹（见65 页）。

光化性皮炎与过敏性接触性皮炎表现相同，但需有 UVA 或药物诱发。常见药物：

- 氯丙嗪。
- 异丙嗪。
- 磺胺类。
- 阿利马嗪。

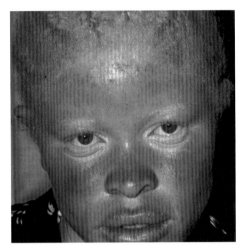

图 4.14　非洲白化病患者的急性日晒伤：太阳暴露部位疼痛、发红、起水疱

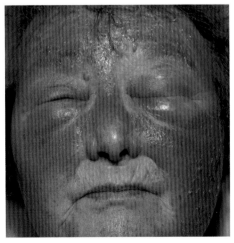

图 4.15　羊毛脂引起的：急性接触性皮炎——渗出和结痂

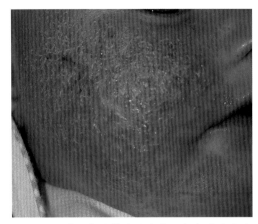

图 4.16　婴儿急性特应性皮炎：颊部渗出和痂

治疗：过敏性接触性皮炎

使患者脱离所有可能过敏原，渗出部位使用高锰酸钾（1∶10 000）或醋酸铝（见24 页）湿敷，每天 2 次；清洁皮肤后使用 1%皮质醇激素或 0.05% 氯倍他索乳膏，每天 2次；经常用类固醇激素软膏，而不是乳剂，因为后者可能含有致敏物质。一旦病情好转，可建议患者行斑贴试验（见 17 页）。

脓疱型湿疹（IMPETIGINISED ECZEMA；图 4.17）

任何瘙痒性皮疹，一旦抓破皮肤，都可能继发金黄色葡萄球菌感染，表面有渗出和脓痂，根据早期皮损的病史可诊断（通常为特应性皮炎或疥疮）。若皮损单发则难以和脓疱疮鉴别。

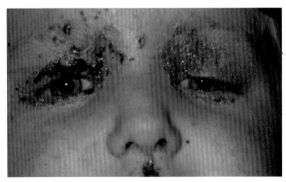

图 4.17　脓疱型湿疹：儿童特应性皮炎的渗出和脓痂

治疗：脓疱型湿疹

最好系统应用抗生素，氟氯西林或红霉素每天 4 次（儿童每次 125mg，成人每次

250mg）。同时治疗特应性皮炎（见173页）或疥疮（见183页），否则会再发生感染。

脓疱疮（IMPETIGO；图4.18~图4.20）

脓疱疮是由金黄色葡萄球菌或乙型溶血性链球菌引起的表皮浅层感染，多见于儿童，皮肤外伤（切割伤，擦伤）易使病原菌侵入，具有强传染性。皮损起初为小水疱，迅速转变为蜜黄色厚痂，只表现为红斑较少见。躯干可见疱壁松弛、疱液浑浊的大疱，破溃干燥后形成金黄色厚痂。

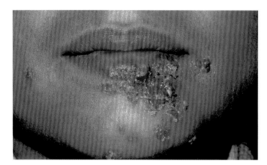

图4.18　脓疱病：下颌部典型蜜色痂

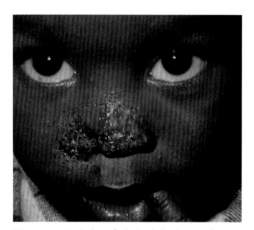

图4.19　脓疱疮：鼻部金黄色脓痂和糜烂

治疗：脓疱疮

因感染位于浅表部位，针对性使用抗生素疗效优于系统应用抗生素（无慢性湿疹的情况下）。若脓痂较厚，可用花生油（橄榄油/向日葵油）浸润、软化15~20分钟后清除，后用2%莫匹罗星（百多邦），2%夫西地酸（Fucidin）或3%新霉素软膏每天4次，连用3天，同时用于鼻前庭。

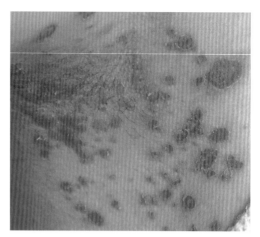

图4.20　脓疱疮：发亮的红斑和糜烂

在世界上有些地方，脓疱病通常是由乙型溶血性链球菌感染引起的，患儿需要口服青霉素V，每天4次，连续7天，以预防急性肾小球肾炎的发生。

原发型单纯疱疹（PRIMARY HERPES SIMPLEX；图4.21）

人类单纯疱疹病毒感染口腔黏膜（见143页），常发生于5岁前，可无临床症状或只引起急性龈口炎。原发感染可引起水肿伴疼痛性水疱（图4.21，图13.4；见305页）。

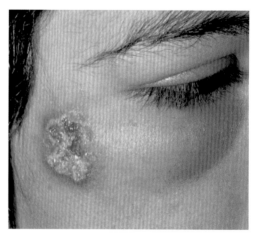

图4.21　原发型单纯疱疹：簇集性水疱周围水肿明显

复发型单纯疱疹（RECURRENT HERPES SIMPLEX；图4.22）

若单纯疱疹初次感染位于口腔，则复发于唇部或口周皮肤。皮肤其他部位的原发感染复发于

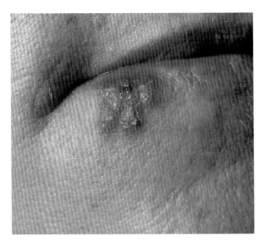

图 4.22　单纯疱疹，唇下部反复出现局限性痂皮

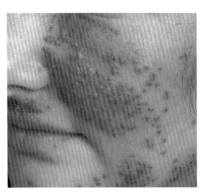

图 4.23　疱疹样湿疹，面颊脐样疼痛性水疱

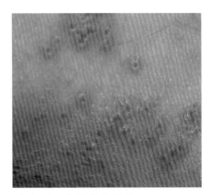

图 4.24　脐样水疱近观

同一部位（如手指、臀部）。多数患者复发前会出现瘙痒，疼痛或麻木等前驱症状。数小时后开始出现簇集性小丘疹（图 1.29，见 7 页）、水疱、结痂，7~10 天后愈合。这一阶段可有刺激性诱因如发热（因此得名"感冒疮"）、日晒、月经、劳累，并可贯穿整个病程。根据病史及复发症状、前驱期疼痛、早期水疱疱液清亮来鉴别单纯疱疹与脓疱病，成年人更易诊断。如果怀疑，可行细胞学检查，单纯疱疹水疱边缘可见多核巨细胞。

治疗：复发型单纯疱疹

在大多数病人不需要治疗。一有先驱症状立刻局部外用阿昔洛韦或喷昔洛韦乳膏，每 2 小时一次，连续使用 2 天，可以缩短病程，但不能预防复发。如果病情复发频繁或导致多形红斑，可给予口服阿昔洛韦 400mg/ 次，每天 2 次，或口服泛昔洛韦 250 mg 每天，至少服用 6 个月。

疱疹样湿疹（ECZEMA HERPETICUM；图 4.23，图 4.24）

特应性皮炎可继发单纯疱疹感染。典型特征为脐样小水疱，且疼痛较瘙痒明显，起病急，进展快。与寻常湿疹相比有更多全身症状及不适。水疱标本送检可见单纯疱疹病毒。天疱疮，类天疱疮，毛囊角化病均可感染单纯疱疹病毒。治疗同带状疱疹（见 131 页）。

带状疱疹（HERPES ZOSTER；图 4.25~ 图 4.27）

颜面部带状疱疹是由于三叉神经受累，一侧红斑基础上出现簇集的水疱，伴有渗出和结痂。通常 3~4 周后痊愈。累及眼支可由上眼睑延伸至脑神经，若水疱出现在一侧鼻部（鼻睫神经支），也可累及眼部。此类患者应同时于眼科就诊，也见 131 页。

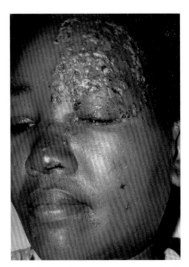

图 4.25　眼带状疱疹：鼻部出现水疱，累及眼部

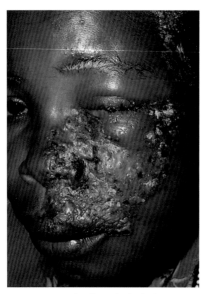

图 4.26 上颌带状疱疹感染上颌支神经，眼部无感染

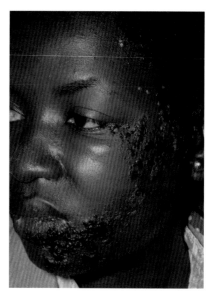

图 4.27 下颌带状疱疹累及第五对脑神经的下颌支，感染颏部及同侧舌部

5 面部慢性红斑

● **表皮正常**

斑疹　　　　　　82

丘疹和脓疱

单个 / 少量　　194

多数　　　　　83

斑片，斑块、结节

境界清楚　　　92

境界不清　　　95

结节　　　　　　92

● **表面鳞屑**

丘疹和斑块　　97

结节　　　　　240

● **表面痂皮，渗出及糜烂**

丘疹、斑块、糜烂、溃疡　101

结节　　　　　243

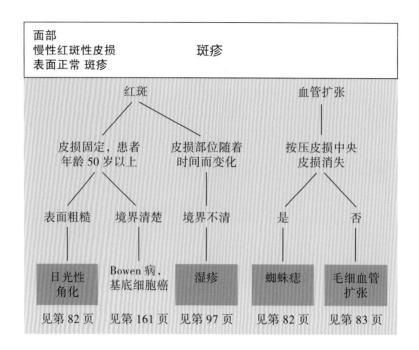

面部
慢性红斑性皮损　　　　斑疹
表面正常　斑疹

红斑　　　　　　　　　　　血管扩张

皮损固定，患者　　　皮损部位随着　　　按压皮损中央
年龄 50 岁以上　　　时间而变化　　　皮损消失

表面粗糙　　境界清楚　　境界不清　　是　　　　否

日光性角化	Bowen 病，基底细胞癌	湿疹	蜘蛛痣	毛细血管扩张
见第 82 页	见第 161 页	见第 97 页	见第 82 页	见第 83 页

日光性角化（SOLAR KERATOSIS）

日光性角化表现为面部固定性的红斑，好发于白皮肤的中年及老年人，患者有长期的暴晒史。日光性角化经常被误诊（如误诊为湿疹），诊断的要点是触摸皮损表面感觉粗糙，单个皮损一般在一定的时间内不会变化（图 5.1，图 5.2）。

蜘蛛痣（蜘蛛状血管瘤）［SPIDER NAEVUS（SPIDER ANGIOMA）（图 5.3，图 5.4）］

蜘蛛痣常见于儿童，主要表现为红色丘疹，中央小动脉伴周边放射性的足，挤压中央的血管（用回形针的末端）皮损消失。大量的蜘蛛痣出现在孕妇和慢性肝脏疾病患者。

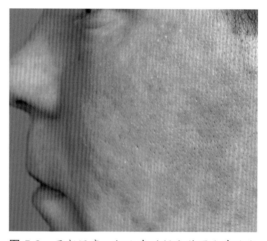

图 5.2　面部湿疹：红斑在时间和范围上有改变

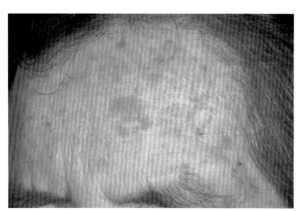

图 5.1　额部多发的日光性角化：经常误诊为湿疹

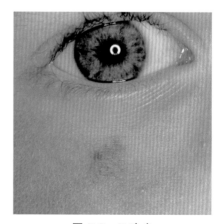

图 5.3　蜘蛛痣

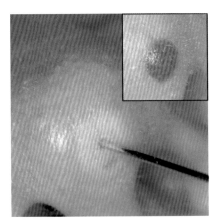

图 5.4　蜘蛛痣：挤压中间的小动脉
（右上角图片为挤压之前）

治疗：蜘蛛痣

中间的供血血管可以用冷冻或细环丝烧灼或者热透治疗，治疗过程大约需要 1 秒，因此除非皮损非常大，一般没有必要进行局部麻醉。脉冲染料激光是有效的，单束光就够了，最适合于治疗儿童毛细血管扩张。

毛细血管扩张（TELANGIECTASIA；图 5.5）

毛细血管扩张表现为一个小区域的血管扩张，中央没有供养血管，称为毛细血管扩张症。最常见于面部，与风吹日晒，有时与酒糟鼻、硬皮病和局部使用强效糖皮质激素有关。

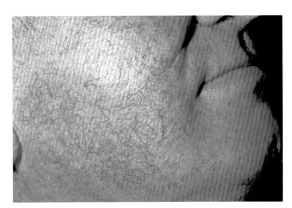

图 5.5　面颊部的毛细血管扩张

治疗：毛细血管扩张

任何血管激光如脉冲染料或 KTP 激光可以去除面部可见的毛细血管扩张（见 47 页）。

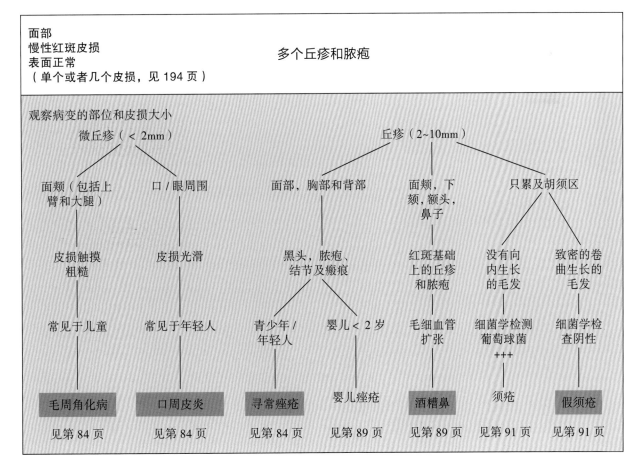

KTP 激光不会造成损伤，所以不影响患者的日常工作。许多治疗方法需要间隔 6 周的时间。患者需要进行防晒，否则可能会出现炎症后色素沉着。

毛周角化病（KERATOSIS PILARIS；图 5.6，图 5.7）

毛周角化病可以累及儿童的脸颊和眉毛，可见红斑伴有针尖大小的毛囊角栓。当角栓脱落，可发生萎缩（虫蚀状萎缩）。在眉毛（外侧）这种情况可以导致毛囊缺失，有时会累及到前额。这些改变通常伴随有上臂和大腿上的典型的毛周角化（见图 9.144，第 240 页）。

口周皮炎（PERIORAL DERMATITIS；图 5.8）

口周皮炎是由于青年人在面部使用中效或强

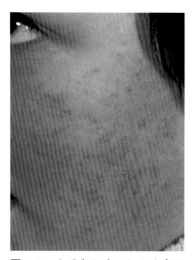

图 5.6 毛周角化病 红斑伴有针尖大小的毛囊角栓

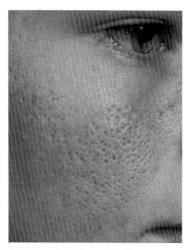

图 5.7 虫蚀状皮肤萎缩

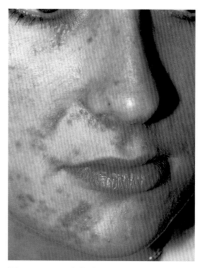

图 5.8 口周皮炎

效的糖皮质激素所致。口周出现红色的丘疹和脓疱，通常发生于靠近嘴唇的皮肤。偶尔发生在眼睛周围（眼周皮炎）。在有些情况下，没有外用类固醇激素病史。

治疗：口周皮炎

停止外用任何糖皮质激素药物。因为这可能会导致皮损加重，并告知患者，同时告诉其再也不要考虑使用外用糖皮质激素类药物。

给予土霉素 250mg，每天 2 次（空腹）或赖甲四环素 408mg，每天 1 次，共使用 6 周，可加快皮疹消退。

寻常性痤疮（ACNE VULGARIS）

痤疮是以毛囊皮脂腺为单位的疾病。痤疮的特征是粉刺，由于单个毛囊堵塞。每个人都会发生痤疮。女孩很可能会在月经前开始，有时 9 岁也会发病。男女的发病高峰是 13~16 岁，虽然可能持续到 20 岁，但 30 岁或者更大年龄有时也会发生。根据毛囊和皮脂腺分布的不同，一般痤疮好发于面部、胸部和背部。

病因所涉及的因素如图 5.9 所示。痤疮的发生从皮脂腺阻塞开始，如图 5.10 所示。遗传因素在病情的严重程度、持续时间和临床表现中起很重要的作用。最近的研究表明饮食可以影响痤疮，高血糖和过量的糖摄入可以使病情加重。开放性粉刺的黑色是由黑色素决定，而不是脏物导致。

　　痤疮通常容易诊断，在诊断之前通常先出现黑头粉刺。年轻人的面部或躯干的囊肿和瘢痕、黑头粉刺、丘疹、脓疱、结节是痤疮独特的表现。但有时毛囊炎或湿疹性的丘疹与痤疮相似。多发性表皮囊肿可以和结节囊肿性痤疮相混淆（图

5.11~图 5.13）。面部酒渣鼻看起来类似于痤疮，但是酒渣鼻好发于老年人，且酒渣鼻没有黑头，表现为在红斑基础上出现大小相等的丘疹和脓疱（见图 5.23）。口周皮炎没有粉刺，而是在口周围出现小丘疹和脓疱（图 5.8）。

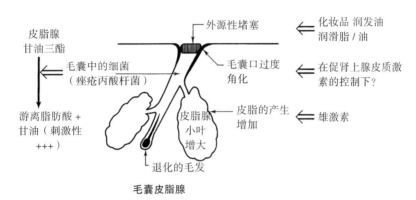

图 5.9　痤疮的发病因素

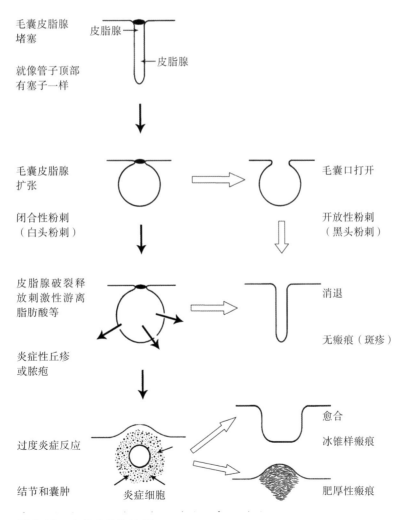

图 5.10　痤疮发展的过程

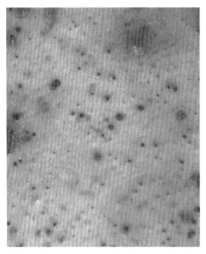

图5.11 开放和闭合性粉刺和一些炎性皮损

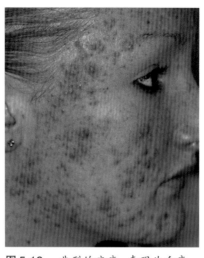

图5.12 典型的痤疮，表现为丘疹、脓疱及少量粉刺

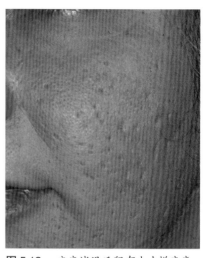

图5.13 痤疮消退后留有冰凌样瘢痕

寻常痤疮的治疗总结

	粉刺性痤疮	轻度炎症性痤疮	中度炎症性痤疮	重度炎症性痤疮
皮损	仅有粉刺	粉刺，丘疹和脓疱	丘疹和脓疱	结节和囊肿
首选	外用维A酸如阿达帕林异维A酸维A酸	外用维A酸加口服四环素类药物如土霉素、赖甲四环素和多西环素	口服任何四环素类药物至少6个月，如赖甲四环素、土霉素和多西环素	口服异维A酸（紧急转诊至皮肤科医生）
可选	壬二酸过氧化苯甲酰	过氧化苯甲酰联合外用抗生素	如果痤疮持续存在超过6个月，口服异维A酸	口服高剂量抗生素加外用维A酸/过氧化苯甲酰
女性选择	以上都是	以上都是	口服抗雄激素药物联合外用维A酸	口服异维A酸加口服避孕药
维持治疗		外用维A酸或过氧化苯甲酰		

治疗：寻常痤疮（图5.14~ 图5.16）

1.局部治疗

局部治疗是个缓慢的过程，并不能完全根除疾病。治疗目的旨在预防痤疮，所以不管皮肤看起来如何，应每天晚上使用药物，而不是点状应用以期快速消除痤疮。避免用手挤压，因为这可以导致粉刺转变成炎性丘疹。女性患者可以在白天化妆，以弥补存在斑点缺陷，但晚上必须卸妆，使毛孔不被堵塞。

黑头粉刺

角质溶解剂去除表面角质使毛囊口扩张，最有效的是维A酸，如：

● 0.1%阿达帕林霜或凝胶（达芙文）。

● 0.05%异维A酸凝胶（爱索思）。

角质溶解剂使用说明

患者睡觉前用肥皂和水清洗皮肤（不必要

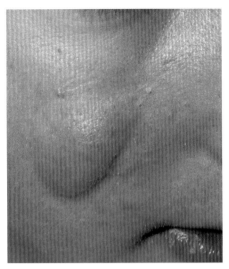

图 5.14　囊肿痤疮：可以注射 10mg/mL 曲安奈德，可以使皮损变小

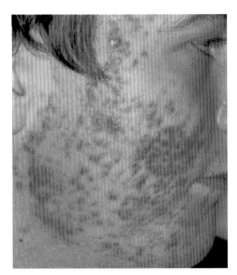

图 5.15　用异维 A 酸治疗前的重度痤疮

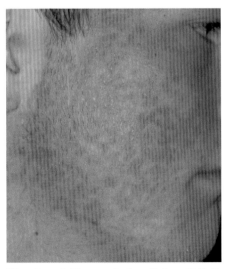

图 5.16　和图 5.15 为同一患者，用异维 A 酸治疗 4 个月后

使用药物清洗剂），然后使用弱效的维 A 酸霜或过氧化苯甲酰。最初慢慢地抹到一个小的区域或短暂接触几分钟后冲洗干净。需要向患者强调对副作用耐受有个诱导过程，并且起效缓慢。各种制药公司提供有网上咨询与如何使用的视频。如果皮肤出现疼痛，停止治疗几天，然后开始晚上交替使用。如果皮肤在早上变得干燥，使用非油腻的润肤霜。如果对副作用能耐受，加大角质溶解剂的浓度。

紫外线也有类似的效果，晒黑往往可以遮掩痤疮斑点。

炎性皮损

如果炎症性皮损和粉刺同时持续存在，使用以下药物：

●过氧化苯甲酰霜（2.5%、5%、10%）、乳液或凝胶。

●过氧化苯甲酰（5%）联合 1% 克林霉素（Duac）或 0.5% 羟基喹啉硫酸钾（苯醌）。

注意，过氧化苯甲酰可以漂白床单和衣服

●0.1% 阿达帕林霜或凝胶（达芙文）。

●15%~20% 壬二酸乳膏（壬二酸，壬二酸凝胶，思丽安乳膏）。

外用抗生素

●红霉素（史帝霉新，齐萘利）。

●克林霉素（特丽仙，Zindaclin）。

外用和全身使用抗生素一样有效，但是外用可以导致耐药菌。如果联合使用如克逗凝胶（克林霉素和过氧化苯甲酰）可以减少耐药菌的产生。妊娠也是可以使用的，因为系统吸收可以忽略不计。没有证据表明，局部和全身抗生素联合使用是有益的。

2. 系统应用抗生素

每天 1 次服用赖甲四环素 408mg 或多西环素 100mg，对青少年来说总体治疗效果是不错的，但土霉素需要 500mg，每天 2 次，因为后者需要在饭前 30 分钟或者饭后 2 小时服用。由于缺少依从性，从成本效益来说，其他药物可能会替代土霉素。维持治疗必须继续，直到痤疮得到更好的控制。

不要给 12 岁以下、孕妇或母乳喂养患者使用四环素类药物（其可以导致胎儿和儿童的牙齿染色）或肾功能受损。其他副作用较少，主要为腹泻和阴道念珠菌病。尽管在治疗的第 1 个月需要给予干预措施，但这个治疗浓度不会干扰避孕药的吸收，同时需要预防药物引起的肠道菌群改变。

红霉素 500mg，每天 2 次，甲氧苄啶 200~300mg，每天 2 次可作为替代治疗。抗生素治疗至少需要 6 个月。

3. 抗雄激素

抗雄激素可以用于对抗生素治疗效果差且服用避孕药物的女性患者。有血栓栓塞性疾病家族史或偏瘫型偏头痛个人史的患者应避免使用。黛安特含有 2mg 环丙氯地黄体酮和 35pg 雌二醇，其既是一种避孕药，也可以作为治疗痤疮药物。如果治疗 2~3 个月，效果不明显，则需要延长治疗时间。

4. 异维 A 酸（图 5.17，图 5.18）

口服异维 A 酸的适应证：

● 会导致永久性瘢痕的严重痤疮。

● 口服 6 个月以上抗生素或抗雄激素没有疗效的痤疮。

● 由于皮肤问题导致抑郁的患者（尽管异维 A 酸与抑郁症有关，如果抑郁症是由于痤疮引起，使用异维 A 酸是有益处的；建议服药期间进行密切的精神病科随访）。

● 30 岁以上持续性轻中度痤疮患者。

● 人工性痤疮患者。

异维 A 酸作为单一药物的每天剂量 [0.5~1mg/（kg·d）]，与食物一起服用，共 4~6 个月（120 mg/kg 总疗程剂量）。早期使用可以防止瘢痕的形成。给予单一疗程治疗可以达到长期缓解（超过 70% 的个体永久缓解）。复发可能与剂量不够或疗程不够有关。异维 A 酸的副作用，见第 37 页。女性患者（育龄期）在服药期间及停药后 1 个月内应避孕。建议在治疗前（和期间）进行妊娠测试。

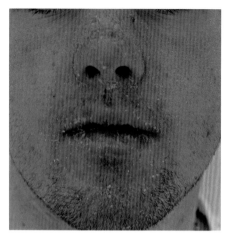

图 5.17　由于异维 A 酸治疗导致嘴唇和皮肤干燥

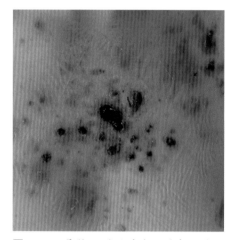

图 5.18　异维 A 酸治疗期间胸部化脓性肉芽肿病变

孤立的囊肿痤疮可皮损内注射 10mg/mL 的曲安奈德。

药物和化学品导致的痤疮（DRUG-AND CHEMICAL-INDUCED ACNE）

皮疹看起来像痤疮，但发生在不常见的部位或者年龄时，考虑可能是由于药物、化学品或全身激素失衡所导致。合成代谢类固醇（在网上可以购买到的健身品）、皮质类固醇（包括垂体肿瘤和肾上腺原因）或异烟肼可以使痤疮恶化或加重。氯代芳烃杀虫剂、杀菌剂和木材防腐剂可以引起严重痤疮，即使停止接触后也可能持续导致痤疮发生。不溶性切削油、煤焦油、糖皮质激素和化妆品局部应用到皮肤上也可能引起痤疮（图 5.19）。

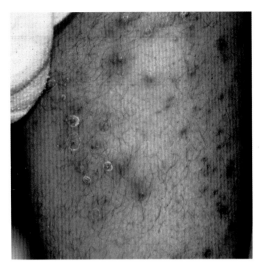

图 5.19 大腿上的油性痤疮

婴儿痤疮（INFANTILE ACNE；图 5.20）

在 2 岁左右的男孩偶尔可以见到痤疮。皮损局限于面部，表现为粉刺、丘疹、脓疱、结节，其可能是由于母体内雄性激素的原因，皮损可以自行消退，女孩不发病。

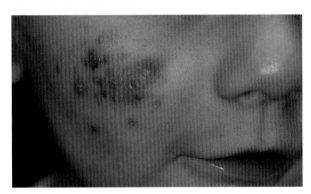

图 5.20 婴儿痤疮

治疗：婴儿痤疮

外用抗生素治疗，有时需要口服 4~6 个月的抗生素。禁忌使用四环素类药物，因为四环素类药物影响牙齿发育。可以使用复方新诺明悬液 240mg，每天 2 次或者红霉素 125mg，每天 2 次，只是后者每周要续用。如果只有黑头粉刺，可以使用角质剥脱剂。

糖皮质激素性酒渣鼻（STEROID ROSACEA；图 5.21）

在面部使用强效外用氟化类固醇类制剂导致酒渣鼻样皮疹。毛细血管扩张是最明显的特征，有时可能出现小丘疹和脓疱。

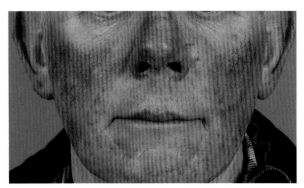

图 5.21 糖皮质激素性酒渣鼻

治疗：糖皮质激素性酒渣鼻

必须停止外用糖皮质激素，否则皮损不会好转。通常情况下，停用糖皮质激素会使皮损加重，医生需要告知患者这一点。嘱患者 3 天后复诊，确保患者没有重新使用激素类制剂。

口服土霉素 250mg，每天 2 次，或赖甲四环素 408mg/d，共 6 周，可以加快皮损消退。如果由于皮肤干燥或者瘙痒，患者想使用外用制剂时，建议患者使用自己喜欢的保湿剂。

酒渣鼻（ROSACEA；图 5.22~ 图 5.24）

酒渣鼻是一种看起来像痤疮的皮疹，但是有红斑，在脸颊，下颌，额头和鼻尖上可见红色斑片（红斑和毛细血管扩张）。在红色斑片上有丘疹和脓疱，但无粉刺。如果患者配合脱衣检查，在躯干上部也可以看到丘疹和脓疱。女性多于男性，发病年龄主要为 40 岁以上（任何年龄都可以发病）。并发症在男性中更常见，如疼痛、眼睛发红（睑缘炎、结膜炎和角膜炎）、面部慢性淋巴水肿（图 5.24）和鼻赘（图 5.25）。

酒渣鼻需要与痤疮、脂溢性皮炎和口周皮炎进行鉴别。痤疮发生在年轻人，表现为黑头粉刺以及丘疹和脓疱。脂溢性皮炎可能会与酒渣鼻相混淆。脂溢性皮炎是有鳞屑的，没有脓疱，发病部位在鼻唇沟而不是脸颊。鳞屑也可以发生在头部及其他部位（见 98 页）。口周皮炎（见 84 页）发生在年轻人的口周。系统性红斑狼疮（见 95 页）表现为面部发红，没有丘疹或脓疱，患者通常有全身不适感。

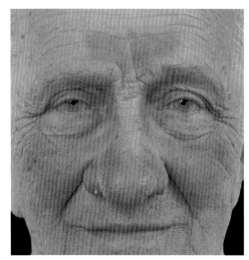

图 5.22 红斑性酒渣鼻分布：潮红和红斑是主要的特征

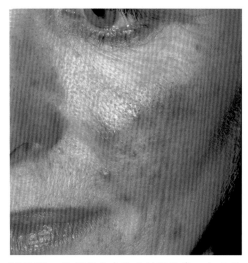

图 5.23 面颊部丘疹脓疱性酒渣鼻：红斑基础上的丘疹和脓疱

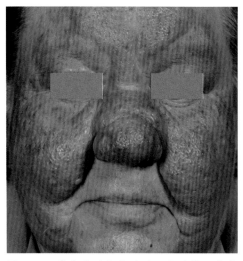

图 5.24 鼻部和面颊部的淋巴水肿性酒渣鼻伴随皮脂腺组织增生

治疗：酒渣鼻

酒渣鼻的丘疹对广谱抗生素治疗反应良好，但是具体机制还不清楚。服用赖甲四环素或土霉素 2 个月是最佳治疗方案。一个疗程有 1/3 的患者会痊愈，另 1/3 的患者需要 2 个疗程，其余的可能需要更长的治疗时间。如果必要的话，可以给予四环素。其他选择包括红霉素 250 mg，每天 2 次，或甲硝唑 200 mg，每天 3 次。如果不想系统用药，可使用 0.75% 甲硝唑乳膏（Rosex）或凝胶，每天 2 次，部分患者有效。避免使用米诺环素，因为长期使用会导致脸上的蓝灰色色素沉着（图 1.74，见 12 页）。

毛细血管扩张对口服抗生素治疗无效，但可以使用血管激光治疗（见 47 页）。发红更难治疗，但是强脉冲激光治疗有效（见 49 页）。患者应该避免热饮、辛辣食物等。0.33% 溴莫尼定（溴莫尼定）凝胶是一种 α 肾上腺能激动剂，可以减少红斑，但是只能维持几个小时，偶尔会引起反射性发红。可乐定 25~50mg，每天 2 次，治疗效果不错。

鼻赘（RHINOPHYMA；图 5.25，图 5.26）

酒渣鼻的患者由于皮脂腺增生而引起的鼻部皮肤肿大。与通常认识相反的是，肥大性酒渣鼻与过多的酒精摄入无关。

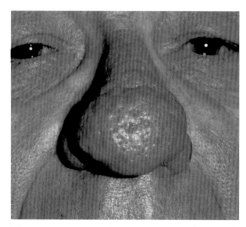

图 5.25 一例 68 岁的肥大性酒渣鼻男性患者（皮损在切除之前）

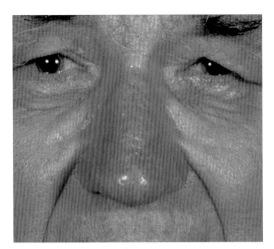

图 5.26　4 周后皮肤愈合

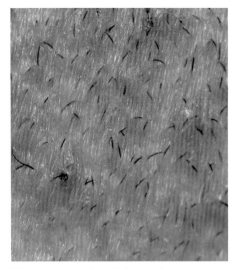

图 5.28　假须疮：内生性毛发

治疗：鼻赘

首先应积极治疗酒渣鼻，多余的皮脂腺组织可以在局部或全身麻醉下使用合适的电烙或二氧化碳激光切除。切除不能超过皮脂腺组织基底。4 周左右无瘢痕愈合。

治疗：假须疮

不是感染所致，因此不需要抗生素治疗。如果患者愿意留胡子或剃须留茬，随着时间的推移，毛发会变直，问题会得到自然解决。另一种选择是说服伴侣每天用针舒展向内生长的毛发，但是既费时又乏味。

假须疮（PSEUDO-SYCOSIS BARBAE；图 5.27，图 5.28）

假须疮是由于胡须部位的毛发内生性生长引起的疾病。丘疹和脓疱是由于机体对内生性生长的毛发的异物反应所致。

须疮（SYCOSIS BARBAE；图 5.29）

这是由于胡须区的毛囊感染金黄色葡萄球菌所致。剃须导致细菌在胡须区扩散和定植。在鼻部和感染的毛囊可以培养出金黄色葡萄球菌。只发生在剃须的男性，在胡须区出现毛囊性丘疹和脓疱。

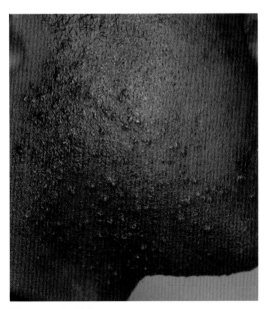

图 5.27　假须疮

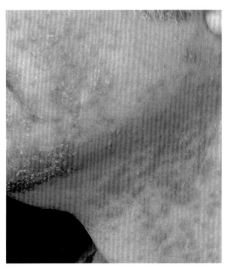

图 5.29　须疮

治疗：须疮

在治疗开始前使用拭子采集脓疱进行细菌培养，开始治疗时使用氟氯西林 500mg，每天 4 次，口服 7 天。如果鼻前庭有金黄色葡萄球菌生长，应外用莫匹罗星软膏（百多邦），每天 4 次，共 2 周。复发性感染可能需要 6 个月以上的抗生素治疗，或使用红霉素 500mg，每天 2 次或者复方新诺明 480~960mg，每天 2 次。

面部
慢性红斑皮损
表面正常
境界清楚的斑片、斑块、结节

斑片、斑块和结节，边界清楚

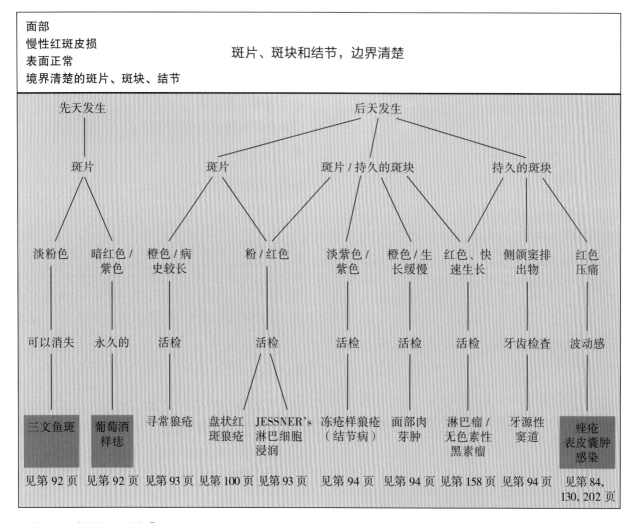

	先天发生			后天发生					
	斑片		斑片		斑片 / 持久的斑块		持久的斑块		
淡粉色	暗红色 / 紫色	橙色 / 病史较长	粉 / 红色		淡紫色 / 紫色	橙色 / 生长缓慢	红色、快速生长	侧颌窦排出物	红色压痛
可以消失	永久的	活检	活检		活检	活检	活检	牙齿检查	波动感
三文鱼斑	葡萄酒样痣	寻常狼疮	盘状红斑狼疮	JESSNER's 淋巴细胞浸润	冻疮样狼疮（结节病）	面部肉芽肿	淋巴瘤 / 无色素性黑素瘤	牙源性窦道	痤疮表皮囊肿感染
见第 92 页	见第 92 页	见第 93 页	见第 100 页	见第 93 页	见第 94 页	见第 94 页	见第 158 页	见第 94 页	见第 84, 130, 202 页

三文鱼斑（鲜红斑痣）[SALMON PATCH（NAEVUS FLAMMEUS）（图 5.30）]

鲜红斑痣表现为苍白的粉红色斑片，出生即有，位于颈项部、前额、眼睑。压之可以褪色，表明是由于毛细血管扩张所致。面部的皮损通常在 1 岁时消退，但是颈项部的通常不消退，终身存在。枕部皮损一般只有在脱发的时候才被发现，通常不需要治疗，因为头发生长可以将其掩盖。

葡萄酒痣（毛细血管畸形）[PORT WINE STAIN（CAPILLARY MALFORMATION）（图 5.31，图 5.32）]

毛细血管畸形是永久的，更明显地影响美容的胎记，比鲜红斑痣颜色更深。通常出生时就有，而且常单发，随着成长皮损变大，葡萄酒痣在大小和颜色上是可变的。随着年龄的增长皮损颜色变暗，有时可能会在斑片上出现丘疹改变。皮损如果累及三叉神经（V¹）区，葡萄酒痣可能与眼部和颅内血管瘤有关。有时会导致失明、癫痫、偏瘫或精神发育迟滞（Sturge-Weber 综合征）。出现可触及的节段毛细血管畸形时内脏疾病的风险增加，需要进一步影像评估和专家研究讨论。

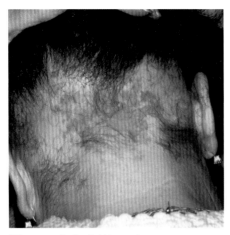

图 5.30　枕部的鲜红斑痣

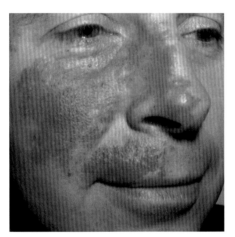

图 5.31　葡萄酒痣，激光治疗前

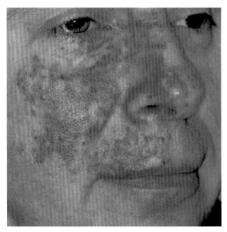

图 5.32　葡萄酒痣，经过 15 次的脉冲染料激光治疗后，皮损改善但并未完全消退

治疗：葡萄酒痣

治疗可选择脉冲染料激光，虽然结果不确定，只有 10% 的患者皮损可以完全消除。大多数可以改善，但不能完全清除（图 5.31，图 5.32），随后可能会复发。治疗时疼痛，所以儿童需要全身麻醉。如果激光治疗无效或者无法实行，可以使用化妆品将皮损遮盖起来。

寻常狼疮（LUPUS VULGARIS；图 5.33）

寻常狼疮是一种结核杆菌感染的慢性皮肤病。典型皮损表现为缓慢增长的橙红色斑块，如今它非常罕见（译者注：在中国，结核菌感染并不罕见），但仍然是一个需要考虑的诊断。确诊需要活检。

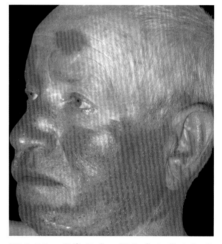

图 5.33　寻常狼疮：橙红色斑片已经存在了 40 年，以前被诊断为胎记

治疗：寻常狼疮

同治疗肺结核的三联疗法：异烟肼 300mg/d，每天 1 次；利福平 600mg/d，每天 1 次；吡嗪酰胺 20mg/kg，每天 3~4 次或乙胺丁醇 15mg/kg，每天 1 次。治疗 2 个月后，可以用两种药再进行 4 个月的治疗，常用异烟肼和利福平。这种治疗方案通常需要呼吸专家进行评估和制定。

JESSNER 淋巴细胞浸润（JESSNER'S LYMPHOCYTIC INFILTRATE；图 5.34）

固定的红色硬化性斑块，表面光滑，无鳞屑，散在分布于面部或躯干。个别皮损表现为圆形、椭圆形或匐行性。皮肤活检可以确诊，镜下表现为真皮内血管周围致密的淋巴细胞浸润，活检可以鉴别盘状红斑狼疮和淋巴瘤。对治疗反应差，但是抗疟疾药物（见盘状红斑狼疮，第100页）可以尝试。

结节病 – 冻疮样狼疮（SARCOIDOSIS-LUPUS PERNIO；图 5.35~ 图 5.36）

1/4 的结节病患者有皮肤受累，结节病的皮损表现为斑疹、丘疹、斑片和斑块。皮损颜色可以是红色、橙色或紫色的。面部常见皮损为位于鼻及面颊部的淡紫色 / 紫色斑块（冻疮样狼疮）。结节病好发于黑种人，诊断依靠活检。如果活检诊断为结节病，需要仔细检查其他部位可能存在的结节病。

治疗：结节病

推荐患者去皮肤科及呼吸科确诊，并寻找身体其他部位可能存在的病变。对于多系统受累的患者系统给予糖皮质激素，这也可以改善皮损。其他疗法包括氨甲蝶呤（每周 10~25 mg）、硫唑嘌呤（100~150mg/d）、羟氯喹（200mg，每天 2 次）、阿维 A（25mg/d）。如果只表现为冻疮样狼疮，每 4~6 周皮损内注射曲安西龙（5mg/mL），注射时需要谨慎，因为激素可以引起永久性皮肤萎缩。

面部肉芽肿（GRANULOMA FACIALE；图 5.37）

面部肉芽肿的特点是慢性橙色结节或硬化性斑块伴有明显的毛囊开口，组织学表现为肉芽肿和血管炎。

牙源性窦道（DENTAL SINUS；图 5.38）

这是由于牙脓肿通过皮肤向外排出，好发于颊、下颏或颌下。进行口腔检查可以诊断，通常可见腐坏的牙齿。腐坏的牙齿需要拔除。

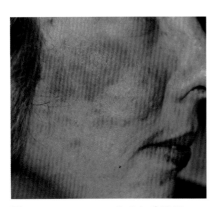

图 5.34　JESSNER 淋巴细胞浸润

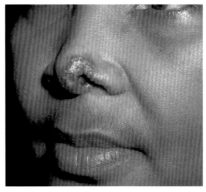

图 5.35　黑人皮肤上的冻疮样狼疮

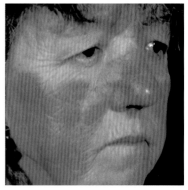

图 5.36　冻疮样狼疮

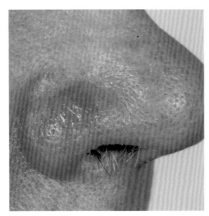

图 5.37　面部肉芽肿

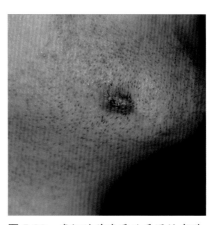

图 5.38　腐坏的前磨牙致牙源性窦道

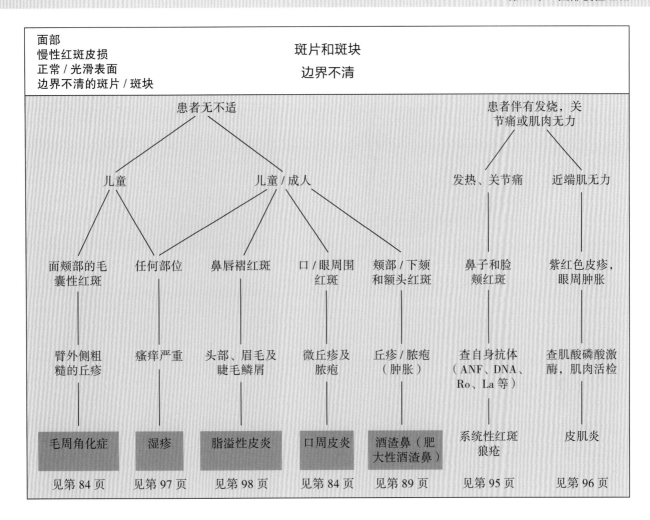

面部
慢性红斑皮损
正常 / 光滑表面
边界不清的斑片 / 斑块

斑片和斑块
边界不清

患者无不适					患者伴有发烧，关节痛或肌肉无力	
儿童	儿童 / 成人				发热、关节痛	近端肌无力
面颊部的毛囊性红斑	任何部位	鼻唇褶红斑	口 / 眼周围红斑	颊部 / 下颏和额头红斑	鼻子和脸颊红斑	紫红色皮疹，眼周肿胀
臀外侧粗糙的丘疹	瘙痒严重	头部、眉毛及睫毛鳞屑	微丘疹及脓疱	丘疹 / 脓疱（肿胀）	查自身抗体（ANF、DNA、Ro、La 等）	查肌酸磷酸激酶，肌肉活检
毛周角化症	湿疹	脂溢性皮炎	口周皮炎	酒渣鼻（肥大性酒渣鼻）	系统性红斑狼疮	皮肌炎
见第 84 页	见第 97 页	见第 98 页	见第 84 页	见第 89 页	见第 95 页	见第 96 页

系统性红斑狼疮（SYSTEMIC LUPUS ERYTHEMA-TOSUS；图 5.39~ 图 5.41）

女性患者，面部红斑伴发热及关节痛，一般提示为系统性红斑狼疮（SLE），红斑为蝶形分布（面颊及鼻梁），但有时也不是，也可同时表现为甲襞慢性血管扩张及角质增厚。虽然面部皮损好发部位与酒渣鼻相似，但是没有丘疹及脓疱。

患者可能会有肾脏受累、精神或神经系统症状、心包炎、胸膜炎或腹痛，也可以有冻疮和雷诺现象。如果抗核抗体阳性可以确诊。药物如普鲁卡因胺、肼苯达嗪、米诺环素和抗 TNF 单克隆生物疗法可引起与 SLE 相同的疾病。亚急性皮肤型红斑狼疮与系统性红斑狼疮相似，也可表现为面部非鳞屑性斑块。自身抗体可以阳性，但是没有全身症状。

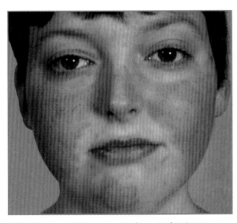

图 5.39　系统性红斑狼疮：面部蝶形红斑

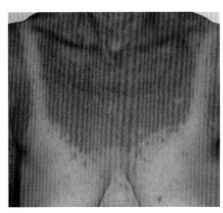

图 5.40　系统性红斑狼疮，皮疹曝光部位分布

95

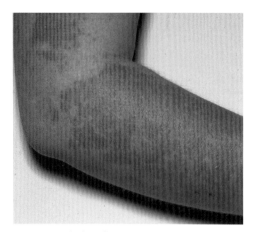

图 5.41　前臂亚急性皮肤型红斑狼疮

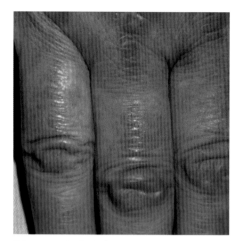

图 5.42　指背的线状红斑

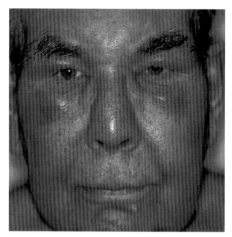

图 5.43　皮肌炎：上下眼睑水肿

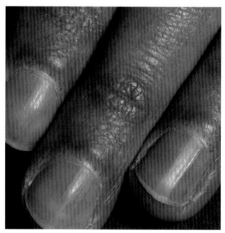

图 5.44　系统性红斑狼疮和皮肌炎的甲褶毛细血管扩张

治疗：系统性红斑狼疮

咨询对此病有研究的（风湿病、内科及皮肤科）专家是有必要的。治疗取决于哪个器官受累，累及肾脏、胸膜、心包、中枢神经系统或血液系统的严重患者需要系统性使用大剂量的糖皮质激素。初始剂量为泼尼松龙 1mg/（kg·d）。硫唑嘌呤、氨甲蝶呤或霉酚酸酯及新生物制剂如抗 TNF、抗 –IL6 单克隆抗体可以长期使用，这样有利于激素减量（见 40页）。可以使用防晒霜（SPF 30 或以上）来保护皮肤免受阳光照射。如果关节是主要症状，治疗选择非甾体抗炎药。如果只是皮肤和关节受累，可以使用羟氯喹 200mg，每天 2 次或米帕林（阿的平）100 mg，每天 2 次。

皮肌炎（DERMATOMYOSITIS）

典型的症状表现为近端肌肉的无力和压痛伴随面部、颈部"V"区、上眼睑或手指背或掌骨头的紫红色或粉红色的皮疹（图 5.42）。面部及手臂可以出现明显的水肿（图 5.43）和指甲褶毛细血管扩张（图 5.44）。通过检测肌酶（肌酸激酶）、肌肉活检或肌电图检查可以确诊。40 岁以上的患者可能合并内脏肿瘤。

治疗：皮肌炎

紧急推荐患者去皮肤科进行诊断和治疗，

内脏恶性肿瘤的筛查是必不可少的（特别是肺癌、胃癌、卵巢癌或乳腺癌）。如果发现肿瘤及治疗成功，皮肌炎会消失。如果癌症是不可治愈的，则皮肌炎可能很难控制。初始治疗剂量为泼尼松龙 1mg/（kg·d），病情控制后逐渐减量，可以使用硫唑嘌呤、氨甲蝶呤或霉酚酸酯，这样有利于激素减量。如果对这些治疗无效，可以大剂量静脉注射免疫球蛋白。肌酶可以监测疾病的活动情况。急性期需要休息，后期需要进行被动的肌肉锻炼及理疗。

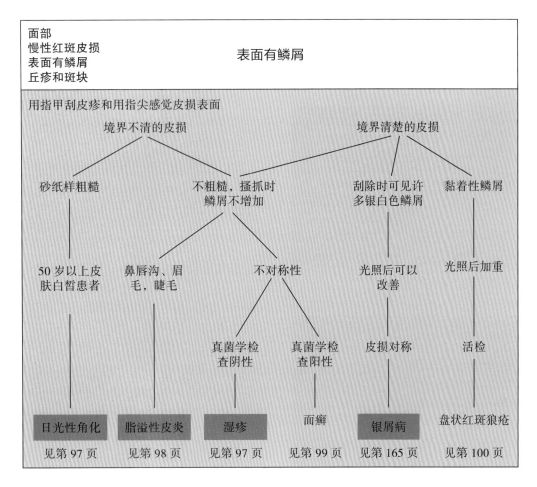

日光性角化病（SOLAR KERATOSES；图 5.45）

面部的日光性角化病容易与湿疹混淆，但是摸起来感觉粗糙。好发年龄为 50 岁以上，皮肤白皙（日光照射后易晒伤而非晒黑）和蓝眼睛的人群。患者往往有户外工作或居住史（20 多年前），同时也可见到日光性弹力纤维组织变性（见 213 页），表现为淡黄色斑伴皮纹加深，及面部、颈部及背部的毛囊口扩张。这些"皱纹"不是由于本身老化引起的，而是由于长期的光损害造成的。

面部湿疹（ECZEMA ON THE FACE；图 5.46，图 5.47）

面部境界不清的红斑鳞屑的最可能原因是慢性湿疹，皮损分布及患者年龄决定湿疹的类型。

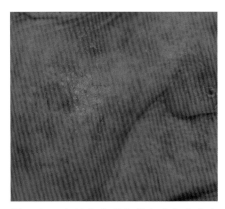

图 5.45 光损伤 I 型白皙皮肤老年患者面部日光性角化病

特应性皮炎：婴幼儿或儿童面部的湿疹可能是特应性皮炎。婴儿最初主要出现在脸颊和头皮，然后皮损全身泛发（尤其是肘前和腘窝）（见 173

页）。特应性皮炎往往持续到成年，皮损进而表现为苔藓化（图5.48）。

过敏性接触性皮炎可能是由于化妆品、指甲油（从指甲接触到脸部）、面部用面霜和空气中的过敏原如水泥粉尘或木屑等引起。塑料和眼镜金属框架可以导致鼻子和耳朵后面的湿疹斑片。所有找不到发病原因的面部湿疹都应该在皮肤科进行斑贴试验。

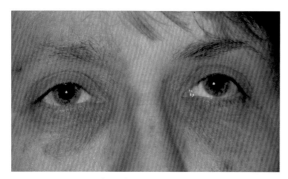

图5.46　眼周湿疹：常见类型

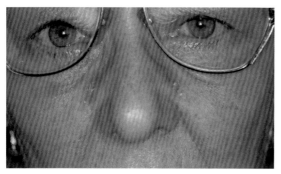

图5.47　由于眼镜架引起的鼻侧过敏性接触性皮炎

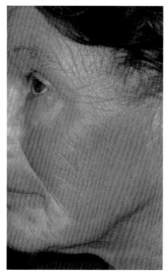

图5.48　苔藓样特应性皮炎

脂溢性皮炎在面部的发病部位包括鼻唇沟和多毛的区域，如眉部、眼睑、头皮和有胡须的部位。

治疗：面部湿疹

面部只能外用弱效（英国）/7类（美国）的激素如1%氢化可的松，如果皮肤干燥或怀疑是过敏性接触性皮炎（乳剂可以含有防腐剂，是潜在的致敏物质），需要使用软膏，如果不使用皂类，使用洗剂如大黄根酸铋洗剂，可以使用滋润剂如Cetroben，Dermol或Diprobase Creams。

0.1%他克莫司软膏和吡美莫司乳膏可用于特应性皮炎的治疗（见27页），并可用于预防，1周2次。

脂溢性皮炎（SEBORRHOEIC ECZEMA；图5.49~图5.53）

成人湿疹常见的类型，这是由于糠秕孢子酵母菌的过度增殖所致。它分布在皮肤上（见图5.53）——头皮、眉毛、睫毛、鼻唇沟、外耳、胸部和背部中心（见148页，151页）。在面部表现为油腻性鳞屑，从鼻唇沟蔓延到面颊。有毛的地方也容易受累如眉毛、睫毛、头发和胡须的部位。在外耳道及耳朵后面也可见到鳞屑。

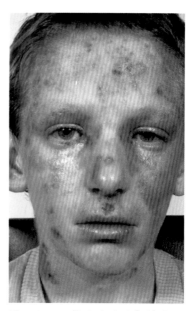

图5.49　9岁男孩的面部特应性皮炎

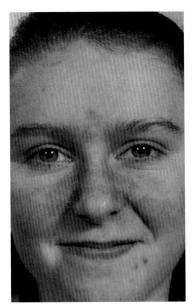

图 5.50　脂溢性皮炎

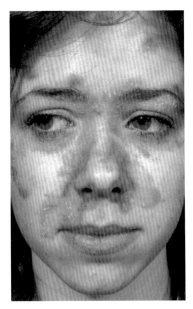

图 5.51　面部银屑病

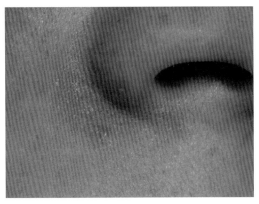

图 5.52　脂溢性皮炎：鼻唇沟的红斑、鳞屑

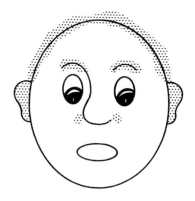

图 5.53　脂溢性皮炎在面部的分布示意图

治疗：脂溢性皮炎

　　只有脂溢性皮炎有临床症状时才需要治疗，开始用 2% 酮康唑（Nizoral）霜，每天 2次，直到皮损消退，这将减少糠秕孢子酵母菌。如果效果不佳，使用 1% 氢化可的松乳膏，每天 2 次或 2% 咪康唑加 1% 氢化可的松霜（Daktacort）。用酮康唑洗发水治疗头皮皮损（见 65 页）。

面癣（TINEA ON THE FACE；图 5.54，图 5.55）

　　面癣不常见。如果红斑鳞屑是一侧的或者大都位于一侧时要怀疑面癣。皮损边界清楚，中间皮肤相对正常，一般瘙痒且皮损慢慢变大，刮除皮损边缘进行真菌学检查（见 17 页）。

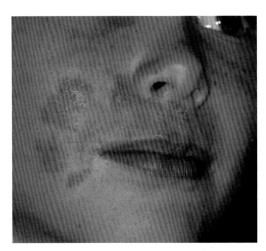

图 5.54　小狗传染的口周癣：皮损非对称性分布时常常要考虑该诊断

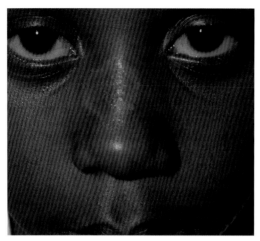

图 5.55　黑人儿童鼻子上的癣

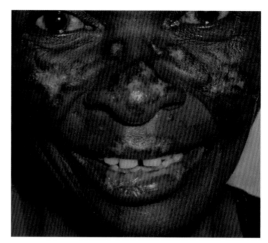

图 5.57　盘状红斑狼疮在黑人皮肤表现为色素沉着和色素脱失

治疗：面癣

应用特比萘芬（兰美舒）霜，每天 1 次，共 7~10 天或咪唑类霜，每天 2 次，共 2 周。所有的咪唑类药物都有很好的效果，不需要口服抗真菌药物。

盘状红斑性狼疮（DISCOID LUPUS ERYTHEMA-TOSUS；图 5.56，图 5.57）

盘状红斑狼疮是一种良性红斑狼疮，通常只有皮肤表现而没有系统受累（虽然 5% 的患者自身抗体阳性）。女性比男性更容易发病，通常发病年龄在 25~40 岁，表现为头面部境界清楚的红斑鳞屑性斑块。与银屑病和湿疹的鳞屑有很大的不同，用手指刮除鳞屑不像银屑病那样可以见到

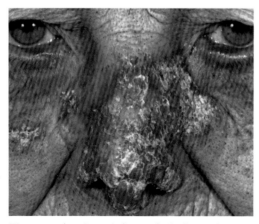

图 5.56　盘状红斑狼疮：面部鳞屑性斑块

银白色鳞屑，也比湿疹的鳞屑更加粗糙和粘着。同时可出现毛囊角栓、皮肤萎缩、色素改变（色素沉着或色素减退）。光晒可以使皮损加重，因此经常夏天发病或者夏天病情加重，诊断需要排除引起面部鳞屑的其他疾病。如果表现为持久的鳞屑性斑块时，需要活检确诊。

治疗：盘状红斑狼疮

盘状红斑狼疮是唯一面部可以使用强效激素的疾病，0.05% 丙酸氯倍他索软膏用于面部斑块，每天 2 次，直到皮损消退。只有病变在活动期时使用（斑块呈现红色和鳞屑）。对萎缩和色素沉着无效。光晒可以使皮损加重，因此在夏天要使用防晒霜（SPF 30 +）。0.1% 他克莫司（普特彼）和吡美莫司（爱宁达）可以有效减少类固醇药物的副作用，可以预防红斑发作，但是对急性红斑基本无效。如果外用激素无效或者皮损泛发，可以口服抗疟药物。可口服羟氯喹 200mg，每天 2 次或阿的平 100mg，每天 2 次，至少 3 个月。羟氯喹可影响视网膜，所以每年都需进行视力和视野检查。羟氯喹也可使指甲染成灰蓝色。阿得平可以使患者的皮肤、尿液变黄，也可引起呕吐或腹泻。应该告知患者这些副作用。

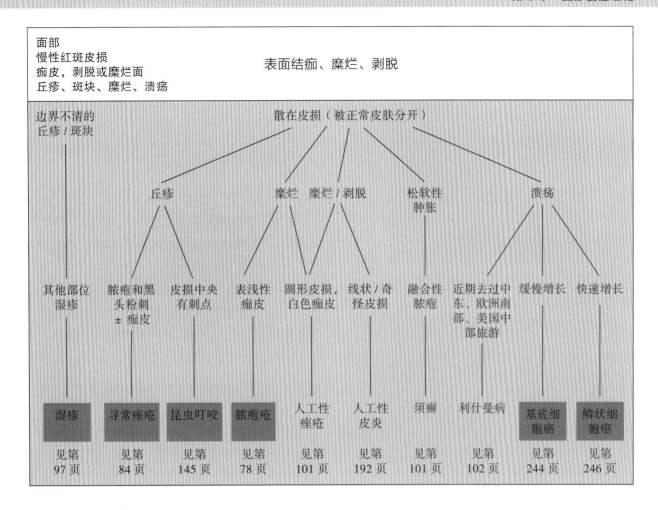

面部 慢性红斑皮损 痂皮，剥脱或糜烂面 丘疹、斑块、糜烂、溃疡	表面结痂、糜烂、剥脱

边界不清的
丘疹 / 斑块　　　　　　　　散在皮损（被正常皮肤分开）

丘疹　　　　糜烂　糜烂 / 剥脱　　松软性
肿胀　　　　溃疡

其他部位 湿疹	脓疱和黑 头粉刺 ± 痂皮	皮损中央 有刺点	表浅性 痂皮	圆形皮损， 白色痂皮	线状 / 奇 怪皮损	融合性 脓疱	近期去过中 东、欧洲南 部、美国中 部旅游	缓慢增长	快速增长
湿疹	寻常痤疮	昆虫叮咬	脓疱疮	人工性 痤疮	人工性 皮炎	须癣	利什曼病	基底细 胞癌	鳞状细 胞癌
见第 97 页	见第 84 页	见第 145 页	见第 78 页	见第 101 页	见第 192 页	见第 101 页	见第 102 页	见第 244 页	见第 246 页

人工痤疮（ACNE EXCORIEE；图 5.58）

这种痤疮主要发生在 30 岁以上的女性，痤疮是轻度的，但是皮损一般有剥脱。圆形或椭圆形，白色的瘢痕是最明显的表现，这一般是患者自我导致的。

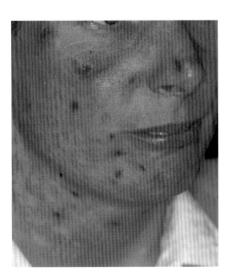

图 5.58　人工痤疮

治疗：人工痤疮

小剂量异维 A 酸（20mg/d）长期使用效果良好（见 37 页，88 页）。在使用时要有适当的避孕措施。

须　癣（TINEA BARBAE；图 5.59，图 5.60）

须癣是一种不常见的动物癣菌感染性疾病（通常由小牛的疣状红色毛癣菌引起），农场工人好发，表现为松软性肿胀伴有许多脓疱，毛发容易拔出，可以检到真菌，继发金黄色葡萄球菌感染可以导致细菌培养阳性而误导医生。

须癣的治疗

口服灰黄霉素 500mg，与食物同服，每天 1 次，共 4~6 周，对治疗动物癣菌比特比萘芬更有效。

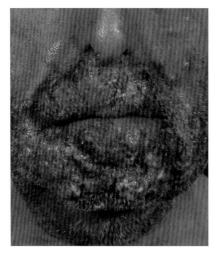

图 5.59　须癣：胡须区的脓癣

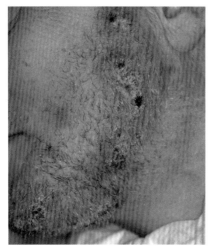

图 5.60　须疮：胡须区痂皮

利什曼病（LEISHMANIASIS；图 5.61，图 5.62）

　　利什曼病是由于感染的白蛉叮咬所致。此病在南地中海、中东、北非、印度、巴基斯坦、美洲中部和南部最常见。在被白蛉叮咬几周后，叮咬部位出现疖样结节，逐渐变平成斑块，伴或不伴溃疡。在暴露部位可以出现一个或多个皮损，好发于面部、手臂和腿部。皮损无痛感，1 年左右自行愈合，愈合后留下筛状瘢痕。部分利什曼患者发展为慢性疾病，表现为瘢痕的周边出现新的

肉芽肿性丘疹或斑块（狼疮样利什曼病，图 5.62）。这种症状可能会持续几年。在美国中部和南部，可以见到更具破坏性的临床表现（新大陆型利什曼病），表现为溃疡结节，最后蔓延全身到黏膜（黏膜利什曼病），推荐找专家进行诊断和治疗。

治疗：利什曼病

　　● 无须治疗，自然愈合。
　　● 每周注射葡萄糖酸锑钠（葡萄糖酸锑）或 N- 甲基葡萄糖胺锑直至痊愈。
　　● 静脉（经外周静脉置入中心静脉导管）静滴葡萄糖酸锑钠，每天剂量为 20mg/kg，共 20 天。特别推荐用于新大陆型利什曼病的治疗。

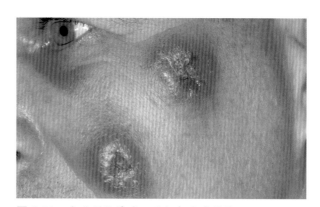

图 5.61　皮肤利什曼病：面颊部溃疡结节

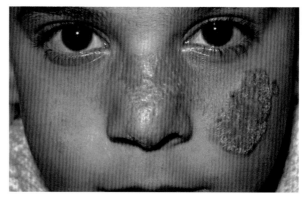

图 5.62　面颊部狼疮样利什曼病：注意之前鼻部的瘢痕

6 口、舌、唇和耳

● 口

溃疡和糜烂　　　　　104

急性　　　　104

慢性　　　　106

白色，黄色和棕色皮损　108

● 舌　　　　　　　　　110

● 唇

正常的表面　　　　　111

鳞屑、粗糙的表面　　112

水疱 / 糜烂 / 溃疡　　104

急性

慢性

● 耳

斑片和斑块　　　　　116

丘疹和结节　　　　　116

口（MOUTH）

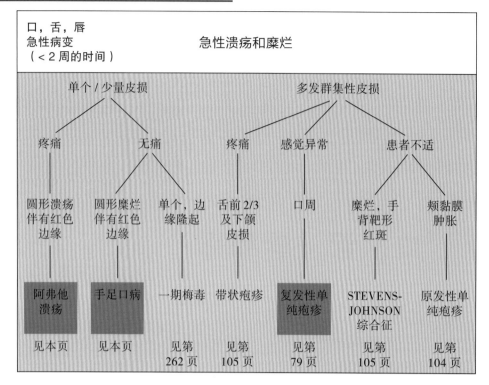

阿弗他溃疡（APHTHOUS ULCERS；图 6.1）

阿弗他溃疡是复发性口腔溃疡最常见的病因。单个或多个小圆形溃疡，红色边缘，7~10 天自发愈合。通常在十几岁发病，并可能持续终身。阿弗他溃疡可能与 Crohn 病、溃疡性结肠炎或腹腔疾病相关。

治疗：阿弗他溃疡

此病为自限性疾病，通常不需治疗，大多患者会使用保治灵（胆碱水杨酸盐和氯化物）缓解症状。对难治性溃疡可以使用以下治疗方案：

● 2% 色甘酸钠鼻喷剂（色甘酸钠）直接喷到溃疡上，每天 3 次，大约 50% 的患者会有很好的疗效，具体作用机制不明。

● 四环素漱口液，250mg/5mL，含漱约5 分钟，然后吐出，每天 4~5 次。因为可以使牙齿染色，12 岁以下儿童不要使用。

● 0.1% 曲安奈德（曲安西龙）贴剂，贴于溃疡上，每天 3 次。

● 二丙酸倍氯米松气雾剂，每喷 50g，可

以每天喷洒数次到溃疡上，直到治愈。

● 10% 氢化可的松加等量的甘油和水，漱口，每天 3 次；患者漱口后必须吐出而不能吞下，以确保没有太多的糖皮质激素吸收。

● 2.5% 氢化可的松琥珀酸钠（尔兰）颗粒，用于溃疡上，直到颗粒溶解，每天 2 次。

手足口病（HAND, FOOT AND MOUTH DISEASE；图 6.2）

这是由于柯萨奇病毒 A16 型引起的轻度感染性疾病，口腔可见与阿弗他溃疡相似的圆形溃疡伴有红色边缘，但是在手指和足趾可见伴有红晕的白色水疱（见图 13.3，第 305 页）。皮损在几天内可自行好转。

原发性单纯疱疹（PRIMARY HERPES SIMPLEX；图 6.3）

大多数原发性单纯疱疹病毒感染发生在儿童期，一般无症状，只有少数水疱、糜烂出现在硬腭或颊黏膜。偶尔会引起急性疱疹性龈口炎伴随发热及全身不适。

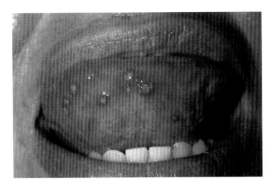

图 6.1　舌头的阿弗他溃疡

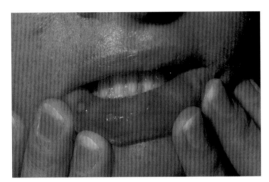

图 6.2　手足口病：下唇水疱、糜烂

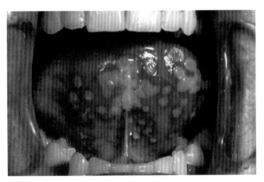

图 6.3　原发性单纯疱疹：舌头水疱、糜烂

而不是感染导致。中毒性表皮坏死松解（见 139 页），STEVENS-JOHNSON 综合征和多形红斑是同一疾病不同轻重程度的表现。

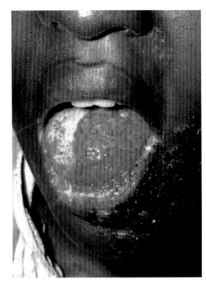

图 6.4　带状疱疹累及第五脑神经的下颌支：舌前 2/3 溃疡，同侧下颌的皮疹

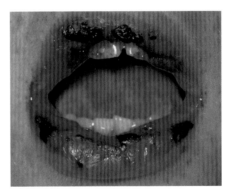

图 6.5　STEVENS-JOHNSON 综合征

带状疱疹（HERPES ZOSTER；图 6.4）

累及第 5 脑神经的下颌支的带状疱疹比较罕见，皮损单侧分布，表现为舌前 2/3 溃疡，同侧下颌的红斑水疱。

STEVENS-JOHNSON 综合征（图 6.5~ 图 6.7）

累及口腔的多形红斑，颊黏膜的不规则糜烂，口腔、口唇、眼结膜和生殖器广泛受累，称为 STEVENS-JOHNSON 综合征。病因与多形红斑相似（见 127 页），但通常是药物（复方新诺明多见）

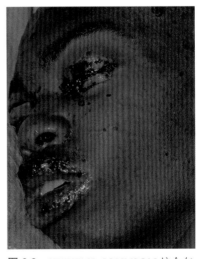

图 6.6　STEVENS-JOHNSON 综合征

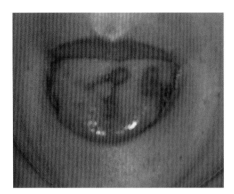

图 6.7 多形红斑累及舌头

治疗：STEVENS–JOHNSON 综合征

大多数患者因无法饮水、进食，需要住院治疗。用甘油和麝香草酚频繁地漱口（由甘油、麝香草酚片和水溶解而成），口周也应该护理，每小时数次。如果患者无法自己护理，由护士使用棉签帮助护理，这将使口腔黏膜保持相对舒适。否则嘴唇粘在一起，饮食更困难，在必要时，需要外科手术分离。盐酸吲哚美辛（difflam）或洗必泰葡萄糖酸（洗必泰）可作为替代漱口水。

眼睛皮损，可经常用生理盐水和羟丙甲纤维素滴眼（人工眼泪），以保持眼部舒适。如果患者出现广泛的皮肤和黏膜受累，患者需要在烧伤病房护理，以防止发生皮肤溃疡。目前尚无证据表明系统使用激素是有益的。

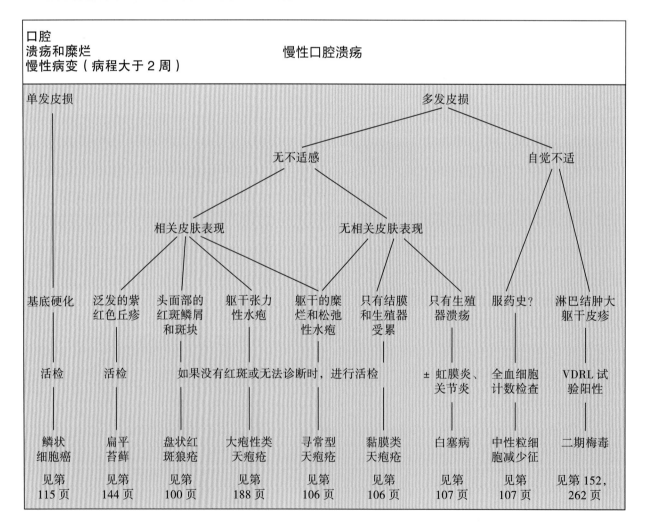

口腔
溃疡和糜烂
慢性病变（病程大于 2 周）　　　　　慢性口腔溃疡

单发皮损							多发皮损	
			无不适感				自觉不适	
		相关皮肤表现		无相关皮肤表现				
基底硬化	泛发的紫红色丘疹	头面部的红斑鳞屑和斑块	躯干张力性水疱	躯干的糜烂和松弛性水疱	只有结膜和生殖器受累	只有生殖器溃疡	服药史？	淋巴结肿大躯干皮疹
活检	活检	如果没有红斑或无法诊断时，进行活检			± 虹膜炎、关节炎	全血细胞计数检查		VDRL 试验阳性
鳞状细胞癌	扁平苔藓	盘状红斑狼疮	大疱性类天疱疮	寻常型天疱疮	黏膜类天疱疮	白塞病	中性粒细胞减少征	二期梅毒
见第115页	见第144页	见第100页	见第188页	见第106页	见第106页	见第107页	见第107页	见第152,262页

寻常型天疱疮（PEMPHIGUS VULGARIS；图 6.8 ）

口腔水疱、糜烂通常是寻常型天疱疮的首发表现，随后出现皮疹（见 189 页）。

黏膜类天疱疮（MUCOUS MEMBRANE PEMPHIGOID；图 6.9，图 6.10）

这是一种由于抗基底膜抗体导致的罕见的自

身免疫性疾病，主要累及黏膜（口、眼和生殖器），表现为水疱、糜烂和瘢痕。在腔口周围的皮肤也可出现水疱。经常通过眼科检查来确诊。眼角的粘连和瘢痕是主要特征。如果不治疗，可导致失明。大疱性类天疱疮较少累及黏膜。诊断依靠特征性的皮疹（见第188页）。

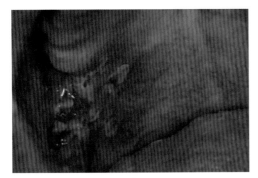

图6.8　天疱疮：上腭糜烂

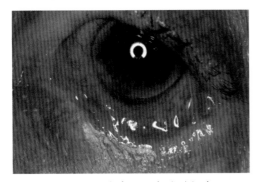

图6.9　黏膜类天疱疮：眼角结膜粘连

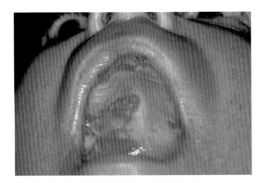

图6.10　黏膜类天疱疮：硬腭溃疡

治疗：黏膜类天疱疮

与大疱性类天疱疮不同，黏膜类天疱疮对系统使用糖皮质激素反应不好，没有一个单一的治疗是有效的。为不同患者寻找合适的药物

来治疗。开始口服氨苯砜50mg，每天3次，这是最安全的选择。但其可引起溶血性贫血或高铁血红蛋白血症，应在治疗1周后及服药后的每2到3个月检查全血细胞计数。为了预防该副作用，可给予口服西咪替丁400mg，每天3次。如氨苯砜治疗无效，可以给予口服更有效药物环磷酰胺50mg，每天2次，但需要定期检查全血细胞计数（每月1次）。

第三种选择是口服硫唑嘌呤50mg，每天3次。如果结膜有瘢痕形成，可以皮损内注射糖皮质激素阻止疾病发展。所有的患者需要进行皮肤科和眼科护理。

血液病（BLOOD DYSCRASIA）

粒细胞缺乏症和中性粒细胞减少症可引起口腔溃疡，其可能是白血病的首发表现，也可能是氨甲蝶呤等细胞毒性药物的副作用。

白塞综合征（BEHCET'S SYNDROME；图6.11~图6.14）

白塞综合征是一种少见病，年轻男性多发。任何表现为复发性口腔和生殖器溃疡的患者，都应排除本病。溃疡往往更大，更深，比阿弗他溃疡持续时间更长。也会有一个或多个以下表现：虹膜炎、关节炎、血栓性静脉炎、皮肤无菌性脓疱、结节性红斑和脑膜脑炎。这类患者需要住院治疗。

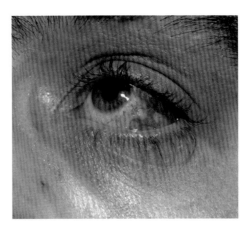

图6.11　白塞综合征：眼结膜炎

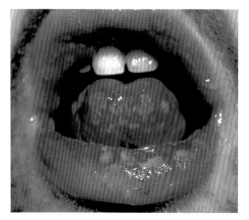

图 6.12　白塞综合征：舌和口唇糜烂

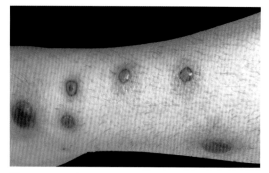

图 6.14　白塞综合征：小腿血管炎性脓疱

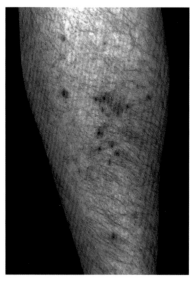

图 6.13　白塞综合征：小腿脓疱

治疗：白塞综合征

病因不清，治疗是经验性的，效果往往不佳。所使用的药物有：

● 秋水仙碱 500μg，每天 2 次。

● 硫唑嘌呤 2mg/（kg·d）（平均 50 mg，每天 3 次）。

● 沙利度胺 100mg 一次口服，需实名配药。

对于口腔溃疡，值得尝试：

● 10% 氢化可的松与等量甘油和水混合，餐后漱口，应该告知患者，有苦味；漱口后应吐出，这样糖皮质激素不会被吸收。

● 糖皮质激素吸入剂：二丙酸倍氯米松，每喷 50g，通常用于哮喘，但不用吸入，而是患者把它喷洒至溃疡处，每天数次直到溃疡愈合。

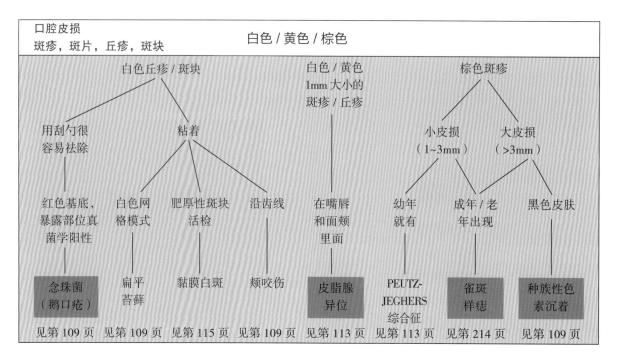

口腔皮损
斑疹，斑片，丘疹，斑块　　　　　白色 / 黄色 / 棕色

白色丘疹 / 斑块　　　　　白色 / 黄色 1mm 大小的斑疹 / 丘疹　　　　　棕色斑疹

用刮匙很容易祛除　　粘着　　　　　　　　　　小皮损（1~3mm）　　大皮损（>3mm）

红色基底，暴露部位真菌学阳性　白色网格模式　肥厚性斑块活检　沿齿线　　在嘴唇和面颊里面　幼年就有　成年 / 老年出现　黑色皮肤

念珠菌（鹅口疮）　扁平苔藓　黏膜白斑　颊咬伤　皮脂腺异位　PEUTZ-JEGHERS 综合征　雀斑样痣　种族性色素沉着

见第 109 页　见第 109 页　见第 115 页　见第 109 页　见第 113 页　见第 113 页　见第 214 页　见第 109 页

108

扁平苔藓（LICHEN PLANUS）

口腔的扁平苔藓一般无自觉症状，诊断依靠典型的皮肤表现（见 144 页）。在口腔表现为颊黏膜的白色网格状皮损，很少出现糜烂和溃疡，一旦出现患者会有口腔疼痛和吞咽疼痛。溃疡的边缘往往是白色的。刚开始表现为典型的扁平苔藓皮损，在皮疹消退后溃疡会持续多年。需要和颊部咬伤进行鉴别诊断，后者可见到一条高起来的颊黏膜沿齿线排列。

治疗：口腔扁平苔藓

大多口腔扁平苔藓是无症状的，因此不需要治疗。糜烂性扁平苔藓治疗效果往往不佳，可以尝试以下方法：

● 使用治疗阿弗他溃疡的普通漱口水（见第 104 页）。如效果不佳，需要给予一些系统治疗。

● 对严重的溃疡可口服泼尼松 30mg/d；一旦溃疡愈合，减少剂量到维持剂量 5~10mg/d，要让患者尽快停用激素，否则患者可能会持续使用多年。

● 偶尔口服维 A 酸可以作为替代糖皮质激素的药物［阿维 A，0.5~1mg/（kg·d），见第 37 页］。

口腔色素沉着（PIGMENTATION IN THE MOUTH）

口腔黑色素色素沉着多见于黑种人的口腔和舌。如果幼年发病，有较多小的褐色的斑可能是 Peutz-Jeghers 综合征（见 113 页）。如果中年或者老年出现的色素性斑片可能是雀斑样痣（见 214 页）。

口腔念珠菌病（ORAL CANDIBIASIS；图 6.15~图 6.19）

鹅口疮多见于年轻人和一些使用免疫抑制剂或服用抗生素及细胞毒性药物的老年人。临床表现为小的白色丘疹，用压舌板容易刮除，留有红色的表面。刮除物与氢氧化钾混合直接镜检，可见到孢子和菌丝（图 10.15，见第 255 页），也可在沙堡培养基上培养。

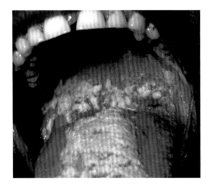

图 6.15　舌和硬腭的念珠菌病（可以累及食管）

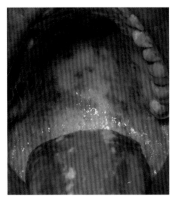

图 6.16　种族性色素沉着累及腭和舌头

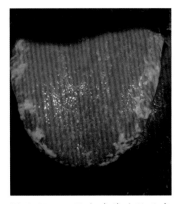

图 6.17　口腔念珠菌病的舌表现，很容易用压舌板刮除下来白色伪膜

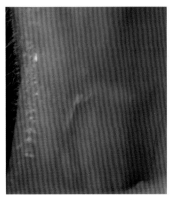

图 6.18　颊黏膜的咬伤线

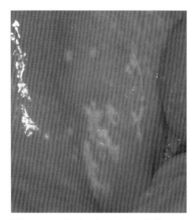

图 6.19　颊黏膜的扁平苔藓，白色网格状

治疗：口腔念珠菌病

● 婴幼儿，用成人的手指把咪康唑凝胶直接涂于患处，每天 4 次。

● 成人，制霉菌素口服混悬液（1mL）漱口后吞咽，每天 4 次；临床治愈后坚持用药 48 小时。

● 制霉菌素或两性霉素 B 含片，含至溶解，每天 4 次。

● 口服伊曲康唑（100mg/d，2 周）或氟康唑（50mg/d，7~14 天）；如果患者服用抗生素，治疗一直到停止使用抗生素。如果患者使用免疫抑制剂或者患有癌症，需要延长治疗时间。

舌头异常（ABNORMALITIES OF THE TONGUE）

口腔毛状白斑（ORAL HAIRY LEUKOPLAKIA；图 6.20）

临床表现为沿舌边分布由较多丘疹形成的白色斑块，外观类似毛发。本病多因 EB 病毒感染导致，常见于感染 HIV 的患者，一般无症状。

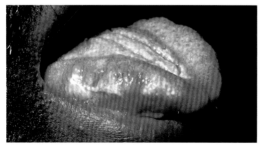

图 6.20　HIV 患者的口腔毛状白斑

巨舌（巨舌征）[LARGE TONGUE（MACROGLOSSIA）]

出生时或儿童早期舌头变大，患者可能患有 Down's 综合征、淋巴管瘤、血管瘤或神经纤维瘤。舌头间断性肿大（持续时间 <24 小时），可能是由血管水肿导致（见第 72 页），一般与荨麻疹相关。中年后出现舌体变大，应该考虑系统性淀粉样变。

光滑舌（SMOOTH TONGUE；图 6.21）

光滑舌可能与缺铁、吸收不良、恶性贫血相关，舌干燥与干燥综合征有关。

裂纹舌（FISSURED TONGUE；图 6.22，图 6.23）

舌沟变深可能是先天性异常，或与面神经麻痹、唇肿胀一起构成 Melkersson-Rosenthal 综合征（见 113 页）。

地图舌（GEOGRAPHIC TONGUE；图 6.24）

地图舌是一种常见疾病，表现为舌背光滑的红色斑片，形成地图样外观，每天都在变化。一

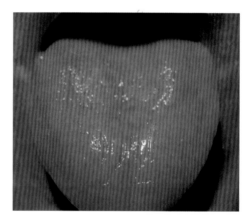

图 6.21　恶性贫血引起的光滑舌

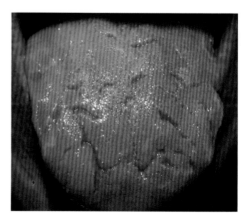

图 6.22　裂纹舌

般无症状，但是其表现易引起注意。如果有疼痛，可以用甘油和麝香草酚漱口水治疗。告诉患者应该避免酸性食物，如柠檬水果或者醋。

鹅绒样和黑毛舌（FURRED AND BLACK HAIRY TONGUE；图 6.25）

鹅绒样和黑毛舌是由于丝状乳头肥厚所致，是完全无害的、无自觉症状，而且与内脏疾病无关联。

治疗可先用 0.05% 的异维 A 酸凝胶（爱索思），5 分钟后用柔软的牙刷把它刷下来。每天重复，直到清除干净（大约 2 周）。

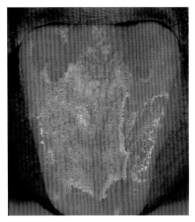

图 6.24　地图舌

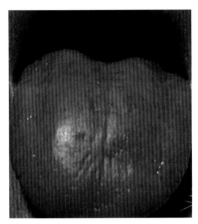

图 6.23　干燥综合征导致的干燥舌

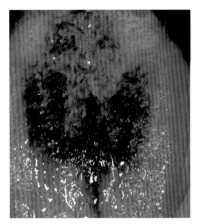

图 6.25　黑毛舌

唇部（LIPS）

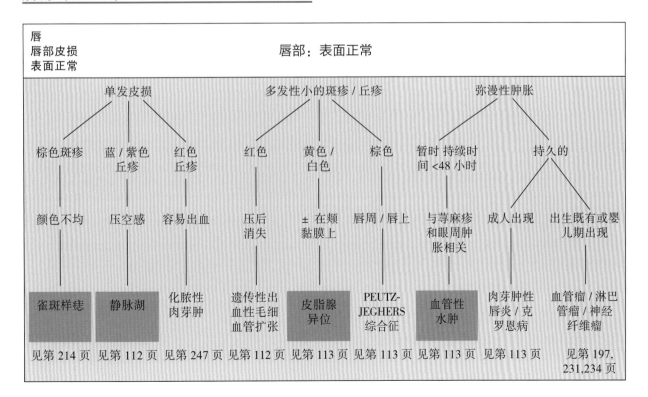

唇 唇部皮损 表面正常			唇部：表面正常						
单发皮损			多发性小的斑疹 / 丘疹			弥漫性肿胀			
棕色斑疹	蓝 / 紫色丘疹	红色丘疹	红色	黄色 /白色	棕色	暂时 持续时间 <48 小时	持久的		
颜色不均	压空感	容易出血	压后消失	± 在颊黏膜上	唇周 / 唇上	与荨麻疹和眼周肿胀相关	成人出现	出生既有或婴儿期出现	
雀斑样痣	静脉湖	化脓性肉芽肿	遗传性出血性毛细血管扩张	皮脂腺异位	PEUTZ-JEGHERS综合征	血管性水肿	肉芽肿性唇炎 / 克罗恩病	血管瘤 / 淋巴管瘤 / 神经纤维瘤	
见第 214 页	见第 112 页	见第 247 页	见第 112 页	见第 113 页	见第 113 页	见第 113 页	见第 113 页	见第 197,231,234 页	

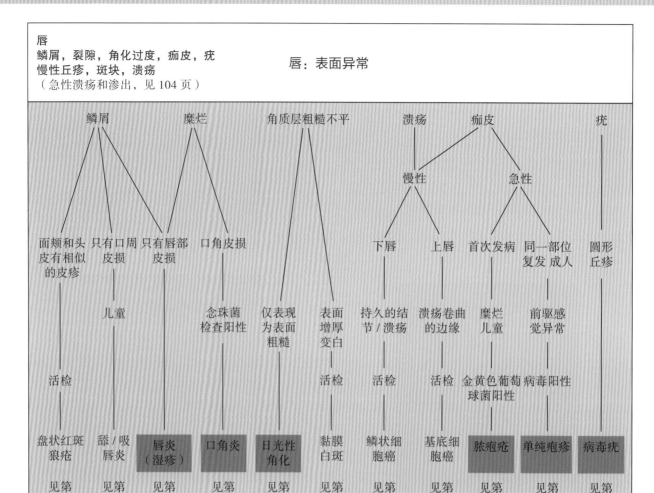

唇
鳞屑，裂隙，角化过度，痂皮，疣
慢性丘疹，斑块，溃疡
（急性溃疡和渗出，见 104 页）

唇：表面异常

（流程图内容）

鳞屑 — 糜烂 — 角质层粗糙不平 — 溃疡 — 痂皮 — 疣

溃疡/痂皮：慢性 — 急性

- 面颊和头皮有相似的皮疹 → 活检 → 盘状红斑狼疮（见第100页）
- 只有口周皮损 → 儿童 → 舔/吸唇炎（见第113页）
- 只有唇部皮损 → 唇炎（湿疹）（见第113页）
- 口角皮损 → 念珠菌检查阳性 → 口角炎（见第114页）
- 仅表现为表面粗糙 → 日光性角化（见第114页）
- 表面增厚变白 → 活检 → 黏膜白斑（见第115页）
- 慢性·下唇 → 持久的结节/溃疡 → 活检 → 鳞状细胞癌（见第115页）
- 慢性·上唇 → 溃疡卷曲的边缘 → 活检 → 基底细胞癌（见第115页）
- 急性·首次发病 → 糜烂·儿童 → 金黄色葡萄球菌阳性 → 脓疱疮（见第78页）
- 急性·同一部位复发成人 → 前驱感觉异常 → 病毒阳性 → 单纯疱疹（见第115页）
- 圆形丘疹 → 病毒疣（见第235页）

静脉湖（VENOUS LAKE；图 6.26）

上唇或下唇孤立出现的紫色软丘疹，好发于中老年人。

治疗：静脉湖

大多患者并不在意，如果患者想去除，有许多方法可以使用：

- 局麻下外科切除，如果切除线与唇垂直，伤口会很好地愈合。
- 可以在不用麻醉情况下，用脉冲染料激光治疗，同时会有很好的美容效果。如果患者居住的附近有机器，则是一个治疗的选择。

遗传性出血性毛细血管扩张（HEREDITARY HAEMORRHAGIC TELANGIECTASIA；图 6.27）

在唇、舌及指头出现小的红色的斑疹和丘疹，与鼻出血和胃肠道出血相关。本病为常染色体显性遗传。

治疗：遗传性出血性毛细血管扩张

皮损不需要任何治疗，尽管脉冲染料激光可以去除。如压迫止血无效，鼻出血需要烧灼，反复的鼻出血及胃肠道出血引起的贫血需要口服铁剂。应告知患者及其家人，本病有家族性发病的特点。

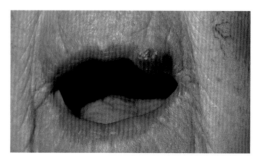

图 6.26　静脉湖

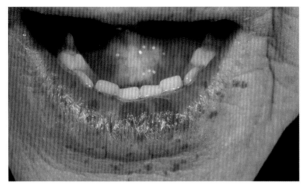

图 6.27　遗传性出血性毛细血管扩张

FORDYCE 斑（FORDYCE SPOTS；图 6.28）

临床表现为唇部及颊黏膜小的，散在性黄色或白色丘疹，本病是由于皮脂腺增生所致。此病非常常见，而且根本无害。

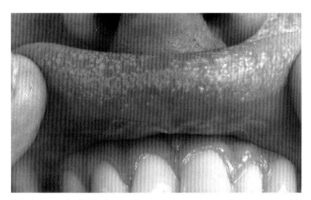

图 6.28　上唇内的 FORDYCE 斑

PEUTZ-JEGHERS 综合征（PEUTZ-JEGHERS SYNDROME；图 6.29）

一种常染色体显性遗传性疾病，表现为唇部、口周皮肤及指趾棕色斑疹，好发于儿童早期。可伴随小肠息肉，后者可导致肠套叠。

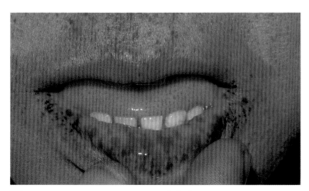

图 6.29　PEUTZ-JEGHERS 综合征

血管性水肿（ANGIO-OEDEMA）

唇部间歇性水肿，在皮损开始消退之前持续时间小于 24 小时，常和眼周水肿和荨麻疹相关（见 72 页）。

肉芽肿性唇炎（GRANULOMATOUS CHEILITIS）

肉芽肿性唇炎表现为整个唇部肿胀（上下唇）（图 6.31）。初始可波动明显，最终变成持久性隆起。病因不清，有时与牙膏引起的过敏性接触性皮炎相关。如果颊黏膜也增厚，考虑 Crohn 病，询问患者腹部症状，检查口腔内颊黏膜是否有鹅卵石样改变。如果需要，行钡餐试验及活检。如果同时伴有面神经麻痹及裂纹舌，考虑 Melkersson-Rosenthal 综合征（见 110 页）。皮损内注射曲安西龙 5mg/mL，往往有效。

唇部湿疹（唇炎）[ECZEMA ON THE LIPS（CHEILITIS）；图 6.30~图 6.33）]

唇炎是由于接触性过敏引起，常见的有唇膏、口红、牙膏及漱口水。斑贴试验可以确诊（见 17 页）。特应性皮炎可以累及唇部，同时也可累及面部其他皮肤（见 173 页）。许多小孩舔或者吸嘴唇，引起口周红斑鳞屑，皮损面积只出现在舌头接触的区域（图 6.33）。

口服维 A 酸类药物可引起唇及口周皮肤干燥及脱屑（见图 5.17 第 88 页）。

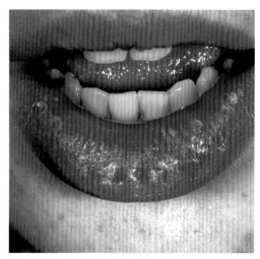

图 6.30　发生于下唇的唇炎

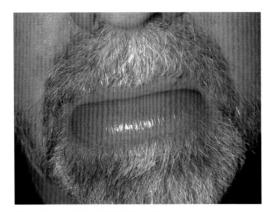

图 6.31 下唇肉芽肿性唇炎

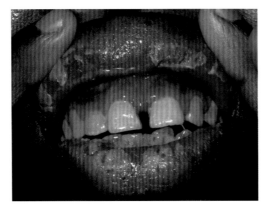

图 6.32 由于接触牙膏导致的唇炎

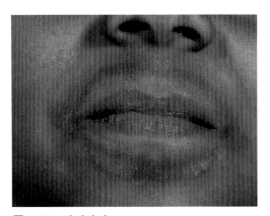

图 6.33 舌舔皮炎

治疗：唇炎

用白色软石蜡作为常规保湿剂，可以使用弱效糖皮质激素英国／Ⅰ类（美国），如1%氢化可的松软膏，每天2次，效果较好。

家长应及时阻止孩子的舔吸行为。使用黏稠膏剂，如 Lassa 膏，有利于阻断患儿的舔吸习惯。

口角炎（ANGULAR CHEILITIS；图 6.34）

唇炎是口唇的炎症，而口角炎只有口角的受累。好发于戴假牙的人群，通常是由于义齿的白色念珠菌感染所致。不适合的假牙与上唇重叠也可以导致口角炎的发生。

治疗：口角炎

首先刮取假牙内侧分泌物，并做念珠菌菌丝和孢子检查，或送真菌培养。告知患者在每餐后用硬牙刷和肥皂清洗假牙。通常不需要进行特异性抗念珠菌治疗。

光化性唇炎和日光性角化病（ACTINIC CHEILITIS & SOLAR KERATOSES；图 6.35，图 6.36）

皮肤白皙的老年人，经慢性日晒，会导致下唇出现萎缩，失去正常纹理，唇缘变红。组织病理表现为上皮细胞异常增生，可能进展为原位或浸润性鳞状细胞癌。

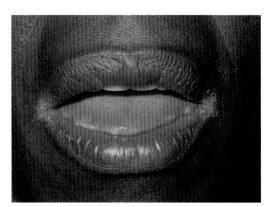

图 6.34 口角炎

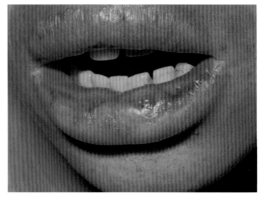

图 6.35 非洲白化病患者的光化性唇炎

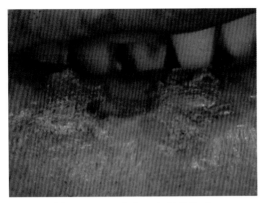

图 6.36 下唇的日光性角化病

老年人下唇出现粗糙的角质层，长期光暴露史，一般是日光性角化病。这种改变一般不见于上唇，如果角化下出现任何的变硬，就需要活检排除鳞状细胞癌。

治疗：光化性唇炎和日光性角化病

冷冻疗法可以治疗日光性角化病，下唇广泛性病变可以外用 5- 氟尿嘧啶乳膏、咪喹莫特或光动力疗法，或切除并通过向前拉颊黏膜缝合到唇红。

黏膜白斑（LEUKOPLAKIA；图 6.37）

由于上皮细胞不典型增生或原位癌引起的口中、舌头或口唇持续的白色角化性斑块。

治疗：黏膜白斑

黏膜白斑通常是由于吸烟引起，所以首先应劝说患者戒烟。这样可以使皮损消退，如果不行，可选择下列治疗方法：

● 如果皮损面积小，切除。

● 如果皮损面积过大，可以用液氮冷冻（两次冻融循环，见第 43 页）。

● 泛发性病变者，用二氧化碳激光去除唇部表皮并使表皮再生。此类患者可能最好找口腔外科医生处理。

鳞状细胞癌和基底细胞癌（SQUAMOUS AND BASAL CELL CARCINOMAS；图 6.38，图 6.39）

下唇鳞状细胞癌表现为溃疡和坚硬的结节，

需要紧急转诊手术切除。黏膜的鳞状细胞癌比皮肤更容易转移扩散（见第 246 页）。

上唇的溃疡或结节，常累及红唇边缘，更可能是基底细胞癌（见第 244 页）。

复发性单纯疱疹（RECURRENT HERPES SIMPLEX）

复发性单纯疱疹通常有前驱症状，如口唇发痒、灼痛或刺痛。其后出现小水疱、破裂、痂皮，皮损多在 7~10 天愈合（见第 79 页）。

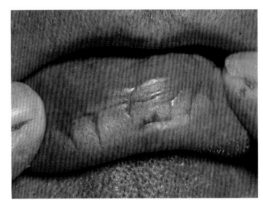

图 6.37 下唇黏膜白斑

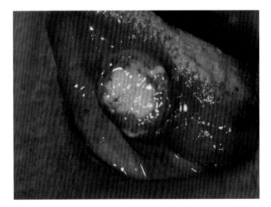

图 6.38 舌下方的鳞状细胞癌

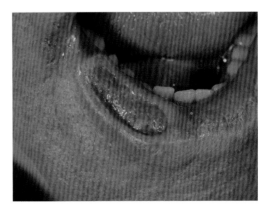

图 6.39 下唇鳞状细胞癌

耳（EARS）

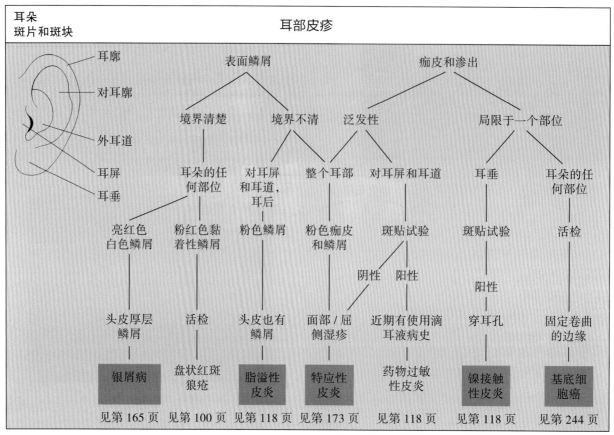

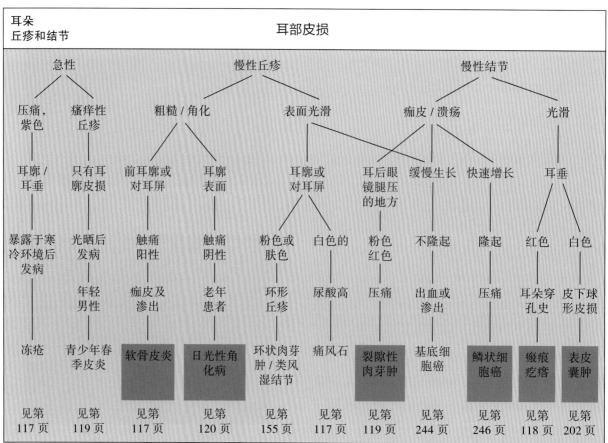

冻疮（CHILBLAINS；图 6.40）

冻疮表现为耳垂和耳廓出现压痛，瘙痒性紫红色丘疹和结节，在寒冷季节出现，持续时间长达 2 周。类似的皮损也可发生在其他暴露部位，如手指、足趾和鼻子。容易发生在冷得很又复温太快的个体。皮损是由于对冷的异常反应，即受冷时小动脉收缩，复温时液体渗出流入组织中。

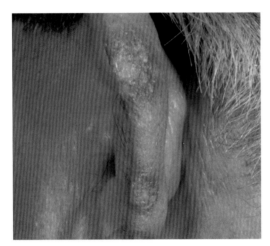

图 6.40　耳廓冻疮

治疗：冻疮

预防胜于治疗，如最好不要让皮肤太冷了。对于从事户外工作的人和生活在没有暖气房子的老人，应该在冬天穿保暖手套、靴子和帽子。从寒冷环境进入温暖环境时应慢慢热身。硝苯地平缓释片 20mg，每天 3 次，可以减轻冻疮痛苦、疼痛和刺激。对于复发性冻疮患者，在特别寒冷的气候时，可以考虑延长服药时间。

软骨皮炎（CHONDRODERMATITIS；图 6.41，图 6.42）

慢性结节性耳轮软骨皮炎表现为慢性疼痛的耳轮或耳垂的肤色或紫红色丘疹，皮损中间可以出现脱屑和结痂。如果夜间睡觉压迫皮损一侧时可以出现疼痛，有别于日光性角化病和皮肤肿瘤。日光性角化病和皮肤肿瘤一旦出现疼痛，则病情较重。

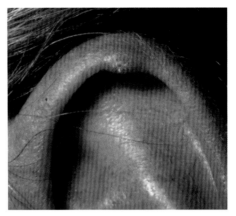

图 6.41　耳廓顶部的软骨皮炎位于受压点

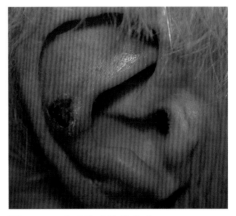

图 6.42　对耳屏的软骨皮炎

治疗：软骨皮炎

切除疼痛的结节及皮下的软骨行组织病理检查。切除软骨比皮肤更重要，切除时连带临近的软骨一起切除，以防受压后病情复发。

痛风石（GOUTY TOPHI；图 6.43）

由于真皮内的尿酸钠晶体沉积引起的硬的白色或奶油色丘疹或斑块，好发部位为耳廓或对耳屏，但有时在手背及足背也可出现（图 13.12，见第 309 页）。有结石的患者更易患痛风。

治疗：痛风石

别嘌醇竞争性抑制黄嘌呤氧化酶，此酶可以使黄嘌呤氧化为尿酸，可使血尿酸快速降低，开始口服 100mg，每天 1 次，并逐渐增加至 300~400mg/d，这将需要长期服用。逐渐增加剂量可以避免开始治疗时的痛风急性发作风险。随着治疗,痛风石逐渐变小并消失。

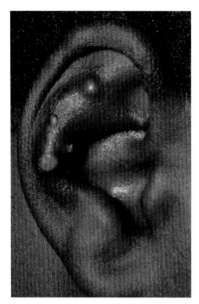

图 6.43　对耳屏痛风石

瘢痕疙瘩(KELOID SCAR; 图 6.44)

圆形粉红色或紫色丘疹或结节,发生在耳垂上穿耳孔的地方。皮损可能逐渐增大而变得不美观。通过皮损颜色可以和表皮囊肿鉴别(由于表皮在打耳孔时植入真皮,图 6.45)。表皮样囊肿是白色或肤色。

耳部湿疹(ECZEMA ON THE EAR; 图 6.46~图 6.49)

耳部变应性接触性皮炎表现为急性湿疹(水疱、渗出、结痂,图 6.47)。耳垂的湿疹一般是

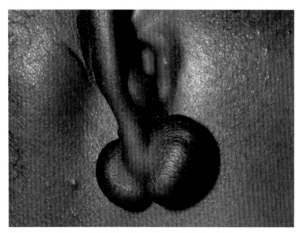

图 6.44　由于耳朵穿孔导致的耳垂瘢痕疙瘩

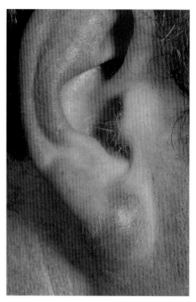

图 6.45　耳垂表皮囊肿

由于穿戴廉价镍耳环导致。外耳道及耳朵其他部位的湿疹是由于外用抗生素或抗组胺药滴耳剂、乳剂或药膏所致。

耳部慢性湿疹常伴发身体其他部位的湿疹。外耳道炎,也就是外耳道湿疹,一般是由于脂溢性皮炎所致(图 6.46),并有该病的其他证据,例如头皮鳞屑(见第 64 页)。银屑病表现为红色鳞屑而不是粉红色,同时银屑病在身体其他部位可出现斑块,伴或不伴有头皮厚层鳞屑斑块(见第 64 页)。盘状红斑狼疮(见 100 页)通常累及对耳屏而不是外耳道。一般需要活检确诊。

由于耳道狭窄,湿疹会引起一些其他问题:

● 鳞屑堆积堵塞耳道并引起疼痛。

● 继发感染(金黄色葡萄球菌、革兰氏阴性菌、白色念珠菌和曲霉菌)常见,尤其是在潮湿条件(如游泳后)。

● 瘙痒迫使患者掏耳。

治疗:外耳道炎

如果湿疹表现为干燥鳞屑,治疗同脂溢性皮炎,如外用 1% 氢化可的松乳膏或 2% 酮康唑乳膏,每天 2 次直到皮损改善。

如果有大量的鳞屑和(或)疼痛,应请耳鼻喉科医生会诊,必须排除鼓膜穿孔、中耳炎。洗耳,在耳鼻咽喉诊所清除多余的鳞屑,可以

缓解疼痛。

　　如果有急性湿疹的表现，不要使用任何一个外用激素、抗生素、抗真菌滴耳剂或喷剂。如果使用只会加重病情，使患者进一步发展为急性过敏性接触性皮炎的风险增高。采取拭子进行细菌和真菌培养。如果有细菌感染，根据药敏结果系统使用抗生素（可以是氟氯西林或红霉素 250mg，每天 4 次，共 7 天）。如果有真菌感染，酮康唑是必需的而不是局部使用糖皮质激素。先使渗出物干燥，如 13% 醋酸铝滴耳液，当干燥后，用 1% 氢化可的松软膏，每天 2 次，直到皮损愈合。皮损缓解时行斑贴试验排除过敏性接触性皮炎。

　　鱼石脂棒插入耳道对复发性中耳炎患者是有用的。

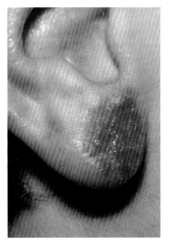

图 6.48　镍耳环引起的接触过敏性皮炎

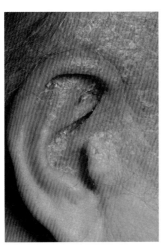

图 6.46　脂溢性皮炎伴头皮鳞屑

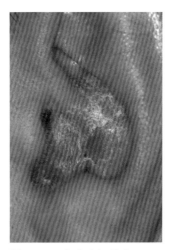

图 6.49　外耳道银屑病

裂缝性肉芽肿（GRANULOMA FISSURATUM）

　　裂隙性肉芽肿好发于眼镜压迫的地方，发生在鼻梁或耳后的一侧（图 6.50）。裂隙性肉芽肿看起来像是基底细胞癌，通过皮肤活检进行鉴别。把重眼镜框换为轻眼镜框，通常可以解决问题。

日晒引起的耳部疾病（EAR CONDITIONS INDUCED BY SUN EXPOSURE）

　　耳部经常暴露在阳光下，尤其是男性。在年轻的男孩和短发男性，在阳光照射后的 2~12 小时后在耳廓出现瘙痒性丘疹（图 6.51），并可以持续约 2 周。其为多形性日光疹的一种表现（见 73 页），也称为青少年春季疹。

　　慢性日晒，特别是Ⅰ型和Ⅱ型皮肤，在外耳

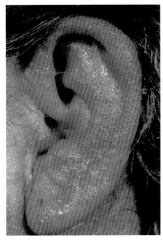

图 6.47　使用新霉素导致的耳垂急性接触性过敏性皮炎

119

廓比其他部位更容易发生日光性角化病，且常见于男性，表现为粗糙的丘疹，触觉更明显（见241页）。鳞状细胞癌、角化棘皮瘤（见242页），也可由于慢性日晒引起，表现为外耳廓快速增长的结节伴有溃疡或角化的表面。基底细胞癌（见244页）生长趋于缓慢，可以发生在耳朵的任何地方。皮损通常有出血或渗出物，患者一般在枕头发现出血或渗出物。

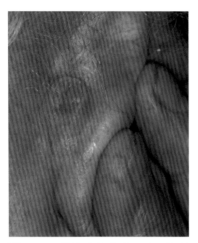

图 6.50 裂缝性肉芽肿：耳后软结节，眼镜腿压的部位

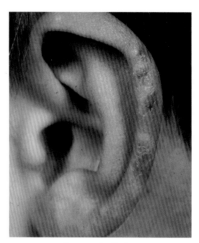

图 6.51 青少年春季疹：曝光部位瘙痒性的丘疹

7 躯干及四肢急性红斑

● **表面正常：无水疱或渗出液**

　　进行性斑疹　　　　　　　　　　　　122

　　广泛的或多发的丘疹、斑点、斑块　124

　　一过性皮损（风团）　　　　　　　125

　　单发、少量丘疹，结节　　　　　　129

● **表面有痂皮**

　　水疱或大疱　　　　　　　　　　　131

　　脓疱　　　　　　　　　　　　　　134

　　糜烂或溃疡　　　　　　　　　　　136

● **泛发性皮疹（＞体表面积 50%）**　138

躯干和四肢
急性进行性红色皮疹
表面正常
斑点和丘疹

急性斑丘疹

（红色斑丘疹样皮疹由小的红色斑疹、丘疹相互连接融合而成）

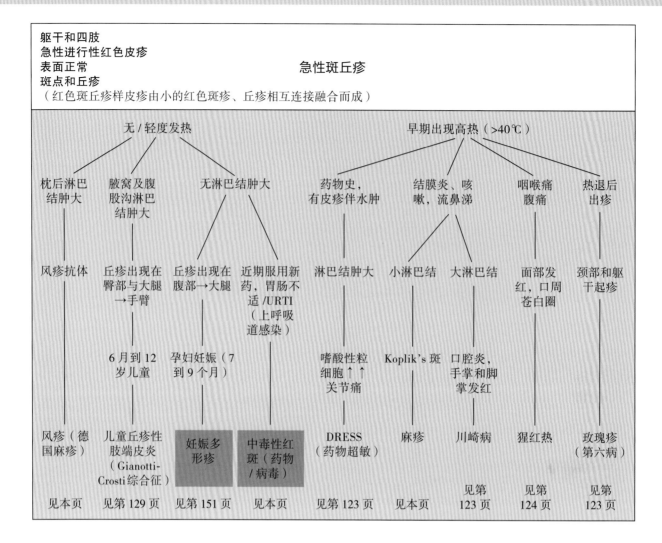

无/轻度发热				早期出现高热（>40℃）				
枕后淋巴结肿大	腋窝及腹股沟淋巴结肿大	无淋巴结肿大		药物史，有皮疹伴水肿	结膜炎、咳嗽，流鼻涕		咽喉痛 腹痛	热退后出疹
风疹抗体	丘疹出现在臀部与大腿→手臂	丘疹出现在腹部→大腿	近期服用新药，胃肠不适/URTI（上呼吸道感染）	淋巴结肿大	小淋巴结	大淋巴结	面部发红，口周苍白圈	颈部和躯干起疹
	6月到12岁儿童	孕妇妊娠（7到9个月）		嗜酸性粒细胞↑↑关节痛	Koplik's斑	口腔炎，手掌和脚掌发红		
风疹（德国麻疹）	儿童丘疹性肢端皮炎（Gianotti-Crosti综合征）	妊娠多形疹	中毒性红斑（药物/病毒）	DRESS（药物超敏）	麻疹	川崎病	猩红热	玫瑰疹（第六病）
见本页	见第129页	见第151页	见本页	见第123页	见本页	见第123页	见第124页	见第123页

中毒性红斑（TOXIC ERYTHEMA；图 7.1）

本病皮疹表现为粉红或红色斑点和丘疹，其后相互融合形成广泛性红斑。皮疹可能表现类似麻疹（麻疹样）、风疹（风疹样）或玫瑰疹（玫瑰疹样）。没有前驱症状。本病常由肠道病毒(ECHO 病毒或柯萨奇病毒）或药物引发（见 128 页）。

麻疹（MEASLES）

麻疹由副黏病毒诱发，在经过 10 天左右的潜伏期后，幼儿出现严重的高热、流涕、关节炎、畏光、剧烈咳嗽以及扁桃体肿大。在此阶段，颊黏膜出现具有诊断特征性的 Koplik 斑（外观如红色基底上的食盐颗粒）。患病第 4 天出现红色斑疹，由耳后开始扩散至面部、躯干及四肢。斑疹可以相互融合形成丘疹。病程持续 10 天左右，可留下棕褐色色素沉着和鳞屑。

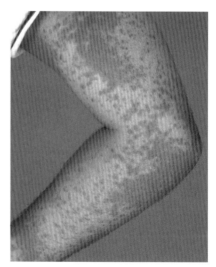

图 7.1　上肢中毒性红斑

风疹（德国麻疹）［RUBELLA（GERMAN MEASLES）；（图 7.2）］

风疹是一种常见的儿童病毒性疾病，由风疹

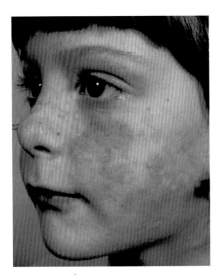

图 7.2　风疹

病毒诱发。传播途径为吸入感染的飞沫。经潜伏期约为 14~21 天后，斑疹开始出现在面部和颈部。大约 24~48 小时后蔓延至身体其余部位，其后 2~3 天由面部向下皮疹消退。常伴有枕部和颈后淋巴结肿大，偶见关节炎。发疹前 5 天到疹出后 3 天为儿童传染期。

如果诊断存疑，应当立即检测风疹病毒抗体滴度，并在 10 天后复查，以此明确诊断。

其他许多病毒感染后临床表现虽像风疹，但对于孕妇在妊娠前 3 周感染后的危险（如出现胎儿白内障、神经性耳聋以及心脏畸形）却明显较风疹小。

婴儿玫瑰疹 / 幼儿急疹（第六病）［ROSEOLA INFANTUM（SIXTH DISEASE）］

本病是 2 岁以下儿童最常见的皮疹，由人类疱疹病毒 6 型诱发。皮疹前出现高热，但其他无明显异常。发热 3~5 天后皮疹出现，外观类似风疹，出现在躯干部。皮疹仅持续 1~2 天后消失。

治疗：麻疹和其他病毒疹

由于这类疾病可自行好转，诊疗多为对症处理。如儿童患病，卧床休息是必要的。伴发热症状可给予冷敷和扑热息痛（对乙酰氨基酚）类药物。

麻疹和风疹可以通过免疫接种预防，但随着人们对相关疫苗接种的降低，这类疾病可能会变得越来越常见。

DRESS（图 7.3）

DRESS（伴嗜酸性粒细胞增多和系统症状的药疹）首次服药后 2~6 周出现，首发表现为麻疹样皮疹，其后皮损水肿明显，可出现水疱和大疱，常可以见到面部水肿。淋巴结肿大和系统症状，包括严重关节痛。本病的诊断要有严重的药疹、嗜酸性粒细胞计数升高和肝肾功能检测异常。

相关药物包括：

- 抗癫痫药（苯巴比妥、卡马西平、苯妥英钠）。
- 磺胺类药物。
- 米诺环素。
- 别嘌呤醇。
- 氨苯砜。
- 金盐类。
- 抗 HIV 药物。

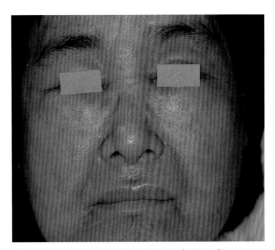

图 7.3　DRESS：面部水肿及麻疹样皮疹

治疗：DRESS

治疗本病的关键是明确和停用致敏药物。系统使用糖皮质激素往往是有效的（泼尼松龙 40mg/d）。激素治疗应持续使用直至系统症状改善，其后应缓慢减量避免复发。

川崎病（皮肤黏膜淋巴结综合征）［KAWASAKI'S DISEASE（MUCOCUTANEOUS LYMPH NODE SYNDROME）］

这种疾病可能与麻疹混淆，但其有潜在导致

严重性心肌炎的风险，必须仔细鉴别。本病发生在 5 岁以下的儿童（50% 患者在 2 岁以下）。起病急，发热，红眼，嘴唇干燥，以及舌乳头突出（草莓舌）。最具特色的症状是颈部淋巴结肿大，躯干和四肢的皮疹，以及手、脚掌发红和表皮剥脱。

治疗：川崎病

如果立即给予，静脉滴注高剂量的丙种球蛋白（2g/kg），滴注时间大于 10 小时，有利于改善预后。

猩红热（SCARLET FEVER；图 7.4）

猩红热是由于感染 A 组乙型溶血性链球菌所致，该病菌可产生红斑毒素。本病似乎较之前少见。潜伏期 2~5 天，突然出现发烧、厌食和咽喉痛症状。扁桃体肿胀，上覆白色渗出物，颈部淋巴结肿大伴疼痛。舌部最初呈毛状，但后来变成鲜红色伴乳头突出（草莓舌）。皮疹出现在第 2 天，呈广泛的点状红斑，迅速融合。面部充血潮红，口周苍白圈。约 1 周后皮疹消退，伴有脱皮。可从喉部检出化脓性链球菌，同时抗链球菌溶血素 O 滴度升高。

治疗：猩红热

根据儿童的年龄，给予口服苯氧甲基青霉素（青霉素 V）62.5~125mg，每 6 小时 1 次，连续 10 天。对乙酰氨基酚混悬液（120mg/5mL）漱喉，每 4 小时 1 次，可吞服治疗喉痛。

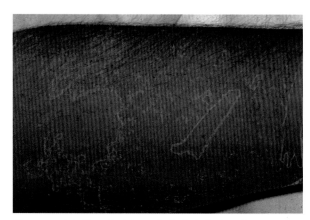

图 7.4　猩红热：上肢红斑皮疹伴继发性脱皮

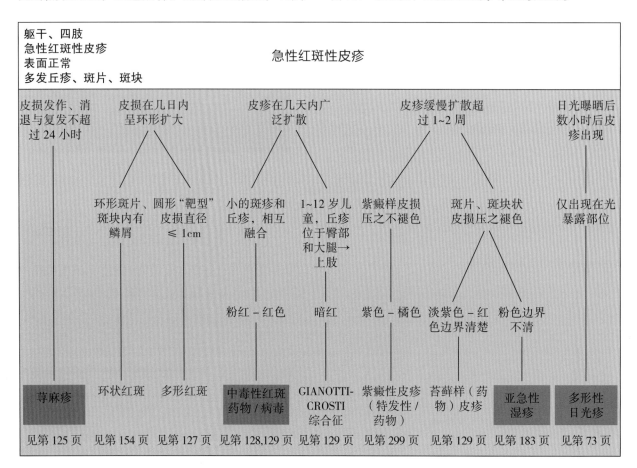

躯干、四肢
急性红斑性皮疹
表面正常
多发丘疹、斑片、斑块

急性红斑性皮疹

皮损发作、消退与复发不超过 24 小时	皮损在几日内呈环形扩大		皮疹在几天内广泛扩散		皮疹缓慢扩散超过 1~2 周		日光曝晒后数小时后皮疹出现
	环形斑片、斑块内有鳞屑	圆形"靶型"皮损直径 ≤ 1cm	小的斑疹和丘疹，相互融合	1~12 岁儿童，丘疹位于臀部和大腿→上肢	紫癜样皮损压之不褪色	斑片、斑块状皮损压之褪色	仅出现在光暴露部位
			粉红 – 红色	暗红	紫色 – 橘色	淡紫色 – 红色边界清楚 / 粉色边界不清	
荨麻疹	环状红斑	多形红斑	中毒性红斑 药物 / 病毒	GIANOTTI-CROSTI 综合征	紫癜性皮疹（特发性 / 药物）	苔藓样（药物）皮疹	亚急性湿疹　多形性日光疹
见第 125 页	见第 154 页	见第 127 页	见第 128,129 页	见第 129 页	见第 299 页	见第 129 页	见第 183 页　见第 73 页

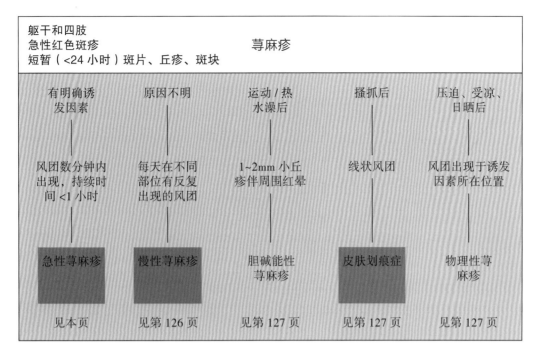

躯干和四肢 急性红色斑疹 短暂（<24 小时）斑片、丘疹、斑块		荨麻疹		
有明确诱 发因素	原因不明	运动 / 热 水澡后	搔抓后	压迫、受凉、 日晒后
风团数分钟内 出现，持续时 间 <1 小时	每天在不同 部位有反复 出现的风团	1~2mm 小丘 疹伴周围红晕	线状风团	风团出现于诱发 因素所在位置
急性荨麻疹	慢性荨麻疹	胆碱能性 荨麻疹	皮肤划痕症	物理性荨 麻疹
见本页	见第 126 页	见第 127 页	见第 127 页	见第 127 页

急性荨麻疹（ACUTE URTICARIA；图 7.5）

急性荨麻疹是指病程不超过 6 周的荨麻疹。单个皮损持续不到 24 小时（即"今天出现和明天消退"）。皮损中央的瘙痒性白色丘疹或斑块是由真皮水肿（风团）导致，其周围有红晕。皮损表现的大小和形状可不同，并可能与眼睑、口唇和舌头的软组织肿胀有关（血管性水肿，见 72 页）。为了确定风团持续时间，可以通过在患者皮肤上进行划痕，并要求其第二天复诊。如果皮损持续超过 24 小时应归类为荨麻疹样皮肤病，需要活检以明确诊断。风团是肥大细胞脱颗粒后组胺和其他介质释放的结果；脱颗粒可以由于过敏（IgE）与非过敏性刺激导致。

急性荨麻疹可能诱发原因：

1. Ⅰ 型过敏反应，在皮肤接触（如荨麻，乳胶过敏，见第 305 页）或饮食摄入（如草莓或青霉素）过敏原后几分钟内发生。皮疹在 1 小时内自然消退。再次接触同一过敏原会导致疾病重新发作。

2. 由阿司匹林、可待因或阿片类药物直接诱发肥大细胞释放组胺，过程中不涉及 IgE。这是荨麻疹突然急性发作的最常见原因，常出现在患者因感冒或头痛服用阿司匹林后。

3. 药物可引起血清病（免疫复合物反应），

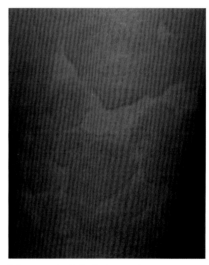

图 7.5　急性荨麻疹：巨大风团

荨麻疹、关节痛、发热和淋巴结肿大是本病的标志。可能是由下列药物引起的：

- 青霉素。
- 呋喃妥因。
- 吩噻嗪类。
- 噻嗪类利尿药。
- 硫氧嘧啶类。

治疗：急性荨麻疹

使用非镇静、长效抗组胺药，如西替利嗪、氯雷他定，采用高剂量（10~20mg，每天 2 次），病情严重时，静脉注射氯苯那敏（扑尔敏）10mg。如果出现危及生命的喉头水肿或舌肿胀时，用EpiPen自动注射器肌内注射1∶1000肾上腺素0.5mL。除血清疾病外，不要系统使用类固醇类药物。

慢性荨麻疹（CHRONIC URTICARIA；图7.6）

风团发作与消退，时间超过6周的荨麻疹归类为慢性荨麻疹。单个皮损常持续不到24小时，但新的皮损可以每天或每隔几天出现。皮损可发生在白天或晚上的任何时候。本病不属于I型过敏反应。

慢性荨麻疹可能的病因能通过完整的病史来确定，因此大量的检查除非病史支持，否则没必要。

大多数的病例均为自发性，原因无法找到，但除外以下情况：

● 心理因素——应激反应；快节奏的生活方式。

● 定期服用药物如阿司匹林、可待因、阿片类药物。

● 食品添加剂如柠檬黄、苯甲酸酯等，这类物质化学结构类似于阿司匹林。

● 慢性感染和寄生虫、细菌性（鼻窦、牙齿、胸部、胆囊）、真菌性（念珠菌），肠道蠕虫。

● 常见内科病，如甲状腺功能亢进、慢性活动性肝炎、系统性红斑狼疮。

约40%的患者自体皮肤试验（用作研究手段）呈阳性，即用患者自身血清经皮内注射至前臂产生风团。这表明血清中存在IgE，其将导致皮肤中的肥大细胞脱颗粒。

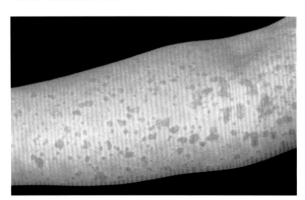

图7.6 胆碱能性荨麻疹

治疗：慢性荨麻疹

要求患者避免服用阿司匹林（专门针对感冒和流感的治疗），可待因，含偶氮染料的食物（柠檬黄－橙黄色）和苯甲酸（作为豌豆和香蕉防腐剂）。

长效、非镇静抗组胺药需定期和足量服用，以预防荨麻疹。可选择以下方案之一：

● 西替利嗪 每天10~40mg（ZirtekUK / ZyrtecUSA）或每天左西替利嗪5~20mg（Xyzal）。

● 非索非那定 每天180mg（TelfastUK / AllegraUSA）。

● 氯雷他定10mg或地氯雷他定5mg（Neoclarityn）。

如果标准剂量（治疗花粉症剂量）不能控制病情，可增加至4倍药量。虽然药物说明书中未写明，但英国治疗指南推荐。不要混合使用抗组胺药。一旦患者4周内未出现新皮疹，可以停止抗组胺药。如果疾病复发，进一步的长期治疗是必要的，在某些情况下，可能会持续几个月。

如果非镇静抗组胺药无效，可尝试以下方案：

● 镇静性抗组胺药如羟嗪（Atarax）10~50mg睡前2小时使用（使用剂量依据镇静的效果和程度）。

● H_2受体阻断剂如雷尼替丁150mg，每天2次。

参考皮肤科医生的推荐：

● 口服环孢素（用于治疗自体皮肤试验阳性，且抗组胺药物治疗无效的患者）。

● 奥马珠单抗（一种针对IgE的单克隆抗体）已被证明对于严重的顽固性病例有效。

不要系统性使用类固醇治疗荨麻疹。这些药物可以起效，但停药后病情往往复发，而且存在长期依赖此类药物的风险。

胆碱能性荨麻疹（CHOLINERGIC URTICARIA）

小的红色丘疹（直径 1~3mm），周围有血管收缩区域，发生在运动或热水浴后，以青年人为主。可以通过让患者剧烈运动数分钟后进行验证诊断。

皮肤划痕症（DERMOGRAPHISM；图 7.7）

风团仅出现在搔抓或摩擦皮肤后发生。很明显，皮肤因瘙痒而搔抓得越多，皮损就越严重。皮肤划痕症通常与荨麻疹无关。

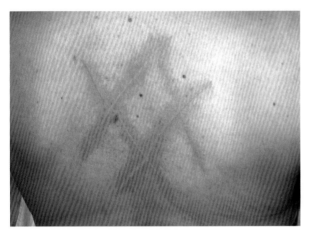

图 7.7　皮肤划痕症

物理性荨麻疹（PHYSICAL URTICARIA）

寒冷、压力、水和日光都能诱发速发的荨麻疹反应。迟发性压力性荨麻疹出现在 30 分钟至 12 小时的延迟期后，发生在长时间的受压部位。风团或深部水肿导致瘙痒和疼痛，且持续几天。疾病可发生在穿夹脚鞋子的足部，攀爬梯子后的脚底，腰部周围，紧握的手掌等。诊断本病需要仔细询问病史。

治疗：胆碱能性和物理性荨麻疹

可以选择定期服用长效抗组胺药预防发病，或采用短效药物（如马来酸氯苯那敏 4~8mg），在运动前或其他诱发原因前服用。

显然应首先避免运动或物理诱因。

多形红斑（ERYTHEMA MULTIFORME；图 7.8，图 7.9）

由多个小的（直径 <1 cm），圆形水疱组成

的不同颜色的环状损害（类似"靶型"或"虹膜"样皮损），出现在手掌、手背、前臂背侧，膝盖以及足背。皮损可伴剧烈瘙痒。

皮疹出现在一些诱因后 10~14 天：

● 病毒感染，尤其是单纯疱疹是多形性红斑反复发作的最常见的原因（90%）。

● 免疫接种。

● 细菌感染，尤其是链球菌引发的咽炎。

● 肺炎支原体感染。

● 药物：磺胺类，苯基丁氮酮以及其他非甾体抗炎药（NSAID）。

偶尔皮损可能广泛分布，且伴有口腔水疱或糜烂。Stevens-Johnson 综合征表现为多形红斑伴广泛的黏膜受累（见 105 页）。

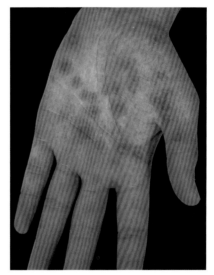

图 7.8　手掌部多形红斑

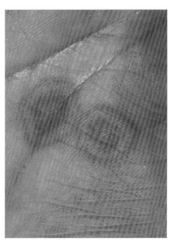

图 7.9　靶形皮损特写

127

治疗：多形红斑

> 多形红斑可在 2 周后自行好转，不需要治疗。即使在严重的情况下，系统性使用类固醇仍是有争议的。治疗为对症治疗。应当寻找多形红斑的发病原因，必要时给予治疗。

药　疹（DRUG RASHES）

部分药疹可以危及生命，停止使用致病药物是至关重要的。虽然存在迅速起病且危及生命的由 IgE 介导的过敏反应，但迟发型（IV 型）的反应是更为常见的，且有个体差异性和不可预知性。大多药疹没有症状，并且无论停药与否均可自行好转。遗憾的是，没有简单的测试能够确定药疹的原因。尤其当患者服用了多种药物，往往不可能找到确切的原因，甚至无法确定某一种可能的药物（病毒疹可能与其表现完全相同）。这样给医生留下了一个问题，无论在目前发病时期，还是未来治疗过程中，医生都需要知道再次开药是否安全。

如果患者可能患有药疹，需要回答以下问题：

● 患者正在服用的所有药物的完整清单（包括处方、非处方，或借来的药物）。

● 服用每一种药物开始和停止的确切日期。相较于已经服用多年的药物，皮疹更有可能源于最近开始服用的药物。如果某种药物之前未曾服用过，在服药不到 4 天内不太可能发展成药疹。大多数药疹需要 7~10 天发生，但有时也可 28 天内没有任何表现（特别是伴服有免疫调节药物）。寻找皮疹开始前 7~14 天内服用的药物。

● 是否之前服用过可疑药物或化学结构相似的药物？

● 以前是否有过对药物的不良反应，对哪一种药物？

记住以下几点以避免药疹：

● 只开必要的药物。

● 务必询问患者既往是否有任何药物过敏。

● 确保清楚患者使用的每一片药物或每一次注射时使用的药物是什么；要使用正确的药物名称。

● 不要使用氨苄西林、阿莫西林治疗咽痛。

其他章节内药疹列表：

痤疮型，见 88 页

大疱型，见 133 页

发疹型（麻疹样），见本页

多形红斑型，见 127 页

结节性红斑型，见 282 页

红皮病型，见 140 页

药物反应伴嗜酸性粒细胞增多型，见 123 页

苔藓样型，见 129 页

固定性药疹，见 131 页

脱发型，见 61 页

色素沉着型，见 221 页

多毛症型，见 54 页

红斑狼疮型，见 95 页

光敏性型，见 77 页

光毒性型，见 74 页

紫癜或血管炎型，见 300 页

血清病，见第 125 页

中毒性表皮坏死松解症，见 139 页

荨麻疹型药疹，见 125 页

发疹性药疹（EXANTHEMATOUS DRUG RASH；图 7.10）

这是最常见的药疹。在英国，抗生素、安眠药、镇静药是最常见的致病原因。皮疹与常见的病毒疹相似，呈对称的红色或淡红色斑疹或丘疹，主要位于躯干部；在腿部可能表现为紫癜。几乎任何药物都能引起这种反应，最常见的如下：

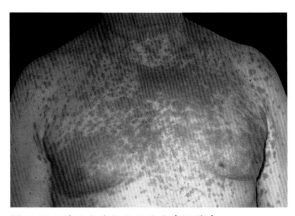

图 7.10　磺胺类药物诱发的发疹性药疹

- 氨苄西林（阿莫西林）
- 苯二氮䓬类
- 卡马西平
- 吩噻嗪类
- 噻嗪类利尿药
- 其他青霉素
- 卡托普利
- NSAID
- 磺胺类
- 硫脲嘧啶
- 甲基多巴
- 奎宁
- 青霉胺
- 噻嗪类利尿药

苔藓样药物反应（LICHENOID DRUG REACTION；图 7.11）

苔藓样药物反应是一种少见的类似扁平苔藓的皮疹。皮疹呈扁平苔藓典型的淡紫色，但皮损面积更大，且更易融合。

组织活检显示苔藓样特征，可导致其发生的药物如下：

- β 受体阻滞剂
- 氯磺丙脲
- 金制剂
- 氯喹
- 乙胺丁醇
- 米帕林

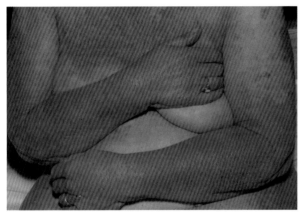

图 7.11　苔藓样药疹

GIANOTTI-CROSTI 综合征（GIANOTTI-CROSTI SYNDROME；图 7.12）

Gianotti-Crosti 综合征（儿童丘疹性肢端皮炎）是一种发生在 6 个月至 12 岁儿童的丘疹，通常与病毒感染相关，特别是乙型肝炎病毒。大量丘疹开始出现在臀部和大腿，并迅速在 3~4 天内遍及手臂和面部。皮损可能是暗红色。常伴有腹股沟和腋窝淋巴结肿大。2~8 周后皮疹消退。通常进行肝功能检查。

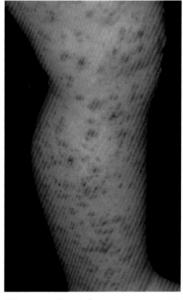

图 7.12　婴儿腿部 Gianotti-Crosti 综合征

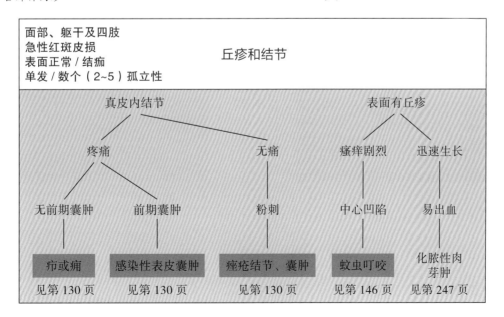

面部、躯干及四肢
急性红斑皮损
表面正常 / 结痂
单发 / 数个（2~5）孤立性　　　丘疹和结节

真皮内结节　　　　　　表面有丘疹

疼痛　　　无痛　　　瘙痒剧烈　　迅速生长

无前期囊肿　前期囊肿　粉刺　中心凹陷　易出血

疖或痈　感染性表皮囊肿　痤疮结节、囊肿　蚊虫叮咬　化脓性肉芽肿

见第 130 页　见第 130 页　见第 130 页　见第 146 页　见第 247 页

疖或疖肿（BOIL/FURUNCLE；图 7.13，图 7.14）

疖是由金黄色葡萄球菌引起的单个毛囊的脓肿（图 7.31），致病菌可能从鼻部和会阴部皮肤分离培养出。皮损为单发或多发质软的红色结节，中央有凹陷，可以发生在除手掌或足掌以外身体任何部位。脓肿不进行治疗最终会在表面形成脓点，排出脓液，瘢痕愈合。

痤疮囊肿不是由感染产生，而是在痤疮结节突然出现的严重炎症反应。皮损内注射类固醇（曲安奈德 10mg/mL），可以使皮损迅速消退。

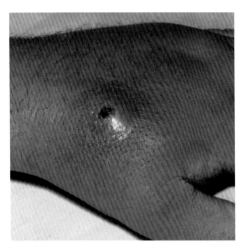

图 7.13 手背部疖肿

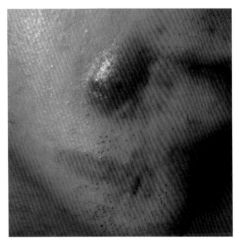

图 7.14 右侧面颊部痤疮囊肿

表皮囊肿有微小开口，葡萄球菌可以通过此处进入。原有囊肿突然出现疼痛性肿大，提示继发感染或囊肿破裂，以及伴随异物反应（见第 202 页）。

痈（CARBUNCLE；图 7.15）

几个相邻毛囊的脓肿称为痈，其看起来像疖肿，但体积更大，而且表面有多个开口。

治疗：疖、痈和感染性囊肿

进行血清学检查排除糖尿病（空腹血糖或糖化血红蛋白）。如果疖肿已经溃破，可以切开引流。或口服氟氯西林治疗（或红霉素）500mg，每天 1 次，连续 7 天。用拭子从疖肿，鼻部，肛周皮肤以及任何皮疹处取分泌物进行细菌学检查。感染通常来自患者本身，所以传染源部位应该外用莫匹罗星、夫西地酸或新霉素药膏治疗，每天 2 次，连续 2 周。如果治疗，但疖肿仍反复发生，应使用拭子检测其他家庭成员，如有感染应进行处理。如果疖肿复发或持续，则长期低剂量抗生素治疗（氟氯西林或红霉素 250mg，每天 2 次）。对于囊肿，应在感染控制后进行再切除，而不是囊肿颜色鲜红和疼痛的时候。

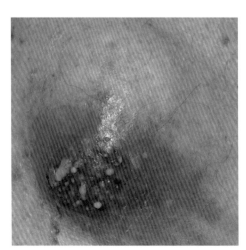

图 7.15 背部痈伴多发脓头

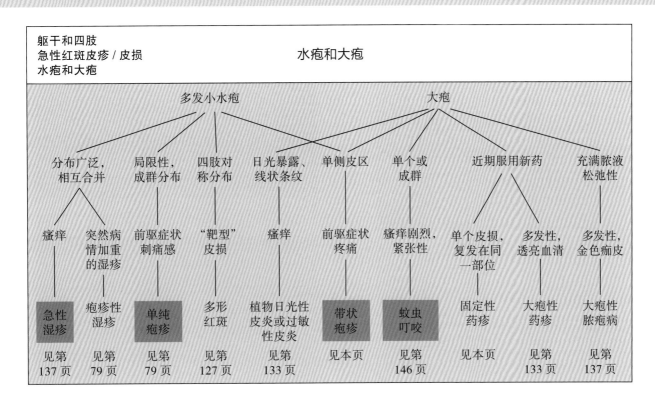

躯干和四肢 急性红斑皮疹 / 皮损 水疱和大疱	水疱和大疱

多发小水疱 — 大疱

分布广泛，相互合并	局限性，成群分布	四肢对称分布	日光暴露、线状条纹	单侧皮区	单个或成群	近期服用新药	充满脓液松弛性

瘙痒	突然病情加重的湿疹	前驱症状刺痛感	"靶型"皮损	瘙痒	前驱症状疼痛	瘙痒剧烈，紧张性	单个皮损，复发在同一部位	多发性，透亮血清	多发性，金色痂皮

急性湿疹	疱疹性湿疹	单纯疱疹	多形红斑	植物日光性皮炎或过敏性皮炎	带状疱疹	蚊虫叮咬	固定性药疹	大疱性药疹	大疱性脓疱病
见第137页	见第79页	见第79页	见第127页	见第133页	见本页	见第146页	见本页	见第133页	见第137页

带状疱疹（HERPES ZOSTER, SHINGLES; 图 7.16~ 图 7.18）

带状疱疹发生在曾患过水痘的人群。水痘 – 带状疱疹病毒，在感染水痘后潜伏在背根神经节，之后沿皮神经感染表皮细胞。这些细胞的破坏造成表皮内水疱形成。皮疹出现前几天，皮肤会有疼痛或异常感觉。然后出现皮疹，即红斑基础上的簇集性水疱，紧接着破溃、结痂。痊愈需要 3~4 周。皮疹单侧分布，局限于一个或两个相邻节段，边界清晰或靠近中线。特征性皮损和相关的疼痛可排除其他诊断。疼痛可能会持续，直到痊愈，但老年人可能会持续数月甚至数年。

治疗：带状疱疹

如果患者被发现在前驱期伴有疼痛或感觉异常，或出现水疱 48 小时内，可给予 7 天疗程的口服抗病毒药物治疗：

- 阿昔洛韦 800mg，每天 5 次。
- 泛昔洛韦 250mg，每天 3 次。
- 伐昔洛韦 1 g，每天 3 次。

这些药物是鸟苷的竞争性抑制剂，且由于其通过病毒胸苷激酶转化为三磷酸盐，所以仅在病毒复制活跃时才有效。这些药物都非常昂贵，所以只应在疾病的早期阶段使用。

针对疼痛应规律使用止痛药，如对乙酰氨基酚 1g，每 4 小时 1 次，或双氢可待因缓释片 60mg，每 12 小时 1 次。中老年人，预防性药物阿米替林 10~25mg 夜间服用，可逐渐增加至 75mg，如果在皮疹出现时就使用，可预防带状疱疹后神经痛。

固定性药疹（FIXED DRUG ERUPTION; 图 7.19）

这是一个奇特的反应，每次服用药物后，在相同的部位都会出现一个界限清晰，圆形或椭圆形的红色斑块伴或不伴有水疱，通常在 2 小时内，最多不超过 24 小时。唯一需要进行鉴别诊断的是复发性单纯疱疹感染。任何药物都能导致药疹。在英国和美国，常见的药物是以下几种：

- 巴比妥类药物
- 苯二氮䓬类药物
- 磺胺类
- 四环素
- 酚酞（非处方类轻泻药）
- 非甾体抗炎药
- 奎宁（药片、苦柠檬水或汤利水）

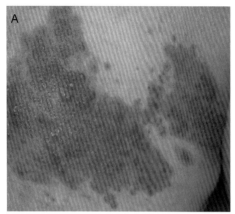

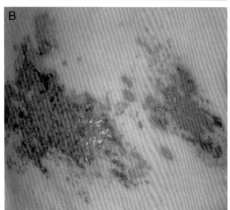

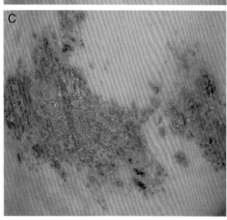

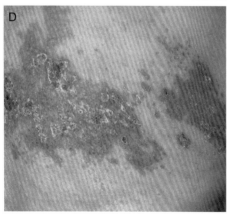

图 7.16 胸神经 T_1、T_2 带状疱疹发病过程：A. 7 天——水疱期；B. 14 天——糜烂；C. 21 天——结痂；D. 28 天——痊愈伴部分剩余痂皮与红斑

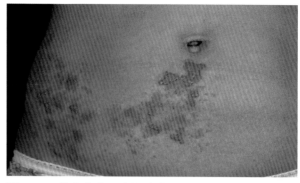

图 7.17 带状疱疹：右侧胸神经 T_{11}、T_{12}

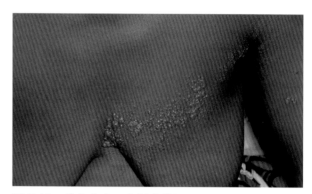

图 7.18 带状疱疹：左侧胸神经 T_3

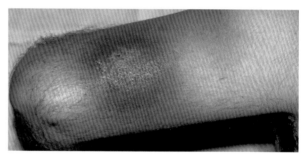

图 7.19 服用赛特灵（增效磺胺甲基异恶唑）后出现固定性药疹：上臂部红斑水疱

发红和肿胀约 10 天后消失，留下一个深褐色斑片，持续几个月的时间（见 221 页）。停止服药将有助于治疗。通过再次服用药物后 2 小时内在同一部位产生相同的反应，可以证明具体是哪种药物导致的疾病。

植物日光性皮炎（PHYTOPHOTODERMATITIS；图 7.20）

植物日光性皮炎是皮肤意外地接触植物的汁液中含有光敏性物质（通常为补骨脂素），在阳光照射下造成刺激性或光毒性皮炎。大豕草、芸香、芥末以及圣约翰草是常见的致病因素。患者有在花园中除草，经常使用修剪器，或在阳光下在乡间散步的经历。皮疹呈典型的线性分布，由多个水疱组成，位于接触植物后的皮肤部位，通常在小腿或手臂。

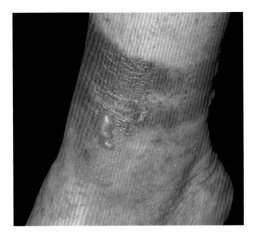

图 7.20　植物日光性皮炎（修剪器疹）：光暴露部位的皮肤接触含有补骨脂类汁液的植物后，引发的光毒性反应

植物接触性皮炎（PLANT CONTACT DERMATITIS；图 7.21）

有几种植物（如鄂报春、漆树 – 毒藤）能引起一种过敏性接触性皮炎。皮损为线性分布的水疱（图 7.21），出现在树叶擦伤的皮肤部位，常见于手部，前臂和面部。有时候受分布影响，面部、颈部、手部和上肢的暴露部位或光加重部位出现慢性苔藓样皮炎（菊花和其他菊科类植物）。郁金香鳞茎和大蒜会影响指尖（见第 312 页）。

菊科皮炎发生在花匠和园丁中，如果怀疑有此类疾病应进行斑贴试验。毒葛、橡树和漆树造成的皮炎在北美和远东很常见。皮疹通常在 24 小时左右出现，可持续达 2 周。

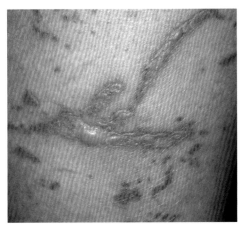

图 7.21　鄂报春类植物引发的过敏性接触性皮炎：前臂部接触植物汁液后出现条痕皮损；此类反应无须阳光；毒葛可造成类似反应

治疗：植物日光性皮炎和植物接触性皮炎

理想情况下，致敏的植物应当被确定，这样就可以避免未来再次发病，但这往往是无法办到的。如果皮疹是由于园艺导致，患者在以后工作时应该穿长裤并将裤腿塞入袜子或靴子中。如果皮疹出现非常迅速伴有水疱和破溃，应用高锰酸钾或醋酸铝液使其干燥（见 24 页）。皮损干燥后，外用强效（英国）/2–3 类（美国）类固醇软膏直至好转。

大疱性药物反应（BULLOUS DRUG REACTIONS；图 7.22）

大疱出现在无意识患者的受压部位，由以下药物诱发：
- 巴比妥类
- 丙咪嗪
- 美沙酮
- 甲丙氨酯（眠尔通）
- 硝西泮

大疱性类天疱疮偶尔由以下诱发：
- 可乐定
- 双氯芬酸
- 呋塞米
- 布洛芬

诱发天疱疮样反应的药物：
- 卡托普利
- 青霉胺
- 利福平

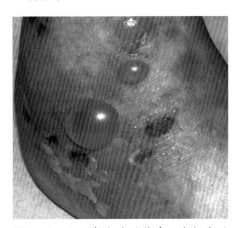

图 7.22　足踝部大疱性药疹：皮损出现在开始服用药物（呋喃妥英）的几天内

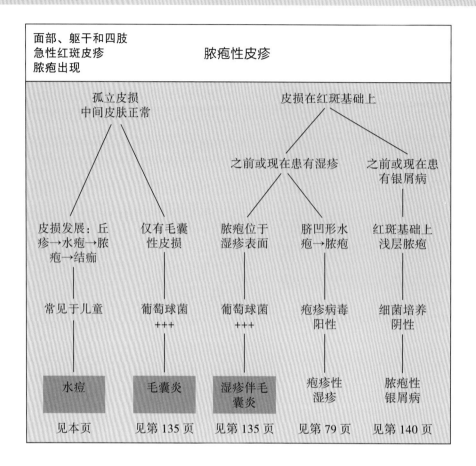

水痘［CHICKENPOX（VARICELLA）；图 7.23~图 7.27］

水痘是高度传染性疾病，通过呼吸道飞沫传染。在城市社区内感染人群为 10 岁以下的儿童。疾病潜伏期通常为 14~15 天。由于前驱症状比较温和，所以特征性皮疹的出现是本病的第一证据。皮损开始为粉红色斑点，其迅速发展成为丘疹（图 7.23），表面出现紧张性水疱（图 7.24）、脓疱（图 7.25），然后形成结痂（图 7.26）。在几天之内，多批的皮损先后出现，因此总可以看到位于不同阶段的皮损表现。由于患处瘙痒剧烈，患者易搔抓造成继发感染，可能出现麻点状瘢痕（图 7.27）。典型的水痘通常发生在面部和躯干部而不是四肢。

治疗：水痘

在大多数病例中水痘无须治疗。如患者是成人和免疫缺陷患者，给予泛昔洛韦或伐昔洛韦治疗会减少疾病的严重程度（具体剂量见 131 页）。

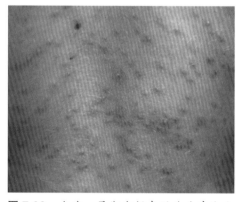

图 7.23　水痘：早期皮损表现为丘疹和小水疱

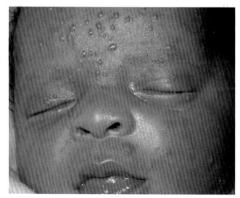

图 7.24　水痘：婴儿面部小水疱

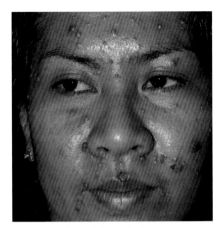

图 7.25　成人面部水痘脓疱

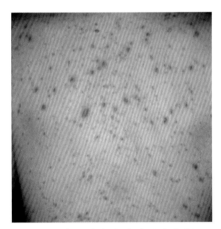

图 7.26　成人背部水痘消退期皮损

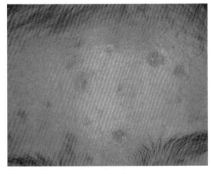

图 7.27　水痘愈后瘢痕

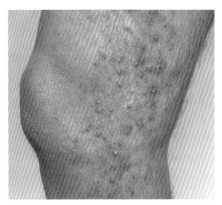

图 7.28　大腿部毛囊炎：脓液培养见金黄色葡萄球菌

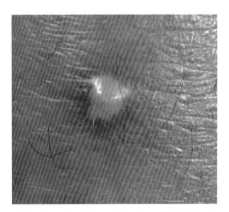

图 7.29　毛囊炎：毛囊开口部位见脓点

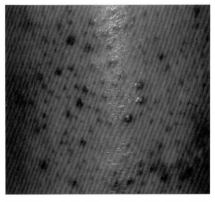

图 7.30　毛囊炎发生在腿部使用油腻性药膏处

毛囊炎（FOLLICULITIS；图 7.28~ 图 7.30）

毛囊的浅表感染很常见。皮损表现为在突出的毛发周围出现小珠状脓点，基底部可有轻微红斑，可累及一个或多个毛囊，但没有明显的压痛或毛囊深部感染。通常由金黄色葡萄球菌引起，其可能被携带至患者的鼻部和会阴部。在皮肤上使用油腻性药膏，焦油制剂或膏药可以导致本病发生，或加重现有症状。穿着油污的工作服可能引起大腿部毛囊炎出现（油性痤疮）。

治疗：毛囊炎

采用拭子检测脓疱处和任何可能携带有病菌的部位（如鼻孔、会阴以及其他部位皮疹）。在皮损部位停止使用油腻性软膏。如果这是发病原因，则没有必要给予其他治疗。如果特应性皮炎患者出现毛囊炎，需要将使用的类固醇软膏改为霜剂数周。口服氟氯西林或红

135

霉素 500mg，每天 4 次，持续 1 周将消除绝大多数感染。在所有感染部位，给予外用莫匹罗星，夫西地酸或新霉素霜剂，每天 2 次，持续

2 周。持续性毛囊炎可能需要口服低剂量的抗生素（250mg，每天 2 次，长达 6 个月），进行长期的抑制性治疗。

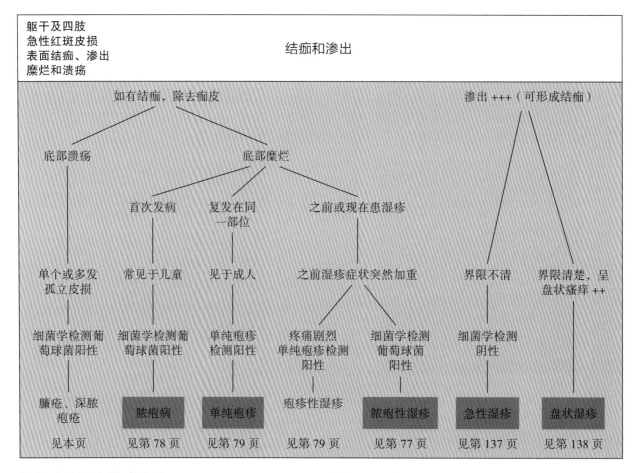

葡萄球菌性皮肤感染（STAPHYLOCOCCAL SKIN INFECTIONS）

致病性金黄色葡萄球菌因接种深度的不同可导致不同的皮肤感染（图 7.31）。如果感染部位仅在角质层以下将导致脓疱疮(见图 4.18，107 页)，皮损表面的水疱迅速破裂形成糜烂面，上覆金黄色的痂皮。新生儿患者中可以见到完整的水疱，疱液呈脓性（大疱性脓疱病，图 7.32）。

臁疮或深脓疱病是一种表皮全层感染性疾病（见下文）。毛囊炎是一种毛囊浅表性感染，表现为毛囊开口处出现脓疱（135 页），更深部感染如涉及整个毛囊为疖，而多个相邻毛囊感染为痈（见 130 页）。

近期研究发现一种新型的分泌杀白细胞毒素（PVL）的金黄色葡萄球菌。PVL 是一种细胞毒素，

能够破坏白细胞，并造成广泛性组织坏死。PVL 表达阳性的金黄色葡萄球菌通常能够耐受甲氧西林，但不同于耐甲氧西林金黄色葡萄球菌，其多由社区感染而来。此类细菌可引起复发性皮肤脓肿与蜂窝织炎，而且常规剂量的氟氯西林或红霉素治疗对其无效。因此，任何存在反复发作或耐抗生素治疗的疖、脓肿和坏死性筋膜炎的患者，应考虑 PVL 阳性金黄色葡萄球菌感染的可能，可用拭子采样后送实验室进行 PVL 筛查。

臁疮或深脓疱病（ECTHYMA；图 7.33~ 图 7.35）

臁疮或深脓疱病可由金黄色葡萄球菌或化脓链球菌引发，并且往往继发于皮肤破损部位（在外伤、昆虫叮咬或疥疮之后），其表现为圆形，凹陷性溃疡，上覆厚层痂皮。通常见于儿童，但

也可发生在成人，特别是在炎热潮湿的气候，以及感染 PVL 阳性金黄色葡萄球菌的患者。皮损愈合后留有瘢痕。

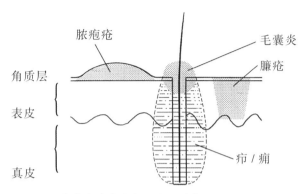

图 7.31 葡萄球菌感染皮肤涉及的部位

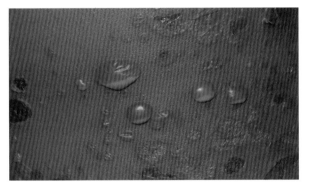

图 7.32 大疱性脓疱病：新生儿躯干部出现充满脓液的大疱

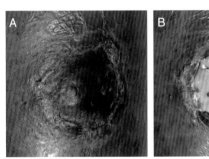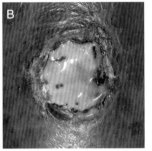

图 7.33 臁疮。A.表面覆有痂皮；B.去除痂皮后见脓液

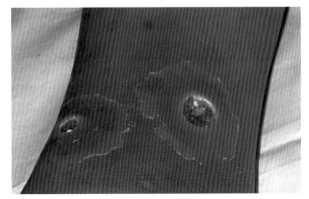

图 7.34 臁疮：蚊虫叮咬后形成穿凿样溃疡

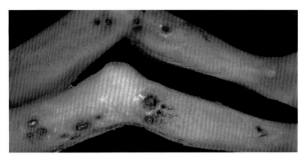

图 7.35 多发性臁疮见于感染 PVL 阳性金黄色葡萄球菌患者的腿部

治疗：臁疮或深脓疱病

棉签采样并给予氟氯西林口服或红霉素，125~500mg，每天 4 次，连续 7~10 天。由于感染灶较深，外用药物无法起效，故不建议使用外用抗生素药物。虽然溃疡将至少需要 4 周愈合，但抗生素药物不必要一直持续使用。如果出现广泛的组织坏死，则 PVL 阳性金黄色葡萄球菌感染的可能性较高。

治疗：PVL 阳性金黄色葡萄球菌感染

社区感染病例，且对氟氯西林 500mg，每天 4 次治疗无效，可给予以下治疗：

- 克林霉素 450mg，每天 4 次。
- 利福平 300mg，每天 2 次，加多西环素 100mg，每天 2 次（<12 岁儿童不宜使用）；多西环素可以用夫西地酸 500mg，每天 3 次，或甲氧苄啶 200mg，每天 2 次代替。

治疗感染携带部位，用莫匹罗星（百多邦）软膏涂抹鼻部，并用 1% 氯己定清洗皮肤，连续 5 天。

急性湿疹（ACUTE ECZEMA；图 7.36~ 图 7.38）

急性湿疹临床表现为多个小水疱，其破损后形成糜烂、渗出和结痂。这可能是由于慢性特应性皮炎急性发作（见 173 页），或过敏性接触性皮炎。该病可能很难与脓疱性湿疹进行鉴别（见 77 页）。一个常见的误区是认为渗出性湿疹存在感染，而使用抗生素治疗而不是外用类固醇药物。

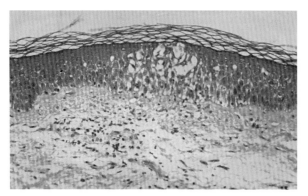

图 7.36 急性湿疹的病理表现为表皮内小水疱

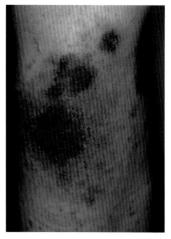

图 7.38 急性湿疹伴有糜烂及渗出

治疗：急性湿疹

当皮疹处于渗出期时，外用霜剂或乳剂效果不佳，因为其无法穿透皮肤。首先，应外用收敛剂处理渗出使其干燥，如 Burow 溶液（醋酸铝溶液）或稀释的高锰酸钾溶液（1∶10 000），见 24 页。

制备好的溶液后者为淡粉红色（见图 2.1，第 24 页）可将溶液倒入浴缸或盆中浸泡患处，或用毛巾或绒布在溶液中浸泡后敷于患处，每次 10 分钟，每天 4 次。皮损经浸泡后用毛巾擦干，然后使用类固醇软膏。如果怀疑存在接触过敏，一旦皮疹控制，应推荐患者进行斑贴试验。

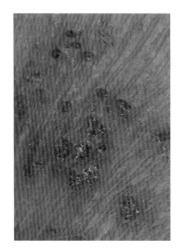

图 7.37 急性湿疹：破损的小水疱

盘状湿疹（渗出型）[DISCOID ECZEMA（WET TYPE）]

盘状湿疹表现为边界清楚的，硬币形（圆形）斑块。渗出型皮损表面由糜烂和渗出组成。渗出物干燥后形成痂皮，可能有一个或多个皮损（也见第 179 页）。

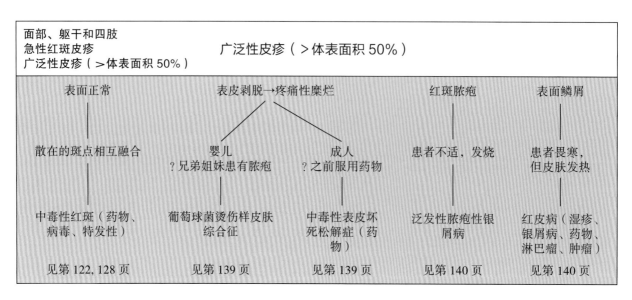

面部、躯干和四肢 急性红斑皮疹 广泛性皮疹（＞体表面积 50%）		广泛性皮疹（＞体表面积 50%）		
表面正常	表皮剥脱→疼痛性糜烂		红斑脓疱	表面鳞屑
散在的斑点相互融合	婴儿 ？兄弟姐妹患有脓疱	成人 ？之前服用药物	患者不适，发烧	患者畏寒，但皮肤发热
中毒性红斑（药物、病毒、特发性）	葡萄球菌烫伤样皮肤综合征	中毒性表皮坏死松解症（药物）	泛发性脓疱性银屑病	红皮病（湿疹、银屑病、药物、淋巴瘤、肿瘤）
见第 122，128 页	见第 139 页	见第 139 页	见第 140 页	见第 140 页

葡萄球菌烫伤样皮肤综合征（STAPHYLOCOCCAL SCALDED SKIN SYNDROME；图 7.39~ 图 7.41）

本病由噬菌体 71 型金黄色葡萄球菌感染导致，其可产生毒素导致表皮上层出现松解。患者绝大多数为婴儿与儿童。皮肤变红且非常疼痛如同烫伤，其后出现剥脱。皮损往往开始于皱褶部位，但通常扩散至全身。儿童常因疼痛哭闹。传染源通常是家庭内另一个患有脓皮病的年长的兄弟姐妹，或因湿疹、疥疮感染导致。

治疗：葡萄球菌烫伤样皮肤综合征

给予氟氯西林治疗 62.5mg（2 岁以下儿童）或 125mg（超过 2 岁）每 6 小时 1 次，连续 7 天。疼痛感将迅速缓解，但由于毒素的持久性，脱皮的好转需要更长的时间。家庭中患有脓疱病或感染性湿疹的其他儿童也可能需要同时治疗。

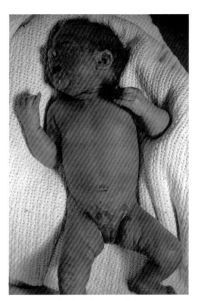

图 7.39　葡萄球菌烫伤样皮肤综合征

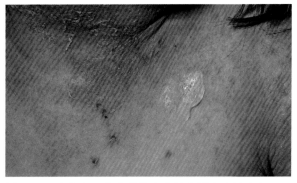

图 7.40　发生在儿童的葡萄球菌烫伤样皮肤综合征

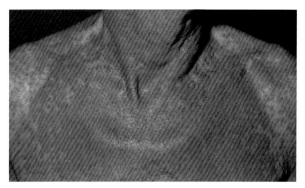

图 7.41　中毒性红斑：仅表现为皮肤发红，未有明显的脱皮或系统性不适

中毒性表皮坏死松解症（TOXIC EPIDERMAL NECROLYSIS；图 7.42，图 7.43）

此病为一种少见的严重的皮肤疾病，表皮全层出现坏死和剥脱。最常见引发本病的药物如下：

- 别嘌呤醇
- 巴比妥类
- 卡马西平
- 非甾体抗炎药
- 苯妥英类
- 磺胺
- 氨硫脲

但是，本病也可发生在淋巴瘤或 HIV 感染的患者身上。此外，有些病例未找到明确的病因。

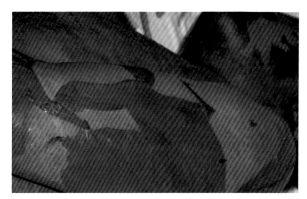

图 7.42　中毒性表皮坏死松解症：整个表皮出现脱落

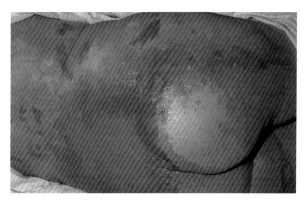

图 7.43　中毒性表皮坏死松解症

139

中毒性表皮坏死松解症的预后可以非常差，尤其如果伴有大面积的表皮丢失。以下的评分方法将有助于对本病预后的判断。下列每一种特征记1分：

- 年龄 >40 岁
- 心率 >120/ 分钟
- 肿瘤或 HIV
- 血糖 >14mM/L
- 表皮丢失 >30%
- 碳酸氢盐 <20mM/L
- 尿素氮 >10mM/L

死亡率：0~1 分 =3%；3 分 =35%；>5 分 =90%

治疗：中毒性表皮坏死松解症

立即停止使用可疑药物。出现广泛的表皮缺失应当视为烧伤治疗，将患者及时转往烧伤病房或重症监护室至关重要。没有必要进行手术清创，因为只有表皮脱落。患者的生存率取决于有效补充从皮肤中丢失的液体和电解质，预防感染和败血症的出现，以及十分小心地护理患者极易破溃的皮肤。

早期大剂量静脉注射免疫球蛋白（每天根据体重，给予 2g/kg，连续 3~4 天）可能挽救生命。免疫球蛋白抑制由 Fas 介导的表皮细胞死亡，并促进表皮修复。系统性使用类固醇不一定会有帮助，而且可能是有害的。

泛发性脓疱性银屑病（GENERALISED PUSTULAR PSORIASIS）

本病是一类急性发作、病情严重且不稳定的银屑病，通常发生在停止系统性使用或局部外用高效的激素类药物之后。临床表现为成片的红斑上覆无菌性小脓疱，皮损与发热波动相关（图7.44~图7.46），并伴有全身不适。这就是治疗银屑病时不应给予局部外用或系统性激素类药物治疗的主要原因。

治疗：泛发性脓疱性银屑病

这是一种皮肤科的急重症伴有显著的死亡率。本病患者需要住院卧床休息和镇静。最初，可给予患者皮肤以润肤剂治疗（如1:1的白

凡士林和液体石蜡混合剂）。护理患者时覆盖"太空毯"，以防止体温过低。与本病相关的发烧症状不是由感染导致，因此不需要抗生素治疗。不论局部外用，还是系统性使用激素类药物都是治疗过程中的禁忌。如果上述措施不能缓解患者的症状，则需要系统性使用氨甲蝶呤或环孢素治疗。

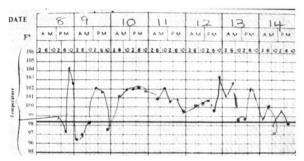

图 7.44　泛发性脓疱性银屑病患者体温图

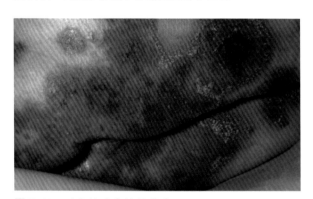

图 7.45　泛发性脓疱性银屑病

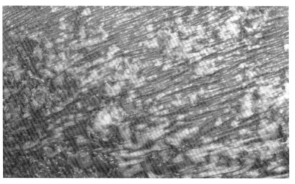

图 7.46　泛发性脓疱性银屑病：红斑基础上可见大片浅表性脓疱

红皮病（剥脱性皮炎）[ERYTHRODERMA（EXFO-LIATIVE DERMATITIS）；图 7.47~ 图 7.49]

红皮病是指身体表面 >90% 的皮肤出现红斑和鳞屑。这可能是由于以下原因导致：

- 湿疹
- 银屑病
- 药物反应，例如：
  - 别嘌呤醇
  - 巴比妥类
  - 卡托普利
  - 卡马西平
  - 氯丙嗪
  - 氯喹
  - 西咪替丁
  - 金制剂
  - 异烟肼
  - 萘啶酸
  - 苯妥英钠
  - 磺胺类
- Sezary 综合征（皮肤 T 细胞淋巴瘤，见 170 页）
- 某种潜在的肿瘤

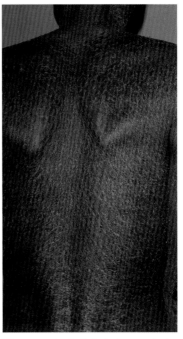

图 7.49　红皮病发生在黑人皮肤

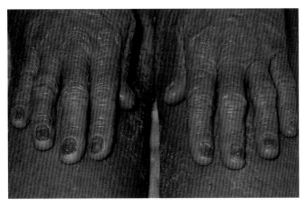

图 7.47　Sezary 综合征

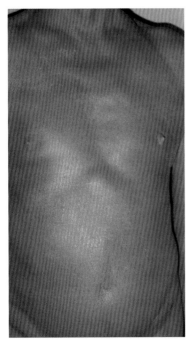

图 7.48　胰腺癌引发的红皮病

治疗：红皮病

　　本病患者应住院治疗，以寻找病因，并防止低体温症、充血性心脏衰竭或肾衰竭。最初可给予患者皮肤润肤剂治疗，如白凡士林或液状石蜡。同时针对具体病因进行相应治疗，如使用氨甲蝶呤治疗银屑病，或外用激素类药物治疗湿疹。停止使用任何可疑药物，并排除潜在肿瘤或淋巴瘤可能。

8 躯干及四肢慢性红斑

● **表面正常的损害**

斑疹 148

丘疹：单发或几个

小丘疹（<5mm） 194

大丘疹（>5mm） 156

丘疹：多发

小丘疹（<5mm） 144

大丘疹（>5mm） 148

脓疱 147

斑片及斑块

较小损害（<2cm） 148

较大损害（>2cm） 153

环状损害 153

线状损害 155

结节（大于1cm） 156

● **鳞屑性损害**

丘疹（<10mm） 163

斑片及斑块（>10mm）

单发或少数损害（2~5个） 160

多发损害 165

慢性湿疹 172

结节 240

泛发皮损 180

● **伴有结痂、渗出以及抓痕的损害**

不伴有水疱

单发或少量的斑块以及糜烂面 160

多发丘疹、斑块以及小糜烂面 181

泛发瘙痒 186

结节以及溃疡 243

水疱、大疱以及大的糜烂面 188

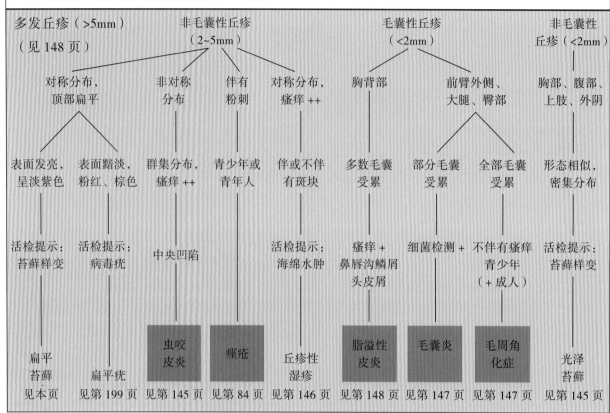

躯干以及四肢部位

慢性红色斑丘疹 　　　　多发性小丘疹（＜5mm）（单发小丘疹，见156页）

表面正常

　无脓疱形成（有脓疱形成者，见147页）

扁平苔藓（LICHEN PLANUS; 图8.1～图8.6）

　　扁平苔藓的典型皮损为顶部扁平、表面发亮的小丘疹，通常为淡紫色。部分皮损表面可见白色网状条纹（Wickham纹）。本病最好发生的部位为手腕屈侧，但多累及躯干以及四肢，在外伤部位也可发病（同形反应）。部分皮损可以演变为斑块。扁平苔藓可以引起剧烈的瘙痒，但病变部位很少出现明显的抓痕。随着病情的好转，皮损的颜色会由淡紫色逐步转变为棕色（见图1.65，见11页）。扁平苔藓在儿童中较少见。本病可以累及口腔颊黏膜，表现为白色网状细纹（图6.19，见110页）。扁平苔藓的皮损一般会在9~18个月后逐渐消退。部分皮损消退后可以出现炎症后色素沉着斑。在肤色较深的人群，扁平苔藓的皮损颜色较深，并可出现特征性的蓝黑色（图8.6）。皮损直径小于2mm的扁平苔藓，

称为光泽苔藓（图8.4）。

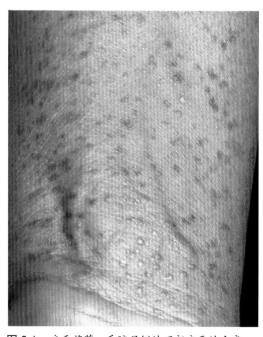

图8.1 扁平苔藓：手腕屈侧的顶部扁平的丘疹

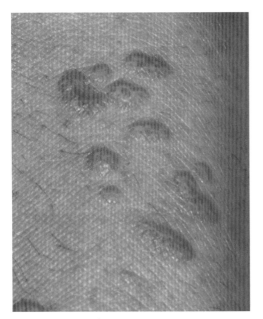

图 8.2　扁平苔藓：Wickham 纹

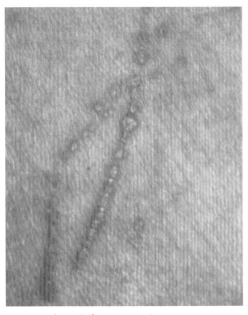

图 8.3　扁平苔藓：同形反应

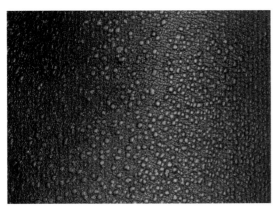

图 8.4　光泽苔藓

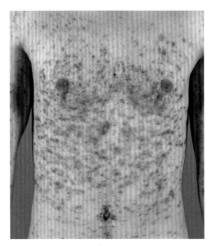

图 8.5　扁平苔藓：皮损消退后出现炎症后色素沉着斑

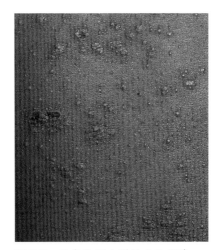

图 8.6　肤色较深人群的扁平苔藓

治疗：扁平苔藓

外用药并不能加速皮损的消退，但外用糖皮质激素可以有效地控制瘙痒症状。

大疱性损害以及严重的黏膜受累需要系统性应用糖皮质激素。

虫咬皮炎（丘疹性荨麻疹）［INSECT BITES （PAPULAR URTICARIA）图 8.7，图 8.8］

虫咬皮炎的典型皮损为中央出现凹陷的瘙痒性丘疹。如果出现群集或线状分布的 3~4 个损害，首先要考虑跳蚤叮咬。出现在面部或手背的孤立分布的巨大损害，尤其是在清晨出现的新发损害，大都是臭虫叮咬诱发。基本上所有的昆虫都会诱发虫咬皮炎，但是患者很难辨别具体为哪一种昆虫导致。部分昆虫叮咬后，也可诱发大疱性损害。

治疗：虫咬皮炎

大多数的患者是在自己的居所中被跳蚤叮咬。家庭中豢养的宠物如猫、狗会将外界的跳蚤带回家中。跳蚤产下的卵除了寄生在猫狗等宿主身上，还可以散落在地板或其他家具中。即使在没有合适的动物宿主的前提下，虫卵依然可以在家具、卧具或者地毯上存活长达数月之久。

杀虫剂或者抑制跳蚤生长的药物都可以起到消灭成虫的目的。前者包括福莱恩（frontline）或吡虫啉（imidacloprid），使用方法是每月给宠物外用 1 次。后者如虱螨脲（lufenuron）。这些药物通常在兽医处可以买到。

除积极杀灭成虫外，还可以通过对家具、宠物窝等处喷洒 indorex（主要成分：氯菊酯、增效醚、吡丙醚）消灭虫卵。

驱虫剂

蚊子可以使用驱蚊剂进行驱除。驱蚊胺（DEET）是目前最有效的药物，其副作用是可以诱发刺激性接触性皮炎，因此禁用于眼周。DEET 有多种剂型，包括驱蚊露、饵棒、喷射剂等。价格上，前者要较后两者更为便宜。只要使用方法得当，所有的驱虫剂都能够达到理想的驱虫效果。气雾剂和喷射剂可以维持 1~2 小时的效果，驱蚊液、驱蚊露、驱蚊霜以及泵式喷射剂维持 2~3 小时。饵胶和饵棒可以维持 4 小时的效果。注意：给儿童使用驱虫剂时，应该将药物喷洒到衣服上，避免直接接触皮肤，以免出现刺激现象。同时也可有效地避免儿童误服或将药物碰触到眼部。

丘疹性湿疹（PAPULAR ECZEMA；图 8.9）

湿疹的皮损也可表现为散在分布的丘疹，极少发生融合。在这种情况下，做出准确的诊断较为困难。有时需要进行活检，与毛囊炎鉴别。

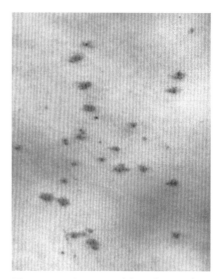

图 8.7　跳蚤叮咬：群集分布的丘疹，其间为外观正常的皮肤

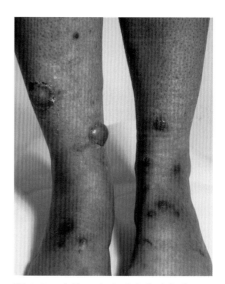

图 8.8　跳蚤叮咬后下肢出现大疱

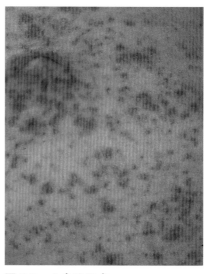

图 8.9　丘疹性湿疹

毛周角化症（KERATOSIS PILARIS；图 8.10）

皮损多发生于上臂以及大腿。典型损害为伴有红斑的毛囊性丘疹。与毛囊炎不同之处主要有三点：①毛周角化症触之表面粗糙不平；②本病所有的毛囊都会累及；③无脓疱性损害（见 239 页）。

毛囊炎（FOLLICULITIS；图 8.11，图 8.12）

毛囊的炎症十分常见，可以累及一个（图 7.29，见 135 页）或多个毛囊。皮损中多出现脓疱。

毛囊炎的主要致病菌是金黄色葡萄球菌。当患者罹患湿疹时，毛囊炎的发生率更高。以下因素会诱发或者加重毛囊炎的病情。如油性软膏、煤焦油制剂。穿着油腻的工作服有可能与大腿毛囊炎的发生（油性痤疮）有关。

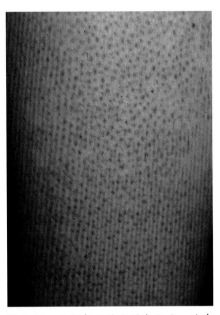

图 8.10　大腿部位的毛周角化症：伴有红斑的毛囊性丘疹，触之表面粗糙不平

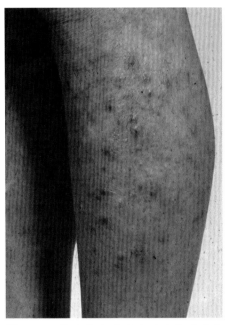

图 8.11　特应性皮炎患者下肢出现的毛囊炎

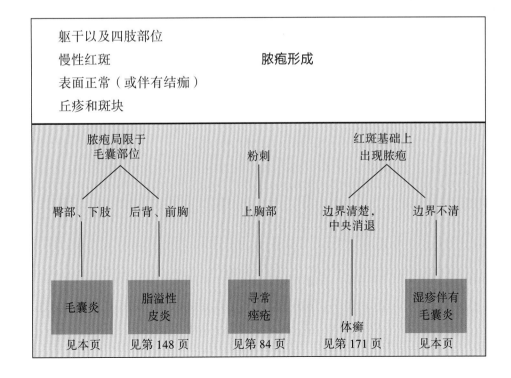

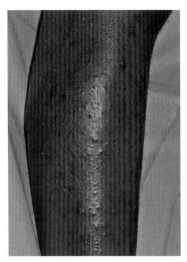

图 8.12　油性软膏导致的毛囊炎

脂溢性皮炎（糠秕孢子菌性毛囊炎）［SEBORRHOEIC ECZEMA（PITYROSPORUM FOLLICULITIS）］

在躯干部位，脂溢性皮炎可以表现为密集分布的毛囊性丘疹以及脓疱。上述皮损是由于毛囊部位糠秕孢子菌的过度增殖导致（糠秕孢子菌性毛囊炎，图 8.13）。皮损可自行消退，但反复发作。诊断需结合面部（见 98 页）和头部（见 65 页）的典型皮损。治疗方案见第 99 页。

体癣（TINEA CORPORIS）

真菌感染较少出现红斑基础上的脓疱。当皮损呈现不对称分布时应考虑体癣的可能。细菌学检查阴性（除外湿疹继发感染），真菌学检查阳性，即可确诊（见 171 页）。

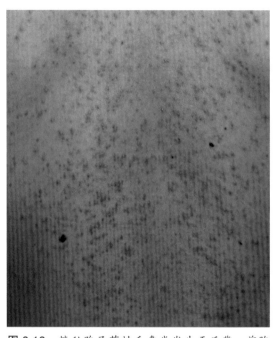

图 8.13　糠秕孢子菌性毛囊炎发生于后背、前胸部位的丘疹以及脓疱，注意寻找其他部位的脂溢性皮炎的皮损

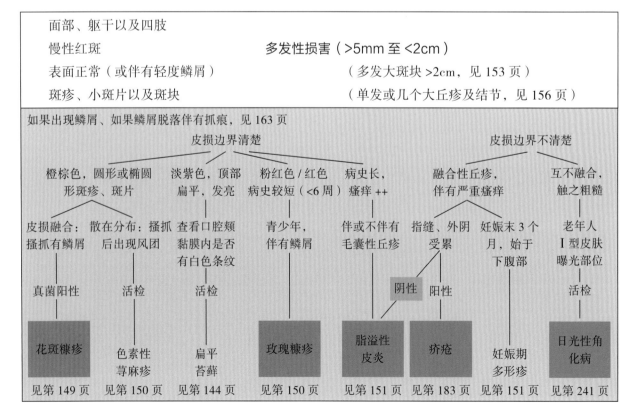

面部、躯干以及四肢

慢性红斑　　　　　　　　　　　　　多发性损害（>5mm 至 <2cm）

表面正常（或伴有轻度鳞屑）　　　　（多发大斑块 >2cm，见 153 页）

斑疹、小斑片以及斑块　　　　　　　（单发或几个大丘疹及结节，见 156 页）

如果出现鳞屑、如果鳞屑脱落伴有抓痕，见 163 页

皮损边界清楚　　　　　　　　　　　　　　　　　　皮损边界不清楚

橙棕色，圆形或椭圆形斑疹、斑片　　淡紫色，顶部扁平，发亮　　粉红色/红色病史较短（<6 周）　　病史长，瘙痒++　　融合性丘疹，伴有严重瘙痒　　互不融合，触之粗糙

皮损融合：搔抓有鳞屑　　散在分布：搔抓后出现风团　　查看口腔颊黏膜内是否有白色条纹　　青少年，伴有鳞屑　　伴或不伴有毛囊性丘疹　　指缝、外阴受累　　妊娠末 3 个月，始于下腹部　　老年人Ⅰ型皮肤曝光部位

真菌阳性　　活检　　活检　　　　　　　　阴性　阳性　　　　　活检

花斑糠疹	色素性荨麻疹	扁平苔藓	玫瑰糠疹	脂溢性皮炎	疥疮	妊娠期多形疹	日光性角化病
见第 149 页	见第 150 页	见第 144 页	见第 150 页	见第 151 页	见第 183 页	见第 151 页	见第 241 页

花斑糠疹（PITYRIASIS VERSICOLOR；图 8.14~ 图 8.17）

糠疹一词原指糠状损害，在此处指的是鳞屑性皮损。花斑指的是不同的颜色。因此花斑糠疹特指可出现不同颜色的鳞屑性损害。皮损的颜色在个体间有所差异，可以出现白色、橙棕色或深棕色。皮损面积较小，直径通常 <1cm，圆形。搔抓时可出现鳞屑。部分皮损可以融合，形成大的斑片或者斑块。本病多见于年轻人，好发部位为躯干上部。花斑糠疹是由正圆形糠秕孢子菌感染所致，后者是人体的正常寄生真菌，只有在特定的条件下才会转变为致病菌即球形马拉色菌。出现色素减退的原因是由于糠秕孢子菌产生的二羧酸抑制了酪氨酸酶的产生。

大多患者是湿热气候度假时由其他患者传染的致病性真菌。当接受糖皮质激素或者免疫抑制剂治疗时，部分正常寄生菌会转变为致病菌。

橙棕色的花斑糠疹临床上容易与玫瑰糠疹混淆。真菌检查是鉴别两种疾病的金标准。所取标本用等容积的 20% 氢氧化钾溶液和派克蓝黑墨水进行染色，糠秕孢子菌的孢子和菌丝均被染成蓝色（类似于"意大利肉丸面"，图 8.17）。

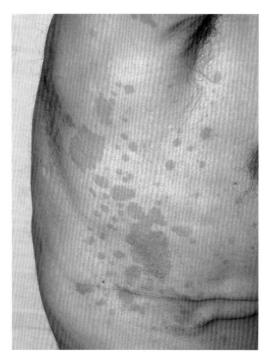

图 8.15　花斑糠疹，皮损呈橙棕色

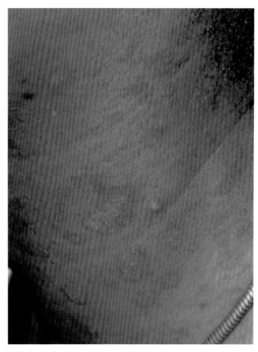

图 8.16　花斑糠疹，皮损呈深棕色

治疗：花斑糠疹

如果皮损局限，可以外用咪唑类乳膏。如克霉唑乳膏，每天 2 次，疗程为 2 周。如皮损范围较大，可顿服酮康唑 400mg，也可口服伊曲康唑胶囊，每天 100mg，共 5 天。灰黄霉素

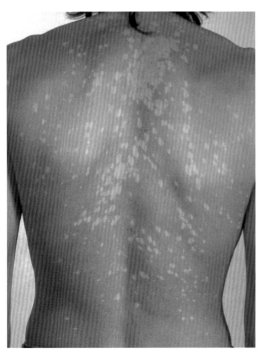

图 8.14　花斑糠疹，皮损呈白色

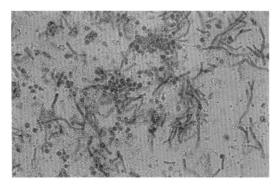

图 8.17 花斑糠疹皮损的直接镜检（意大利肉丸面征）

和特比萘芬对花斑糠疹无治疗作用。

告知出现色素减退的患者：疗程结束后，皮损的颜色不会马上转变为正常的肤色，这个过程通常需要 3 个月。出现色素沉着的患者在疗程结束后，皮损的颜色会很快转为正常。

色素性荨麻疹（URTICARIA PIGMENTOSA；图 8.18）

本病是由于皮损内肥大细胞数量增多导致，多见于儿童和少年，临床表现为橙棕色的斑疹或小的斑片。皮损可融合成片，其特点是表面没有鳞屑，但是摩擦刺激后，可出现风团（Darier 征）。其原因在于局部肥大细胞释放组胺。大多数患者没有明显的自觉症状，少数患者会自觉瘙痒明显。组胺释放引起的严重系统受累（红斑、头痛、呼吸困难、腹泻、晕厥）极为少见。

色素性荨麻疹患者应避免任何可能诱发肥大细胞脱颗粒的因素，包括阿司匹林、酒精、吗啡以及可待因。治疗上可以使用抗组胺药（H_1 受体拮抗剂或者 H_2 受体拮抗剂均可）。瘙痒严重的患

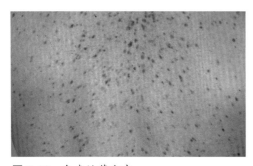

图 8.18 色素性荨麻疹

者可以使用 PUVA 疗法（见 44 页），同时光疗后晒黑的皮肤可以掩盖原来的皮损。

玫瑰糠疹（PITYRIASIS ROSEA；图 8.19~ 图 8.21）

本病是由 7 型人疱疹病毒感染导致，好发于健康的儿童或年轻人，病程约 6 周。临床上首先出现母斑，表现为直径为 2~3cm，椭圆形鳞屑性斑片，好发部位为躯干或四肢。母斑需要与皮肤浅部真菌感染相鉴别。

母斑出现几天后，玫瑰糠疹的其余皮损会渐次出现。主要包括两种形态：①花瓣样损害：其形态与母斑类似，但是面积较小，鳞屑出现在皮损的内缘；②小的粉红色毛囊性丘疹。如果母斑出现在躯干，则其他后续出现的皮损主要分布在穿背心和裤子的区域，且沿着 Langer 线分布，呈现"圣诞树模式"。当患者自觉瘙痒剧烈时，应仔细检查手部皮损，与疥疮进行鉴别。

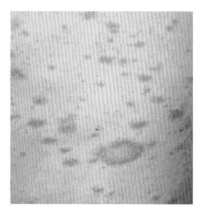

图 8.19 玫瑰糠疹：母斑伴有大量的花瓣样损害以及丘疹性损害

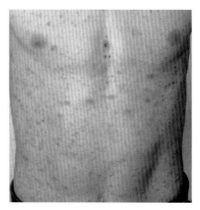

图 8.20 玫瑰糠疹：花瓣样皮损和丘疹性损害呈现"圣诞树模式"

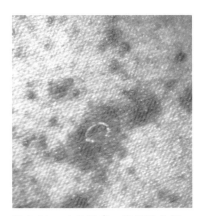

图 8.21 玫瑰糠疹：花瓣样皮损，显示内缘鳞屑

治疗：玫瑰糠疹

本病有自限性，当自觉症状不典型时，通常不需要治疗。如果患者瘙痒剧烈，可以外用润肤霜或 1% 醋酸氢化可的松乳膏，每天 2 次。

脂溢性皮炎（SEBORRHOEIC ECZEMA；图 8.22）

脂溢性皮炎在躯干部位可以表现为胸骨、后背中央的花瓣样损害，毛囊性斑块和脓疱（糠秕孢子菌性毛囊炎，见第 148 页），或玫瑰糠疹样的损害。诊断脂溢性皮炎的线索主要包括两条：①病程超过 6 周；②其他部位出现脂溢性皮炎的典型表现，如鼻唇沟（见 98 页）和头部（见 65 页）的鳞屑性损害。治疗方案见 99 页。

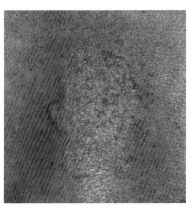

图 8.22 脂溢性皮炎：后背中央花瓣样损害

妊娠多形疹（妊娠期瘙痒性荨麻疹性丘疹及斑块）［POLYMORPHIC ERUPTION OF PREGNANCY（PRURITIC URTICARIAL PAPULES AND PLAQUES OF PREGNANCY）；图 8.23，图 8.24］

本病多发生于头胎妊娠末 3 个月，发生率大约为 1∶150。患者常自觉剧烈瘙痒。皮损多始发于下腹部，表现为类似荨麻疹的丘疹、斑块，有时会出现水疱。皮损在分娩后 2~3 周全部消退，再次妊娠时本病不会复发（表 8.1）。妊娠多形疹对胎儿的发育没有影响。需要鉴别的疾病包括妊娠期痒疹（见 186 页）、妊娠期类天疱疮（表 8.1）。

表 8.1 妊娠期多形疹和妊娠期类天疱疮的鉴别要点

妊娠期多形疹	妊娠期类天疱疮
常见	极少见
类似荨麻疹的丘疹、斑块、偶尔出现水疱	张力性水疱和大疱
病因不明	针对基底膜带的自身抗体
瘙痒剧烈	瘙痒剧烈
常见于第一次妊娠孕妇	每次妊娠均发病
妊娠期末 3 个月	妊娠期中 3 个月和末 3 个月
分娩后 2~3 周消退	消退需要数周到数月时间
不影响胎儿发育	新生儿可能会出现相同损害

治疗：妊娠多形疹

外用中效（英国）/4-5 类（美国）糖皮质激素软膏可以缓解瘙痒症状，每天 2 次。偶尔需要加用抗组胺药，如氯苯那敏（扑尔敏）4~8mg（每天最大量为 24mg），每 4 小时 1 次。如症状仍难以控制，可以口服泼尼松，每天 20~30mg，连用 5 天，然后在产科医生的指导下，2 周内逐渐减量至停药。

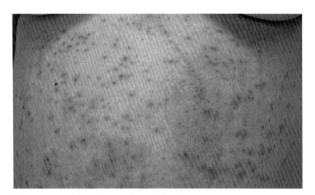

图 8.23　腹部的妊娠多形疹损害

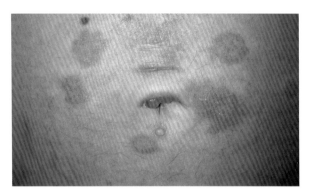

图 8.24　妊娠期类天疱疮：腹部斑块和水疱，损害类似多形红斑

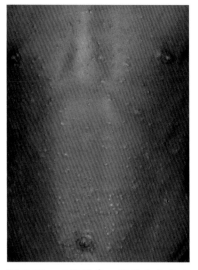

图 8.25　二期梅毒：深肤色患者丘疹性损害

二期梅毒（SECONDARY SYPHILIS；图 8.25~图 8.29）

　　二期梅毒一般发生于梅毒螺旋体感染 6 周后。患者首先出现类似感冒样症状和无痛性淋巴结肿大，其后出现皮肤损害。皮损形态多样，可以表现为斑疹、丘疹、脓疱以及斑块；颜色多变，可以从粉红色演变为淡紫色，从橙色到棕色。患者的掌跖部位多有累及（图 8.28，图 8.29），斑状脱发，生殖器（图 11.2，见 263 页）和肛周部位扁平的疣状损害也很常见。二期梅毒的确诊需要在暗视野下观察到梅毒螺旋体（见图 11.4，263 页），VDRL 试验阳性。以此可以与其他非瘙痒性皮疹进行鉴别。

　　治疗见 263 页。

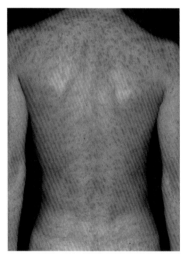

图 8.26　二期梅毒：躯干部位玫瑰糠疹样损害

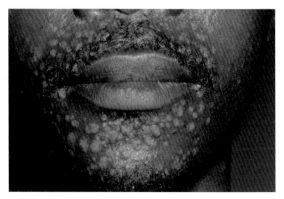

图 8.27　二期梅毒：口周损害

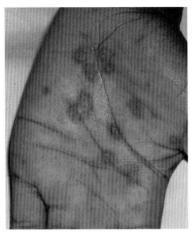

图 8.28　手掌部位的二期梅毒损害

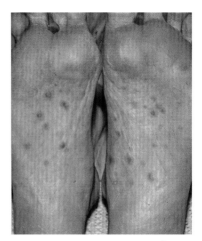

图 8.29　足跖部位的二期梅毒损害

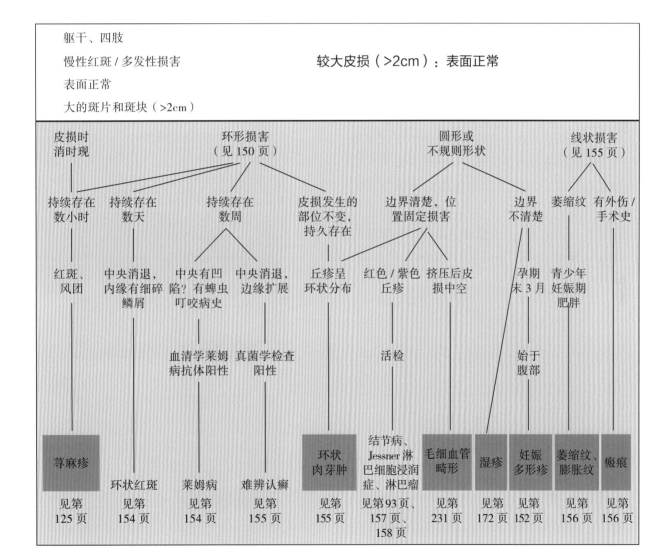

可出现环形损害的疾病

表面正常

● 环状红斑（见 154 页）

● 慢性游走性红斑（莱姆病）

● 多形红斑（见 127 页）

● 环状肉芽肿（见 155 页）

- Jessner 淋巴细胞浸润症（见 93 页）
- 荨麻疹（见第 125 页）

伴有鳞屑或结痂

- 地图状银屑病（见 166 页）
- 钱币状湿疹（见 179 页）
- 汗孔角化症（见 241 页）
- 玫瑰糠疹（见 150 页）
- 体癣（见 171 页）

莱姆病（LYME DISEASE；图 8.30，图 8.31）

单发的逐渐扩大的红斑（慢性游走性红斑），无论中央伴或不伴有蜱虫叮咬后的痕迹，都要考虑到莱姆病的可能。尤其是当患者在蜱虫出没的区域活动后，莱姆病的可能性就更大。

本病是由于蜱虫叮咬后，伯氏疏螺旋体感染人体导致。好发于 5 月末和 6 月初，正是蜱虫离开地面，向动物宿主转移的季节。

如果治疗不及时，伯氏疏螺旋体感染数周或数月后，患者可以出现关节炎（早期表现为大关节间歇性肿胀，后期可以出现慢性侵蚀性关节炎）、脑膜炎、面瘫以及心脏疾患（传导阻滞、心肌梗死、心包炎）。疾病的确诊需要血清抗伯氏疏螺旋体抗体滴度在 2~3 周内升高 4 倍以上。

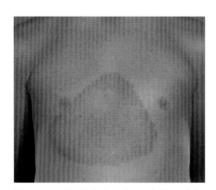

图 8.30　慢性游走性红斑（莱姆病）

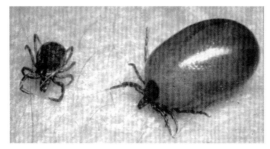

图 8.31　蜱虫叮咬前（左）和吸血后（右）

治疗：莱姆病

多西环素 100mg，每天 2 次；阿莫西林 500mg，每天 3 次或头孢呋辛 250mg，每天 2 次，总疗程为 14 天。12 岁以下儿童，可以口服青霉素 V 钾片，50mg/（kg·d），分次口服。如果对青霉素过敏，可以口服红霉素，50mg/（kg·d），分次口服，总疗程也是 14 天。

环形红斑（ANNULAR ERYTHEMA；图 8.32，图 8.33）

环形红斑定义为环形或地图状红斑。数日后皮损会逐渐扩展，在炎症边缘的内侧出现鳞屑。本病原因不明，极少数患者可发现肿瘤（淋巴瘤或白血病）。除非明确病因，本病一般没有有效的治疗方案。

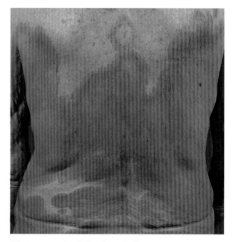

图 8.32　大面积的环状红斑

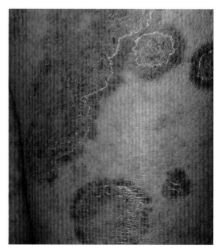

图 8.33　环状红斑内缘可见鳞屑

环状肉芽肿（GRANULOMA ANNU-LARE；图 8.34~ 图 8.36）

环状肉芽肿可表现为以下三种：

1. 小的粉红色丘疹，排列成环状。皮损表面没有鳞屑，可以出现在身体任何部位，但多见于手背、肘部和膝关节。

2. 扁平的粉红色或淡紫色斑块，好发于大腿、前臂、躯干和足背部（图 8.36）。

3. 大的无症状的斑疹，表面无异常。通常需要活检才能确诊。

局限性的环状肉芽肿与糖尿病无相关性，但 3/4 的泛发型患者与糖尿病有关。

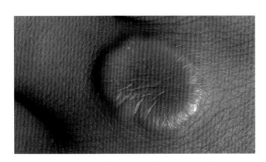

图 8.34　环状肉芽肿：手背的环形损害

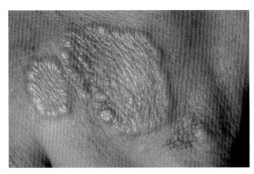

图 8.35　手背部的环状肉芽肿

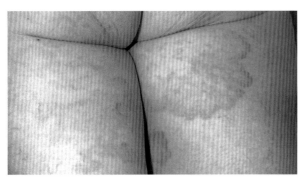

图 8.36　环状肉芽肿：大腿后面的红斑
注意：该皮损表面无鳞屑，应避免与真菌感染混淆（见图 8.37，图 8.51，图 8.74，图 8.75）

治疗：环状肉芽肿

本病通常无自觉症状，有自限性。经过数月甚至数年的病程，大多数皮损可以自行消退。如果患者出现疼痛感，可以皮损内注射曲安西龙 5~10mg/mL，有助于止痛和促进皮损消退。

难辨认癣（TINEA INCOGNITO；图 8.37）

难辨认癣是由于体癣部位错误地外用糖皮质激素软膏导致。和典型的体癣相比，难辨认癣没有明显的鳞屑，也表现为对称分布。但在皮损的边缘取材，可以检测到真菌。治疗上停止糖皮质激素的使用，具体治疗方案见第 171 页。

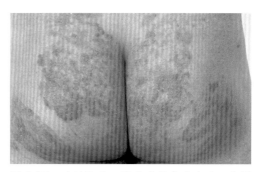

图 8.37　难辨认癣：糖皮质激素治疗后，皮损表面无明显鳞屑且对称分布。真菌学检查阳性

线状损害（LINEAR LESIONS）

线状损害常见于下列疾病。

表面正常

● 膨胀纹或萎缩纹（见图 8.38）。
● 手术后瘢痕：
　—正常、瘢痕疙瘩或肥厚性瘢痕（见 157 页）。
　—陈旧性损害可出现结节病（见 157 页）。
● 同形反应：搔抓后新出现的皮损呈现线状，如银屑病、扁平苔藓、扁平疣（图 8.3，145 页）。
● 沿血管或淋巴管呈线状分布：
　—血栓性静脉炎：浅表静脉的炎症。
　—淋巴管炎：与蜂窝织炎相关的淋巴系统炎症。
　—孢子丝菌病：深部真菌感染，结节沿着受累淋巴管分布（见 308 页）。

- 匍行疹: 幼虫遗留的匍行性隧道 (见 322 页)。
- 线状硬斑病 (见 59 页)。
- 皮肌炎: 沿掌骨和手指分布的红斑 (见 96 页)。

表面有鳞屑或疣状损害

- 同形反应: 银屑病、扁平疣。
- 出生时即有或儿童期发病, 皮损沿四肢分布或躯干的一侧:

   – 表皮痣 (见 234 页)。

   – 炎性线性疣状表皮痣。

   – 线状苔藓。

表面有水疱、渗出以及糜烂

- 线状接触性皮炎:

   – 光敏性皮炎: 接触光敏性植物、日光照射导致 (见 133 页)。

   – 过敏性接触性皮炎: 接触植物的汁液所致 (见 133 页)。

   – 香料皮炎: 皮肤接触化妆品中的补骨脂, 日晒后发病。

- 沿皮区分布: 带状疱疹 (见 131 页)。
- 人为性皮炎: 自虐导致 (见 191 页)。

膨胀纹 (STRIAE; 图 8.38, 图 8.39)

本病好发于大腿或腰骶部位, 临床上呈线状分布的红色或紫色的斑块, 多见于青少年。随着时间的推移, 皮损逐渐变得扁平, 最后出现萎缩。

同样的皮损可以见于孕妇的腹部和胸部, 以及接受系统性糖皮质激素治疗或外用强效糖皮质激素患者的身体屈侧部位。目前本病尚无有效治疗措施。

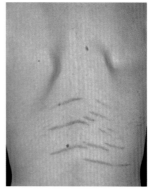

图 8.38 膨胀纹: 青少年后背的线状损害

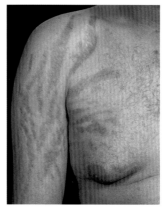

图 8.39 银屑病患者过度使用糖皮质激素后出现的膨胀纹

躯干、四肢
慢性红斑
表面正常　　　　　　　　　　　　结节和大的丘疹 (所有皮损 >5mm, 表面正常)
结节

大小固定不变			体积逐渐增大		体积迅速增大		
触之坚硬	有痤疮、瘢痕或外伤史	压之有中空感	紫色或橙色	粉红或红色	红色或紫色	创伤后容易出血	出生后 1~4 周
			活检	活检	活检　活检	活检	
皮肤纤维瘤	瘢痕疙瘩 / 肥厚性瘢痕	血管瘤	结节病 / 肉芽肿	基底细胞癌	淋巴瘤 2° 癌症　无色素性黑素瘤	化脓性肉芽肿	婴儿血管瘤 (草莓状血管瘤)
见第 224 页	见第 157 页	见第 231 页	见第 157, 158 页	见第 244 页	见第 158 页　见第 226 页	见第 247 页	见第 158 页

结节病（SARCOID; 图 8.40, 图 8.41）

躯干和四肢部位出现多发的紫色或淡紫色丘疹以及斑块，应警惕结节病的可能性，尤其是发生于陈旧性瘢痕基础上的病变。结节病的临床表现多样，丘疹、斑块甚至是色素减退性的斑块均可出现。因此，表面没有任何明显改变的皮损均应做活检，以排除结节病。除此之外，应监测胸部 X 片、眼部的检查以及血钙的水平。如果可以诊断结节病，应建议患者找胸科医生就诊。

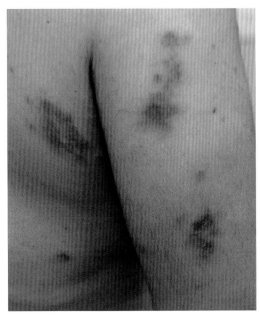

图 8.40 结节病患者后背和上肢的斑块。皮损的颜色提供了诊断线索，但需要进行活检来确诊

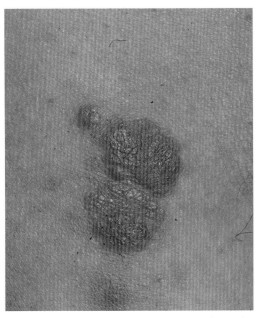

图 8.41 结节病的丘疹以及斑块损害（近观）

治疗：结节病

是否治疗皮损取决于其他部位是否有结节病。外用糖皮质激素制剂对本病无效。系统性应用糖皮质激素对皮损疗效明显，但应注意激素的副作用（见 38 页）。氨甲蝶呤 10~25mg（见 39 页），每周 1 次可以作为系统用激素的替代治疗方案。

瘢痕疙瘩和肥厚性瘢痕（KELOID AND HYPERTROPHIC SCARS; 图 8.42，图 8.43）

真皮损伤后，过度增生的纤维组织所形成的突起称为瘢痕。当突出的纤维组织局限于原受伤的部位时称为肥厚性瘢痕，如果超越了原受伤的部位，则称为瘢痕疙瘩。

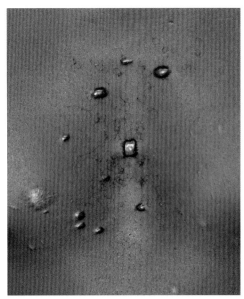

图 8.42 前胸部位痤疮后继发的肥厚性瘢痕

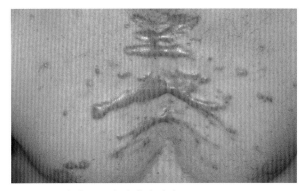

图 8.43 痤疮后继发的瘢痕疙瘩

瘢痕疙瘩的好发部位是胸骨前、肩部、耳垂（见第 118 页）以及头后部（见第 70 页）。

治疗：瘢痕疙瘩

皮损内注射曲安西龙 10mg/mL，可以使皮损变平，颜色变淡。建议使用 25 号针头，以保证疗效。每 4~6 周重复 1 次。治疗前应告知患者，皮损有可能出现萎缩且伴有明显的毛细血管扩张，也可以使用 Haelans（氟氢缩松贴剂），每天 1 贴，连用 6 个月。

硅凝胶对于预防高风险手术部位瘢痕形成有效。有非处方的不同制品供应。

脉冲染料激光可以改善瘙痒程度、减轻瘢痕的颜色，但是无助于厚度的改善。通常不建议手术切除瘢痕。但如果术后在皮损周围注射曲安西龙（去炎松）或术后 24 小时内行浅表 X 线照射（7Gy，1~3 次），对部分患者有治疗作用。

皮肤肉芽肿浸润（GRANULOMATOUS INFIL-TRATES IN THE SKIN；图 8.44）

肉芽肿是严格病理学意义的名词，特指真皮内单核细胞、巨噬细胞、上皮样细胞以及巨细胞的聚集。肉芽肿病因复杂，外界异物的刺激（如脂质、油滴、玻璃纤维、云母、硅石、金属等）、感染（如结核杆菌、麻风杆菌、非结核分枝杆菌、真菌）都可以诱发肉芽肿形成。临床上，肉芽肿通常为坚实的结节，橙色或紫色，表面正常。皮损增长缓慢。确诊需要通过活检。组织培养有助于寻找病原菌。偏振光显微镜下，在组织切片上可以发现异物小体。

治疗上，如果是感染引起，需要进行相应的抗感染治疗（非结核分枝杆菌，见 308 页；结核，见 93 页；麻风，见 210 页；真菌，见 35 页）。如果是异物诱发，需要手术切除。

淋巴瘤、癌症、肉瘤、无色素性黑素瘤（LYMPHOMA，CARCINOMA，SARCOMA，AMELANOTIC MELANOMA；图 8.45~ 图 8.47）

皮肤 B 细胞淋巴瘤通常表现为生长迅速的红色或紫色坚实结节，表面无破溃或鳞屑。皮损可单发或多发，本病多无系统受累。但发生于下肢的 B 细胞淋巴瘤预后较差，早期需要通过活检确诊。皮肤 T 细胞淋巴瘤可以"模仿"湿疹或银屑病的临床特征。

淋巴瘤、肉芽肿、皮肤转移癌、软组织肉瘤或无色素黑素瘤看起来都一样，都可以表现为结节或坚实的斑块而表面没变化（因为表皮通常不受累）。只能通过活检确诊。

婴儿血管瘤（草莓状血管瘤）[INFANTILE HAEMANGIOMA（STRAWBERRY NAEVUS）；图 8.48]

疾病发生的时间对儿童血管性疾病的诊断非常重要。出生时即发病的疾病是血管畸形，皮损不会自行消退。最常见的是毛细血管畸形（鲜红斑痣，见 92 页）。

血管瘤在出生后才发生，最常见的类型是草莓状血管瘤（婴儿血管瘤）。这些红色结节一般容易诊断。血管瘤的发病年龄在出生后 4 周内。

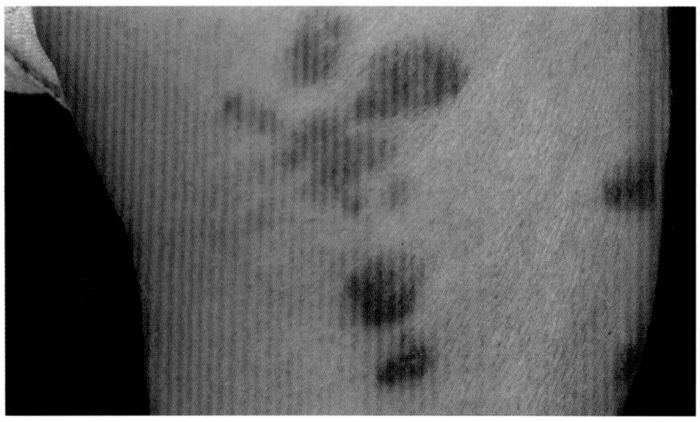

图 8.44　大腿部位注射胰岛素后出现的肉芽肿。临床与淋巴瘤类似，需要通过活检进行鉴别

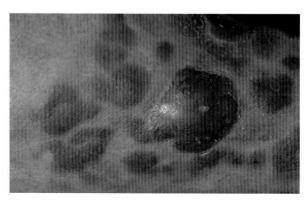

图 8.45　小腿 B 细胞淋巴瘤

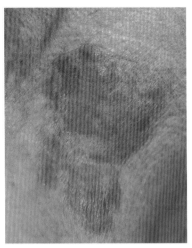

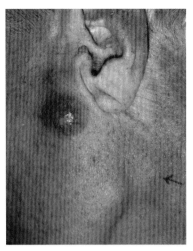

图 8.46　颈部的皮肤转移癌（乳腺癌）

图 8.47　面颊部的无色素性黑素瘤伴有颈部肿大淋巴结（箭头方向）

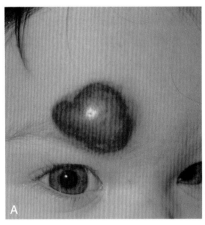
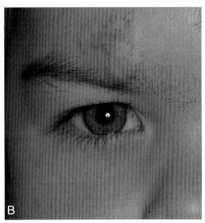
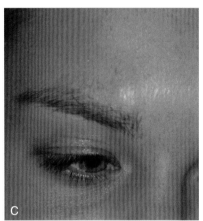

图 8.48　A.草莓状血管瘤，患儿 14 个月；B.同一患者 5 岁时；C.同一患者 13 岁时

　　病变在患儿 1~2 岁时生长迅速，其后逐渐萎缩，最后自行消失。在此过程中，病变的颜色变成蓝色或紫红色，结节皱缩，表面渐渐松弛。大多数的损害在 10 岁时全部消退（7 岁时消退 70%，9 岁时消退 90%），部分患者皮损消退处会出现皮肤松弛。血管瘤会影响美观。病变部位发生创伤后，会发生出血和表面溃疡。极罕见情况下，会发生血小板消耗，导致血小板减少症（Kasabach-Merritt 综合征）。如果患儿出现多发性草莓状血管瘤或皮损呈现节段性分布时，应排除系统性血管瘤的可能。

治疗：婴儿血管瘤

　　大多数皮损可以自行消退，因此并不需要特殊治疗。如果皮损较大或出现其他并发症（如出血、血栓），或影响功能（如视力、饮食、气道阻塞、排便），则需要积极处理。目前最有效的治疗方案是口服普萘洛尔 1~2mg/（kg·d），最长治疗时间为 12 个月。副作用包括：心动过缓、心力衰竭、血压过低、心脏传导障碍、支气管痉挛、虚弱、疲劳、睡眠不安以及低血糖。治疗期间应每周定期监测血压和心率。如果对普萘洛尔治疗方案不耐受或疗效不满意，可以外用 0.1% 噻吗洛尔凝胶，每天 5 次，疗程为半年。

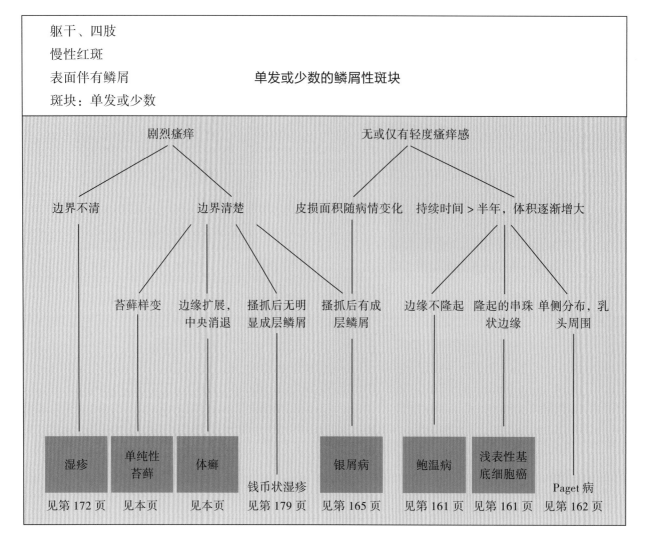

躯干、四肢
慢性红斑
表面伴有鳞屑　　　　　　　　**单发或少数的鳞屑性斑块**
斑块：单发或少数

剧烈瘙痒				无或仅有轻度瘙痒感			
边界不清		边界清楚		皮损面积随病情变化	持续时间 > 半年，体积逐渐增大		
	苔藓样变	边缘扩展，中央消退	搔抓后无明显成层鳞屑	搔抓后有成层鳞屑	边缘不隆起	隆起的串珠状边缘	单侧分布，乳头周围
湿疹	单纯性苔藓	体癣		银屑病	鲍温病	浅表性基底细胞癌	Paget 病
见第 172 页	见本页	见本页	钱币状湿疹 见第 179 页	见第 165 页	见第 161 页	见第 161 页	见第 162 页

单纯性苔藓（LICHEN SIMPLEX；图 8.49，图 8.50）

单纯性苔藓临床特点为境界清楚的瘙痒性斑块，伴有苔藓样变。病因多是由于持续性搔抓导致。本病的好发部位是头后部、踝部、肘部以及外阴。皮损可单发或多发。

治疗：单纯性苔藓

搔抓是引发本病的主要原因，因此首先要告知患者避免搔抓。

外用强效（英国）/1 类（美国）糖皮质激素如 0.05% 丙酸氯倍他索软膏，每天 2 次，或 Haelan 贴，每天 1 次，可以有效缓解瘙痒症状。起效后，更替为中效（英国）/1 类（美国）激素制剂。如果糖皮质激素无效，可以试用封闭性绷带 Zipzoc（每次保留 1 周）。

体癣［TINEA CORPORIS（RINGWORM）；图 8.51］

体癣的发病是由于浅表真菌感染所致，后者寄生于角质层，临床表现为一个或多个粉红色鳞

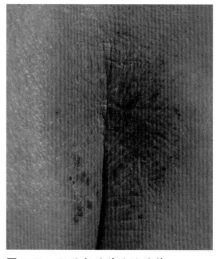

图 8.49 骶尾部的单纯性苔藓

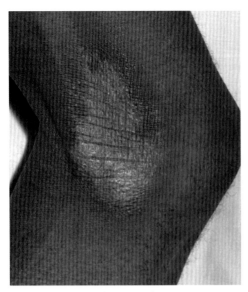

图 8.50 肘部的单纯性苔藓

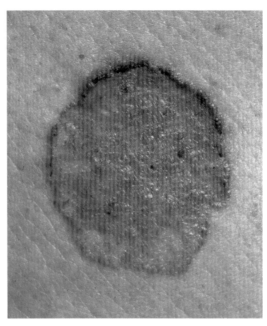

图 8.52 浅表性基底细胞癌，串珠样边缘

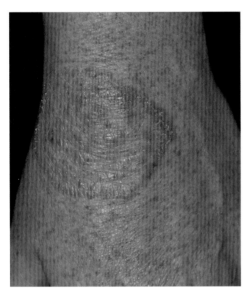

图 8.51 手背部的体癣

屑性斑块，边缘逐渐向外扩展，中央消退，形成环状（见第 171 页）。

浅表性基底细胞癌（SUPERFICIAL BASAL CELL CARCINOMA; 图 8.52）

在躯干部位，基底细胞癌多浅表缓慢扩展数年，表现为扁平，伴有鳞屑的斑块（图 8.52）。皮损有轻度隆起的串珠样边缘，和其他部位的基底细胞癌一样，将皮肤向周边拉伸时，这一特征更加明显（见图 1.81，第 13 页）。皮损的中央可出现鳞屑，本病需要与鲍温病及湿疹相鉴别。组织病理检查可以提供准确的鉴别依据。

治疗：浅表性基底细胞癌

如果皮损面积较小，手术切除是最好的治疗措施。如果皮损超过 2cm 或手术切除较为困难时，可以尝试如下办法：

● 外用 5% 咪喹莫特乳膏（艾达乐），每周 5 次，共计 6 周；如果炎症反应较重，可以暂停治疗，待炎症消退后改为每周外用 3 次，总疗程依然为 6 周（图 9.72，见 216 页）。

● 光动力治疗，外用甲基氨基酮戊酸盐（Metvix）乳膏和红光照射（见第 47 页）。

两者产生炎症导致皮损消退。

鲍温病（BOWEN DISEASE; 图 8.53，图 8.54）

鲍温病是一种原位鳞状细胞癌。临床表现为固定的、红色鳞屑性斑块，外观类似银屑病或湿疹。糖皮质激素乳膏对本病无治疗作用，随着病程延长，皮损会逐渐增大。

本病可以发生于任何的曝光部位，但多见于下肢。多发性损害也很常见。鲍温病很少发展成为有侵袭性的鳞状细胞癌。即使发生，也是在许多年后。

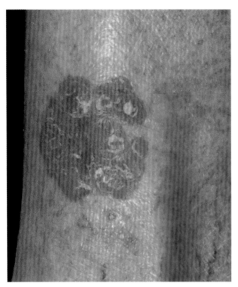

图 8.53 鲍温病：下肢斑块，类似银屑病

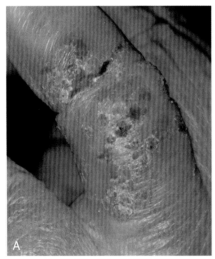

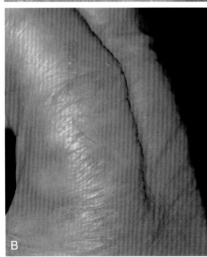

图 8.54 A. 手指部位的鲍温病；B. 5−氟尿嘧啶乳膏治疗 4 周后

治疗：鲍温病

可供选择的治疗方案包括：
- 冷冻。
- 外用 5− 氟尿嘧啶乳膏（英国 Efudix/ 美国 Effudex），每天 2 次，共 4 周。
- 外用咪喹莫特乳膏（艾达乐），每周 3 次，共 12 周（见 27 页，216 页）。
- 光动力治疗（见 47 页）。
- 刮除术或烧灼术。
- 手术切除。

治疗方案的选择取决于皮损的部位和大小，医疗机构拥有的设备和患者的方便性。只有刮除和切除会有组织活检，除非进行活检。下肢的皮损尤需谨慎治疗，操作不当的话有可能引发下肢溃疡。

乳头部位的 Paget 病（PAGET'S DISEASE OF THE NIPPLE；图 8.55）

乳腺导管内癌的肿瘤细胞侵袭乳头是本病发生的原因。临床表现为单侧乳头及周围分布的鳞屑性红色斑块，伴或不伴有结痂。皮损增长缓慢，常被误诊为湿疹。单侧分布和对糖皮质激素制剂不敏感提示医生诊断本病。本病的确诊依赖于组织病理检查，一旦确诊，应建议患者至乳腺外科就诊。

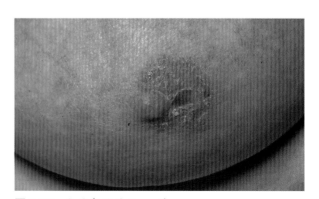

图 8.55 乳头部位的 Paget 病

乳头、乳晕部位的湿疹（ECZEMA OF THE NIPPLE AND AREOLA；图 8.56）

乳头、乳晕部位的湿疹较 Paget 病更为常见，部分患者与特应性皮炎有关。临床表现为乳头以及乳晕部位的红色鳞屑性皮损，单侧或双侧均可累及。患者常自觉瘙痒。本病在青少年以及年轻女性（尤其是非洲女性）多见。治疗与一般的湿疹相同（见 174 页）。

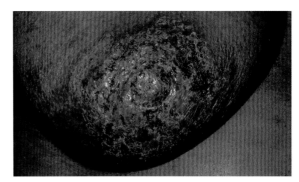

图 8.56　乳头及其周围的湿疹

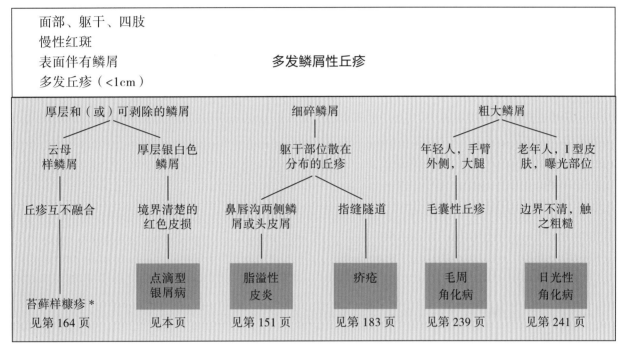

面部、躯干、四肢
慢性红斑
表面伴有鳞屑　　　　　　　　　　　**多发鳞屑性丘疹**
多发丘疹（<1cm）

厚层和（或）可剥除的鳞屑		细碎鳞屑		粗大鳞屑	
云母样鳞屑	厚层银白色鳞屑	躯干部位散在分布的丘疹		年轻人，手臂外侧，大腿	老年人，I 型皮肤，曝光部位
丘疹互不融合	境界清楚的红色皮损	鼻唇沟两侧鳞屑或头皮屑	指缝隧道	毛囊性丘疹	边界不清，触之粗糙
	点滴型银屑病	**脂溢性皮炎**	**疥疮**	**毛周角化病**	**日光性角化病**
苔藓样糠疹 * 见第 164 页	见本页	见第 151 页	见第 183 页	见第 239 页	见第 241 页

* 如果患者感不适，掌跖有疹，淋巴结肿大，考虑二期梅毒（见 152，263 页）

点滴型银屑病（GUTTATE PSORIASIS；图 8.57）

本病是银屑病的急性期，多发生于链球菌性扁桃体炎后 10~14 天。单个皮损是典型的银屑病为红色鳞屑性丘疹或斑块，界限清楚。所有的皮损形态一致，均较小（直径 0.5~1cm）。病情进展迅速，部分患者可在一夜之间泛发全身。持续 2~3 个月后，皮损可自行消退。

点滴型银屑病可以是银屑病患者的首发症状，也可发生于已有数年病史的患者。与小斑块状银屑病患者不同，本病的皮损在发病期间，一般在大小上不会发生明显的变化。由于本病通常无自觉症状，因此需要和玫瑰糠疹以及二期梅毒鉴别（见 150 页，152 页）。治疗见 169 页。

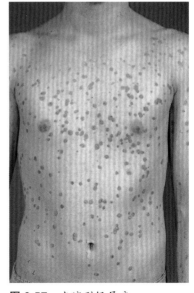

图 8.57　点滴型银屑病

苔藓样糠疹（PITYRIASIS LICHENOIDES；图 8.58~图 8.60）

非皮肤科医生很少认识该疾病。慢性苔藓样糠疹临床表现为广泛分布的，红棕色鳞屑性丘疹。鳞屑可剥掉（云母样鳞屑）。本病多发于儿童和年轻人，病史可持续数月，紫外线照射可以帮助皮损恢复。

急性苔藓样糠疹临床表现为坏死性丘疹、糜烂或溃疡，最终瘢痕性愈合。典型的慢性期皮损也可见到。本病的诊断主要依赖于组织病理检查，表现为皮肤血管炎。

治疗：苔藓样糠疹

本病对紫外线相当敏感。夏季时，可建议患者每天行日光浴半小时。窄谱紫外线（UVB）照射，每周 3 次，共 6~8 周。少数情况下，需要用 PUVA 治疗（见第 44 页）。成人可以口服四环素 500mg，每天 4 次；或每天口服赖甲四环素 408mg，总疗程均为 3 周。

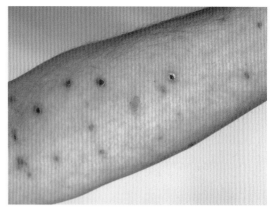

图 8.58　急性苔藓样糠疹：小的坏死性丘疹

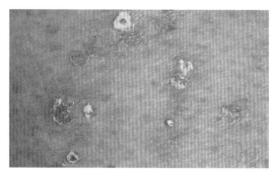

图 8.59　慢性苔藓样糠疹：云母样鳞屑（特写）

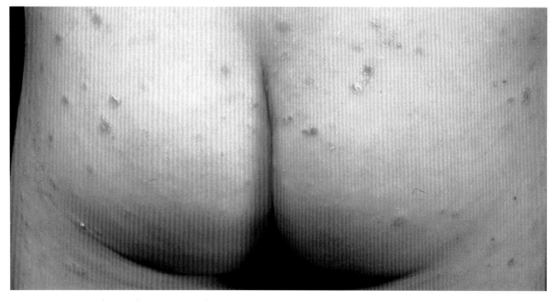

图 8.60　慢性苔藓样糠疹：鳞屑性丘疹

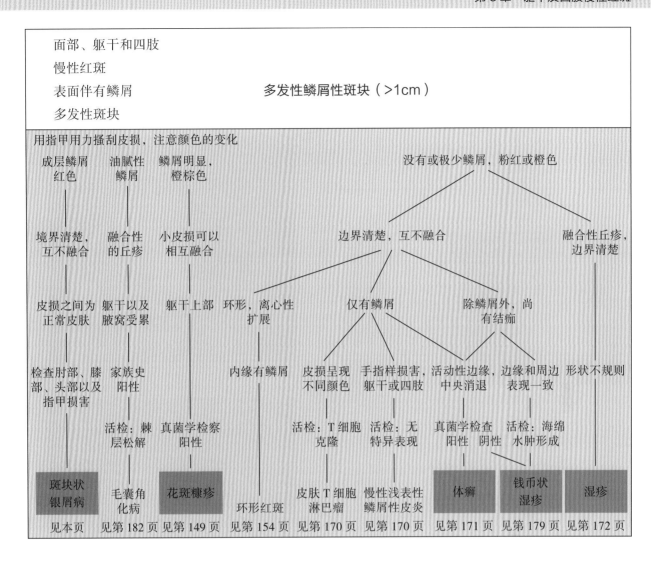

面部、躯干和四肢

慢性红斑

表面伴有鳞屑　　　　　　　　　多发性鳞屑性斑块（>1cm）

多发性斑块

慢性斑块性银屑病（CHRONIC PLAQUE PSORIASIS; 图 8.61~ 图 8.65）

银屑病是一种常见的慢性炎症性皮肤病，全球范围内发病率约为 2%。本病属于多基因遗传，在有家族史的患者群体中，发病率并不固定。银屑病主要特点是表皮通过时间缩短，在临床上表现为厚层鳞屑。疾病的发生是天然免疫和获得性免疫系统相互作用的结果。银屑病一度被认为是 Th1 型细胞介导的疾病。在银屑病皮损中发现了大量的 Th1 通路的细胞因子，如 TNF-α、IFN-γ、IL-2、IL-12。然而，随着近年来研究的深入，学者们发现树突状细胞分泌的 IL-23 可以活化 Th17 淋巴细胞分泌 IL-17A 和 IL-17F，后者刺激银屑病皮损中角质形成细胞增生。活化的淋巴细胞升高血管内皮生长因子的水平，最终导致血管扩张和增生。肥大细胞分泌大量的 TNF-α、IFN-γ、IL-8，从而趋化大量的中性粒细胞，后者则进一步活化 T 淋巴细胞，由此形成一个完整的信号通路，促进疾病的发生发展。

银屑病可发生于任何年龄，高发期为 15~25 岁。临床表现与病理特征相符（图 8.61）。皮损表现为境界清楚的红斑，上覆成层银白色鳞屑（图 1.45，图 1.46，见 9 页）。搔抓后银白色鳞屑更明显，容易掉落，弄脏地板。

银屑病的皮损呈对称分布特征，可累及身体任何部位，好发于肘部、膝部、腰骶部和下肢，包括头皮和甲。大多患者只有少数几个斑块，但银屑病可很广泛受累。部分患者除皮损外，还会有关节受累（银屑病性关节炎），关节受累的严重程度与皮损的严重程度无关。

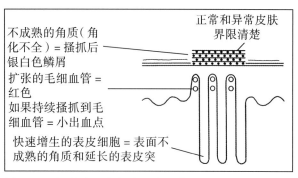

图8.61 银屑病临床与病理的联系

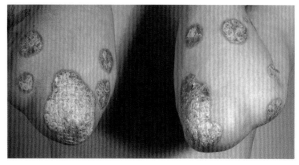

图8.62 肘部斑块性银屑病

治疗：斑块状银屑病

治疗前需要对患者进行评估：

A.皮损的数目、大小以及累及体表面积的程度，这些因素决定了治疗方案的选择（见第167页总结）。

B.疾病的严重程度可以分为以下等级：消退、接近消退、轻度、中度、重度以及非常严重。

C.生活质量调查，其中包含了生理、社会以及心理方面的内容，可先用生活质量问卷治疗前后进行评估。

D.伴发的系统性疾病，如心血管疾病（如果银屑病严重）。

治疗方案

● 鳞屑性损害可以外用润肤霜、水杨酸软膏。

● 定期使用维生素D3衍生物比润肤剂好。

● 煤焦油和地蒽酚目前已较少应用。

● 外用糖皮质激素制剂疗效明显，但强效激素应短期使用。需要注意的是停止激素使用后，容易发生病情的复发甚至反跳。联合应用维生素D3衍生物可减少激素副作用。

● 可试用0.1%他克莫司软膏或外用维A酸（0.05%他扎罗汀）制剂。

● 日光浴和度假可能有效。

● 病情严重的患者建议到皮肤科就诊。

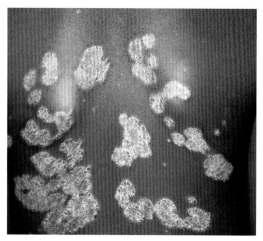

图8.63 深肤色人种的银屑病表现与白人一致

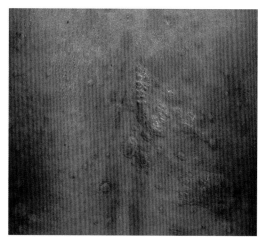

图8.64 银屑病：局部有色素沉着斑，部分活动期皮损仍有红斑

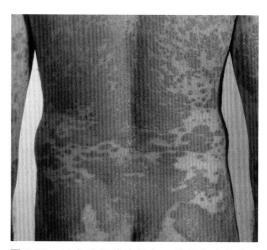

图8.65 泛发的银屑病损害，需要光疗或其他系统治疗

银屑病治疗总结（图 8.66~ 图 8.69）

	较少的，局限性斑块（<2% 体表面积）	大斑块（2%~10% 体表面积）	点滴型银屑病或泛发的小斑块性银屑病	泛发斑块（>10% 体表面积）
全科医生的可选方案	1. 润肤霜 2. 角层松解剂 3. 维生素 D3 衍生物 4. 地蒽酚短时接触疗法 5. 外用强效糖皮质激素制剂（最多 4 周）± 水杨酸制剂	1. 维生素 D3 衍生物 2. 维生素 D3 衍生物和糖皮质激素联合（得肤保）与润肤剂，每两周交替使用 3. 普特彼软膏，尤其适用于面部皮损	1. 润肤霜 2. 煤焦油制剂（如 Exorex 洗剂，而非乳剂） 3. 日光浴	1. 窄谱 UVB 2. 煤焦油或地蒽酚制剂 3. PUVA 4. 系统治疗，如氨甲蝶呤或环孢素 5. 上述方案不能控制病情时，使用生物制剂
专家建议	维 A 酸（他扎罗汀）凝胶或乳膏	窄谱中波紫外线照射地蒽酚或煤焦油制剂联合 UVB 光疗	窄谱 UVB 光疗	

角层松解剂和润肤霜

含有尿素、乳酸［乐蒂克（Calmurid）］或水杨酸（2% 软膏）的制剂可以有效减轻银屑病患者的鳞屑。

维生素 D3 衍生物

● 骨化三醇［施蒂欣（Silkis）］软膏：每天外用 1 次。

● 卡泊三醇（英国）/卡泊三烯（美国）（达力士）软膏：每天外用 2 次。

● 他卡西醇（Guratoderm）软膏：每天外用 1 次。

上述药物可以作为银屑病治疗的一线选择。但这些制剂仅能减轻银屑病斑块的厚度和鳞屑，并不能清除皮损。该类药物有可能在面部和皱褶部位引起刺激反应（卡泊三醇较其他副作用轻）。

地蒽酚

地蒽酚目前已较少应用于临床，主要原因在于该药容易使衣服和皮肤着色（图 8.69），并可刺激正常皮肤。

斑块较少的患者可以选择性使用。具体使用方法为短时接触疗法：将地蒽酚外涂患处，用绷带包扎，30 分钟后用肥皂和清水将地蒽酚清洗干净。如果没有不适感，可以每间隔 2~3 天将药物浓度依次从 0.1% 增加至 0.25%、0.5%、1%，最终至 2%。当银屑病皮损变为棕色时停药（图 8.69），7~10 天后棕色会逐渐褪去。

1% 和 3% 的 Micanol 乳膏或 Psorin 软膏可以作为替代品。

将地蒽酚掺入 Lassar 糊剂，可以在医院中应用（见 169 页）。一般 3 周可以将银屑病皮损清除。虽然使用该剂型耗时而且容易弄脏衣物，但是可以使某些患者病情复发时间延长。

煤焦油制剂

对于数量较多的小斑块型损害和浅表性损害可以推荐煤焦油制剂（见 27 页）。如果斑块较厚，可以使用粗制煤焦油。由于煤焦油味道较重，建议患者在住院期间使用（见 169 页）。

维生素 D3 衍生物和外用糖皮质激素

维生素 D3 衍生物可以联合强效（英国）/2–3 类（美国）糖皮质激素应用。也可分开使用（早晨使用维生素 D3 衍生物，夜间使用糖皮质激素）或者使用得肤保软膏（卡泊三醇＋倍他米松）。两种方法的疗效均较单一使用维生素 D3 衍生物强，且可部分减少糖皮质激素的副作用。需要注意的是，联合治疗不应持续超过 4 周，以减轻糖皮质激素的副作用（见 25 页）。2 个疗程间可以单独使用维生素 D3 衍生物或加用润肤霜治疗 2 周。

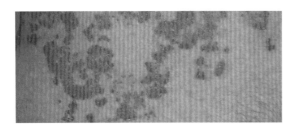

图 8.66　银屑病患者外用糖皮质激素治疗：斑块变得扁平，鳞屑减少，红斑仍然可见

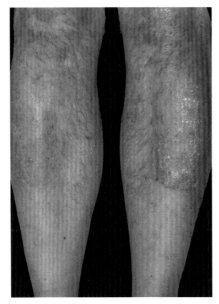

图 8.67　得肤宝治疗银屑病 4 周。左侧为软膏剂型，右侧为凝胶。右侧皮损较左侧鳞屑更少，厚度改善更加明显

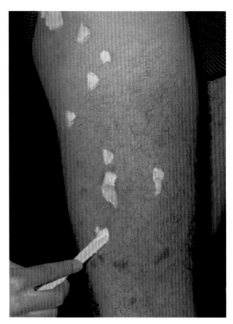

图 8.68　地蒽酚掺入 Lassar 糊剂治疗斑块性银屑病

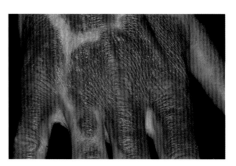

图 8.69　使用地蒽酚后，手部出现染色：表面有色素，银屑病脱屑停止，银屑消退。一般 4 周时间染色会逐渐消退

外用糖皮质激素

外用糖皮质激素治疗银屑病是有争议的。其可以有效清除皮损；突然停止使用，会引起病情复发甚至反跳，部分患者还有可能诱发脓疱性银屑病。除此之外，激素还可以诱发其他的不良反应（见 25 页）。

问题是如何才能使用激素而避免副作用。建议遵循以下原则：

- 强效激素应用于躯干，面部可使用中效激素。
- 在同一部位使用激素的最长单次疗程是 4 周，其后可以使用 2 周的保湿剂作为间歇期。
- 如果停用激素后，病情很快反跳，应考

虑其他替代方案。考虑维持治疗时,应选择周末疗法,每周用 2 次。

● 每周糖皮质激素的总用量不要超过 100g。

日光浴

在避免晒伤的前提下,休闲式日光浴一般有效。

外用维 A 酸制剂和免疫抑制剂

外用维 A 酸制剂,如 0.05% 或 0.1% 他扎罗汀凝胶 / 乳膏每天 2 次,可以通过调节异常的表皮分化发挥治疗作用。副作用是容易引起皮肤刺激反应,每天 1 次可以减少这种反应。对于少量的肥厚性损害有用。

0.1% 他克莫司软膏(普特彼)可以试用于稳定期的斑块,尤其是面部损害。

治疗:点滴型银屑病和小斑块型银屑病

点滴型银屑病皮损可在 2~3 月内消退,如果患者有瘙痒感,可以外用润肤霜。

紫外线(见 44 页)疗效明确,但要去医院或诊所,每周 3 次。没有条件进行光疗的患者,可以使用焦油膏。

精炼的煤焦油制剂联合中强效糖皮质激素疗效明确。

治疗:重度斑块性银屑病

紫外线光疗

窄谱中波紫外线光疗或 PUVA 对于严重的大斑块性银屑病效果明确,但治疗的剂量应严格控制(见 44 页)。

日常护理或住院患者治疗:Ingram 或 Goerckerman 方案

1. 焦油浴:患者浸泡于含有 20~30mL 煤焦油的浴池中 10~15 分钟,洗浴时可以用软刷将附着的鳞屑去除。

2. 紫外线光疗:清洗完毕后,擦干皮肤,进行窄谱中波紫外线光疗(亚红斑量)(见 44 页)。

3a. Ingram 方案:将地蒽酚掺入拉 Lassar 糊剂,仔细涂抹于每一处斑块(见图 8.68),维持 24 小时后清洗。在 3~4 周的疗程内,应将地蒽酚的浓度从 0.1% 增加至 1%,最终至 10%。

3b.Goerckerman 方案:将含有浓度为 2% 粗制煤焦油的白凡士林或 Lassar 糊剂外涂银屑病皮损处,外罩一层管型的衣物。煤焦油的浓度在 3~4 周内应逐渐增加至 20%。对于面部的皮损,2%~5% 浓度的煤焦油(掺入 Lassar 糊剂)效果非常显著。

4. 次日早晨(或延迟至治疗日),将煤焦油清洗干净。焦油软膏可用普通的肥皂和水去掉。

每天重复上述治疗方案,直至皮损消退。一般疗程需要 3~4 周。

治疗:银屑病——系统性治疗

对外用药或窄谱中波紫外线治疗不敏感、经常复发、病情较为严重的患者需要接受系统性治疗:

● PUVA(见 44 页)。
● 氨甲蝶呤(见 39 页)。
● 阿维 A(见 37 页)。
● 环孢素(见 40 页)。
● 羟基脲(见 41 页)。
● 富马酸酯(见 41 页)。

上述方案均有较强的毒副作用,应在皮肤科医生的指导下进行。如果应用上述方案后,效果仍不明显,可以考虑生物制剂(见 41 页),主要是针对 TNF-α,IL-12,IL-23 和 IL-17 的单克隆抗体。

● 英夫利昔单抗。
● 阿达木单抗。
● 益赛普。
● 乌司奴单抗。

上述生物制剂效果明确,但是价格非常昂贵。随着时间推移,价格变得更合理,长期疗效被认可,应用会增加。

慢性浅表性鳞屑性皮炎（指状皮炎）[CHRONIC SUPERFICIAL SCALY DERMATITIS（DIGITATE DERMATITIS）；图 8.70]

本病好发于躯干，临床表现为粉红色鳞屑性斑块，其特征为外观呈手指状，皮损表面有香烟纸样皱纹，患者常无明显自觉症状。

指状皮炎需要与皮肤 T 细胞淋巴瘤鉴别。前者的皮损颜色一致，组织病理类似于湿疹。

治疗：慢性浅表性鳞屑性皮炎

窄谱中波紫外线可以缓解患者的瘙痒，但是对于皮损的消退没有帮助。照射频次为每周 2~3 次，共 6~8 周。外用糖皮质激素对于本病无效。

皮肤 T 细胞淋巴瘤（蕈样肉芽肿）[CUTANEOUS T-CELL LYMPHOMA（MYCOSIS FNNGOIDES）]

本病是一种仅侵犯皮肤的 T 细胞淋巴瘤。临床表现为瘙痒性红色鳞屑性斑片（图 8.71a 和图 8.71b），与湿疹或银屑病相似。其主要的不同点在于皮肤 T 细胞淋巴瘤的皮损颜色多样，在同一患者身上可以出现红色、粉红或橙棕色等多种颜色。斑片期会逐渐演变为斑块期（图 8.72），并在此期维持多年。

疾病的后期，在斑块的基础上出现肿瘤（图 8.73）。蕈样肉芽肿可以发生转移，侵犯其他脏器。

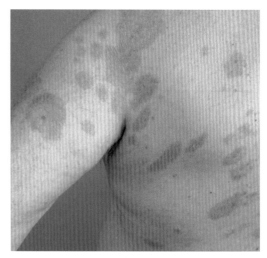

图 8.71a 皮肤 T 细胞淋巴瘤：斑片期

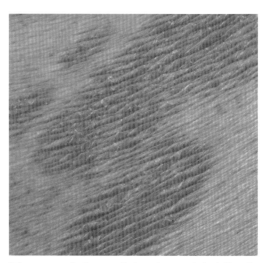

图 8.71b 皮肤 T 细胞淋巴瘤：斑片期（特写）

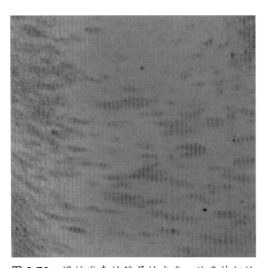

图 8.70 慢性浅表性鳞屑性皮炎：注意特征性的手指状斑片

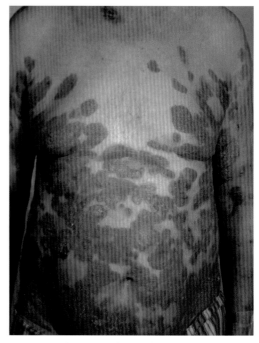

图 8.72 皮肤 T 细胞淋巴瘤：斑块期

需要说明的是，本病病程变化较大。蕈样肉芽肿的确诊依赖于组织病理检查以及聚合酶链反应证实异常淋巴细胞为单克隆增生。

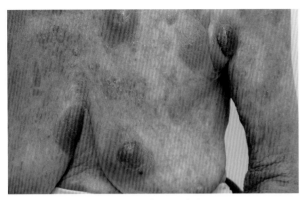

图 8.73　皮肤 T 细胞淋巴瘤：肿瘤期

治疗：皮肤 T 细胞淋巴瘤

所有的患者应由皮肤科医生确定诊断。

斑块期的治疗方案主要包括：

● 外用中效糖皮质激素制剂，可以减轻患者的瘙痒症状。治疗需要维持数年。

● PUVA，每周 2 次，共 8~10 周，可以使皮损消退并维持数月至数年。

如果患者进入肿瘤期，只能选择放疗或者化疗。

当本病出现转移时，应在专家的指导下选择贝沙罗汀（一种维 A 酸类药物）、全身电子束照射、体外光照射回输、生物制剂或其他化疗方案。

体癣［TINEA CORPORIS（RINGWORM）；图 8.74，图 8.75］

体癣是由于皮肤癣菌感染所致，主要病原菌包括小孢子菌属、毛癣菌属以及表皮癣菌属，皮肤癣菌靠角质存活，因此体癣表现为一个或多个粉红色鳞屑性丘疹或斑块，边缘逐渐向外扩展，中央消退，形成环状。临床上遇到单侧分布或不对称的红色鳞屑性损害，无论有没有形成环状外观，应该首先考虑体癣。把所有环形皮疹考

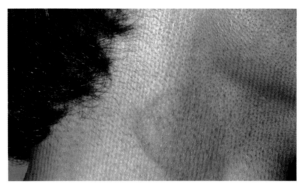

图 8.74　颈部体癣：注意环形斑块

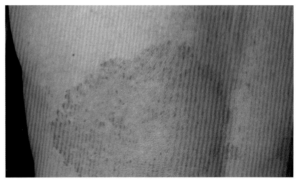

图 8.75　后背的体癣：注意境界清楚的边缘

虑为癣是错误的。皮疹不对称分布有提示意义（图 5.54，见 99 页）。

治疗：体癣

由于皮肤癣菌寄生于角质层，因此外用药的效果要比系统用药更加明确。可以选用：

● 咪唑类乳膏，每天 2 次，共 2 周。

● 特比萘芬软膏（兰美抒），每天 1 次，共 1 周。

临床工作中发现红斑鳞屑性损害，且考虑到真菌感染可能的时候，可以使用抗真菌药物。但此时应及时取标本送真菌镜检并做培养（见 17 页）。叮嘱患者 4 周后复诊，如果真菌学检查阴性，临床疗效不显著，应警惕其他诊断的可能。

不建议在诊断不明确的情况下，针对鳞屑性损害，使用糖皮质激素和抗真菌药物的复合制剂。激素会加重真菌感染的病情，而湿疹会对单用激素反应较好。

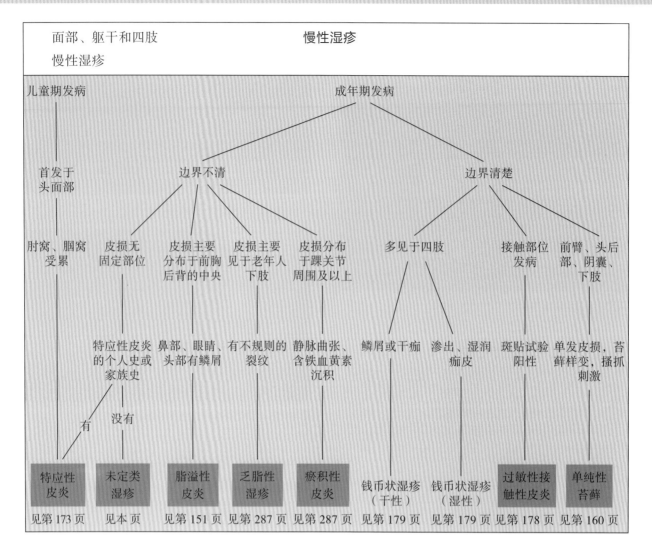

图中文字：

面部、躯干和四肢
慢性湿疹

慢性湿疹

儿童期发病　成年期发病

首发于头面部　边界不清　边界清楚

肘窝、腘窝受累　皮损无固定部位　皮损主要分布于前胸后背的中央　皮损主要见于老年人下肢　皮损分布于踝关节周围及以上　多见于四肢　接触部位发病　前臂、头后部、阴囊、下肢

特应性皮炎的个人史或家族史　鼻部、眼睛、头部有鳞屑　有不规则的裂纹　静脉曲张、含铁血黄素沉积　鳞屑或干痂　渗出、湿润痂皮　斑贴试验阳性　单发皮损，苔藓样变，搔抓刺激

有　没有

特应性皮炎（见第173页）　未定类湿疹（见本页）　脂溢性皮炎（见第151页）　乏脂性湿疹（见第287页）　瘀积性皮炎（见第287页）　钱币状湿疹（干性）（见第179页）　钱币状湿疹（湿性）（见第179页）　过敏性接触性皮炎（见第178页）　单纯性苔藓（见第160页）

慢性湿疹（CHRONIC ECZEMA/DERMATITIS; 图 8.76~ 图 8.79）

在本书中，湿疹特指内源性湿疹，而外源性因素导致的病变称为皮炎。在美国，皮炎在这两类情况下是通用的。

湿疹一词来源于希腊语，原意指的是水疱（图7.36，第138页），而湿疹的特征性表现正是水疱大疱形成。在临床上，仅急性期湿疹可以出现水疱（图8.76），但追问病史患者通常会告知既往有水疱性损害，水疱消退后遗留大头针大小的痂皮（图7.37，第138页）。慢性湿疹的诊断主要依赖于典型的形态学特征。临床上常见的是瘙痒性鳞屑性红斑。与银屑病相比，慢性湿疹的颜色不够鲜艳，边界不清楚而且鳞屑较少。长期反复的搔抓会导致皮肤增厚，纹理增加（苔藓化，图8.81）。

位于躯干和四肢部位的湿疹，如果不够纳入已定类湿疹的诊断标准（如特应性皮炎、脂溢性皮炎、钱币状湿疹、瘀积性皮炎、手足湿疹），均可被称为未定类湿疹。

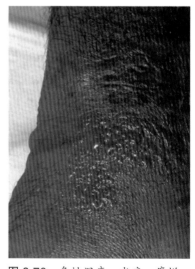

图 8.76　急性湿疹：水疱、糜烂

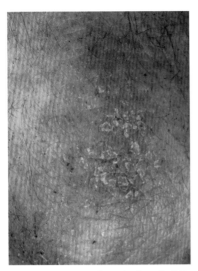

图 8.77　慢性湿疹：边界不清的粉红色鳞屑性损害

图 8.78　深肤色人群的慢性湿疹呈棕色，不是粉红色

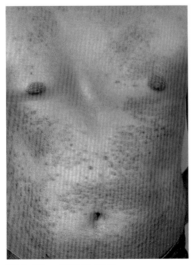

图 8.79　苔藓化湿疹

特应性皮炎（ATOPIC ECZEMA；图 8.80~8.85）

特应性指的是对湿疹、哮喘或枯草热的遗传易感体质。发生特应性皮炎的患者往往会表现至少一种前述临床特征。特应性皮炎的发病是由于遗传背景下，皮肤屏障功能异常。丝聚蛋白对于角质层内角蛋白纤维的交联至关重要。特应性皮炎患者表皮内丝聚蛋白存在缺陷，导致天然保湿因子减少，皮肤表面 pH 升高，从而促进炎症的发生。其最终的结局是水分丢失，皮肤干燥，外界的刺激性物质或过敏原更加容易进入体内。患儿体内的免疫状态出现了 Th2/Th1 的失衡，炎症反应进一步破坏皮肤的屏障功能，使病情加剧，形成恶性循环。自身免疫的异常和 IgE 抗体的产生只是这些异常的伴随表现。

本病发病年龄在出生后 3 到 12 个月（哮喘的发病年龄为 3~4 岁，花粉症发病年龄在 10 岁左右）。头面部多见，也可出现在身体其他部位。随着儿童年龄的增长，皮损逐渐局限于皱褶部位，尤其是腘窝和肘窝。患儿常自觉剧烈瘙痒，因此常可见到抓痕和苔藓样变（图 8.81）。如果患儿经常通过摩擦而不是搔抓缓解瘙痒症状，指甲会变得有光泽。大约有 50% 的患儿也会有鱼鳞病（也与丝聚蛋白缺陷有关）、皮肤干燥以及掌跖部位纹理增多。90% 的患者在进入青春期后，皮损会完全消退。少部分患者病情会持续存在或再次加重，极少数患者会发生非常严重的湿疹。更为少见的是，有个别患者在成人期才开始发病。

以下标准有助于成人特应性皮炎的诊断：①有

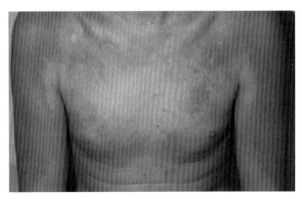

图 8.80　成人期的特应性皮炎：对称分布，边界不清楚的粉红色皮损，表面有极少量鳞屑

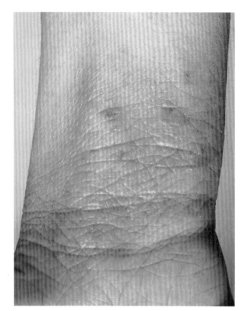

图 8.81 手腕屈侧的苔藓样变

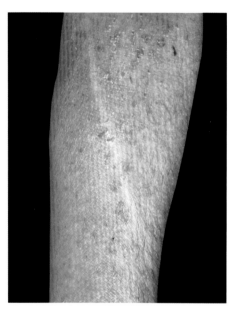

图 8.82 白色划痕征

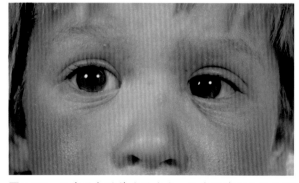

图 8.83 儿童面部的特应性皮炎：注意眼睛下方的皱褶

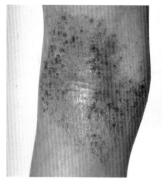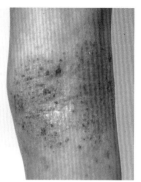

图 8.84 腘窝部位的特应性皮炎

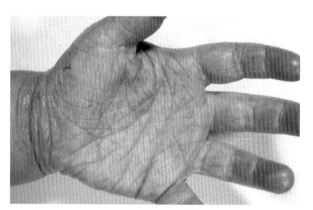

图 8.85 寻常型鱼鳞病患儿手掌部位增多的纹理

婴儿期湿疹的病史；②正在罹患或有下列疾病的病史，哮喘、花粉症、鱼鳞病、掌跖部位纹理增多（图 8.85）；③白色划痕征（用指甲轻轻划过湿疹的地方，30 秒后出现白色线痕，图 8.82）。直系亲属中有前述第二条疾病病史，也可以作为诊断的依据之一。

治疗：特应性皮炎（表 8.2）

预防措施

由于特应性皮炎的发病与皮肤屏障功能缺陷有关，因此经常外用保湿剂对疾病的改善至关重要。日常护理中，应避免各种刺激，如肥皂、泡泡浴以及在水中浸泡时间过长等。

推荐患者使用本书第 22 页，表 2.1B 中列出的沐浴液洗浴，每天 1 次，每次 10 分钟。继发感染可以通过使用低浓度的杀菌剂预防。

一旦疾病发作，应尽早外用糖皮质激素制剂。减轻炎症的利远大于外用激素的任何弊。

对皮损易复发部位预防性使用钙调神经磷酸酶抑制剂（如 0.03% 他克莫司）或中效 4–5 类 USA 糖皮质激素可以有效预防疾病的复发。

治疗方案

制定治疗方案时应充分考虑以下几个方面：

1. 应长期使用保湿剂。

2. 湿疹发生渗出时，可使用收敛剂如高锰酸钾或醋酸铝溶液（见 24 页）。

3. 使用强效糖皮质激素控制病情，缓解后应逐渐减少使用频次，并将激素更换为中效或弱效制剂。

4. 免疫调节剂可用来代替激素或预防性治疗。

5. 如果患者夜间难以入睡，可以使用具有镇静作用的抗组胺药。

6. 如果发生感染，应该系统使用抗生素 1 周。不要选择外用抗生素或糖皮质激素 – 抗生素复合制剂。

7. 将有皮损的部位进行包裹是有益的，可以避免病情突然加重或儿童的过度搔抓。

8. 其他需要注意的事项：衣服的选择，减少尘螨，减轻压力。

9. 在前述治疗方案无效时，可以考虑使用，紫外线光疗（见第 44 页）、系统应用环孢素（见第 40 页）、硫唑嘌呤（见第 40 页）但应在皮肤病专家的指导下进行。

过敏与皮炎

尽管患者血清中针对食物、花粉、猫和屋尘螨的 IgE 抗体升高，但事实上这些过敏原并不加重疾病的严重程度。点刺试验对临床判断过敏原意义不大，因为其中有很多假阳性结果。特应性 RAST 试验同样不能证明哪种过敏原就是皮炎的诱因。目前唯一可靠的办法就是避免接触可疑过敏原一周（此时病情通常会减轻），然后重新接触或摄入，如果病情加重，则可以对过敏原进行证实。

食物过敏原（牛奶、鸡蛋、豆类、坚果）也会对特应性皮炎患者产生影响，但更多的是引起急性荨麻疹或血管性水肿。部分 3 岁以下的儿童有可能会因部分食物触发消化道反应，但这种食物不耐受现象是暂时的，数月后会自动缓解。

呼吸道过敏原可以导致哮喘和花粉症，但这些大都是急性反应——鼻部卡他症状、眼睛水肿、打喷嚏或喘息。环境过敏原（猫、屋尘螨）大都难以避免。阳性结果一般作用不大。

1. 完全保湿剂治疗

特应性皮炎皮损部位使用保湿剂应作为主要治疗。即使皮肤处于洁净状态，在清洗、沐浴后都应经常使用足量保湿剂。保湿剂的选择详见本书第 21 页，表 2.1A，可以根据患者的不同肤质选择合适的保湿剂。一般来说，白天或夏季可以选择乳剂，夜间或冬季可以选择软膏。建议对患者的肤质进行检测，并根据个体情况推荐合适的保湿剂。

洗浴：每天用本书第 22 页推荐的沐浴液（10~20mL）行温水洗浴 10~15 分钟，对患者症状控制极有帮助。应避免使用肥皂、泡泡浴以及去污剂。避免使用亲水性软膏，因其中含有十二烷基硫酸钠，容易对皮肤产生刺激。

润肤霜：沐浴后，当皮肤依然湿润时尽快使用润肤霜。使用的时候，应从颈部向下，均匀涂抹，依次为躯干、上肢和下肢。使用润肤霜后 20 分钟，才可以使用糖皮质激素制剂。

保湿剂：保湿剂如甘油、尿素、聚乙二醇、乳酸等加入润肤剂后可以提高角质层的保湿能力（21 页）。有些市售产品如 Doublebase Dayleve 和 Oilatum 乳膏中含有成膜剂，可以使皮肤避免直接接触外界过敏原或刺激物质，并有一定的保湿作用。

杀菌剂：润肤剂中含有抗菌成分如氯己定、苯扎氯铵，可以减少细菌的定植，预防感染的发生。注意：此类制剂有可能引起皮肤刺激反应。

止痒剂：如聚桂醇中含有一定比例的麻醉

剂，因此有止痒作用（Balneum Plus 霜，E45 止痒乳）。

不含过敏原成分的制剂如软膏或产品中不含防腐剂（如 Emollin 喷剂），用于对其过敏的人群。喷雾剂剂型的保湿用品适用于老年人的特殊部位如后背，下肢。

2. 收敛剂

收敛剂（见第 24 页）通过凝固蛋白发挥作用。具体操作过程为湿敷。

3. 外用糖皮质激素

外用糖皮质激素依然是控制特应性皮炎的一线药物。但目前社会上充斥着大量扩大宣传激素副作用的信息，导致家属或患儿对使用激素心存恐惧。因此有必要对家属和患者进行宣教，不必因噎废食。不使用激素及时控制病情，会导致更多的过敏原或其他有害成分进入患者体内。

需要解释有不同强度的激素（见 25 页），面部和皱褶部位可以使用 1% 氢化可的松软膏，躯干和四肢可以使用中强效 /4–5 类 USA 糖皮质激素。湿疹急性期或苔藓样变明显的肥厚性损害，可以选用强效 /2–3 类 USA 激素制剂，但单次的最长疗程为 5 天。

病情控制后，应继续使用激素至皮损全部消除。其后逐渐减量至周末疗法，具体操作为仅每周末外用激素共 2 次，维持 1 个月，可有效减少疾病的复发。注意：应避免在面部和皱褶部位长期外用强效糖皮质激素、钙神经调磷酸酶抑制剂可以作为替代疗法（见第本页）。

软膏制剂疗效要比乳膏更佳，因其可以形成一层保护膜，一方面减少水分丢失，另一方面可以促进激素的吸收。应用激素的最佳时机在沐浴后，首先全身外涂保湿剂，20 分钟后再用激素制品。

激素用量应该适宜，太多和太少对患者病情控制都是不合适的。一般而言，婴儿每天用量需要 10g（每周 70g），7 岁儿童每天用量为 20g（每周 140g），成人每天用量为 30g（每周 210g）。参见指尖单位，26 页。记录开的激素的量和用的量（要求患者或家属带回用过的药管）利于监测用药、用得太少或太多都不好。

4. 外用免疫调节剂

此类药物的具体作用机制见本书 27 页。目前市售的药物有两种：0.1%/0.03% 他克莫司软膏（普特彼）和 0.1% 吡美莫司乳膏（爱宁达）。两种制剂在第一次使用时，都有可能导致皮肤刺激或烧灼感，一般 20 分钟后不适感可以消退，数天后机体会产生耐受。此类药品适用于下列情况：

● 易复发部位进行预防性治疗，每周 2 次。

● 面部、眼周以及颈部皮损。

● 对激素不敏感或使用激素已发生明显的副作用者。

● 恐惧使用激素者。

● 口周皮炎（见 84 页）、酒渣鼻（见 89 页）患者（由激素诱发引起的）。

● 需要进行系统治疗者。

5. 抗组胺药

如果患儿彻夜难眠，应考虑使用具有镇静作用的抗组胺药。此类药物对缓解瘙痒的作用不大，但是如果剂量合适，可以使患儿安眠入睡。异丙嗪（起始剂量为 5mL）或阿利马嗪酏剂（起始剂量 7.5mg/5mL），每晚 6 点口服。如果效果不满意可以将剂量加倍，阿利马嗪最高规格可达到 30mg/5mL，直至患儿睡眠正常。儿童较成人更能耐受高剂量药物，两种药物都没有成瘾性，安全性良好。

成人可以选用异丙嗪、羟嗪或阿利马嗪，起始剂量从 10mg 开始，如果疗效不满意，可以加倍。无镇静作用的抗组胺药（见第 36 页）对特应性皮炎的疗效较差，只有当患者不耐受异丙嗪等药物时（如严重嗜睡），才考虑使用。

6. 处理继发感染

如果病情突然加重，应考虑到金黄色葡萄球菌感染的可能。临床会出现脓疱，结黄色痂。此时最好的处理方案是系统性应用抗生素，如氟氯西林 125~500mg，每天 4 次，疗程为 1 周。不建议使用外用抗生素或激素 – 抗生素复合制剂，因为这些外用药疗效不佳，而且容易引起过敏性接触性皮炎。

如果水疱或脓疱出现脐凹，应诊断疱疹性湿疹（见 79 页）。患者常自觉疼痛感明显，用抗病毒药物治疗（见 131 页）。

7. 封包技术

局部封包：以凉爽、柔滑的物品对局部炎症明显、破损或出现苔藓样变皮损进行封包，可以在一定程度上起到保护作用。渗锌绷带（Zipzoc，图 8.86）或衣物（PB7，Icthopaste）可以长时间甚至整夜使用。由于锌糊剂比较黏稠，建议使用时在上面覆盖绷带或衣服。

大面积封包：用长袖卫生衫、绑腿、袜子、手套等将面积较大的皮损覆盖（图 8.87），同样可以起到避免搔抓刺激和促进药物吸收的作用。皮损处外涂糖皮质激素软膏，然后全身涂抹适宜的保湿剂。这些衣物可以清洗后多次使用，衣服的材质可以是粘胶（Acti-Fast，Comfi fast，Easifast，Skinnies，Tubifast）或丝绸（Dermasilk，Dreamskin，Skinnies）。丝绸材质的衣服使用更加清爽，可减少对保湿剂的使用，最大的缺点在于价格昂贵。

湿包：对于急性期皮损作用明显，其可以起到冷却局部体温、保湿、避免搔抓和减少激素用量的作用。药物的使用同大面积封包类似，在其上再覆盖两层治疗服，其中仅下层用温水浸湿，上层保持干燥。许多患儿一开始并不接受这种治疗方式，但一旦觉察到疗效后便欣然接受。患儿的家属可以定期在下层治疗服洒水以保持湿度。治疗结束后，如果药物黏附于患处，可以通过洗浴将其清除。

8 其他注意事项

建议患者贴身穿纯棉衣服，毛制品容易引起刺激。不养宠物，减少家中的尘螨对疾病的恢复也有好处。以下措施可以有效地降低室内的尘螨水平：

- 用真空吸尘器清洁地毯、织物和沙发。
- 用湿式除尘器或湿拖把定期清除室内的灰尘。

- 如果使用地毯，建议铺设层压地板，易于清理。
- 羽绒服和枕头应该填充完好。使用床垫和枕套。家居服和睡衣应选用纯棉材质。
- 保持空气湿度在 50% 左右。如果空气

表 8.2　特应性皮炎患者处方清单

1a. 基础润肤霜（乳膏）　　　　500g
白天使用，适用于干燥或有炎症反应的部位和（或）
1b. 基础润肤霜（软膏）　　　　500g
洗浴后使用，并保留一夜
2. 洗涤用品　　　　500mL
代替肥皂，擦拭于皮肤，然后清洗
3. 沐浴油　　　　250mL
加至浴液中，每天浸泡 10~15 分钟
4a. 面部外用的激素　1% 氢化可的松乳膏　60g
4b. 躯干外用的中强效糖皮质激素软膏
　　　　200g
每天外用，2 周或直至皮损消退；然后隔日使用 2 周；周末疗法维持 1 个月
5. 强效糖皮质激素　　　　30g
连用 5 天，然后更替为中效激素（4b）
6. 具有镇静作用的抗组胺药　异丙嗪酏剂　200mL
或　　　　异丙嗪/羟嗪片剂　10mg ×56
每晚 6 点口服 5mL 或 10mg，增加剂量直到睡眠正常，如果出现嗜睡则减量
7. 防护服　　　　4 套
长袖卫生衫、绑腿、袜子、手套
用完保温剂和激素软膏后穿上，或只用一层干燥的，或者先用露可湿润，拧干穿上为第一层，然后再穿上一层干燥的

表 8.2 列出了特应性皮炎患者治疗以及日常护理的清单，本表可以复印后发给患者，以便于使用。条目 1 中的润肤霜，见表 2.1A，第 21 页；条目 2 和 3 中的洗涤、沐浴用品见表 2.1B，第 22 页；条目 4 和 5 中的外用糖皮质激素制剂，参见表 2.2，第 25 页。右侧为建议使用量

过于干燥，皮肤也会变得干燥，可放一盆水在暖气片底下以增加湿度。如果湿度过高，又会促进尘螨的生长，可以使用减湿器。

宠物应置于卧室之外，尤其不能在床上睡觉。只有严格的避免接触才能有效地控制病情反复。如果患者有心理压力，应及时寻求医生和专业人士的帮助。

过敏性接触性皮炎 (ALLERGIC CONTACT DERMATITIS; 图 8.88~ 图 8.90)

境界非常清楚的皮炎有可能是由于接触某种特殊的过敏原导致，如腰带扣或牛仔裤饰品的镍、弹性绷带上的松香或表带上的铬。含有对羟基苯甲酸酯、抗生素、抗组胺药，甚至是糖皮质激素的软膏也可能诱发接触性皮炎（见第 77 页，312 页）。专业的皮肤科医生可以通过斑贴试验（见 页）确定过敏原。理论上去除过敏原后，皮炎都可以治愈；但事实并非如此，治疗上仍然需要强效 /2–3 类 USA 的糖皮质激素制剂。

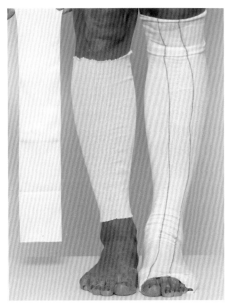

图 8.86 Zipzoc. 可以直接使用（右腿），也可以用蓝线 tubifast 绷带固定（左腿）

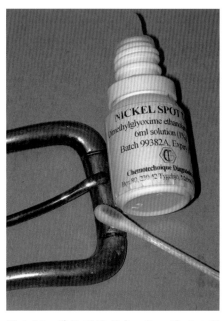

图 8.88 镍检测试剂盒：取一滴丁二酮肟和一滴氨水混合，用棉棒擦拭腰带扣后会显示粉红色

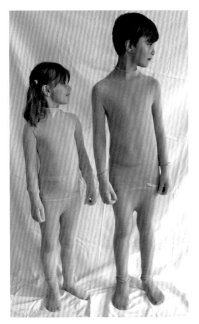

图 8.87 紧身，静脉曲张防护服，蓝或粉红色，用于封包，无缝线、无刺激，开放购买（尺寸见 skinnies UK.com）

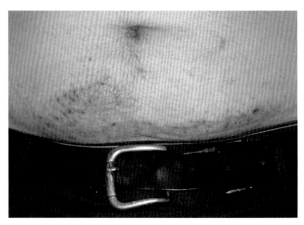

图 8.89 对镀镍腰带扣发生的过敏性接触性皮炎

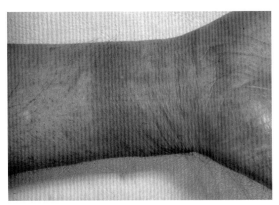

图 8.90　对表带中的铬出现过敏性接触性皮炎，表带曾被镀铬处理过

钱币状湿疹［DISCOID（NUMMULAR）ECZEMA］

与其他类型的湿疹不同，钱币状湿疹临床表现为境界清楚的鳞屑性红斑，呈圆形、椭圆形或环状。本病可以分为干性和湿性两型。湿性钱币状湿疹表面出现水疱、渗出（图 8.91）和结痂（图 8.92），干性型表现类似，但表面鳞屑较多（图 8.93，图 8.94）。

在年轻患者中，好发部位是手背和手指。陈旧性皮损多见于下肢。部分罹患特应性皮炎、过敏性接触性皮炎以及未定类湿疹的患者同样可以出现钱币状湿疹的表现。需要注意的是：不能因为皮损形态呈圆形，而与体癣混淆（见 171 页）。

治疗：钱币状湿疹

● 伴有渗出的损害，可以用高锰酸钾或者醋酸铝溶液湿敷（见 24 页）。

● 干性型皮损应长期使用润肤霜。

● 治疗均可选用强效 /2-3 类 USA 糖皮质激素，部分皮损可能对治疗抵抗，部分皮损在停药后有可能复发。

● 对上述治疗不敏感的患者，建议请专业皮肤科医生诊治。

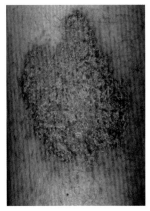

图 8.92　钱币状湿疹表面伴有结痂

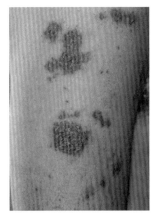

图 8.93　干性钱币状湿疹的斑块

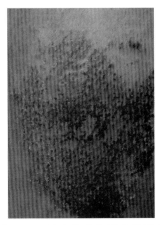

图 8.91　伴有渗出的钱币状湿疹

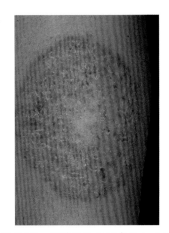

图 8.94　前臂钱币状湿疹的大斑块

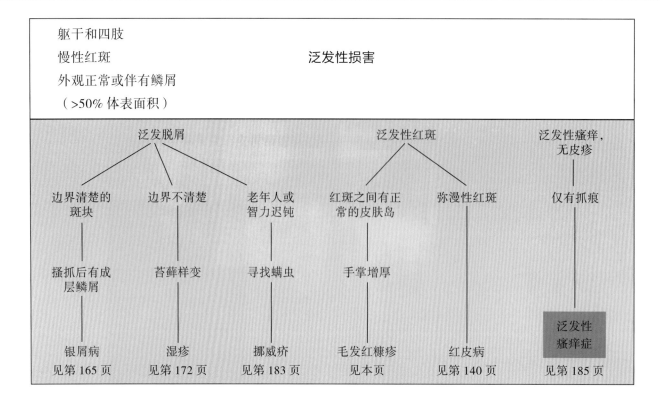

躯干和四肢
慢性红斑
外观正常或伴有鳞屑
（>50% 体表面积）

泛发性损害

泛发脱屑			泛发性红斑		泛发性瘙痒，无皮疹
边界清楚的斑块	边界不清楚	老年人或智力迟钝	红斑之间有正常的皮肤岛	弥漫性红斑	仅有抓痕
搔抓后有成层鳞屑	苔藓样变	寻找螨虫	手掌增厚		泛发性瘙痒症
银屑病	湿疹	挪威疥	毛发红糠疹	红皮病	
见第 165 页	见第 172 页	见第 183 页	见本页	见第 140 页	见第 185 页

毛发红糠疹（PITYRIASIS RUBRA PILARIS；图 8.95）

毛发红糠疹发病率较低，病因不明。临床表现为围绕在毛囊周围的红斑，逐渐融合扩大，乃至泛发全身，其特征在于弥漫性红斑之间有正常的皮岛。掌跖出现肥厚斑块，颜色呈橙色。指甲也可受累，表现为甲下肥厚，远端指甲色素脱失。

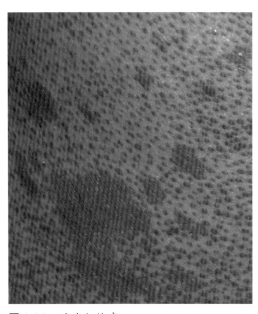

图 8.95　毛发红糠疹

治疗：毛发红糠疹

大多数患者可以在 1~3 年内自行缓解。口服维 A 酸制剂，如阿维 A 0.75mg/kg 或者异维 A 酸 1mg/kg 可以加速疾病的缓解（见 37 页）。外用糖皮质激素无用，但润肤霜治疗有效。

疱疹样皮炎（DERMATITIS HERPETIFORMIS；图 8.96~ 图 8.98）

本病多见于青年人，临床主要体征为剧烈瘙痒，尤其以夜间为重。临床症状为分布于肘部、膝部、腰骶、头皮等部位的群集水疱，水疱很快消退。皮损主要为伴有抓痕的丘疹和斑块，容易与湿疹混淆。疱疹样皮炎与谷胶敏感性肠病有关。

疱疹样皮炎的诊断标准如下：

● 血中组织型转谷氨酰胺酶 IgA/IgG（tTG）抗体阳性，抗麦醇溶蛋白抗体、抗肌内膜抗体阳性。

● 组织病理提示表皮下水疱，水疱内有中性粒细胞。

● 免疫荧光提示正常皮肤真皮乳头有 IgA 沉积。

● 空肠活检提示：次全绒毛萎缩（同乳糜泻）。

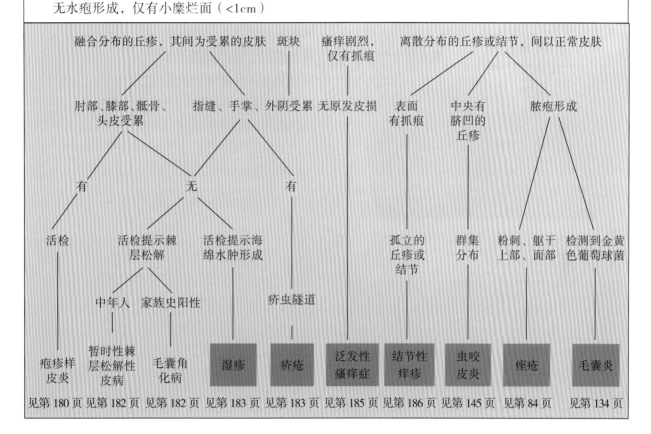

躯干、四肢

慢性红斑

表面结痂、抓痕　　　　　　　　　　　　　结痂和抓痕（无水疱形成）

泛发的丘疹 / 斑块 / 小糜烂面

无水疱形成，仅有小糜烂面（<1cm）

融合分布的丘疹，其间为受累的皮肤　斑块　瘙痒剧烈，仅有抓痕　离散分布的丘疹或结节，间以正常皮肤

肘部、膝部、骶骨、头皮受累　　指缝、手掌、外阴受累　无原发皮损　　表面有抓痕　中央有脐凹的丘疹　脓疱形成

有　　　无　　　有

活检　　活检提示棘层松解　活检提示海绵水肿形成　　　孤立的丘疹或结节　群集分布　粉刺、躯干上部、面部　检测到金黄色葡萄球菌

中年人　家族史阳性　　　疥虫隧道

疱疹样皮炎　暂时性棘层松解性皮病　毛囊角化病　湿疹　疥疮　泛发性瘙痒症　结节性痒疹　虫咬皮炎　痤疮　毛囊炎

见第 180 页　见第 182 页　见第 182 页　见第 183 页　见第 183 页　见第 185 页　见第 186 页　见第 145 页　见第 84 页　见第 134 页

治疗：疱疹样皮炎

首选药物是氨苯砜，每天 50~150mg。通常数小时内即可神奇地控制瘙痒症状。治疗前、治疗后 1 周应检查血常规，因氨苯砜可以引起红细胞溶血性贫血。大多患者可出现一些溶血和高铁血红蛋白血症，西咪替丁 400mg，每天 3 次，与氨苯砜同服，可以减少氨苯砜的不良反应。

患者应坚持无谷胶饮食。这样做 9~12 个月有助于清除真皮乳头的 IgA 抗体；有助于氨苯砜的减量和停药，以及避免因长期使用氨苯砜诱发的小肠淋巴瘤的风险（风险和乳糜泻一样）。

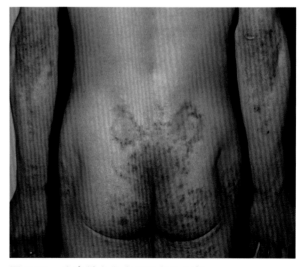

图 8.96　疱疹样皮炎典型的皮损分布

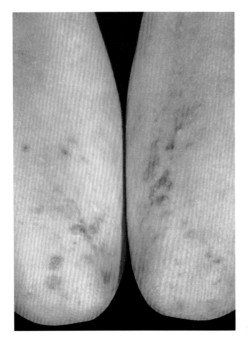

图 8.97 疱疹样皮炎：肘部丘疹

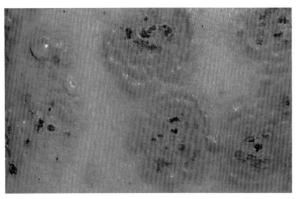

图 8.98 疱疹样皮炎：躯干部典型群集分布的小水疱

Grover's 病（棘层松解性皮病）[GROVER'S DISEASE（ACANTHOLYTIC DERMATOSIS）；图 8.99]

本病多见于中年男性，好发于躯干部位，患者常有剧烈的瘙痒感。皮损为散在分布的丘疹，表面有糜烂，大小约 2~3mm。皮疹持续 2 周至数月即可消退，但容易复发。组织病理检查有助于确认，见表皮棘层松解（失去连接）。本病目前尚无满意治疗方案，可以试用含有止痒和（或）麻醉剂的润肤霜（Balneum 霜，E45 止痒乳）或中效激素制剂。

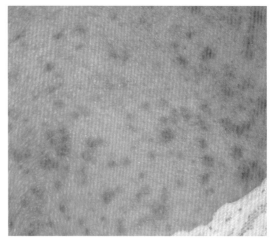

图 8.99 近观 Grover's 病：胸部糜烂性丘疹特写

毛囊角化病（DARIER'S DISEASE；图 8.100，图 8.101）

毛囊角化病是一种罕见的显性遗传性疾病。皮损表现为毛囊性丘疹融合成的斑块，主要累及躯干、上臂、面部以及皱褶部位。皮损的表面覆盖着黄棕色油腻性痂皮。组织病理检查可以帮助诊断。其他临床特征包括：指甲纵嵴、末端 V 形切迹（图 14.07，第 332 页）、掌跖部位点状凹陷以及手背足背部扁平疣状损害。

治疗：毛囊角化病

局限性损害可以外用 0.025% 维 A 酸乳膏或糖皮质激素 - 抗生素复合制剂。如果皮损范围较大，可以口服阿维 A，0.5~1mg/（kg·d）。光动力治疗对部分患者有效。

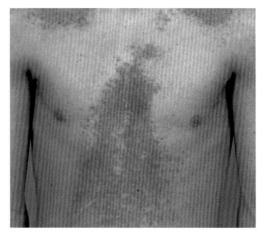

图 8.100 毛囊角化病的典型分布

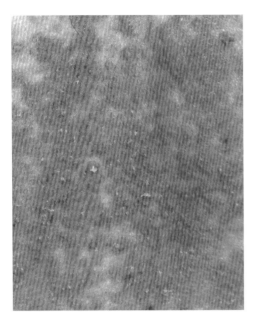

图 8.101　毛囊角化病毛囊性丘疹特写

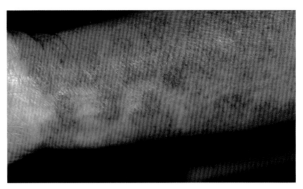

图 8.102　亚急性湿疹：糜烂和结痂

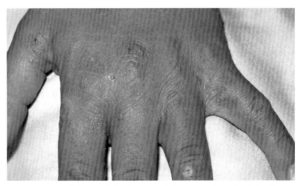

图 8.103　疥疮：手部典型的皮损，注意指缝的损害

亚急性湿疹（SUBACUTE ECZEMA；图 8.102）

炎症反应的程度决定了湿疹的临床表现。急性期，湿疹主要表现为水疱和渗出（见 137 页）。当急性期消退，皮损主要表现为结痂和糜烂，此期称为亚急性期。患者常可因为剧烈瘙痒而搔抓皮肤，导致抓痕、皮肤糜烂明显。上述临床表现可见于任何瘙痒性疾病（如泛发性瘙痒症、疱疹样皮炎）、表皮出现棘层松解性疾病（如毛囊角化病、暂时性棘层松解性皮病、天疱疮）以及一些非特异性炎症性皮肤病（如疥疮、湿疹样药疹）。在所有这些疾病，都很少见到水疱。

完整的水疱可见于真表皮交界如类天疱疮；或者表皮内水疱发生于掌跖部位如汗疱疹。关于湿疹的类型和治疗见本书 172 页。

疥疮（SCABIES；图 8.103~ 图 8.108）

疥疮是疥螨引起的一种传染性皮肤病，传染方式为身体之间的直接接触（如与被感染者握手或同宿一床）。疥疮可以引起剧烈而持续的瘙痒，尤其以夜间为重。皮疹为表面有抓痕的丘疹，可分布于除面部以外的任何部位（婴幼儿患者除外）。如果临床上发现一条或数条隧道即可确诊。隧道为 S 形分布的线状丘疹，长约 3~5mm，多见于手指的侧缘或手腕的前部。

疥疮也可见于足的侧面、乳头周围、臀部或生殖器部位。手部、男性的阴茎和阴囊都是皮疹的好发部位。患者的其他家庭成员或性伴侣也可发生瘙痒。

在发展中国家，疥疮还与链球菌感染导致的疾病有关，如肾小球肾炎和风湿热。搔抓和皮肤的破损可能会增加金黄色葡萄球菌、链球菌的定植，但目前的研究结果显示链球菌抗原攻击肾脏或心脏的机制中，疥虫自身也发挥了一定的作用。

治疗：疥疮

除疥疮患者外，任何与之发生密切接触的人都应该接受治疗，无论这些人有没有疥疮感染的迹象。如果家庭中有儿童罹患疥疮，则任何与之接触过的人都应接受治疗。

治疗的目的是为了一次性杀死各个生命周期的疥螨，可选用 5% 苄氯菊酯乳膏（Lyclear[UK]/Elimit[USA]）或 0.05% 马拉硫磷洗剂（Derbac-m）（一名成年患者治疗一次的药物用量是：苄氯菊酯乳膏 15g/ 马拉硫磷洗剂 30mL），治疗时除头面部之外的身体任何部位都应均匀用药。

最佳治疗时间是在睡前，药物应在身体上保留24小时，其后将药物清洗干净。家庭成员和其他与患者有密切接触史者均应同时接受治疗。

患者的衣物、床上用品均应更换、清洗、消毒、熨烫。

治疗期间如果仍有瘙痒感可以外用炉甘石洗剂或克罗米通乳膏（Eurax），每天2次。

如果用药后，治疗效果不明显。其原因不外乎以下三条：

● 药物使用不正确，没有遍及除头面部之外的所有部位。

● 密切接触者未接受治疗。

● 诊断错误。

如果疥疮患者身上找不见典型的隧道，应考虑到是宠物、通常是狗身上的疥螨传染导致。此时可用梳子刮取宠物身上的皮屑，显微镜下寻找疥虫。治疗宠物的疥疮而不是接触的人。

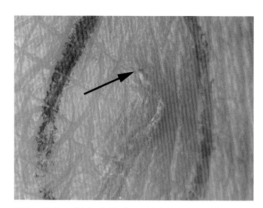

图8.106　疥疮的隧道

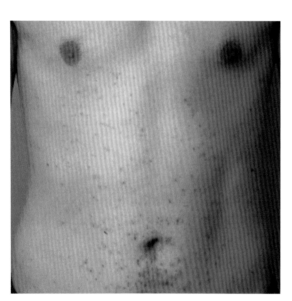

图8.104　疥疮：躯干部位的皮疹

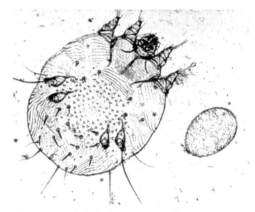

图8.107　疥虫和虫卵（×350）

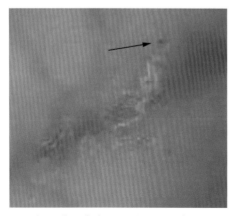

图8.105　皮肤镜下疥疮的隧道：呈"喷气式飞机飞行云"征。疥螨的位置在箭头所指的黑点处，也见图8.106

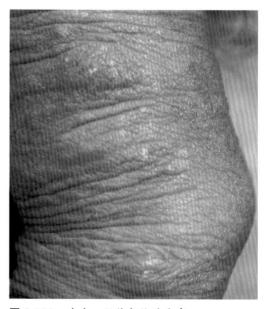

图8.108　疥疮：阴茎部位的丘疹

184

挪威疥［CRUSTED（NORWEGIAN）SCABIES；图 8.109］

特殊人群如免疫力低下、智力迟钝、感觉丧失者，感染疥虫后会发生挪威疥。异常的机体免疫会导致数以千计的疥虫在患者皮肤存活，这些疥虫会散播到患者周围的环境中，感染其他人。挪威疥表现为掌跖部位、屈侧、甲下出现肥厚性鳞屑，重者可以泛发全身。挪威疥容易与湿疹发生混淆，只有当与患者接触的人群中出现了疥虫感染者，人们才会意识到本病的存在。取患者皮肤表面的鳞屑，或收集落在床铺上的鳞屑在显微镜下可以看到大量的虫卵、幼虫、若虫和成虫。

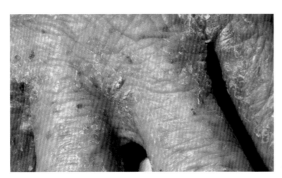

图 8.109 挪威疥：手背部皮损类似湿疹

治疗：挪威疥

1. 确诊患者为挪威疥。

2. 隔离患者。房间内只保留一张床。将墙壁和房顶用合适的清洁剂清洗，使用清洗干净并且熨烫过的被褥。

3. 给患者全身涂抹苄氯菊酯乳膏(Lyclear)，包括头面部。伊维菌素对挪威疥疗效不佳。

4. 涂药后将患者安置于隔离屋。

5. 患者家庭进入封闭状态，在以下 6~9 环节完成之前禁止与外界往来。

6. 宣教：①告知工作人员（无论是否与患者有无直接身体接触）患者所患疾病为挪威疥；②与患者曾经接触过的人，无论是否有瘙痒症状，都应接受正规的治疗；③一般人所患疥疮是普通疥疮，传染性并没有挪威疥疮那么强；④普通的疥疮只会传染给有亲密接触的家人或伴侣。

7. 去除环境中的所有螨虫，对患者的衣物、卧室甚至是接触过的公共场所进行彻底的消毒处理。如用 1% 林丹乳液处理房顶、墙壁、地板。

8. 告知周围的居民，接受治疗前应避免外出或家中待客。选用药物：5% 苄氯菊酯乳膏，除头面部外，全身涂药，并保留 24 小时。

9. 全体参与治疗人员以及其亲密接触者接受 5% 苄氯菊酯乳膏，具体治疗方案同 183 页；或口服伊维菌素（200μg/kg）单次服用，对除患者外所有人很方便。

10. 一旦完成步骤 6~9 可以解除隔离。

体虱（BODY LICE；图 8.110）

成虫期的体虱通过叮咬人体，吸取人类的血液而存活，但是极少在人体皮肤表面发现体虱，它们的活动空间（包括产卵）主要在衣服的边缝。如果人们对衣物的清洗、熨烫不够及时，则体虱容易存活。体虱多见于流浪汉，也见于难民营或战争时期。共用衣物、床铺以及亲密接触是本病的主要传播途径。不会在患者皮肤上找到虱，可在衣缝处找虱和虮。

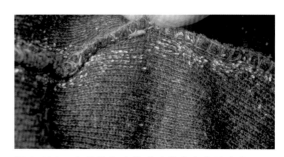

图 8.110 衣服缝上的体虱及散在分布的虫卵

治疗：体虱

由于体虱并不寄生于人体，因此对患者不需治疗。只要将患者衣物进行开水烫洗、暴晒等消毒处理即可。

泛发型瘙痒症（GENERALISED PRURITUS）

一般情况下，当患者有剧烈瘙痒，但没有原

发性损害，皮损以抓痕为主的时候，在排除表 8.3 中列举的情况后，应考虑本病。

老年人中，瘙痒症的发病率很高。究其原因，部分与老年人过度的清洗有关；有些与精神心理因素有关，如焦虑、抑郁或情志不遂；更多的患者找不到明确的病因。

痒疹（PRURIGO; 图 8.111, 图 8.112）

痒疹是由于患者过度搔抓刺激皮肤引起的一种皮肤病。轻者仅可见抓痕，重者表现为瘙痒性、粉红色、紫色或棕色的丘疹和（或）结节（结节性痒疹）。皮损多以瘢痕愈合，部分瘢痕表面会有明显的毛囊开口。痒疹有时会伴发湿疹。

妊娠痒疹十分常见，常伴有剧烈的瘙痒。此时应检查孕妇的肝功，部分患者是由于妊娠肝内胆汁淤积症，导致血清中胆汁酸浓度增高引起。患者往往伴有特征性的掌跖部位的瘙痒症状。本病可引起凝血障碍、胎儿窘迫等并发症，情况严重者应提前结束妊娠。

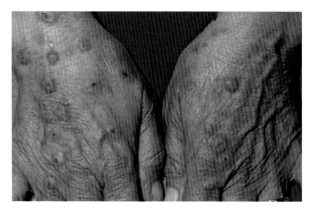

图 8.111　手背部结节性痒疹

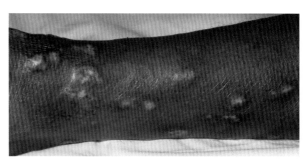

图 8.112　黑人的结节性痒疹

表 8.3　表现为泛发型瘙痒症的系统性疾病及相关检查

系统性疾病	相关检查
贫血，尤其是缺铁性贫血	血常规、血清铁以及转铁蛋白
真性红细胞增多症（瘙痒，特别热水浴时）	血常规
尿毒症（也见于 80% 维持血透的患者）	尿常规以及肌酐
梗阻性黄疸（可发生在黄疸发生前的原发性胆汁性肝硬化）	肝功能、自身免疫检查
甲状腺疾病（甲低或甲亢）	T4、促甲状腺素、自身免疫检查
淋巴瘤，尤其是年轻患者	临床检查肿大的淋巴结、胸部 X 片
肿瘤，尤其是老年患者	详细病史、全面查体、胸部 X 片、大便潜血、腹部超声、CAT 平扫
艾滋病	HIV 抗体检测
体虱，多见于流浪汉（见 185 页）	寻找成虫以及虫卵
寄生虫妄想症	见第 187 页

治疗：瘙痒症及痒疹

找到的任何特异性病因需要治疗，老年患者，给予润肤剂。如果病因不明确，对症治疗。可采用下列方案：

1. 外用 10% 克罗米通软膏（Eurax），每天 2 次。

2. 如效果不佳，可选用中强效 [UK]/4–5 类 [USA] 糖皮质激素制剂。

3. 效果仍不明显时，可加用具有镇静作用的抗组胺药，如阿利马嗪（10~20mg）或异丙嗪（非那根，25~50mg），睡前服用。应告知患者治疗期间避免驾驶。

4. 如患者有尿毒症或感染 HIV，可每周照射 UVB，每周 2~3 次（见 44 页）。

5. 其他可选择的治疗方案包括多虑平软膏或 0.5% 薄荷醇制剂（Levomenthol）。

6. 如果以上方案均无效，可试用三环类抗抑郁药，如阿米替林 10mg，每晚服用。

治疗：结节性痒疹

首先应告知患者避免搔抓刺激。可外用强效 ^UK^/2-3 类 ^USA^ 糖皮质激素，控制瘙痒症状。孤立的皮损可试用 Haelan 胶布，每次可连用数天，也可加用具有镇静作用的抗组胺药。如果皮损局限于四肢，可选用封闭性绷带（Ichthopaste 或 Zipzoc）遮盖，避免患者的进一步搔抓。但一旦解除绷带后，患者往往会再次搔抓。病情严重的患者需要系统应用糖皮质激素，如泼尼松龙 30mg，共 2 周，以打断瘙痒 – 搔抓循环，然后逐渐减量（每 2 周减 5mg）。通常该治疗有效，但部分患者会在减量过程中病情复发。

寄生虫妄想症（DELUSIONS OF INFESTATION；图 8.113，图 8.114）

寄生虫妄想症属于精神类疾患，患者确信自己的皮肤里有寄生虫或螨虫存在。这些患者的主诉主要是剧烈的瘙痒或蚁行感。临床表现为多发的伴有抓痕的丘疹。患者试图将感觉到有寄生虫的皮肤抠下来，并保存在火柴盒或其他容器中，作为寄生虫存在的证据（图 8.115）。当然标本在显微镜下，寻找不到任何寄生虫。如果医生否认寄生虫的存在，患者往往会变得极其愤怒。

Morgellons 综合征的发病机理和临床表现与寄生虫妄想症类似。Morgellons 综合征患者确信自己的皮肤内存留纤维碎片。

治疗：寄生虫妄想症

本病治疗极为困难。原因在于很难使患者相信自己的体内并没有寄生虫存在。单纯的请精神心理科医生治疗，效果不会明显，最好皮肤科医生和精神心理科医生共同接诊患者，然后制定方案。

治疗过程中，最关键之处是让患者相信医生在努力地驱除其体内的寄生虫，否则患者不会再来复诊。

治疗前应首先通过相关检查，排除患者确

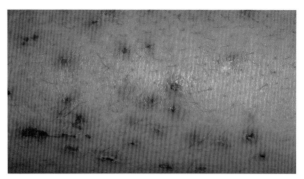

图 8.113　瘙痒症：仅见抓痕，无原发性皮损

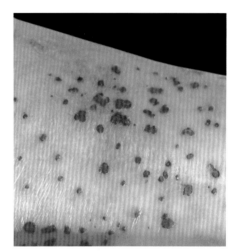

图 8.114　寄生虫妄想症：多发皮肤抓痕，表面结痂

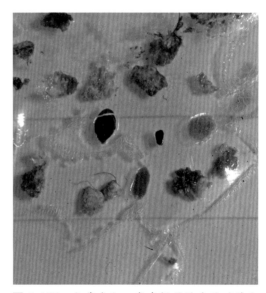

图 8.115　火柴盒征：患者提供的皮肤碎片和痂皮

实被寄生虫感染的可能。治疗的最终目的是劝说患者口服治疗精神疾病类药物，如匹莫齐特，该药对大多数患者有效。

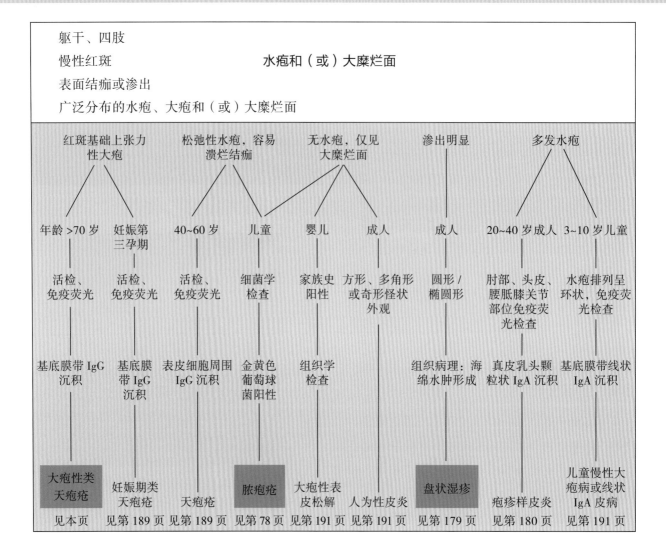

躯干、四肢

慢性红斑　　　　　　　　　　　　水疱和（或）大糜烂面

表面结痂或渗出

广泛分布的水疱、大疱和（或）大糜烂面

红斑基础上张力性大疱		松弛性水疱，容易溃烂结痂		无水疱，仅见大糜烂面		渗出明显	多发水疱	
年龄 >70 岁	妊娠第三孕期	40~60 岁	儿童	婴儿	成人	成人	20~40 岁成人	3~10 岁儿童
活检、免疫荧光	活检、免疫荧光	活检、免疫荧光	细菌学检查	家族史阳性	方形、多角形或奇形怪状外观	圆形 / 椭圆形	肘部、头皮、腰胝膝关节部位免疫荧光检查	水疱排列呈环状，免疫荧光检查
基底膜带 IgG 沉积	基底膜带 IgG 沉积	表皮细胞周围 IgG 沉积	金黄色葡萄球菌阳性	组织学检查		组织病理：海绵水肿形成	真皮乳头颗粒状 IgA 沉积	基底膜带线状 IgA 沉积
大疱性类天疱疮	妊娠期类天疱疮	天疱疮	**脓疱疮**	大疱性表皮松解	人为性皮炎	**盘状湿疹**	疱疹样皮炎	儿童慢性大疱病或线状 IgA 皮病
见本页	见第 189 页	见第 189 页	见第 78 页	见第 191 页	见第 191 页	见第 179 页	见第 180 页	见第 191 页

大疱性类天疱疮（BULLOUS PEMPHIGOID；图 8.116~ 图 8.120）

　　大疱性类天疱疮是一种自身免疫性疾病。早期损害通常无特异性，类似湿疹或荨麻疹；数周或数月后，才出现大疱。水疱位于真表皮交界处（图 8.119），有 IgG 型自身抗体沉积（图 8.120）。

血清中也可检测到抗体的存在。

　　由于水疱的顶部为全层表皮，因此往往有完整的大疱或血疱形成，并可维持数天不破溃。大疱性类天疱疮大多局限于身体的某一部位很短时间，但像天疱疮一样最终泛发全身。本病是老年人大疱性疾病最常见的类型。

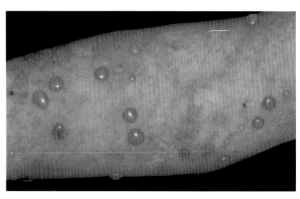

图 8.116　大疱性类天疱疮：水疱前期皮损

图 8.117　大疱性类天疱疮：红斑基础上张力性大疱

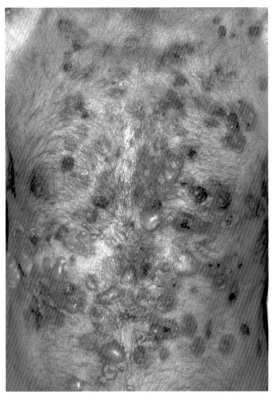

图 8.118　大疱性类天疱疮：大疱、血疱、糜烂及痂皮

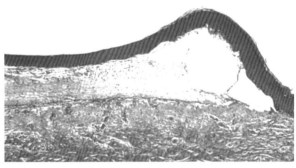

图 8.119　大疱性类天疱疮组织病理：水疱位于真表皮交界处

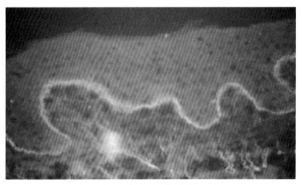

图 8.120　大疱性类天疱疮免疫荧光：线状 IgG 沉积于真表皮交界处

治疗：大疱性类天疱疮

局限性皮损可以外用强效 /2-3 类[USA] 糖皮质激素制剂，每天 2 次。泛发型皮损需要系统性用药，可每天使用泼尼松龙 30~40mg，直至水疱消失。激素减量流程为：每周减 5mg；至 15mg 时，每周减 2.5mg。如果减量过程中，病情复发需将激素加量，并加用免疫抑制剂如硫唑嘌呤（剂量达 3mg/kg，分次服用）。大多数患者需要 5~10mg 泼尼松龙，长期维持治疗。

妊娠期类天疱疮［PEMPHIGOID（HERPES）GESTATIONIS］

妊娠期类天疱疮是妊娠期少见的一种大疱性疾病。临床表现类似泛发的多形红斑或大疱性类天疱疮，多有脐周受累。妊娠期类天疱疮与妊娠多形疹的鉴别点见 151 页。

治疗：妊娠期类天疱疮

如果孕妇接近预产期，可以外用糖皮质激素制剂。如果发病较早或瘙痒剧烈，需系统给药，如泼尼松龙，每天 30mg。冰块或冻豌豆包敷于患处，同样有助于止痒！

寻常型天疱疮（PEMPHIGUS VULGARIS；图 8.121~8.124）

寻常型天疱疮是一种自身免疫性大疱病，患者血清中存在针对桥粒芯糖蛋白（DSG3 ± DSG1）的 IgG 型自身抗体。表皮间细胞彼此分离，形成水疱（棘层松解）。这些水疱位置表浅，容易发生破溃。因此临床多见水疱和结痂，没有血疱出现。摩擦后容易出现表皮剥脱松解（尼氏征阳性，图 8.123）。需要注意的是，临床特征性水疱出现前数周到数月，患者的口腔内多发生糜烂。寻常型天疱疮病情进展迅速，有危及生命的可能。确诊依赖于组织病理（图 8.121）、免疫荧光（图 8.122）和血清中高滴度抗体的检测。

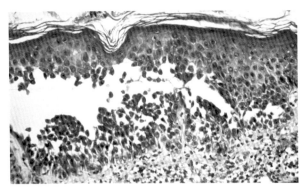

图 8.121 寻常型天疱疮组织病理：表皮间细胞彼此分离，形成水疱

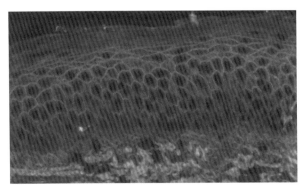

图 8.122 寻常型天疱疮免疫荧光：IgG 沉积于表皮细胞间

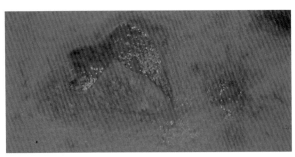

图 8.123 尼氏征：侧压水疱后出现皮肤松解

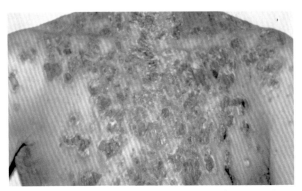

图 8.124 寻常型天疱疮：松弛性大疱、糜烂面和结痂

落叶型天疱疮（PEMPHIGUS FOLIACEUS；图 8.125）

本型天疱疮水疱的位置在角层下，因此水疱非常表浅。临床可见面部、头皮、躯干上部泛发的糜烂面和痂皮。当水疱不明显的时候，多被误诊为脂溢性皮炎。

在欧洲和美国，本型发病率低于寻常型天疱疮；但在非洲和南美洲，高于后者。落叶型天疱疮的抗原是桥粒芯糖蛋白 1。组织病理检查和免疫荧光检查可帮助确诊。

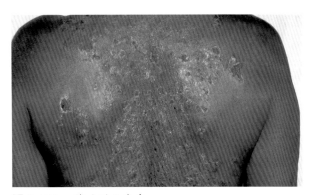

图 8.125 落叶型天疱疮

治疗：寻常型/落叶型天疱疮

患者需住院治疗，部分病情危重患者需在专科的烧伤中心救治。需系统性糖皮质激素治疗，一般泼尼松龙的起始剂量为每天 120mg，直至水疱消退，然后逐渐减量至每天 5~10mg 维持。

激素减量过程中当剂量低于每天 50 mg 时容易出现病情的反复，此时应加用免疫抑制剂，如硫唑嘌呤、环孢素或氨甲蝶呤。治疗过程中应提防大剂量激素的副作用或危及生命的严重感染发生。

落叶型天疱疮对激素的反应良好，大多数患者最后仅需要外用激素制剂维持。

大疱性表皮松解症（营养不良型）［EPIDERMOLYSIS BULLOSA（DYSTROPHIC）］

大疱性表皮松解症是一组遗传性大疱病，外

伤或摩擦刺激后皮肤容易出现水疱和糜烂面。营养不良型大疱性表皮松解症水疱的位置在基底膜带下方。大多数患者 2 岁以内死亡（图 8.126），幸存者也会出现多种并发症，如继发性瘢痕、粟丘疹、感染以及手指 / 足趾的融合（图 13.54，323 页）。患儿应及时寻求专业皮肤科医生就诊，确诊依赖于组织病理和电镜检查。

治疗：大疱性表皮松解症

治疗的关键在于创面的护理。已发生水疱、糜烂面的部位应穿着特殊的防护服（不会粘连皮肤，见 35 页）、保持皮肤润泽。尽量保护未发病部位免受摩擦刺激。积极治疗疼痛和继发性感染，需要遗传咨询和父母的支持。

DEBRA 是大疱性表皮松解症的国际性慈善机构。他们有专门培训过的护士在伦敦和伯明翰，需接待全英国之外所有疑似大疱性表皮松解症的新患者。他们接诊患儿，做活检给专家在伦敦行盐裂皮肤组织学和电镜检查，以确定大疱性表皮松解的特异型别，并开始最好的护理方案，并可以提供本病的诊断、护理以及治疗方面的全方位帮助。

儿童慢性大疱病（CHRONIC BULLOUS DISEASE OF CHILDHOOD; 图 8.127）

儿童慢性大疱病是一组发生于儿童的少见皮肤病（多见于 3~5 岁），临床表现为好发于外阴、肚脐以及面部的群集性大疱。本病多无瘙痒，一

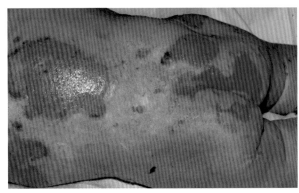

图 8.126 营养不良型大疱性表皮松解症的新生儿

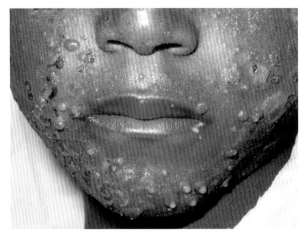

图 8.127 儿童慢性大疱病

般会在 3~4 年之后逐渐缓解。组织病理显示表皮下水疱，免疫荧光显示 IgA 抗体呈线状分布于基底膜带。

线状 IgA 皮病是儿童慢性大疱病的成人型。水疱多排列呈环状，组织病理和免疫荧光特征与儿童慢性大疱病一致。

治疗：儿童慢性大疱病 / 线状 IgA 皮病

口服氨苯砜，每天 25~100mg 直至皮损消退。定期检查血常规，预防溶血。如已发生溶血或高铁血红蛋白血症，可口服西咪替丁 400mg，每天 3 次。

人为性皮炎（DERMATITIS ARTEFACTA; 图 8.128）

人为性皮炎是自我虐待导致的皮肤病。诊断线索在于皮损的边缘并非是自然形成皮损呈现圆形或椭圆形，而是呈方形、直角或三角形（图 1.84，第 14 页）。人为性皮炎可以出现在患者通过手或其他工具可以接触的任何部位。开放性的伤口渗出血清，继而结痂。

治疗：人为性皮炎

本病治疗较为困难。因为患者（多是女患者）不愿就诊或不愿面对引发本病的原因（如生活或工作中的冲突、困难）。如果将皮损封闭遮盖，使患者难以接触，则疾病通常很快就

会痊愈。

患者需要接受精神心理科医生的治疗。但精神科医生通常不愿意帮助他们。直接说明疾病常常使患者到他处就诊。

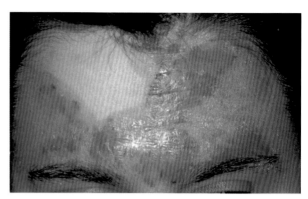

图 8.128　人为性皮炎：皮损的边界为多角形

9 非红斑性损害

● **表面正常**

　肤色、粉红、黄色

　　丘疹

　　　散在分布　　　194

　　　群集分布　　　194

　　斑块　　　200

　　结节　　　201

　白色

　　斑疹及小斑片（<2cm）　　206

　　丘疹　　　206

　　大斑片及斑块（>2cm）　　209

　棕色

　　斑疹及小斑片（<2cm）　　214

　　小斑块（<2cm）　　223

　　大斑片及斑块（>2cm）　　200

　　　出生时或 10 岁前发病　　218

　　　10 岁后发病　　220

　　丘疹和结节　　　223

　蓝色、黑色、紫色

　　斑疹、丘疹及结节　　230

　　斑片（10 岁前发病）　　218

　红色、橙色

　　斑疹及丘疹　　233

　　结节　　　156

● **疣状外观**　　234

● **鳞屑／角化表面**

　　多发性皮损　　238

　　单发或少数皮损　　240

● **结痂、溃疡、出血性表面**　243

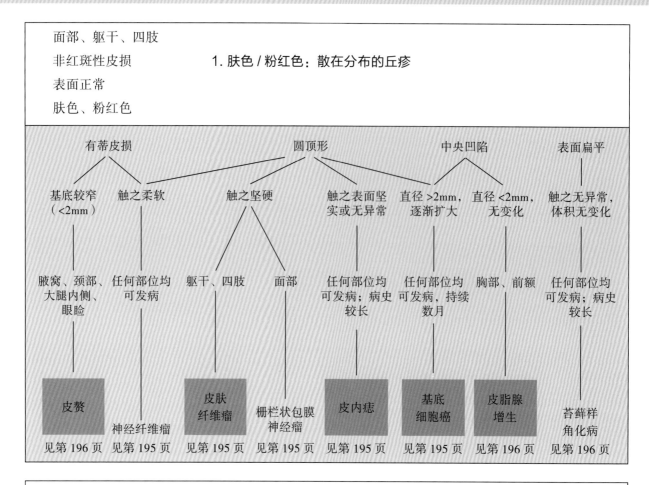

面部、躯干、四肢

非红斑性皮损

1. 肤色 / 粉红色：散在分布的丘疹

表面正常

肤色、粉红色

有蒂皮损　　　　　　　　圆顶形　　　　　　　中央凹陷　　　　　　表面扁平

基底较窄（<2mm）　　触之柔软　　触之坚硬　　触之表面坚实或无异常　　直径 >2mm，逐渐扩大　　直径 <2mm，无变化　　触之无异常，体积无变化

腋窝、颈部、大腿内侧、眼睑　　任何部位均可发病　　躯干、四肢　　面部　　任何部位均可发病；病史较长　　任何部位均可发病，持续数月　　胸部、前额　　任何部位均可发病；病史较长

皮赘　　神经纤维瘤　　**皮肤纤维瘤**　　栅栏状包膜神经瘤　　**皮内痣**　　**基底细胞癌**　　**皮脂腺增生**　　苔藓样角化病

见第196页　　见第195页　　见第195页　　见第195页　　见第195页　　见第195页　　见第196页　　见第196页

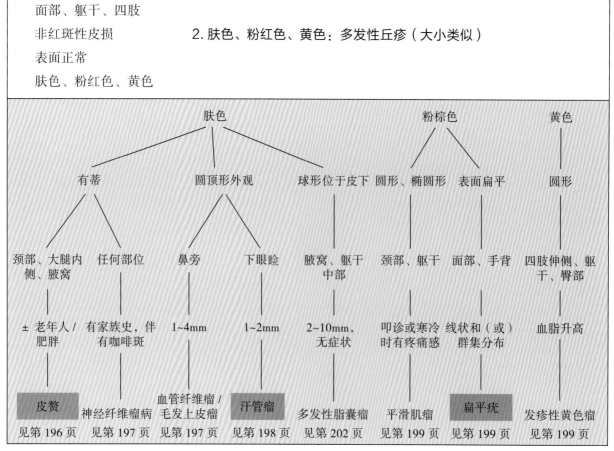

面部、躯干、四肢

非红斑性皮损

2. 肤色、粉红色、黄色：多发性丘疹（大小类似）

表面正常

肤色、粉红色、黄色

肤色　　　　　　　　　　　粉棕色　　　　　　黄色

有蒂　　　　圆顶形外观　　球形位于皮下　　圆形、椭圆形　　表面扁平　　圆形

颈部、大腿内侧、腋窝　　任何部位　　鼻旁　　下眼睑　　腋窝、躯干中部　　颈部、躯干　　面部、手背　　四肢伸侧、躯干、臀部

± 老年人 / 肥胖　　有家族史，伴有咖啡斑　　1~4mm　　1~2mm　　2~10mm，无症状　　叩诊或寒冷时有疼痛感　　线状和（或）群集分布　　血脂升高

皮赘　　神经纤维瘤病　　血管纤维瘤 / 毛发上皮瘤　　**汗管瘤**　　多发性脂囊瘤　　平滑肌瘤　　**扁平疣**　　发疹性黄色瘤

见第196页　　见第197页　　见第197页　　见第198页　　见第202页　　见第199页　　见第199页　　见第199页

皮内痣（INTRADERMAL NAEVUS；图 9.1）

皮内痣是一种肤色的黑素细胞痣。因所有的痣细胞均位于真皮，故皮损表面色素并不十分明显（第 225 页）。临床表现为小的圆形、圆顶状或乳头状丘疹，偶尔在表面可见毛细血管扩张。此时需要与基底细胞癌鉴别，区别点在于皮内痣生长缓慢、病史长且呈对称性圆顶状。有时皮内痣的基底会有蒂，容易与神经纤维瘤病和皮赘混淆。必要时可连皮肤一块（刮）除，基底用热或醋酸铝溶液（Dridor，Anhydrol Forte）干燥。

单发神经纤维瘤（SOLITARY NEUROFIBROMA；图 9.2）

本病为圆顶形或有蒂的柔软丘疹，按压皮损有疝囊感（像一个纽扣洞）。和皮内痣相比，神经纤维瘤更加柔软，体积更大（通常 5~9mm）。

栅栏状包膜神经瘤（PALISADING ENCAPS-ULATED NEUROMA；图 9.3）

栅栏状包膜神经瘤多无自觉症状，孤立分布的肤色丘疹，好发于面部。组织病理有特征性：外有一层神经源性的包膜，其内为大量增生的施万细胞和神经轴突。本病为良性病变，与神经纤维瘤病无相关性。

皮肤纤维瘤（DERMATOFIBROMA；图 9.4）

皮肤纤维瘤临床上容易诊断，多表现为粉红色或肤色的丘疹或结节，触之坚硬。皮肤纤维瘤大都由外伤引起，如蚊虫叮咬或异物刺激（见 224 页）。

基底细胞癌（BASAL CELL CARCINOMA；图 9.5）

结节型基底细胞癌早期的临床表现容易与皮内痣发生混淆。区别之处在于，近观皮损，在基底细胞癌的表面多有毛细血管扩张（见 244 页）。组织病理检查可鉴别。

皮脂腺增生（SEBACEOUS GLAND HYPERP-LASIA；图 9.6）

皮脂腺增生是面部常见的良性皮损，是由于

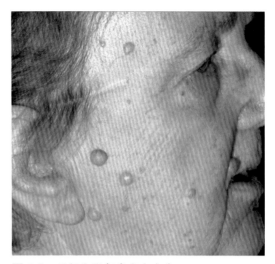

图 9.1　面颊和颞部多发皮内痣

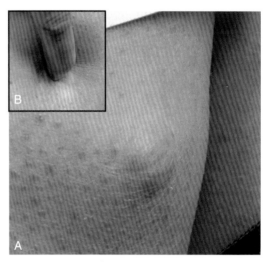

图 9.2　A. 臀部单发神经纤维瘤；B. 压之有疝囊感

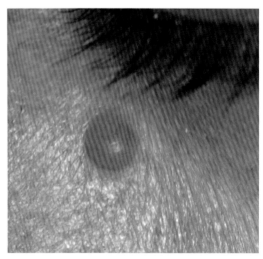

图 9.3　栅栏状包膜神经瘤，易与基底细胞癌发生混淆

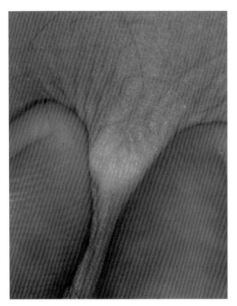

图9.4 皮肤纤维瘤

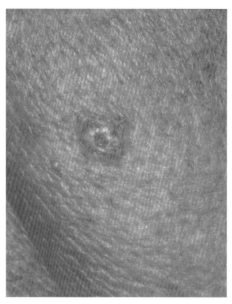

图9.6 皮脂腺增生

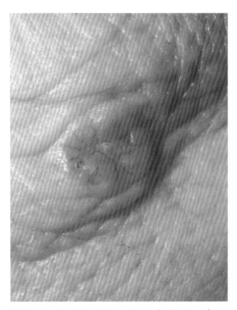

图9.5 基底细胞癌：粉红色外观，表面
有毛细血管扩张

一个毛囊周围的皮脂腺增生所致。皮损为肤色或
黄色的丘疹，直径约2~5mm。皮损表面有毛细血
管扩张，中央有凹陷（毛囊开口的位置）。有时
皮脂腺增生容易与小的基底细胞癌混淆，两者都
好发于中老年人的面部，可在局麻下使用电灼术
去除。

苔藓样角化病（LICHENOID KERATOSIS；图 9.7）

苔藓样角化病是日光性雀斑的变异型。临床

可见粉红色丘疹，表面光滑。组织病理可见苔藓
样皮炎样表现。本病也需要与早期的基底细胞癌
鉴别。

皮赘（SKIN TAGS；图 9.8，图 9.9）

本病好发于颈部、腋下或大腿内侧。临床表
现为小的有蒂的肤色或棕色丘疹。单发的皮赘好
发于老年人的眼睑。

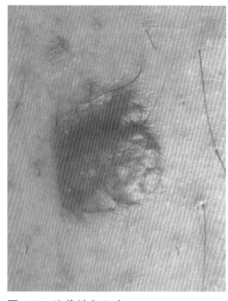

图9.7 苔藓样角化病

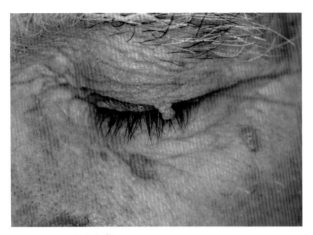

图 9.8　眼周的皮赘

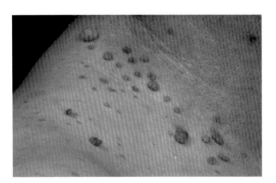

图 9.9　颈部多发皮赘

治疗：皮赘

如果患者有治疗意向，可以用锋利的剪刀将皮损剪除（不需要局部麻醉），用氯化铝（Driclor）硝酸银棒或电灼止血。如果皮损极小，也可以用热透治疗仪将之融化。

神经纤维瘤病［NEUROFIBROMATOSIS（VON RECKLINGHAUSEN'S DISEASE）；图 9.10］

本病好发于青春期后，临床可见多发的肤色、粉红色或红色的丘疹、结节，发病部位不固定。皮损柔软，压之有疝囊感。大小不等，小者仅有 1~2mm，大的损害可达数厘米。患者多伴有多发的咖啡斑（多于 5 个，见第 219 页）和腋窝部的雀斑。裂隙灯检查可以发现 Lisch 结节（色素性虹膜错构瘤），有助于诊断。神经纤维瘤病患者多伴有内分泌以及神经系统的异常。本病为常染色体显性遗传性疾病，致病基因位于 17 号染色体。

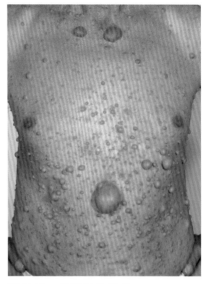

图 9.10　神经纤维瘤病

治疗：神经纤维瘤病

单发皮损可以手术切除、剪除或烧灼。多发皮损很难全部清除，但对于影响美观的皮损，可以考虑全部切除。

毛发上皮瘤（TRICHOEPITHELIOMA；图 9.11）

本病多见于青春期后，为单发或多发的半透明丘疹，好发于眼周或鼻唇沟。毛发上皮瘤与血管纤维瘤类似，区别之处在于后者为红色丘疹，表面有毛细血管扩张。毛发上皮瘤是一种良性的毛囊源性肿瘤，为常染色体显性遗传。

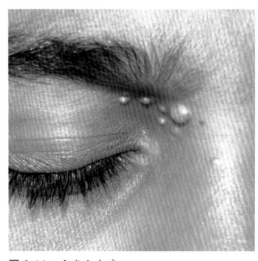

图 9.11　毛发上皮瘤

血管纤维瘤［ANGIOFIBROMAS（ADENOMA SEBACEUM）；图 9.12~ 图 9.14］

血管纤维瘤多于 3~4 岁时发病，是结节性硬化症的表现之一。本病好发于鼻唇沟，也可见于两颊及下颌。临床表现为多发的坚实半透明丘疹，散在分布，表面有毛细血管扩张。

结节性硬化症是一种常染色体显性遗传性疾病，累及多个器官。其他皮肤表现包括：椭圆形或灰叶状白斑（图 9.14）、鲨革斑（一种结缔组织痣，见 200 页）、甲周或甲下纤维瘤（图 14.43，图 14.44，见第 341 页）。其他临床特征包括：智力迟钝、癫痫。肿瘤偶尔累及心脏、肾脏。

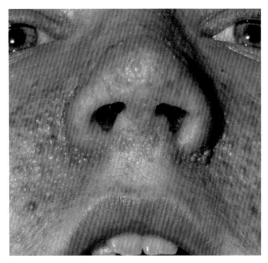

图9.12 结节性硬化症患者多发的血管纤维瘤

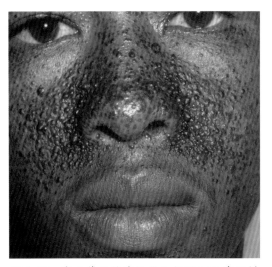

图9.13 患血管纤维瘤的黑人与图 9.12 有同样的分布模式，但颜色不同

治疗：血管纤维瘤 / 毛发上皮瘤

数量较少的皮损可以在局麻下行手术或烧灼术。多发性皮损治疗较为困难，且容易复发。

汗管瘤（SYRINGOMA；图 9.15，图 9.16）

汗管瘤好发于下眼睑，临床表现为小的圆形（1~5mm）、圆顶状半透明丘疹。本病为小汗腺的良性病变，为常染色体显性遗传。多在青春期后发病，多发性皮损也可出现在面部和躯干。

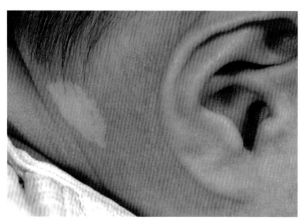

图 9.14 结节性硬化症：耳后的灰叶斑

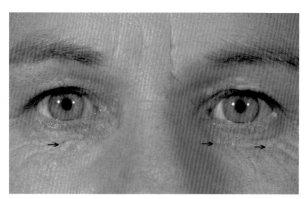

图 9.15 白人下眼睑的汗管瘤

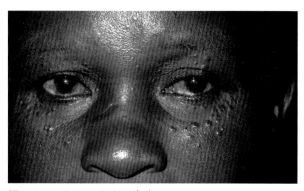

图 9.16 黑人眶周的汗管瘤

扁平疣（PLANE WARTS；图 9.17）

扁平疣为小的，顶部扁平的丘疹。区别于扁平苔藓在于本病表面无光泽，区别于寻常疣在于，扁平疣表面无疣状外观。

扁平疣呈粉红色或棕色，受伤部位可以出现线状分布的新发损害（同形反应）。本病多见于儿童的面部和手背，有自限性。治疗可尝试 5% 水杨酸软膏或液氮冷冻（只需要数秒）。

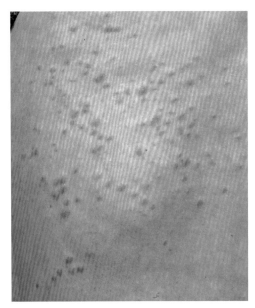

图 9.18 胸部的平滑肌瘤

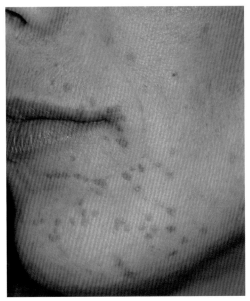

图 9.17 扁平疣（也见于图 1.89，第 14 页）

平滑肌瘤（LEIOMYOMA；图 9.18）

平滑肌瘤是源于立毛肌的良性肿瘤。临床表现为多发的粉红色、红色或棕色的丘疹，多见于青年人的躯干或四肢。寒冷季节或叩击时，患者多因立毛肌的收缩产生疼痛感。组织病理检查可以确诊。皮损不是太大治疗时可考虑手术切除。

发疹性黄色瘤（ERUPTIVE XANTHOMA；图 9.19）

发疹性黄色瘤临床表现为含有脂质的黄色丘疹，本病好发于臀部和四肢的伸侧。患者多伴有高脂血症和糖尿病。因此应同时检查患者的糖化血红蛋白和血脂水平。当糖尿病和高脂血症控制之后，皮损多自行消退。

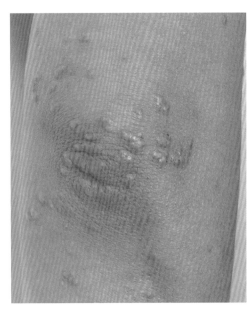

图 9.19 发疹性黄色瘤

脂溢性角化病（SEBORRHOEIC KERATOSIS；图 9.20，图 9.21）

基于皮肤的类型以及色素沉着的程度不同，脂溢性角化病的临床表现多样（见第 237 页）。在浅肤色人群中（Ⅰ型和Ⅱ型皮肤），通常表现为扁平的肤色或粉红色斑块。早期表面光滑，后期可出现鳞屑或乳头瘤样增生。

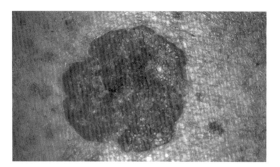

图 9.20 下肢孤立分布的脂溢性角化病

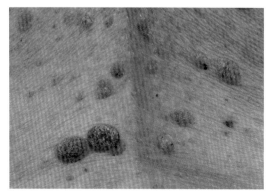

图 9.21 后背多发肤色脂溢性角化病

结缔组织痣（CONNECTIVE TISSUE NAEVUS；9.22）

结缔组织痣多在出生后即发病，表现为肤色或黄色斑块，表面呈鹅卵石样外观。本病可独立存在，也可作为结节性硬化症的伴随症状称鲨革斑（见 198 页）。

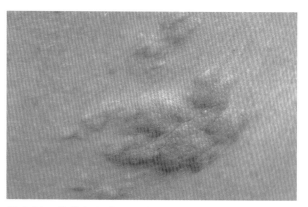

图 9.22 结缔组织痣

睑黄瘤（XANTHELASMA；图 9.23）

睑黄瘤为好发于眼睑内侧的黄色扁平的斑块。本病与高脂血症一般无相关性。

治疗：睑黄瘤

用棉棒蘸取适量三氯乙酸饱和溶液，轻涂于皮损表面。数秒钟后，当表面呈白色时，立即用酒精将三氯乙酸擦拭干净，用大量的清水清洗。一周后，皮损处出现结痂，大约 6 周后皮损会愈合。复发性或残留的皮损可以重复使用本治疗方案。

皮损也可选用手术切除、电灼或激光等其他方案处理。

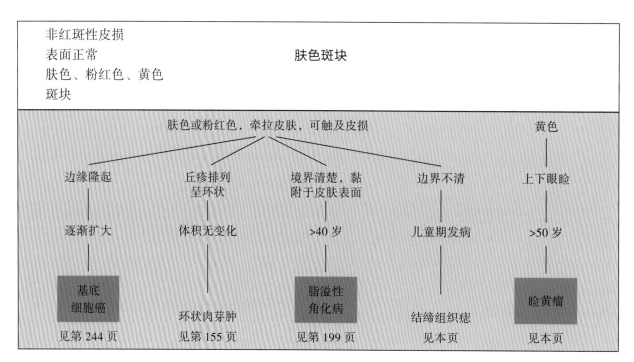

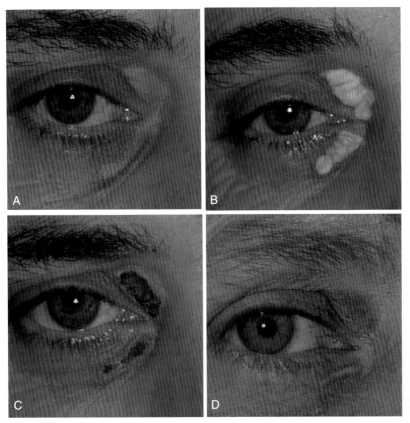

图 9.23 A.睑黄瘤治疗前：眼睑内侧的黄色斑块；B.用三氯乙酸饱和溶液处理后；C.治疗 1 周后：表面有结痂；D.治疗 2 月后，仅见淡红色斑片

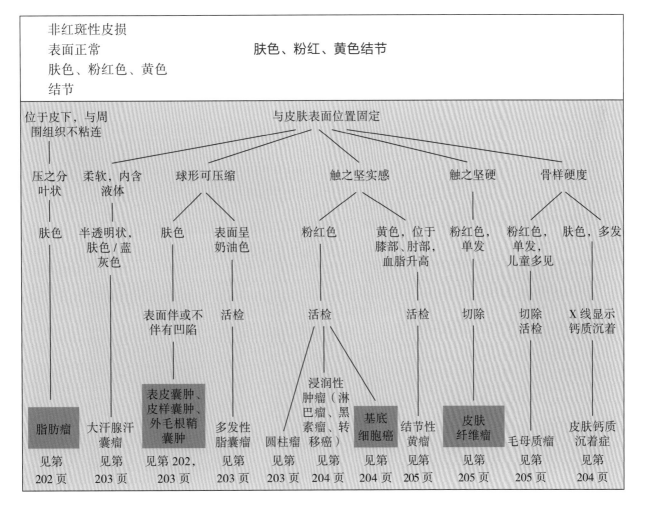

非红斑性皮损		
表面正常	肤色、粉红、黄色结节	
肤色、粉红色、黄色结节		

201

表皮囊肿（EPIDERMOID CYST；图9.24）

表皮囊肿临床表现为境界清楚的丘疹或结节，来源于毛囊外毛根鞘的上部或汗管。表皮囊肿位于真皮，囊壁与正常表皮结构一样，其表面多有一个开口。偶尔会引起表皮囊肿的继发感染。

表皮囊肿为常染色体显性遗传性疾病，发病于青春期后（通常为15~30岁）。如青春期前发病，则多伴有结肠息肉病（Gardner综合征）或基底细胞痣综合征。痤疮破坏毛囊后或外伤后表皮植入真皮都可以导致表皮囊肿的发生。

皮样囊肿（DERMOID CYST；图9.25）

皮样囊肿与表皮囊肿类似，但一般发生于出生后或儿童期，其发病机制在于胚胎期皮肤形成时，表皮及其附属器包裹入真皮之中。本病多见于头颈部，或在中线部位，或在眉弓外缘的末端。皮样囊肿表面多有开口，有毛发伸出。

脂肪瘤（LIPOMA；图9.26）

脂肪瘤是来源于脂肪细胞的良性肿瘤，临床表现为圆形或不规则形状的皮下结节（与皮肤不连），触之柔软或坚实。表面皮肤正常，可单发，亦可多发。大小从1cm到10cm不等，通常无关紧要。

外毛根鞘囊肿［TRICHILEMMAL（PILAR）CYST；图9.27］

外毛根鞘囊肿起源于皮脂腺开口与毛囊隆突之间的外毛根鞘。本病可发生于除掌跖之外的任何部位，但好发于头皮（见第95页）。外毛根鞘囊肿表面没有开口，所以不会感染，为常染色体显性遗传。

多发性脂囊瘤（STEATOCYSTOMA MULTI-PLEX；图9.28）

多发性脂囊瘤好发于年轻人，临床表现为多发、对称分布的小的肤色、白色或黄色的丘疹、结节。女性多分布于腋下以及两侧乳房中间；男

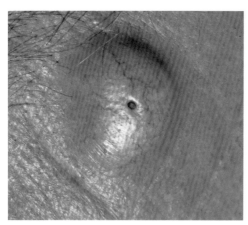

图9.24　表皮囊肿

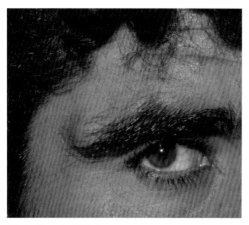

图9.25　皮样囊肿

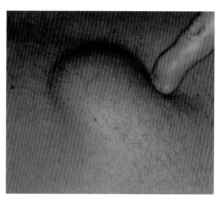

图9.26　脂肪瘤

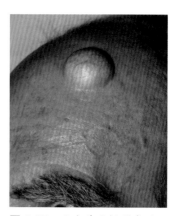

图9.27　头皮外毛根鞘囊肿

性多见于后背或剑突与肚脐之间的区域。本病为常染色体显性遗传。

圆柱瘤（CYLINDROMA；图 9.29）

圆柱瘤较少见，好发于头皮和面部，为单发或多发，圆形或分叶状的红色柔软结节（图 9.29），也可以长得很大，有时圆柱瘤会伴发多发性毛发上皮瘤（见第 197 页）。无论单发或多发，为常染色体显性遗传。

大汗腺汗囊瘤（APOCRINE HIDROCYSTOMA；图 9.30）

大汗腺汗囊瘤为孤立分布，表面平滑的圆顶形囊性结节，可以呈肤色或蓝灰色。本病多见于眼睑周围，常被误诊为基底细胞癌。

治疗：脂肪瘤、囊肿和附属器肿瘤

患者有治疗需求或病变需要治疗时，可在局部麻醉下行手术切除。切除脂肪瘤时，在皮肤做个切口，挖出带包膜的脂肪瘤，可挤压其周围组织，常常很容易弹出去。

附属器肿瘤（汗腺腺瘤、圆柱瘤、毛母质瘤）可经皮全部切除。

切除囊肿时，应首先做一椭圆形切口，以暴露病变部位（见图 3.44，69 页）。决定手术切口的因素包括囊肿大小和囊肿周围组织被挤压的严重程度。手术后，如果缺损较大，应先缝合深部组织封闭无效腔，最后再常规处理皮肤切口。

表皮囊肿最难切除。因其多与周围结缔组织粘连，尤其是曾经发生过炎症的病变。

在合适的手术视野下，毛发囊肿因周围有结缔组织鞘，较容易切除。切除大量的多发性脂囊瘤时，应选用 15 号手术刀片。将内容物挤压后，用止血钳用力拉出来将脂囊瘤清除。手术应在全麻下进行。

当囊肿伴发炎症时，暂时不能进行手术。手术时应将囊壁全部切除，如有残留，病情会出现反复。

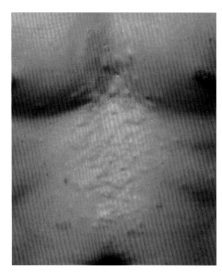

图 9.28　多发性脂囊瘤

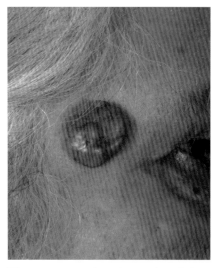

图 9.29　圆柱瘤：看似结节性基底细胞癌

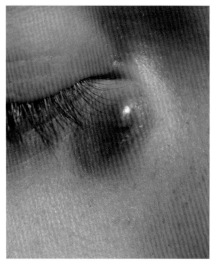

图 9.30　大汗腺汗囊瘤

203

肿瘤（TUMOURS；图 9.31，图 9.32）

许多肿瘤（如淋巴瘤、无色素性黑素瘤、转移癌等）会表现为肤色或粉红色的结节。此时仅根据临床表现很难确诊，需要活检才能做出正确的诊断（见第 158 页）。

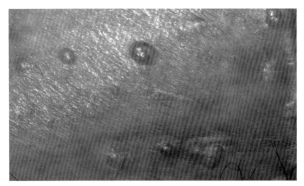

图 9.31　转移到腹部的卵巢癌

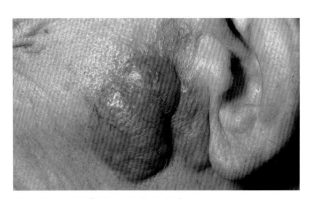

图 9.32　面颊部的 B 细胞淋巴瘤

基底细胞癌（BASAL CELL CARCINOMA；图 9.33）

结节性基底细胞癌生长缓慢，一般不会发生坏死或破溃。表面可出现珍珠状半透明丘疹，伴有明显的毛细血管扩张（见第 244 页）。

皮肤钙质沉着症（CUTANEOUS CALCINOSIS；图 9.34，图 9.35）

本病由于钙沉着于真皮引起，临床表现为骨硬度的丘疹或结节。皮肤钙质沉着症可见于下列疾病：

局限性皮损

- 囊肿（外毛根鞘囊肿、毛母质瘤，见第 68

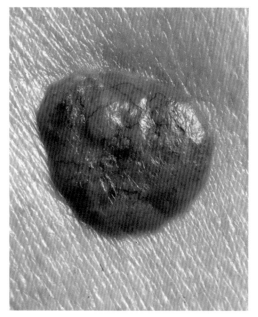

图 9.33　基底细胞癌：表面有毛细血管扩张

页、205 页）。

- 耳部钙化。
- 下肢静脉疾病（见第 291 页、298 页）。
- 皮肤结石（见第 207 页）。
- 阴囊钙质沉着症（见第 271 页）。

系统性疾病

- 慢性肾功能衰竭。
- 皮肌炎。
- 甲状旁腺功能亢进。
- 结节病。
- 系统性红斑狼疮。
- 系统性硬化症（CREST 综合征）。

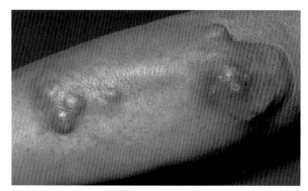

图 9.34　CREST 综合征患者：皮肤钙质沉着

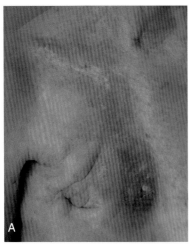

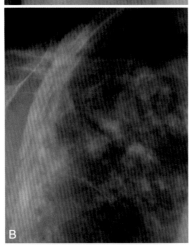

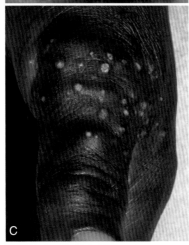

图 9.35　皮下钙质沉着症：A.放射线导致的皮损；B.X 线表现；C.大拇指皮损

毛母质瘤（PILOMATRICOMA；图 9.36）

毛母质瘤是来源于毛囊的良性肿瘤，多见于儿童。临床表现为粉红色的囊性结节，常发生钙化，触之骨样硬度。本病可在局麻下行手术切除。

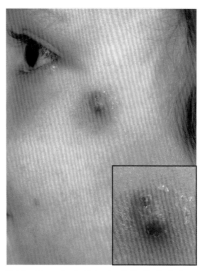

图 9.36　儿童面颊部的毛母质瘤（下方为皮损特写）

皮肤纤维瘤（DERMATOFIBROMA；图 9.37）

出现在皮肤表面或皮下的缓慢增长的结节，应考虑到皮肤纤维瘤的可能。本病触之较硬，但未及骨样硬度，可在局麻下行手术切除。

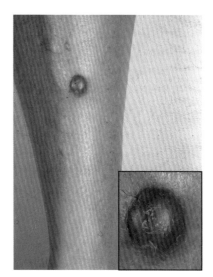

图 9.37　下肢的皮肤纤维瘤（下方为皮损特写，触之较硬）

结节性黄瘤（TUBEROUS XANTHOMA；图 9.38）

结节性黄瘤临床表现为肘关节、膝关节等易被压迫部位，分叶状坚实肿瘤。患者多伴有高胆固醇血症，当血脂水平恢复正常后，皮损会逐渐消退。

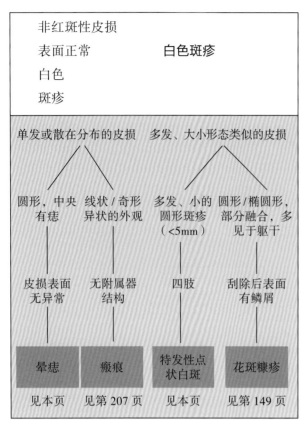

```
┌─────────────────────────────────────────────┐
│  非红斑性皮损                                 │
│  表面正常          白色斑疹                   │
│  白色                                         │
│  斑疹                                         │
└─────────────────────────────────────────────┘
```

单发或散在分布的皮损　　　　多发、大小形态类似的皮损

圆形，中央有痣　　线状/奇形异状的外观　　多发、小的圆形斑疹（<5mm）　　圆形/椭圆形，部分融合，多见于躯干

皮损表面无异常　　无附属器结构　　四肢　　刮除后表面有鳞屑

晕痣	瘢痕	特发性点状白斑	花斑糠疹
见本页	见第 207 页	见本页	见第 149 页

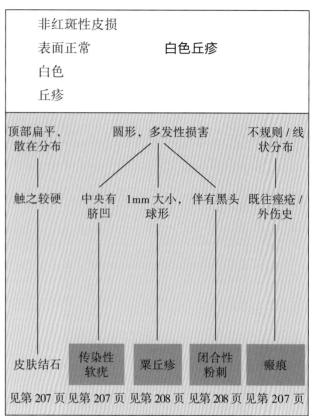

```
┌─────────────────────────────────────────────┐
│  非红斑性皮损                                 │
│  表面正常          白色丘疹                   │
│  白色                                         │
│  丘疹                                         │
└─────────────────────────────────────────────┘
```

顶部扁平，散在分布　　圆形，多发性损害　　不规则/线状分布

触之较硬　　中央有脐凹　　1mm 大小球形　　伴有黑头　　既往痤疮/外伤史

皮肤结石	传染性软疣	粟丘疹	闭合性粉刺	瘢痕
见第 207 页	见第 207 页	见第 208 页	见第 208 页	见第 207 页

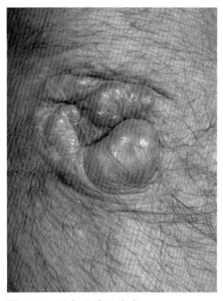

图 9.38　肘部结节性黄瘤

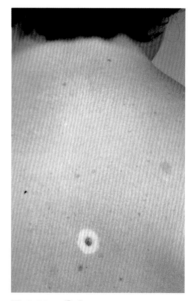

图 9.39　晕痣

晕痣（HALO NAEVUS；图 9.39）

晕痣是针对色素痣中的痣细胞发生的免疫反应，其表现是在色素痣的周围出现色素脱失斑，最终色素痣完全消退。本病多见于儿童，并非色素痣发生恶变的征象。

特发性点状白斑（IDIOPATHIC GUTTATE HYPO-MELANOSIS；图 9.40）

特发性点状白斑临床表现为多发的、对称分布小的白色斑疹（1~5mm），多见于深肤色人群的四肢。单个皮损境界清楚，除色素减退外，与正常皮肤无差异。本病是一种良性病变。

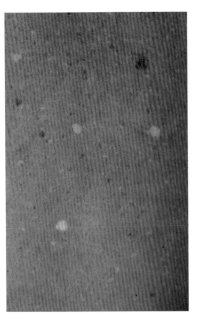

图 9.40　特发性点状白斑

瘢痕（SCARRING；图 9.41）

三角形或直角形的瘢痕多由于自虐形成。新月形或星状瘢痕多由于老年人外伤后撕裂伤口、口服糖皮质激素或外用强效糖皮质激素导致。痤疮后瘢痕多见于后背部，为白色圆形的丘疹性瘢痕。

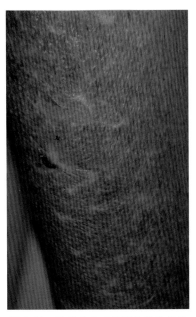

图 9.41　使用激素后前臂出现的瘢痕

传染性软疣（MOLLUSCUM CONTAGIOSUM；图 9.42）

传染性软疣多见于儿童，是痘病毒感染引起的一种传染性疾病。临床可见小的（1~5mm），白色或粉红色丘疹，中央有脐凹（图 9.42）。皮损数量不定，可发生于身体任何部位，继发感染后表面可呈红色。一般 6~24 个月后自行消退。特应性皮炎的患者，皮损可泛发，特别是皮炎部位。成人孤立的皮损需要与基底细胞癌鉴别。

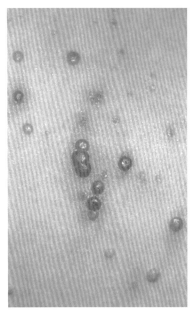

图 9.42　传染性软疣

治疗：传染性软疣

一般将皮损挑除即可。儿童患者可以外用 5% 氢氧化钾溶液（MolluDab），每天 2 次，连用 3~5 天，直至皮损处出现明显的炎症反应。这种治疗方法痛苦小，适用于不耐受挑除的患儿。

皮肤结石（CUTANEOUS CALCULUS；图 9.43）

皮肤结石好发于儿童的面部，为单发白色圆形，顶部扁平的丘疹，触之质硬。皮肤结石是由于钙质沉积于真皮上部所导致。本病为良性病变。

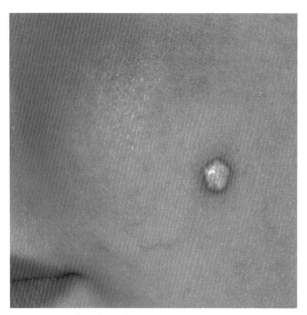

图 9.43 儿童面部的皮肤结石

粟丘疹（MILIA；图 9.44）

粟丘疹为非常小的表浅表皮囊肿。临床表现为直径仅 1~2mm，白色球形丘疹，突出于皮面。好发于面颊部和眼睑。粟丘疹可以无明显诱因发病，亦可见于急性表皮下大疱病之后（如烧伤或其他大疱性疾病）。治疗时，可用细针将表面扎破，用力挤压即可将粟丘疹清除。

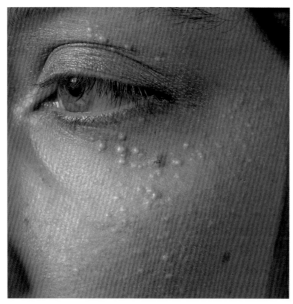

图 9.44 粟丘疹

闭口粉刺（CLOSED COMEDO；图 9.45）

闭口粉刺也叫白头粉刺，是破坏的毛囊皮脂腺单位，毛囊开口不可见（见痤疮，第 84 页）。

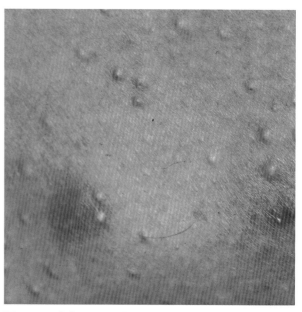

图 9.45 背部闭口粉刺

白癜风（VITILIGO；图 9.46~ 图 9.49）

白癜风是一种自身免疫病，其特征是黑素细胞从表皮中消失。任何部位均可发病，临床表现为对称分布的白斑。白癜风区别于其他表现为白斑的皮肤病，在于其为色素脱失，而其他疾病为色素减退。

白癜风常易与花斑糠疹混淆。但前者大片白斑的表面没有鳞屑。发生于暴露部位的白癜风常常使皮肤变得特别不美观，尤其是深肤色人群。白癜风皮损常有色素沉着带，这在皮肤白皙的人群中多见。另外发生在暴露部位的白癜风常常引起晒伤。

大约 30% 的患者有家族史。白癜风也与器官特异性自身免疫病有关，比如甲状腺功能亢进、甲状腺功能减退、恶性贫血、艾迪生病以及糖尿病。

非红斑性皮损
表面正常
白色
斑片以及斑块

白色斑片及斑块

斑片，只有颜色的改变

斑块，真皮增厚

斑片，只有颜色的改变

边界清楚

边界不清

边界清楚：

- 大片地图状（脱色素）
- 单发 / 少量损害，亚洲 / 非洲患者
- 小的圆形区域，融合

边界不清：

- 边缘不规则，伴或不伴有鳞屑，（色素减退性）
- 摩擦后皮损不发红

斑块，真皮增厚：

- 孤立的斑块
- 皮肤皱纹增多

大片地图状（脱色素）：
- 出生时即发病
- 缓慢发病

单发 / 少量损害，亚洲 / 非洲患者：
- 表面没有知觉，活检

小的圆形区域，融合：
- 表面有鳞屑，真菌镜检阳性
- 表面有皱纹

边缘不规则，伴或不伴有鳞屑（色素减退性）：
- 皮损部位原有皮疹，Ⅳ～Ⅵ型皮肤
- 儿童面部，Ⅳ～Ⅵ型皮肤

孤立的斑块：
- 直径 <5cm，年龄 >60 岁，面部
- 直径 >5cm，棕色边缘，中央萎缩

皮肤皱纹增多：
- 面部、后颈部，Ⅰ～Ⅱ型皮肤

斑驳病	见第 210 页
白癜风	见第 208 页
结核样型麻风	见第 210 页
花斑糠疹	见第 211 页
硬化萎缩性苔藓	见第 211 页
炎症后色素减退斑	见第 212 页
白色糠疹	见第 212 页
贫血痣	见第 213 页
硬斑病样基底细胞癌	见第 245 页
硬斑病	见第 213 页
日光性弹力纤维变性	见第 213 页

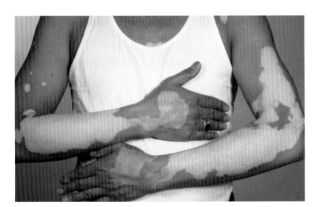

图 9.46 白癜风：对称分布的色素脱失区域

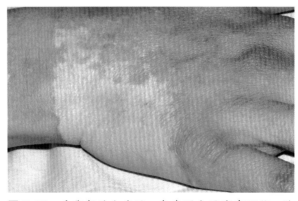

图 9.47 手背部的白癜风：色素脱失区域有晒伤，边缘有色素沉着

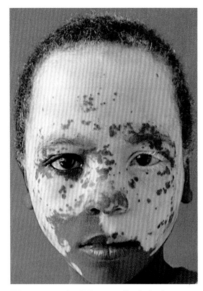

图 9.48 非洲女孩面部的白癜风

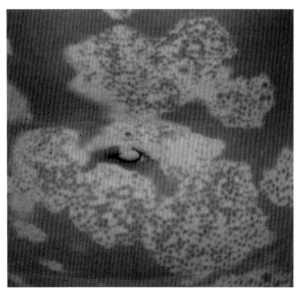

图 9.49 白癜风皮损的毛囊周围出现色素岛

治疗：白癜风

对白色人种或皮肤白皙的患者，应严格防晒，可以外涂强效防晒用品，避免因晒伤导致新的白癜风皮损出现。

如果病情进展迅速，应及时系统应用糖皮质激素。成人可以每月肌内注射 3 次曲安奈德，每次 40mg。儿童可以口服泼尼松龙，每天 5~10mg，共 2~3 周。需要注意的是，系统应用糖皮质激素对稳定期的白癜风没有治疗作用。

除此之外，还可以使用下列方法：

● 晨间，皮损处外涂强效 /2–3 类 ᵁˢᴬ 糖皮质激素制剂，然后进行光疗或半小时的日光浴。其后应在暴露部位涂强效防晒霜，避免晒伤。如果每天使用激素的话，总疗程不要超过 3 个月。如果隔天使用，不要超过 6 个月。

● 0.1% 他克莫司软膏可以代替激素，尤其是外用于面部皮损时。

● 如果皮损面积超过体表总面积的 15%~20%，可以使用窄谱中波紫外线照射（311nm），每周 2~3 次。

● 面部的局限性皮损可以使用 308nm 的准分子激光。

● PUVA 疗法，每周 2 次（见第 44 页）。总疗程需 12~24 个月。

白癜风皮损恢复时，色素首先出现于毛囊周围，因此常在大片色素脱失斑中出现正常的色素岛。

遮盖剂也可尝试使用：

● 外涂人工色素，每 3~5 天 1 次。

● 咨询红十字后，可以外用遮盖乳（见 30 页）。

对于皮损面积非常广泛的患者，为了美观的需要，建议使用氢醌单苄醚脱去剩余正常皮肤的色素，每天 2 次，连用数周。这种色素脱失是永久性的。

斑驳病（PIEBALDISM）

斑驳病是一种常染色体显性遗传性疾病。白斑出生后即发生，终生没有大的变化。如果头皮受累，其上的头发也会变为白色。白斑的特征与白癜风一致。

麻风（LEPROSY；图 9.50~ 图 9.52）

麻风是麻风杆菌引起的一种慢性感染性疾病。本病通过飞沫传播，潜伏期可从 2 个月至 40 年不等。麻风主要侵犯外周神经和皮肤，临床表现取决于患者针对麻风杆菌的细胞免疫能力。

在结核样型麻风中（患者细胞免疫功能良好），皮损内无或仅能发现少量麻风杆菌（少菌型）。

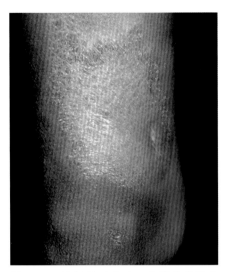

图 9.50 结核样型麻风：手臂单发的色素减退斑，浅表感觉减退，边缘隆起

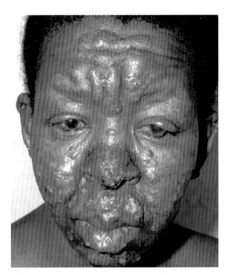

图 9.51 瘤型麻风：面部结节

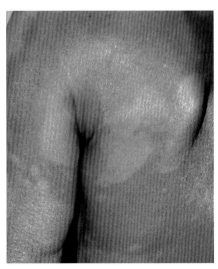

图 9.52 中间界线类麻风：多发的不对称分布的色素减退斑

临床可见 1~5 个色素减退斑，浅表感觉消失，边缘隆起，呈红铜色。皮损的周围常可触及粗大的浅表神经。

在瘤型麻风中，患者针对麻风杆菌的细胞免疫功能丧失，因此在皮损中可以发现大量的麻风杆菌（多菌型）。临床上多表现为多发的丘疹、结节、斑块。由于广泛的神经破坏，可出现"手套袜套样"的外周神经病。

在这两型之间为中间界线类麻风，包括了界限偏结核样型麻风、中间界限类麻风以及界限偏瘤型麻风。临床表现亦介于结核样型和瘤型中间。

根据典型的临床表现、组织病理以及取组织液查找麻风杆菌，可以确诊。

治疗：麻风

所有疑似麻风病例都应请专业医生进行确诊，患者需进行联合治疗。

	TT，BT 少菌型	BB，BL，LL 多菌型
治疗时间	6 个月	24 个月
利福平	每月 600mg	每月 600mg
氨苯砜	每天 100mg	每天 100mg
氯法齐明		每月 300mg 和每天 50mg

花斑糠疹（PITYRIASIS VERSICOLOR；图 9.53）

多见于深肤色年轻患者的躯干上部、四肢，为白色圆形或椭圆形斑片，融合成大的浅色斑。皮损表面搔刮时常有轻度鳞屑（见 149 页）。

硬化萎缩性苔藓（LICHEN SCLEROSUS ET ATRO-PHICUS；图 9.54，图 9.55）

多见于外阴，表现为伴有瘙痒的白色萎缩性斑块（见第 273 页），偶见于躯干和四肢。见于躯干时，表现为小的扁平萎缩性丘疹、斑片，表面有细小皱纹。躯干部位的皮损多无临床症状，但对治疗不敏感。

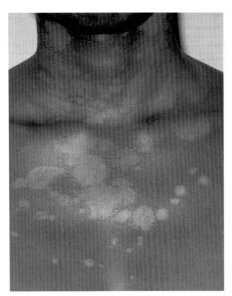

图9.53 花斑糠疹：发生于深肤色人群皮肤的色素减退斑

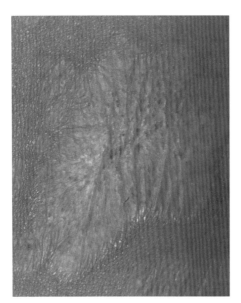

图9.54 硬化萎缩性苔藓：皮损特写，皮肤表现为萎缩和皱纹

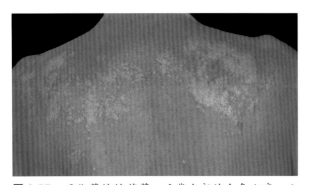

图9.55 硬化萎缩性苔藓：后背上部的白色斑疹、斑片和斑块

白色糠疹（PITYRIASIS ALBA；图9.56）

多见于儿童的面部，为多发的边界不清楚的色素减退斑，表面有细碎鳞屑。高加索人种患者往往仅在夏季可见皮损，相对而言，本病在深肤色人种中十分常见。白色糠疹一般认为是轻度湿疹后遗留的色素减退斑。

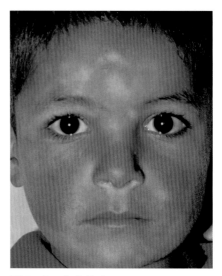

图9.56 白色糠疹

炎症后色素减退斑（POST–INFLAMMATORY HYPOPIGMENTATION；图9.57，图9.58）

损伤表皮的炎症性疾病如湿疹或银屑病，可以导致炎症后色素减退斑的出现，在部分患者中由于同样的原因，会出现炎症后色素沉着斑。本

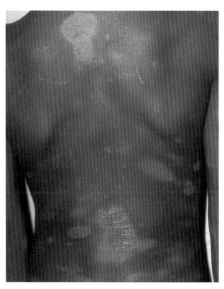

图9.57 黑人特应性皮炎消退后出现的炎症后色素减退斑

图 9.58 　湿疹后的炎症后色素减退斑：边界不清楚的斑疹

病区别于花斑糠疹之处在于：边界不清，边缘不规则，表面有少量或没有鳞屑。

区别于白癜风之处在于，本病多为色素减退而并非色素脱失。炎症后色素减退斑有自限性，会随着病程的延长自行消退。如果还有原发病，则应积极治疗原发病。

贫血痣（NAEVUS ANAEMICUS；图 9.59）

贫血痣并没有皮肤结构的异常改变。本病是由于血管对肾上腺素或去甲肾上腺素的过度反应导致的。摩擦或压迫皮损的边缘，会让贫血痣暂时消退。本病是一种良性病变。

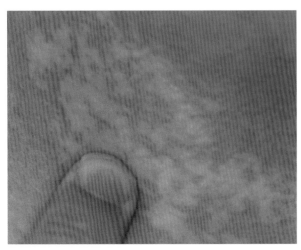

图 9.59 　贫血痣：由于局部血管收缩引起的白斑

日光性弹力纤维变性（SOLAR ELASTOSIS；图 9.60）

日光性弹力纤维变性是慢性光老化的一种皮肤表现，为发生于面颈部的黄色斑块，皱褶增多，表面有毛囊开口。本病多是光老化的首发表现，多见于基底细胞癌和鳞状细胞癌。皮损表面可出现开口粉刺和闭口粉刺（Favre-Racouchot 综合征，见图 1.38，第 8 页）。

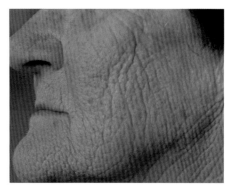

图 9.60 　日光性弹力纤维变性：面颈部，发生于 I 型皮肤患者的慢性光损害

硬斑病（MORPHOEA；图 9.61）

硬斑病病理特征为真皮胶原增生，伴有毛囊、汗腺等附属器消失。本病可发生于任何年龄（20~40岁高发），女性多见。皮损为表面平滑发亮的椭圆形斑块，边缘呈紫色或棕色。中央为白色或黄色。与周围正常皮损相比，硬斑病触之厚度增加。本病亦可沿四肢或前额，带状分布（见 59 页）。

硬斑病偶可泛发，累及胸壁时，会影响患者的呼吸功能。极少情况下，儿童患者多发线状损害时，会累及肌肉及骨骼，影响患儿生长发育甚至终身畸残。

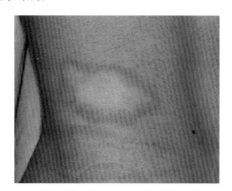

图 9.61 　硬斑病：紫色边缘，中央有白色萎缩性斑块

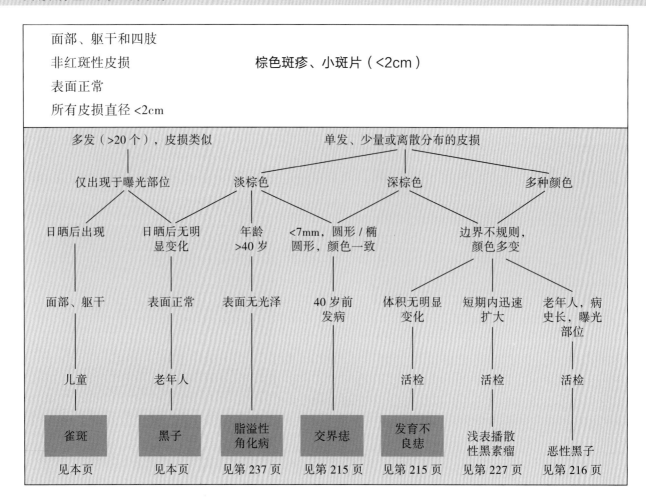

面部、躯干和四肢

非红斑性皮损　　　　　　　　　棕色斑疹、小斑片（<2cm）

表面正常

所有皮损直径 <2cm

多发（>20个），皮损类似　　　　　单发、少量或离散分布的皮损

仅出现于曝光部位　　　淡棕色　　　深棕色　　　多种颜色

日晒后出现　　日晒后无明　　年龄　　<7mm，圆形/椭　　边界不规则，
　　　　　　　显变化　　　　>40岁　　圆形，颜色一致　　颜色多变

面部、躯干　　表面正常　　表面无光泽　　40岁前　　体积无明显　　短期内迅速　　老年人，病
　　　　　　　　　　　　　　　　　　　发病　　　变化　　　　扩大　　　史长，曝光
　　　　　　　　　　　　　　　　　　　　　　　　　　　　　　　　　　　部位

儿童　　　　　老年人　　　　　　　　　　　　　　活检　　　　活检　　　　活检

| 雀斑 | 黑子 | 脂溢性角化病 | 交界痣 | 发育不良痣 | 浅表播散性黑素瘤 | 恶性黑子 |

见本页　　见本页　　见第237页　　见第215页　　见第215页　　见第227页　　见第216页

雀斑［FRECKLES（EPHELIDES）；图9.62］

雀斑临床表现为境界清楚的橙棕色的小斑片（直径 1~5mm），多发生于暴露部位（面部、前臂和手背）。雀斑夏季日晒后发病，冬季可消失，多见于红头发蓝眼睛人种。组织病理学上，黑素细胞数量正常，但黑素颗粒增加。本病多不需要治疗。

黑子（LENTIGO；图9.63~图9.66）

黑子比雀斑更大，颜色更深，可出现不规则边缘。本病多见于中老人曝光部位，终年出现，不会在冬季自动消退。黑子是由于慢性光损伤导致。如果见于年龄小于40岁的中青年人，则幼年时常有过度光暴露史。组织病理上，黑素细胞数量增多。

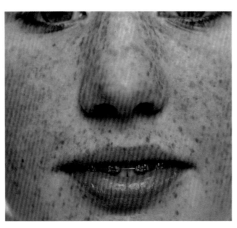

图 9.62　雀斑

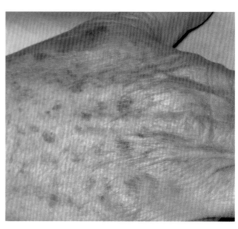

图 9.63　手背部的黑子

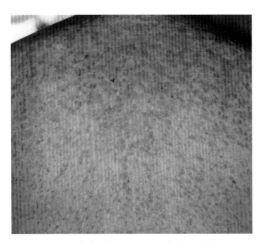

图 9.64　后背部多发黑子，患者幼年时居住于非洲

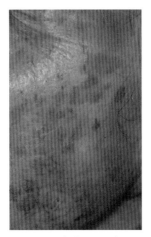

图 9.65　老年女性（I 型皮肤）面部黑子

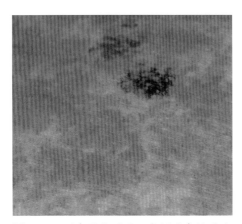

图 9.66　黑色星状黑子，本例为良性病变

治疗：黑子

皮肤美白霜无治疗作用。应告知患者黑子为皮肤衰老的表现。较大皮损可以冷冻或用 532nm Nd：YAG 激光治疗。

脂溢性角化病（SEBORRHOEIC KERATOSIS）

本病多为隆起性损害。早期脂溢性角化病扁平，呈淡棕色，但近观可以发现皮损表面凹凸不平。

交界痣（JUNCTIONAL NAEVUS；图 9.67）

交界痣表现为扁平深棕色斑片，圆形或椭圆形，大部分直径 <7mm。交界痣可发生于身体任何部位，包括手掌、足底以及甲床（见图 14.15，第 333 页）。任何年龄段均可发病，但一般在 35 岁之前。组织病理学：基底层出现成巢的黑素细胞（见图 9.102A）。

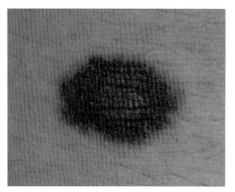

图 9.67　交界痣：圆形、对称、色素均匀一致。ABCDDEEE 评分（见 228 页）=0（不黑）

发育不良痣 [DYSPLASTIC（ATYPICAL）NAEVUS；图 9.68]

发育不良痣为扁平或轻度隆起的痣，直径通常 >7mm。临床表现类似交界痣，但边缘不规则，颜色不均一。

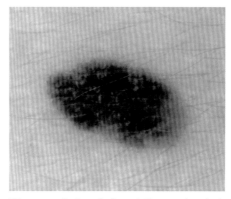

图 9.68　发育不良痣：边界不规则，色素不均匀，黑色：评分 =3

发育不良痣综合征（不典型痣综合征）（图 9.69）

特征为患者的色素痣数量较大，通常多于 100 个，其中多为发育不良痣，且有黑素瘤的家族史。患有发育不良痣综合征的患者罹患多发性恶性黑素瘤的概率较高。

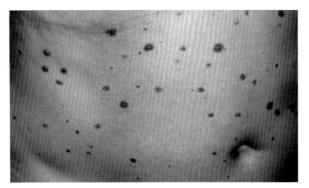

图 9.69　不典型痣综合征：躯干部多发大的，边界不规则的痣

治疗：交界痣和发育不良痣

除非对诊断有疑问，交界痣一般不需要治疗。但事实上，年轻人后背的皮损切除后，一般很少出现明显的瘢痕。如果色素痣的颜色、形状或边缘发生改变，则应及时切除送检，排除黑素瘤。如果患者有多发的发育不良痣，应进行专业的医学摄影。请患者及时对照，以利于发现新发的皮损或原有的色素痣出现改变。

恶性雀斑样痣（LENTIGO MALIGNA；图 9.70~图 9.72）

恶性雀斑样痣的临床表现与普通的黑子类似，但面积更大（通常 >20mm），边界不规则，色素

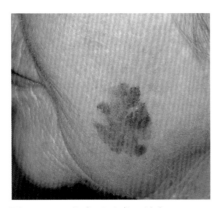

图 9.70　面颊部恶性雀斑样痣

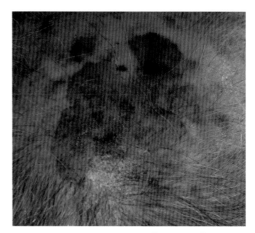

图 9.71　发生于头皮恶性雀斑样痣表面的恶性雀斑样痣黑素瘤

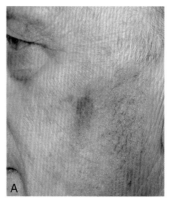

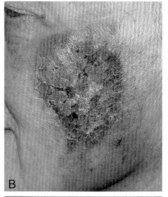

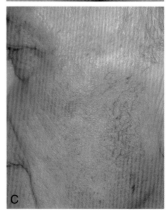

图 9.72　A. 恶性雀斑样痣：咪喹莫特治疗前；B. 咪喹莫特治疗时，诱发严重的炎症反应；C. 咪喹莫特治疗 4 周后

不均匀。本病仅发生于曝光部位，多见于老年人的面颊部。恶性雀斑样痣与黑子很难鉴别，不断的缓慢增长是恶性雀斑样痣的特点。确诊依赖于活检，表现为局限于表皮内的黑素瘤（原位黑素瘤，见第 226 页）。皮损有时会进展成为侵袭性恶性黑素瘤。

治疗：恶性雀斑样痣

首选手术切除，虽然对面颊部较大皮损，切除的难度较大。Mohs 手术后行组织病理检查（见 245 页）可以帮助确定皮损的边缘。

其他治疗手段包括：

● 外用 5% 咪喹莫特乳膏（艾达乐），每周 3 次，共用 12 周。应告知患者，治疗过程中可能会出现严重的炎症反应（图 9.72B）。

● 冷冻。

无论接受哪一种治疗方案，病变都有可能复发，因此应定期随访。

斑痣（NAEVUS SPILUS；图 9.73）

多出生后发病。为浅棕色斑片基础上发生黑色、雀斑样斑疹或丘疹。

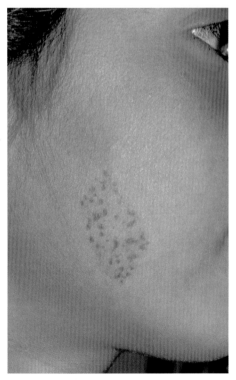

图 9.73　斑痣

太田痣（NAEVUS OF OTA）

太田痣表现为单侧眼周以及巩膜的蓝灰色斑片。太田痣是蓝痣的一种类型，黑素细胞位于真皮深部。本病多见于日本人，出生时或在幼年发病，终生持续存在（图 9.74，图 9.75）。发生于肩部的类似皮损称为伊藤痣。

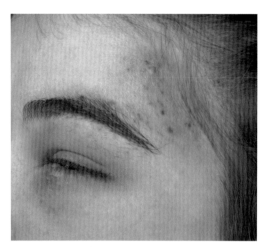

图 9.74　太田痣

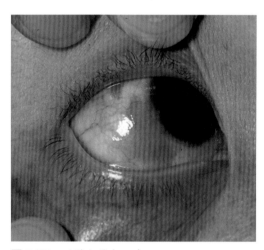

图 9.75　巩膜上的太田痣

蒙古斑（MONGOLIAN SPOT）

蒙古斑在东方儿童中十分常见，表现为后背部大的蓝灰色斑片（图 9.76）。蒙古斑 1 岁后自动消失。任何人种均可发病。

瘀斑（儿童受虐?）［BRUISING（CHILD ABUSE？）］

瘀斑（图 9.77）表现为蓝灰色色素斑片。如在儿童中出现，多为受虐待所致。

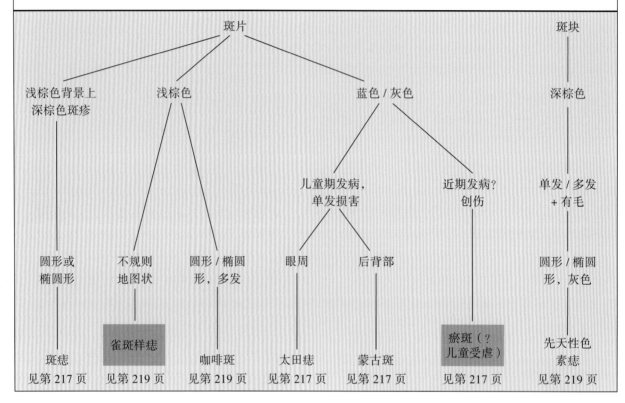

非红斑性损害

表面正常

棕色、蓝色或灰色　　　　　棕色皮损（＞2cm），于 10 岁前发病

大的斑片或斑块 >2cm

出生后发病或 10 岁前发病

斑片　　　　　　　　　　　　　　　　　　　　　斑块

浅棕色背景上　　　浅棕色　　　　　　　蓝色/灰色　　　　　　　深棕色
深棕色斑疹

　　　　　　　　　　　　　　儿童期发病，　　近期发病?　　单发/多发
　　　　　　　　　　　　　　单发损害　　　　创伤　　　　　+ 有毛

圆形或　　不规则　　圆形/椭圆　　眼周　　后背部　　　　　　　圆形/椭圆
椭圆形　　地图状　　形，多发　　　　　　　　　　　　　　　　形，灰色

斑痣　　　雀斑样痣　咖啡斑　　太田痣　　蒙古斑　　瘀斑（?　先天性色
见第217页　见第219页　见第219页　见第217页　见第217页　儿童受虐）　素痣
　　　　　　　　　　　　　　　　　　　　　　　见第217页　见第219页

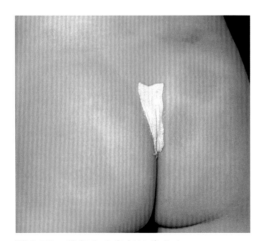

图 9.76　臀部和后背部的蒙古斑

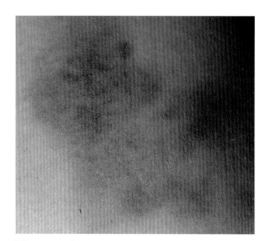

图 9.77　瘀斑

雀斑样痣（LENTIGINOUS NAEVUS）

雀斑样痣表现为扁平的淡棕色或棕色的斑片，圆形或地图形。表面无异常（图 9.78）。

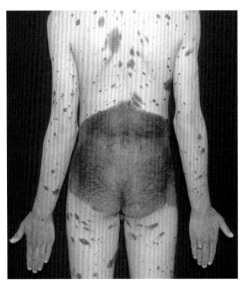

图 9.80 先天性色素痣：大的泳裤样痣伴有多发小的损害

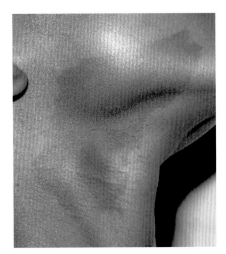

图 9.78 雀斑样痣

咖啡斑（CAFÉ AU LAIT PATCH；图 9.79）

咖啡斑为淡棕色、圆形或椭圆形、直径 2~10cm 的斑片，多出生后或幼年发病。如果皮损数目超过 6 个，或腋窝处有雀斑以及多发神经纤维瘤，则应诊断为神经纤维瘤病（见第 197 页）。

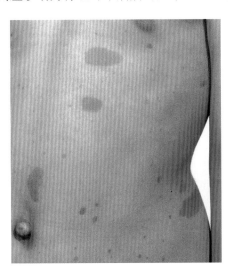

图 9.79 多发咖啡斑

先天性色素痣（CONGENITAL MELANOCYTIC NAEVUS；图 9.80）

先天性色素痣出生时即发病。直径通常大于 2cm，早期皮损可能为红色，数月后即出现明显的色素。皮损可扁平或隆起，表面多毛或呈疣状。

偶尔会出现巨大的皮损，甚至会超过体表面积的一半。对于巨大的色素痣，大约有 9% 的概率（多在青春期前）会在原发皮损内出现一到数处恶性黑素瘤。

Civatte 皮肤异色症（POIKILODERMA OF CIVATTE；图 9.81）

皮肤异色症包括了色素沉着、皮肤萎缩和毛细血管扩张。Civatte 皮肤异色症是其中最常见的一种，好发于中老年人的颈侧部。皮损表现为点状红棕色色素沉着伴有皮肤萎缩。紧连下颌以及耳部的皮损多散在分布。本病的病因与紫外线照射有关，部分化妆品可能作为光敏剂加重了皮损。Civatte 皮肤异色症十分常见，患者多不会因此而就诊。除遮光剂外，目前本病尚无满意的治疗方法。

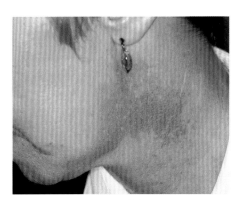

图 9.81 Civatte 皮肤异色症

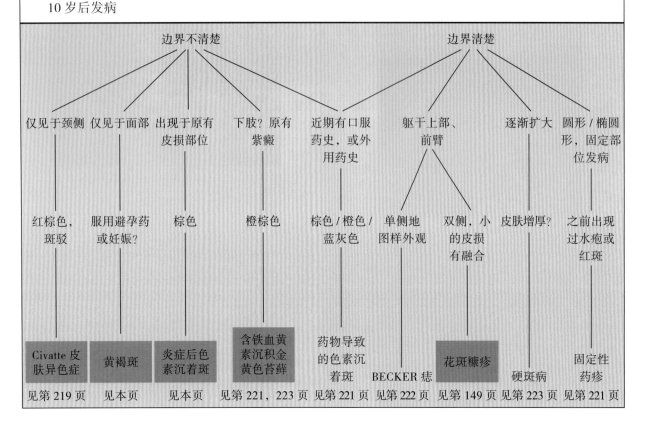

| 非红斑性损害 |
| 表面正常 |
| 棕色、蓝色或灰色 |
| 大的斑片或斑块 >2cm |
| 10 岁后发病 |

棕色皮损（>2cm），10 岁后发病

边界不清楚　　　　　　　　　　　　　　边界清楚

| 仅见于颈侧 | 仅见于面部 | 出现于原有皮损部位 | 下肢？原有紫癜 | 近期有口服药史，或外用药史 | 躯干上部、前臂 | | 逐渐扩大 | 圆形/椭圆形，固定部位发病 |

| 红棕色，斑驳 | 服用避孕药或妊娠？ | 棕色 | 橙棕色 | 棕色/橙色/蓝灰色 | 单侧地图样外观 | 双侧，小的皮损有融合 | 皮肤增厚？ | 之前出现过水疱或红斑 |

| Civatte 皮肤异色症 | 黄褐斑 | 炎症后色素沉着斑 | 含铁血黄素沉积金黄色苔藓 | 药物导致的色素沉着斑 | BECKER 痣 | 花斑糠疹 | 硬斑病 | 固定性药疹 |
| 见第 219 页 | 见本页 | 见本页 | 见第 221，223 页 | 见第 221 页 | 见第 222 页 | 见第 149 页 | 见第 223 页 | 见第 221 页 |

黄褐斑［MELASMA（CHLOASMA）；图 9.82］

黄褐斑好发于女性，为日晒后出现或加重的对称分布的色素斑。好发部位为前额、面颊以及唇毛区域。本病多见于妊娠或服用避孕药期间，去除上述因素后，黄褐斑多会自行消退，但也有持久存在的皮损。黄褐斑偶尔也见于男性，没有妊娠或服用避孕药的女性。

治疗：黄褐斑

如果患者正在口服避孕药，应立即停药，可以外用 0.05% 维 A 酸、4% 氢醌以及 0.01% 氟轻松混合制剂（Pigmanorm UK，Triluma USA），每天 2 次，8 周可以有明显的治疗效果。一旦皮损消退，应告知患者严格防晒，并使用强效（15+）防晒霜，否则黄褐斑会复发。

炎症后色素沉着（POST-INFLAMMATORY HYPERPIGMENTATION；图 9.83~图 9.85）

炎症后色素沉着发生于表皮的任何炎症性皮肤病消退后，如湿疹、银屑病、扁平苔藓等，都有可能出现棕色斑片。本病在肤色较深人种中更

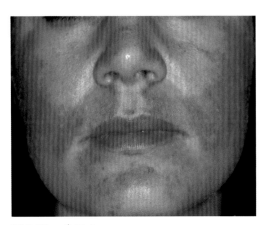

图 9.82　黄褐斑

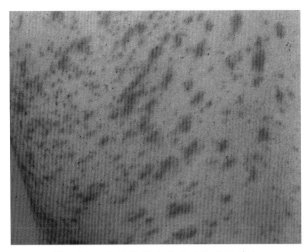

图 9.83　扁平苔藓后炎症后色素沉着斑

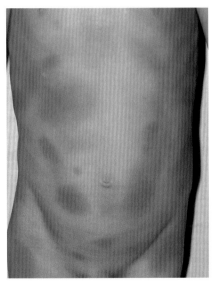

图 9.84　固定型药疹后的炎症后色素沉着斑

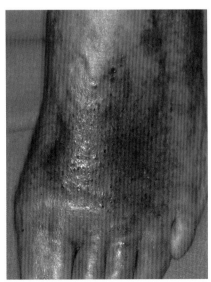

图 9.85　足部湿疹后的炎症后色素沉着斑

为常见。本病一般不需要治疗，随着病程延长，颜色会逐渐消退。固定型药疹（见 131 页）诱发的色素沉着可能会维持数月之久。

含铁血黄素沉积（HAEMOSIDERIN PIGMEN-TATION；图 9.86）

本病多见于紫癜，其中血红蛋白降解为含铁血黄素。含铁血黄素与黑色素外观类似，但外表为铁锈色，多见于下肢（见第 300 页）。在瘀积性皮炎患者中，色素沉着可能为黑色素和含铁血黄素混合导致。

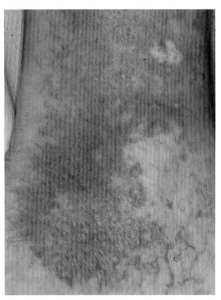

图 9.86　含铁血黄素沉积：颜色为铁锈色而不是深棕色

药物引起的色素沉着（PIGMENTATION DUE TO DRUGS；图 9.87~ 图 9.91）

下列药物可以导致皮肤出现色素沉着：

● 胺碘酮、氯喹、米诺环素、氯丙嗪（以及其他吩噻嗪类药物）、氨苯砜、金制剂（曝光部位蓝灰色色素沉着）。

● 苯妥英钠以及口服避孕药：临床表现与黄褐斑类似（图 9.82）。

● 氯法齐明（粉红色）。

● β‐胡萝卜素（橙色）。

● 米帕林（黄色）。

● 博来霉素：鞭痕样分布的棕色或紫色（通常在后背呈线状分布）。

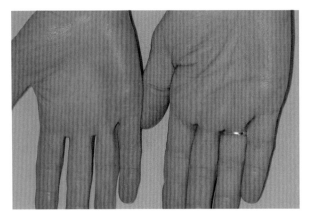

图 9.87　右手胡萝卜素沉积，左侧为正常

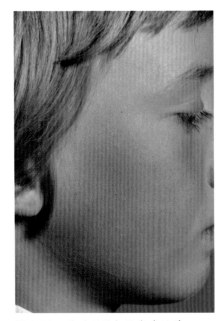

图 9.88　胺碘酮引起的色素沉着

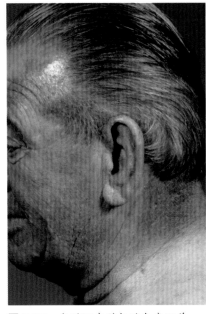

图 9.89　米诺环素引起的色素沉着

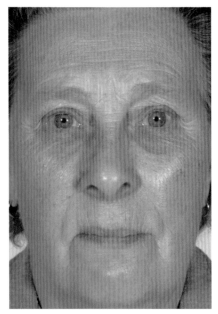

图 9.90　金制剂引起的色素沉着

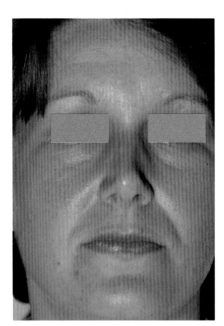

图 9.91　米帕林引起的色素沉着

Becker 痣（BECKER'S NAEVUS；图 9.92）

本病是一种遗传性的错构瘤，好发于青春期，皮损持续终生，发病与雄激素敏感性有关。Becker 痣为边界不规则的色素斑，其上有较多毛发。本病可发生于身体任何部位，但多见于肩部。目前尚无有效的治疗办法，激光治疗可以褪去表面的毛发（见 48 页），但也有可能加重。

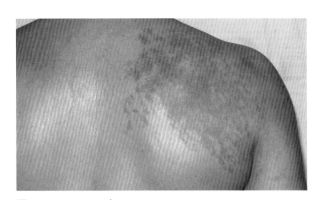

图 9.92　Becker 痣

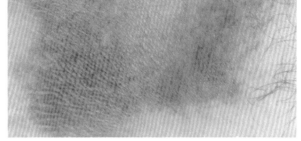

图 9.93　金黄色苔藓

金黄色苔藓（LICHEN AUREUS；图 9.93）

金黄色苔藓皮损局限，为浅层小血管破裂后血液溢出所致。残留的含铁血黄素使皮损外观呈现橙色或金色。

硬斑病（MORPHOEA；图 9.94）

硬斑病可以表现为棕色斑片或斑块，周边绕以紫色或棕色边缘（见 213 页）。

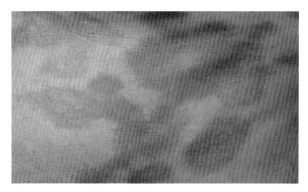

图 9.94　硬斑病棕色斑片

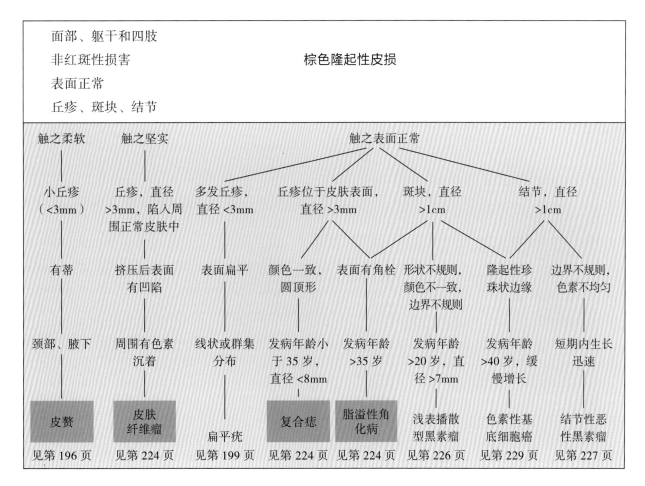

223

皮肤纤维瘤［DERMATOFIBROMA（HISTIO-CYTOMA）；图9.95，图9.96］

皮肤纤维瘤可发生于身体任何部位，为位于真皮的坚实丘疹。由于本病多发生于蚊虫叮咬后，因此下肢最常见。临床上表现为直径<5mm的丘疹，与周围组织粘连，可移动。挤压周围的皮肤，可使皮肤纤维瘤陷入其中。本病可呈肤色、粉红色或棕色，常伴有深色的边缘。皮肤纤维瘤的表面可光滑或伴有鳞屑，与复合痣最大的区别在于皮损的硬度。

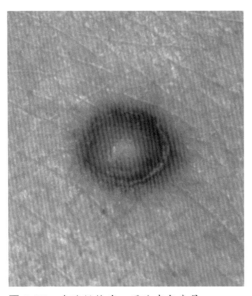

图 9.95　皮肤纤维瘤：周边有色素晕

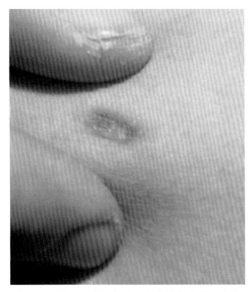

图 9.96　挤压周围的皮肤，皮肤纤维瘤陷入其中

脂溢性角化病（SEBORRHOEIC KERATOSIS/WART；图9.97）

脂溢性角化病表面常为疣状或呈现角化过度（见237页），偶有表面光滑的损害容易与复合痣甚至是恶性黑素瘤相混淆。但如果仔细观察皮损的表面，会发现小的角栓，为脂溢性角化病的特征性表现。另外，皮损倾向于在皮肤上面而没有深部病变。

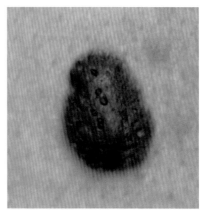

图 9.97　脂溢性角化病：表面有角栓

复合痣（COMPOUND NAEVUS；图9.98~图9.102）

复合痣是黑素细胞痣的一型，表现为隆起性、色素性损害，表面可以有毛发生长。在组织病理学上，黑素细胞同时出现在真表皮交界处以及真皮；前者使皮损呈棕色，后者使损害隆起于皮面。色素痣的正常演变史为：从交界痣（扁平、淡棕色）到复合痣（棕色，圆顶形或疣状外观），最后为皮内痣（肤色丘疹）见图9.102。

良性的色素痣并非一成不变。在青春期、孕期或日光照射后，会有新的色素痣出现或原有的色素痣变大。不能把所有发生变化的色素痣都认为是恶变的表现。如良性的色素痣变得更加凸起于皮肤表面，同时颜色在逐渐变淡，实际上是色素痣由复合痣转变为皮内痣的过程。

有时色素痣会出现周边扁平，颜色加深（交界痣），而中央隆起，颜色变淡（皮内痣）（图9.101）。需要注意的是，如果色素痣出现侧向的色素沉着，则需警惕恶变的可能（图9.103b）。

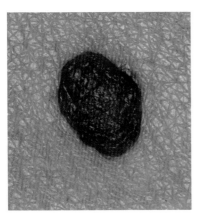

图 9.98　复合痣：深棕色，隆起性痣。ABCDDEEE 评分（见第 228 页）深色、隆起，评分 =2

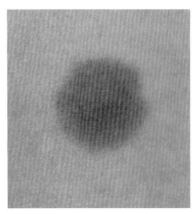

图 9.100　Ⅰ型皮肤患者的复合痣颜色不均一，隆起。评分 =2

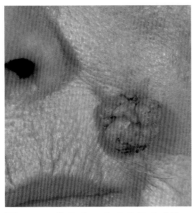

图 9.99　复合痣，表面为乳头瘤状 ABCDDEEE 评分不适合：疣状表面

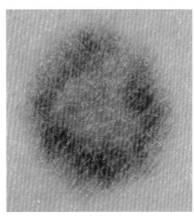

图 9.101　复合痣，外周为交界痣颜色不均一，直径 >1cm，评分 =2

A. 交界痣（215 页）
组织病理特征：
痣细胞位于真表皮交界处

B. 复合痣（224 页）
痣细胞位于真表皮交界处以及真皮内

C. 皮内痣（195 页）
痣细胞位于真皮内

D. 交界痣与复合痣的混合
交界痣位于周边，复合痣位于皮损中央

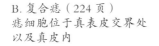

临床特征

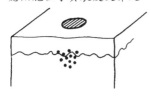 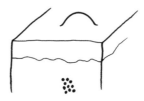 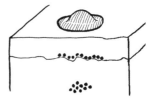

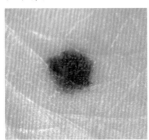 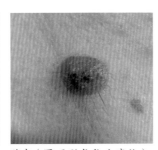 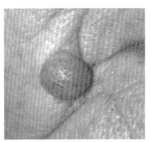 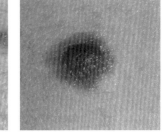

扁平、深棕色
（ABCDDEEE 评分，见 228 页）
深色：评分 =1

隆起（圆顶形或乳头瘤状），棕色
深色，隆起：评分 =2

隆起（圆顶形或乳头瘤状），肤色
隆起：评分 =1

周边扁平，棕色；中央隆起，棕色
颜色多样，隆起：评分 =2

图 9.102　色素痣的临床与病理联系

治疗：复合痣和皮肤纤维瘤

如果病变对美观或生活的其他方面产生了影响，应尽早将其切除。复合痣切除后，遗留的瘢痕大都可以接受，但部分病变会复发。皮肤纤维瘤切除后，一般遗留的瘢痕较大。

注意：所有切除的标本都应及时送病理检查。

恶性黑素瘤（MALIGNANT MELANOMA；图 9.103~ 图 9.108）

恶性黑素瘤是由于黑素细胞恶变导致。大约 2/3 发生于原本正常的皮肤，1/3 发生于色素痣。临床可以分为 4 型：

1. 恶性雀斑样痣　多见于老年人的曝光部位，为大的（1~3cm）棕色斑片（见本页）。后期会转

A. 恶性雀斑样痣（216 页）组织病理特征：	B. 浅表播散性恶性黑素瘤（本页）	C. 伴有结节的浅表播散性恶性黑素瘤（227 页）	D. 结节性恶性黑素瘤（227 页）
恶变的黑素细胞仅限于表皮。预后较好	恶变的黑素细胞沿真表皮交界播散，预后相对较好	恶变的黑素细胞沿着水平和垂直方向生长，预后较差	恶变的黑素细胞仅沿与表皮垂直的方向生长，预后极差

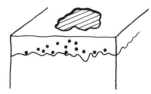 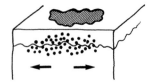 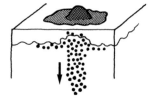 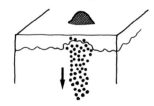

临床特征

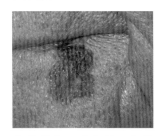 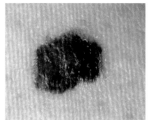 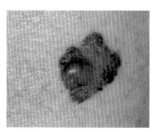 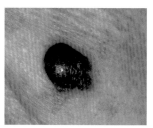

| 老年患者，病史长，大的斑片，边界不规则 ABCDDEEE 评分（228 页）不对称，边界不规则，颜色不均一，直径 >10mm：评分 =4 | 扁平斑块，边界以及色素均不一致，近期迅速扩大不对称，边界不规则，颜色不均一，直径 >10mm，深色：评分 =4 | 黑色，边界不规则的斑块，周边有棕色结节不对称，边界不规则，颜色不均一，直径 >10mm，隆起：评分 =6 | 黑色出血性结节。周边无色素沉着边界不规则，直径 >10mm，黑色，隆起：评分 =4 |

图 9.103　恶性黑素瘤的临床与病理联系

变为侵袭性黑素瘤，表现为在原发斑片的基础上出现丘疹或结节（见图 9.71，第 216 页）。

2a. 浅表播散性恶性黑素瘤　恶性黑素瘤早期的生长模式为沿着真表皮交界处放射性生长。这种模式在临床上表现为逐渐扩大的棕色斑片、斑块。由于肿瘤细胞的生长是无规则的，因此皮损的边界不规则，颜色也不会均匀一致，经常出现圆齿型边缘。临床上也可见到炎症、红斑或伴有感觉的异常。肿瘤细胞多局限于皮肤，并未发生血管或淋巴结的侵袭，因此预后相对较好。部分损害手术切除后，肿瘤出现复发，说明肿瘤的下

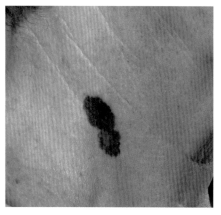

图 9.104　浅表播散性黑素瘤：注意皮损的大小，边界不规则以及色素不均一（ABCDDEEE 评分 =5，见 228 页）

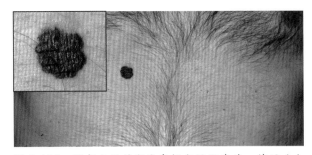

图 9.105　胸部小的早期浅表播散性黑素瘤：特写（左上图）
（ABCDDEEE 评分 =4，见 228 页；边界不规则，直径 >10mm，深黑色，隆起）

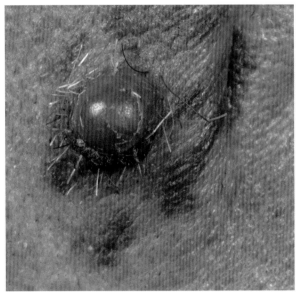

图 9.106　恶性雀斑样痣的基础上出现结节
（ABCDDEEE 评分 =6，不对称，边界不规则，颜色不均一，直径 >10mm，黑，隆起）

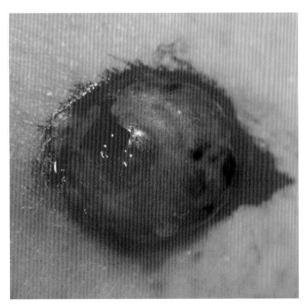

图 9.107　结节性恶性黑素瘤，未出现水平生长期
（ABCDDEEE 评分 =6。颜色不均一，直径 >10mm，黑色，红斑，隆起，渗出）

缘比手术切除的部位还要深在。

2b. 伴有结节的浅表播散性恶性黑素瘤　肿瘤细胞最终会沿着与表皮垂直的方向生长，此时在扁平的不规则棕色斑片的基础上会出现丘疹或者结节（图 9.103C，图 9.106）。一旦出现这种变化，患者预后往往较差，因为肿瘤细胞会侵犯血管和淋巴结，发生远处转移。

3. 结节性恶性黑素瘤　本型需要与浅表播散性黑素瘤相鉴别。肿瘤细胞从一开始就仅呈现垂直生长的模式，没有水平生长。临床表现为不伴有不规则色素边缘的结节。典型的结节性恶性黑素瘤为黑色、圆顶形结节，肿瘤的表面最终会出现出血、渗出和结痂。部分结节为红色，而不是棕黑色（无色素性黑素瘤，见图 8.47，159 页）。由于不像其他类型的黑素瘤首先会出现颜色不均一、形状不规则等预警，早期的结节性黑素瘤容易被漏诊或误诊。一般确诊时，病情已经相对严重，因此本型的预后极差。ABCDDEEE 评分对于诊断结节性恶性黑素瘤的价值不大，临床上发现的黑色或红色结节应尽早活检，明确诊断。

4. 肢端型恶性雀斑样痣　发生于手掌、足底或甲下（见 333 页）。

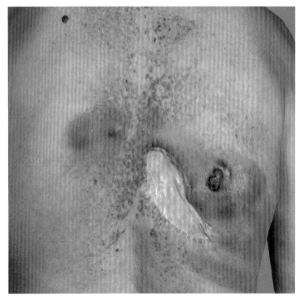

图 9.108　后背移植皮瓣周围出现复发的黑素瘤

黑素瘤的诊断（图 9.109，图 9.110）

黑素细胞恶变的早期即进行切除，即可以达到根治的目的，因此早期诊断黑素瘤极其重要。临床上需要与黑子（雀斑样痣）、交界痣以及复合痣鉴别。需要明确的是，并非所有发生改变的痣都是恶性变化（图 9.102）。恶性病变多发生颜色变深、体积增大、渗出或出血。

ABCDDEEE 评分系统有助于明确黑素瘤的诊断，如果得分超过 4 分，则诊断黑素瘤的概率极大；如果评分为 3 分，则有必要进行活检明确诊断（图 9.110）。注意：本评分系统仅适用于表面光滑的损害（非疣状、乳头瘤状、鳞屑、结痂或角化性损害）。皮肤镜也有助于区分皮损的良恶性（见 15 页）。

● 不对称：指在任何方向都不能将皮损对称分开。

● 边界不规则：边界清楚，但是不规则。注意：皮损边缘消退不在此列（图 9.109）。

● 颜色不均一：同时出现境界清楚的浅棕色、深棕色或黑色。

● 直径 >10mm。

● 深色，指深棕色或黑色。

● 红斑。

● 隆起。

● 渗出：表面有血液或血清。

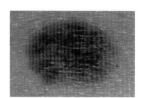

图 9.109 良性痣，边界不清

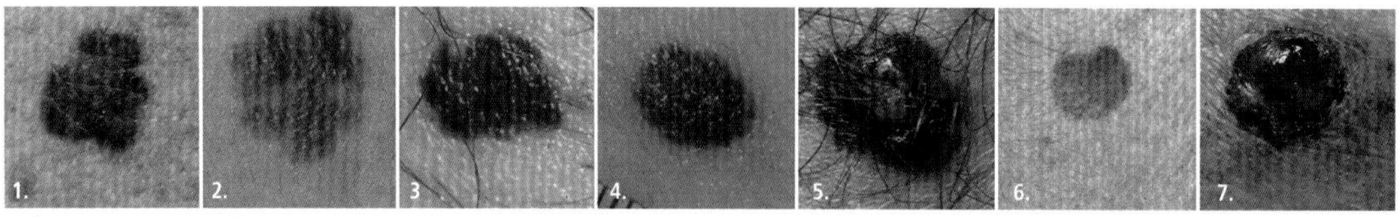

	1.	2.	3.	4.	5.	6.	7.
不对称	√	√	√	×	√	×	×
边界不规则	√	√	√	×	√	×	×
颜色不均一	×	√	×	×	×	√	×
直径 >10mm	√	√	×	×	√	×	×
深色	√	×	√	√	√	×	√
红斑	×	√	×	×	×	×	×
隆起	×	×	×	×	√	×	√
渗出	×	×	×	×	×	×	√
得分	4	5	3	1	5	2	5
诊断	浅表播散性黑素瘤	浅表播散性黑素瘤	发育不良痣	交界痣	结节性黑素瘤	黑子（面颊部）	溃疡性结节性黑素瘤

图 9.110 利用 ABCDDEEE 评分系统诊断黑素瘤

恶性黑素瘤的易感因素

● 金发或红发人种，被太阳晒伤而不是晒黑（Ⅰ、Ⅱ型皮肤）。

● 儿童期（<18 岁）而不是成人期，曾多次遭受严重的日晒伤。

● 色素痣数目超过 50 个；儿童期接受日晒的程度与色素痣的数目正相关。

● 有黑素瘤家族史或既往曾患黑素瘤。

● 伴有不典型痣综合征（见 216 页）。

● 巨大先天性色素痣（见 219 页）。

● 35 岁前使用日光床。

恶性黑素瘤的预后（表 9.1）

下列因素与黑素瘤的预后息息相关：

● Breslow 厚度（图 9.111）：指肿瘤的厚度，从表皮颗粒层的顶端直至肿瘤的最下缘，以毫米为计量单位，是评判黑素瘤预后最重要的指标。

● 溃疡：对侵袭厚度相同的肿瘤，发生溃疡者的预后更差。

● 局部淋巴结受累或卫星灶或过渡转移（Ⅲ

表 9.1　恶性黑素瘤预后 1~15 年的生存率（%）

分期	厚度	溃疡	1 年	2 年	5 年	10 年	15 年
无淋巴结受累或远处转移							
ⅠA	<1mm	无	99.7	99.0	95	88	85
ⅠB	>1mm	有	99.8	98.7	91	83	72
	1~2mm	无	99.5	97.3	89	79	72
ⅡA	1~2mm	有	98.2	93	77	64	57
	2~4mm	无	98.7	94	79	64	57
ⅡB	2~4mm	有	95.1	85	63	51	44
	>4mm	无	95	89	67	54	44
ⅡC	>4mm	有	90	71	45	32	29
伴有淋巴结受累或任何厚度远处转移							
分期	淋巴结	溃疡	1 年	2 年	5 年	10 年	15 年
ⅢA	1~3 小淋巴结	无	95	86	67	60	59
ⅢB	1~3 小淋巴结	有	88	75	53	38	31
	1~3 大淋巴结	无	88	75	53	38	31
ⅢC	1~3 大淋巴结	有	71	49	27	19	17
	>4 或过境转移	有/无	71	49	27	19	17
Ⅳ	发生远处转移		50	25	10	7	5

摘自 Balch C M, Gershenward J E, Soong S J, et al. Final version of 2009 AJCC melanoma staging and classification. J Clin Oncol. 2009; 27(36): 6199–206.

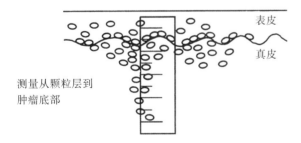

图 9.111　Breslow 厚度：从颗粒层顶端至肿瘤下缘的厚度，以毫米计

期）：预后较差。淋巴结受累的越多（>3）或临床发现转移指征，预后更差。

● 发生远处转移，血清中乳酸脱氢酶水平持续升高，预后非常差（Ⅳ期）。

治疗：恶性黑素瘤

所有可疑的损害都应扩大切除 2mm，并送活检。一旦诊断明确，应在原基础上再次扩大切除：

● 局限于表皮内：扩大切除 0.5cm。
● 肿瘤厚度 <1mm：扩大切除 1cm。
● 肿瘤厚度 1~2mm：扩大切除 1~2cm。
● 肿瘤厚度 >2mm：扩大切除 2cm。

前哨淋巴结活检以及疾病晚期

前哨淋巴结，也就是肿瘤所在位置淋巴管引流的淋巴结，有助于判断疾病的预后。可以通过注射一种放射性示踪剂和蓝色染料发现它。如果淋巴结中没有肿瘤转移，其预后显然比淋巴结中有肿瘤预后要好。如果前哨淋巴结发现转移肿瘤细胞或有临床累及，则需要行淋巴结清扫术，反之则不必要。

然而并没有证据表明，淋巴结活检或清扫淋巴结会改善患者的预后。做这种检查的目的主要是为了帮助医生或患者判断预后。

发生远处转移的黑素瘤可以接受免疫治疗：易普利姆玛单抗（阻滞 CTLA-4）联合维罗非尼（阻滞 BRAF），见 42 页。

黑素瘤的预防

几乎所有的黑素瘤都是与日晒有关，尤其是短时间内强烈的日光照射。因此人人都应有足够的防晒意识，家长更要避免儿童受到强烈的日光照射。可以外涂防水的，SPF30+ 防晒霜。

目前没有证据表明，孕期患黑素瘤会影响预后；同样避孕药或激素替代疗法也不会影响黑素瘤的自然病程或预后。

色素性基底细胞癌（PIGMENTED BASAL CELL CARCINOMA；图 9.112，图 9.113）

基底细胞癌偶尔也会出现明显的色素沉着，临床上容易与结节性黑素瘤混淆。肿瘤边缘串珠状丘疹对诊断有提示意义（见 244 页）。

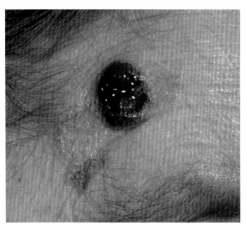

图 9.112　色素性基底细胞癌：串珠状边缘有明显的色素沉着

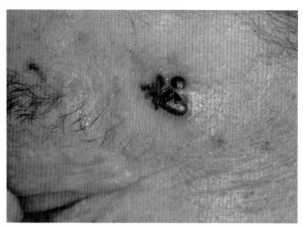

图 9.113　色素性基底细胞癌：临床上很难与黑素瘤鉴别，除非活检（ABCDDEEE 评分 =7，见 228 页）

面部，躯干和四肢

非红斑性损害　　　　　　　　　　黑色、蓝色、紫色或灰色损害

表面正常

斑疹、丘疹和结节

增长迅速的多发性损害	孤立或散在分布的损害，直径 >5mm			多发小的损害，直径 <5mm		
紫色	边界不规则，颜色不均一	圆形，丘疹或结节	中央有凹陷	表面有黑色角栓	多发小丘疹	
丘疹、结节和斑块 / 串珠样边缘	原有色素痣，出现改变？	用力挤压后，皮损无变化	用力挤压后，有凹陷	青少年或老年人 / 老年人鼻部	面颊部黑色丘疹	
HIV+活检 / 活检	皮肤镜	表面光滑 / 疣状/表面有角囊肿	皮肤镜 / 半透明	1~4mm / <1mm	V 型及 VI 型皮肤	
Kaposi 肉瘤 见本页	色素性基底细胞癌 见第 229 页	恶性黑素瘤 见第 226 页	蓝痣或复合痣 见第 231 页	脂溢性角化病 见第 224 页	血管瘤 见第 231 页	大汗腺汗囊瘤 见第 203 页	黑头粉刺 见第 232 页	小棘状毛壅病 见第 232 页	黑色丘疹性皮病 见第 233 页

Kaposi 肉瘤（KAPOSI'S SARCOMA；图 9.114，图 9.115）

Kaposi 肉瘤是人疱疹病毒 8 型诱发的血管来源的恶性病变。本病多见于 HIV 感染者或艾滋病患者。临床早期表现为小的紫红色或棕红色或紫色的斑疹或丘疹，渐次演变为结节和斑块。筛查 HIV 以及组织病理检查可诊断。

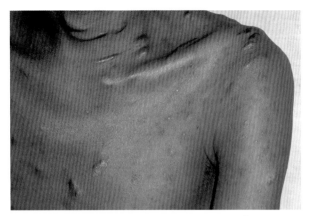

图 9.114 泛发性 Kaposi 肉瘤：斑片以及丘疹

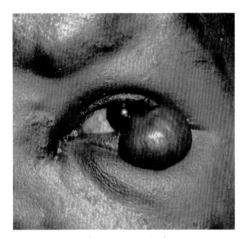

图 9.115 结节性 Kaposi 肉瘤

治疗：Kaposi 肉瘤

艾滋病患者出现 Kaposi 肉瘤，高度提示患者应接受高效抗反转录病毒疗法，即使患者的 CD4 阳性 T 淋巴细胞计数正常。

对 Kaposi 肉瘤而言，应持续治疗至皮损完全消退。小的损害可以切除，局限于四肢的可以接受放疗。如采取化疗方案，可选用长春碱、阿霉素和博来霉素。

蓝痣（BLUE NAEVUS；图 9.116）

蓝痣表面颜色表现为蓝色或蓝黑色；如出现棕色，则临床表现与复合痣极为相似。一般为圆顶形丘疹，直径通常小于 10mm。蓝痣多在儿童期出现。与黑素瘤最大的鉴别点在于，蓝痣为惰性生长。需要指出的是：在深肤色人群，复合痣常表现为黑色而不是棕色。蓝痣属于良性病变，一般不需要治疗。

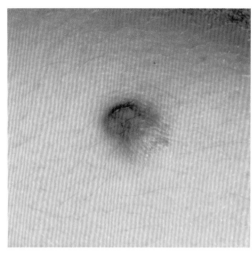

图 9.116 蓝痣

血管瘤和血管角皮瘤（HAEMANGIOMA AND ANGIOKERATOMA；图 9.117~ 图 9.119）

血管瘤和血管角皮瘤本质上是可以互相替代的概念。临床表现为紫色或红色的丘疹和斑块，多见于儿童期，是由于局部血管的过度增生导致的。压迫皮损，可出现凹陷，但皮损的颜色不会自行消退。

发生于成人期的损害会表现为深黑色，临床上容易与早期的黑素瘤混淆。在皮肤镜下，可以发现分叶状的血管模式（图 1.91，第 15 页）。

血管角皮瘤与血管瘤的临床表现类似，但前

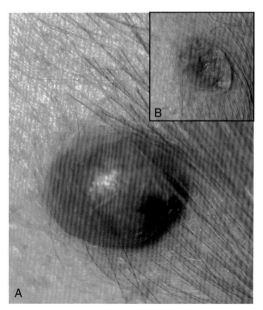

图 9.117 血管瘤。A. 左侧太阳穴处可压缩性结节；B. 同一损害，压迫后

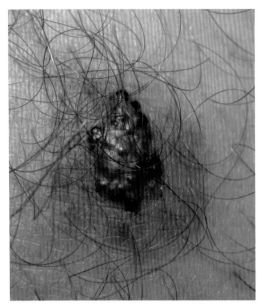

图 9.118　黑色的血管瘤：通过皮肤镜诊断（见 15 页）

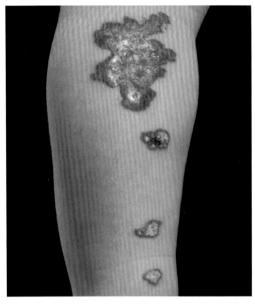

图 9.119　儿童下肢的血管角皮瘤：与血管瘤不同，患者皮损表面有鳞屑

者的表面多有鳞屑。皮损的颜色可为纯黑色。

治疗：血管瘤和血管角皮瘤

小的损害可以手术切除。大的损害，如无必要，可以不予处理。因为损害下部的血管畸形有可能非常深在。

小棘状毛雍病（TRICHOSTASIS SPINULOSA；图 9.120）

多表现为老年人鼻部小的黑头。本病是由于鼻部毛囊的毳毛不能完全脱落所导致。

如果患者有治疗需求，可以每晚外用 0.05% 维 A 酸凝胶（爱索思）或乳膏，连用 6~8 周，效果明显。其后可每周外用 2 次，巩固疗效。

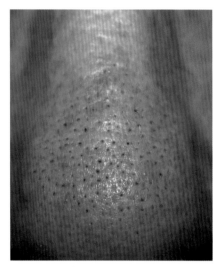

图 9.120　鼻部小棘状毛雍病

巨大粉刺（GIANT COMEDONE；图 9.121）

单发巨大的粉刺可以发生于老年人的面部或躯干。本病与发生于青少年的黑头病因相似，但体积更大。临床表现为白色或奶油色的丘疹，中央有黑色凹陷。

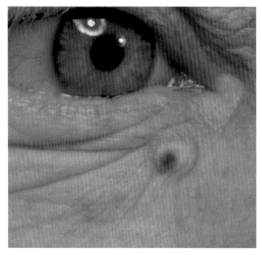

图 9.121　巨大粉刺

黑色丘疹性皮病（DERMATOSIS PAPULOSA NIGRA；图 9.122）

黑色丘疹性皮病临床表现为面颊部小的黑色或棕色丘疹，多见于黑人。组织病理特征与脂溢性角化病相同。本病为常染色体显性遗传，通常不需要治疗。

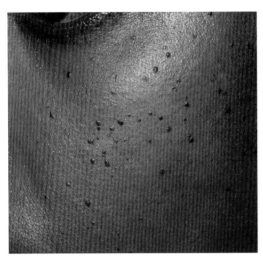

图 9.122　黑色丘疹性皮病：黑人面颊部小的脂溢性角化病

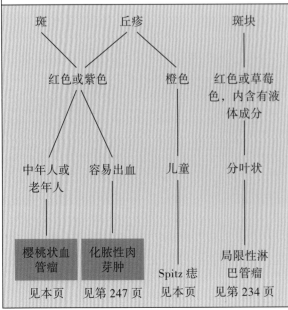

Spitz 痣（SPITZ NAEVUS；图 9.123）

临床表现与色素痣类似，为红色或橙色的丘疹，多见于儿童。成人出现 Spitz 痣，容易与黑素瘤混淆。本病为良性病变。

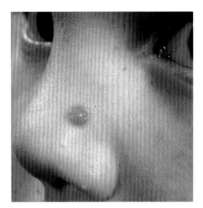

图 9.123　Spitz 痣

樱桃状血管瘤［CHERRY ANGIOMA（CAMPBELL DE MORGAN SPOT）；图 9.124，图 9.125］

樱桃状血管瘤为小的（1~4mm）亮红色或紫色丘疹，多见于躯干和四肢，患者的发病年龄一般大于 35 岁。樱桃状血管瘤为多发性损害，一般不需要治疗。皮肤镜下可见到血管结构（见第 15 页）。

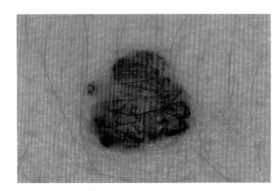

图 9.124　血管瘤呈现分叶状模式

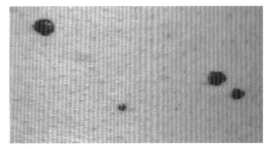

图 9.125　多发樱桃状血管瘤

233

局限性淋巴管瘤（LYMPHANGIOMA CIRCU-MSCRIPTUM；图 9.126）

本病是一种少见的淋巴管畸形。草莓色的丘疹群集分布，如同蛙卵样外观。通常淋巴管和血管之间会有交通支，因此部分皮损呈现红色或黑色。病变可数年无明显变化，或逐渐增大。

治疗：局限性淋巴管瘤

局限性淋巴管瘤存在深部病变，位于皮下脂肪层（肌池）。如果需要治疗，选择手术切除病变时，应同时将肌池切除，以免复发。

如果不具备手术条件，同时病变又有发生创伤出血的，可以考虑使用 CO_2 激光或铒 –YAG 激光。

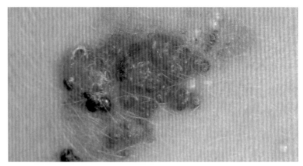

图 9.126　局限性淋巴管瘤：颈部皮损特写

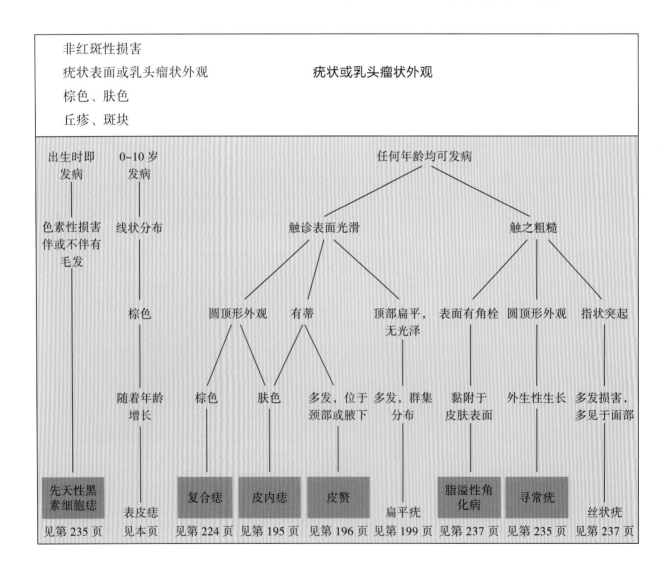

非红斑性损害
疣状表面或乳头瘤状外观　　　**疣状或乳头瘤状外观**
棕色、肤色
丘疹、斑块

出生时即发病	0~10 岁发病	任何年龄均可发病				
色素性损害伴或不伴有毛发	线状分布	触诊表面光滑			触之粗糙	
	棕色	圆顶形外观	有蒂	顶部扁平，无光泽	表面有角栓　圆顶形外观	指状突起
随着年龄增长		棕色　肤色	多发，位于颈部或腋下	多发，群集分布	黏附于皮肤表面　外生性生长	多发损害，多见于面部
先天性黑素细胞痣	表皮痣	**复合痣**　**皮内痣**	**皮赘**	扁平疣	**脂溢性角化病**　**寻常疣**	丝状疣
见第 235 页	见本页	见第 224 页　见第 195 页	见第 196 页	见第 199 页	见第 237 页　见第 235 页	见第 237 页

表皮痣（EPIDERMAL NAEVUS；图 9.127）

表皮痣临床为肤色或棕色线状分布的疣状斑块，容易与线状分布的病毒疣相混淆。但本病多于出生时发病或出现于儿童期。表皮痣可较小（1~2cm），亦可单侧肢体分布，或成线状分布于一侧躯干。

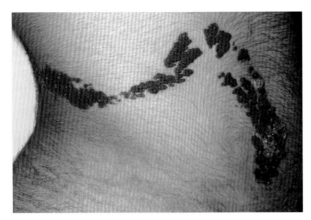

图 9.127 躯干侧缘疣状表皮痣

先天性黑素细胞痣（CONGENITAL MELANO-CYTIC NAEVUS；图 9.128，图 9.129）

与获得性色素痣不同，先天性黑素细胞痣出生时即发病。后者直径通常 >2cm，棕色疣状斑块，可伴或不伴有毛发（图 9.80，第 219 页）。先天性黑素细胞痣的基础上可发生恶性黑素瘤，任何结节性损害都应送活检以明确诊断。

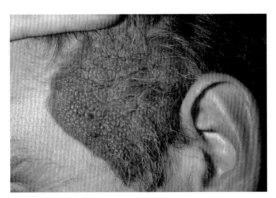

图 9.128 先天性黑素细胞痣：乳头瘤状外观

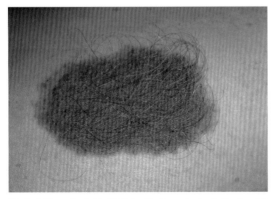

图 9.129 先天性黑素细胞痣：出生时发病，随着年龄的增长逐渐变大

治疗：先天性黑素细胞痣以及表皮痣

小的色素痣可以手术切除，但手术后出现瘢痕的概率较大。大的皮损很难通过手术全部切除，可以考虑色素激光。但脱色素的效果并不理想，也不能降低黑素瘤的发生率。

手术切除表皮痣是比较困难的，尤其对于面积较大的损害。折中的办法可以将皮损刮除并对表面进行烧灼。虽然这种方案有复发的可能，但一般出现在治疗数年后。

寻常疣（COMMON WARTS；图 9.130~图 9.132）

人乳头瘤病毒感染人体后引发的病毒疣。本病通过破损皮肤在人体之间传播。当机体产生足够的细胞免疫后，皮损会自发消退，这个过程从数周到数年不止（一般为 2 年）。遗憾的是，机体产生的针对一型病毒的免疫力并不能对抗其他型别病毒的感染。如人体产生对寻常疣的免疫力后，仍然有可能发生跖疣。

临床上寻常疣很容易诊断。表现为坚实的肤色或棕色丘疹，疣状外观，表面可见黑色针尖大小的黑点。

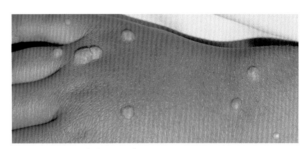

图 9.130 手背多发寻常疣

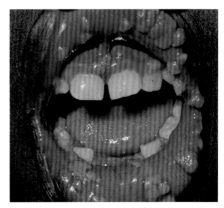

图 9.131 HIV 感染者口周多发的病毒疣

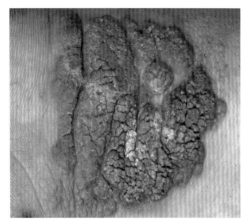

图 9.132 手腕部的病毒疣

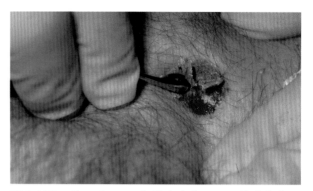

图 9.133 用 Volkmann 勺刮除疣体，可以将疣体与正常皮肤钝性分离，基底电灼并刮除两次

治疗：寻常疣（图 9.133~ 图 9.135）

寻常疣治疗方案的选择取决于患者的年龄以及疣体的数量。

对年龄较小的儿童，最好是不给予任何治疗措施。向家长解释，寻常疣仅是病毒感染，可以自行消退。

对年龄较大的儿童以及成年人而言，如果为单发损害或少量疣体，可选择以下方案：

● 冷冻：首先清除疣体表面角质层，然后用液氮冷冻疣体，直至周围外观正常的皮肤出现白晕，此过程大约需要 10~30s。48 小时内，冷冻处会出现大疱。应每 2~3 周冷冻 1 次，直至疣体全部脱落很重要。不应对病变处进行反复冻融，否则容易发生皮肤坏死。大的疣体（>5mm）冷冻治疗效果不佳。

● 局麻下行刮除和腐蚀术对于单发损害效果极佳，可以达到一次清除的效果。

对于多发性损害，可采取下列措施：

● 不予处理，等待其自行消退。

● 角层松解剂（水杨酸 + 乳酸制剂）：每晚睡前封包使用，持续数周至数月。

● 20% 鬼臼毒素，夜间使用。

● 5% 咪喹莫特乳膏，每周 3 次外用，共 12 周。使用前宜先用角层松解剂将皮损表面的角质清除，以利于药物的吸收。

● 脉冲染料激光：可以导致疣体内血管的封闭，大多数患者平均 2~3 次后即可见效。

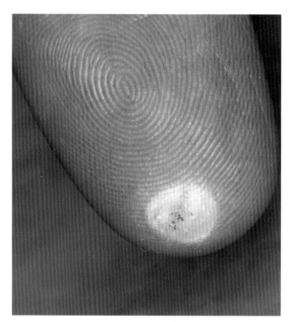

图 9.134 液氮冷冻治疗病毒疣后，出现白晕

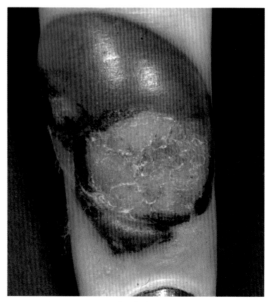

图 9.135 液氮冷冻后出现的血疱

丝状疣（FILIFORM WARTS；图 9.136，图 9.137）

丝状疣多见于眼睑、鼻部、口唇以及胡须部位，临床表现为指状疣体。

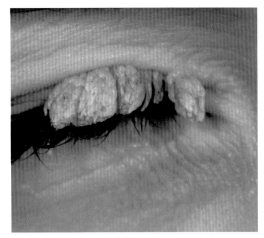

图 9.136　眼睑部位的丝状疣

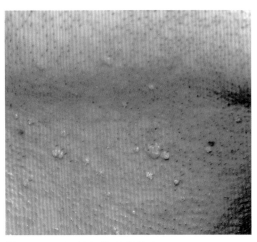

图 9.137　胡须部位的丝状疣

治疗：丝状疣

单发或少量损害可以在局麻下刮除或液氮冷冻，多发性损害可以用透热治疗器清除。

脂溢性角化病［SEBORRHOEIC KERATOSIS/WART（BASAL CELL PAPILLOMA）；图 9.138~图 9.141］

脂溢性角化病是一种常见的皮肤病，临床表现为扁平的疣状外观的损害，典型的病变似黏附于皮肤表面。有时在皮损表面有小的角质囊肿（图

9.97，第 224 页）。角质囊肿呈白色或黑色，在皮肤镜下很容易被发现（图 1.95，第 15 页）。早期脂溢性角化病的皮损为肤色，并不凸起皮面。随着病程的延长，病变变得更加明显，颜色也逐渐变为淡棕色或深黑色。

脂溢性角化病多见于中老年人，为面部和躯干部位的多发性损害。通常情况下，本病不难诊断。偶尔皮损会出现炎性改变，尤其是在被衣服夹住，部分脱落的情况下（见图 9.165，第 247 页）。

本病应与色素痣、日光性角化病、色素性基底细胞癌以及恶性黑素瘤鉴别。色素痣多为圆顶形外观，并没有脂溢性角化病黏附于皮肤表面的特征；日光性角化病触之粗糙，相对于望诊，触诊更容易发现损害；基底细胞癌表面光亮，有毛细血管扩张，边缘呈串珠状；恶性黑素瘤边界不规则，色素不均匀，同样也没有黏附于皮肤表面的特征。

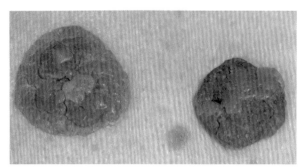

图 9.138　脂溢性角化病：注意色素不均匀（左图），皮损表面有小的角质囊肿（右图）

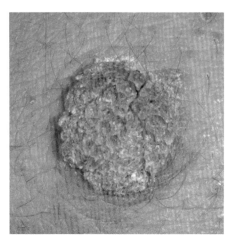

图 9.139　脂溢性角化病：无色素性改变，表面呈乳头瘤状外观

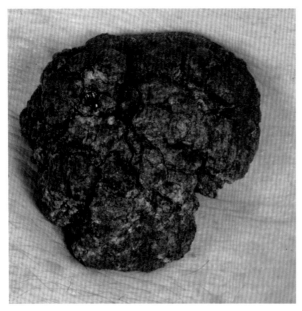

图 9.140 脂溢性角化病：深黑色损害，需要与恶性黑素瘤鉴别，但病变黏附于皮肤表面，乳头瘤状外观

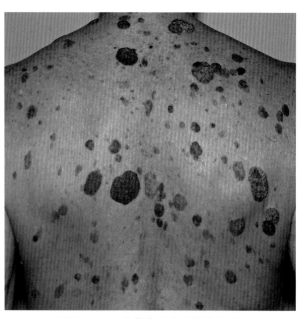

图 9.141 后背多发脂溢性角化病

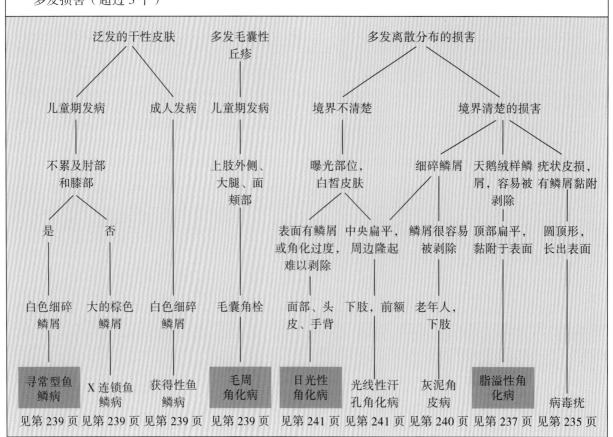

治疗：脂溢性角化病

一般不需要治疗。发生于面部和躯干的损害可以在局麻下刮除或行冷冻治疗。

寻常型鱼鳞病（ICHTHYOSIS VULGARIS；图 9.142）

寻常型鱼鳞病是一种常染色体显性遗传性皮肤病。出生时或出生后不久即可出现皮损，表现为皮肤干燥伴有细碎鳞屑，可累及除肘窝和腘窝之外的任何部位。患者的掌跖纹理增厚（图 8.85，第 174 页），部分患者同时罹患毛周角化病和特应性皮炎。患者常因皮损以及伴发的瘙痒症状就诊。寻常型鱼鳞病随着年龄的增长会逐渐改善，日光照射也会在一定程度上减轻病情。

获得性鱼鳞病临床表现与寻常型鱼鳞病类似，只是发病时间晚。获得性鱼鳞病可以是特发性的，也可是淋巴瘤的伴发疾病。

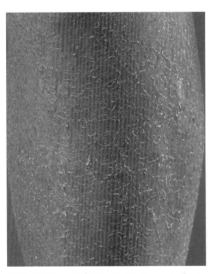

图 9.142 寻常型鱼鳞病：白色细碎鳞屑

X 连锁鱼鳞病（X-LINKED ICHTHYOSIS；图 9.143）

本病致病基因位于 X 染色体，因此是由母亲遗传给男性后代。X 连锁鱼鳞病的发病率较寻常型鱼鳞病低，临床多表现为大的棕色鱼鳞样斑块，屈侧也可受累。日光照射并不能改善病情，皮损也不会随着年龄增长而出现自行缓解的趋势。

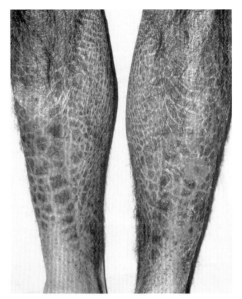

图 9.143 X 连锁鱼鳞病：大的黑色鱼鳞样斑片

治疗：鱼鳞病

中央供暖系统容易使皮肤变得更加干燥，因此使用时应调整到合适的温度。如果温度低，空气湿度差的时候，还应该使用加湿器。

洗浴时，可加入一杯的沐浴液（见表 2.1B 见 22 页），患者每天浸泡 15 分钟即可。切记：清洗时不要使用肥皂，因为肥皂会去除人体表面的天然油脂，使皮肤变得更加干燥。

沐浴完毕，待皮肤尚湿润时，外涂保湿剂。部分产品中含有尿素（AquadrateUK，CalmuridUK，Calmol USA）、水杨酸或乳酸，有助于清除过多的角质（见表 2.1A，第 21 页）。

病情严重的患者应在皮肤科医生的指导下，系统服用维 A 酸制剂，如阿维 A，10~25mg/d（见第 37 页）。

毛周角化病（KERATOSIS PILARIS；图 9.144，图 9.145）

毛周角化病是一种常见的皮肤病，儿童以及成人均可发病。本病通常在夏季时自行缓解。临床表现为肤色的毛囊性丘疹，好发于面颊部、上臂以及大腿。有时病变为红色丘疹。毛周角化病患者多有家族史，易同时罹患寻常型鱼鳞病或特应性皮炎。

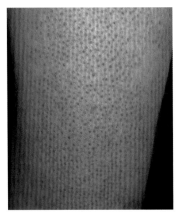

图 9.144 上臂毛周角化病：年轻女性前臂多发的红色毛囊性丘疹，触之粗糙

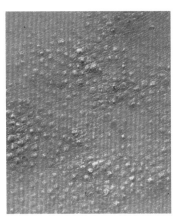

图 9.145 毛周角化病：毛囊角栓特写

治疗：毛周角化病

可外用 10% 尿素霜或 2% 水杨酸制剂，每天 1~2 次。有助于清除皮损表面的角质成分，使感官更容易被人接受。

灰泥角皮病（STUCCO KERATOSES；图 9.146）

灰泥角皮病指老年人下肢多发的伴有细碎鳞屑的丘疹。本病实质上与脂溢性角化病无异。治疗可选择在保湿剂的基础上外用尿素霜或乳酸制剂。

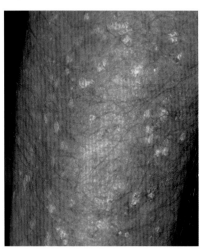

图 9.146 灰泥角皮病：下肢多发鳞屑性小丘疹

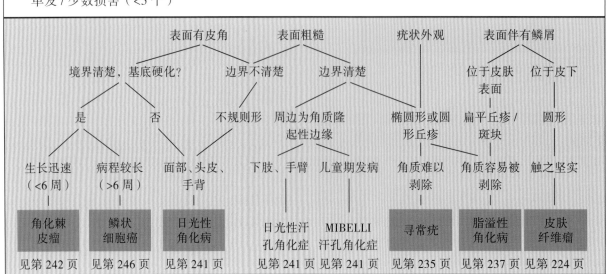

面部、躯干、四肢
非红斑性损害
鳞屑、角化过度性损害 　　　　　伴有鳞屑 / 角化过度性损害 – 单发 / 少量损害
丘疹和结节
单发 / 少数损害（<5 个）

表面有皮角		表面粗糙		疣状外观	表面伴有鳞屑	
境界清楚，基底硬化？		边界不清楚	边界清楚		位于皮肤表面	位于皮下
是	否	不规则形	周边为角质隆起性边缘	椭圆形或圆形丘疹	扁平丘疹 / 斑块	圆形
生长迅速（<6 周）	病程较长（>6 周）	面部、头皮、手背	下肢、手臂 / 儿童期发病	角质难以剥除 / 角质容易被剥除		触之坚实
角化棘皮瘤	鳞状细胞癌	日光性角化病	日光性汗孔角化症 / MIBELLI 汗孔角化症	寻常疣	脂溢性角化病	皮肤纤维瘤
见第 242 页	见第 246 页	见第 241 页	见第 241 页 / 见第 241 页	见第 235 页	见第 237 页	见第 224 页

光线性汗孔角化（ACTINIC POROKERATOSIS；图 9.147）

本病多见于女性下肢和前臂，表现为多发的小圆形（<5mm），伴有轻度鳞屑的斑片。皮损周边隆起，从侧缘观察时，这一特征十分明显。光线性汗孔角化多与慢性日光照射有关，大多数患者只有在瘙痒或日晒后出现红斑才发现病变。儿童也可出现类似损害，但皮损的面积更大，称为Mibelli 汗孔角化症。

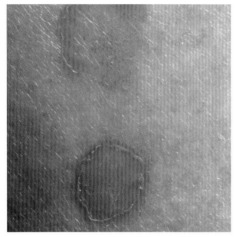

图 9.147　汗孔角化症：皮损特写，注意内缘衣领状脱屑

治疗：光线性汗孔角化

如果症状不明显，可不必治疗。告知患者穿着长衫，避免日光照射即可。如需要治疗时，可选用冷冻、5-FU 软膏、维 A 酸软膏或维生素 D3 衍生物均可，但上述方案对本病均无特效。

日 光 性 角 化 病 ［SOLAR（ACTINIC）KERA-TOSES；图 9.148~ 图 9.150 ］

皮角为突出皮面，呈外生性生长的角化性病变见图 9.150，其基底可能是日光性角化病、鲍温病或鳞状细胞癌。

日光性角化病为粗糙的鳞屑性丘疹，多见于面部、手背、前臂以及没有头发的头皮等曝光部位。患者发病年龄常大于 50 岁，皮肤白皙或有其他慢性光损伤的表现（见 213 页）。一般而言，日光性角化病因其表面异常的角化，触诊更加明

图 9.148　日光性角化病：皮损触诊明显

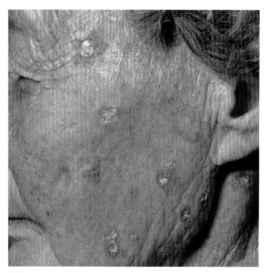

图 9.149　多发性日光性角化病：较图 9.148 更加明显

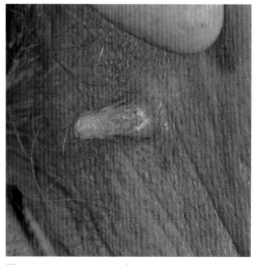

图 9.150　耳垂下方皮角

显。皮损周边的皮肤可外观正常或有粉红色或红色斑片（见 82 页）。脂溢性角化病临床表现与日光性角化病类似，但触诊没有后者明显。

治疗：日光性角化病（图 9.151）

单发或少量损害可采用下列方法：

● 冷冻：应冷冻足够时间（5~10 秒）和深度（皮损周围出现 2mm 白晕）。告知患者冷冻部位会出现大疱，7~10 天后大疱会消退结痂。

● 如果无冷冻设备，可外用 0.5% 5-FU 软膏和 10% 水杨酸溶液（Actikerall），每天使用，连用 12 周。

● 如果对诊断有疑问或怀疑鳞状细胞癌，应送病检。

皮损数目较多时，可选用下列方案：

● 老年患者可外用水性乳剂，每天 2 次，连用数月；对范围广的角化性皮损改善有用。

● 外用 3% 双氯芬酸钠（Solaraze）凝胶，每天 2 次，疗程 2~3 个月。

● 5%5-FU（Efudix）乳膏，外用于皮损处或整个面部或头皮，每天 2 次，共 4 周。第 3 周时，用药部位会有明显的炎症反应和刺痛感，第 4 周时日光性角化病皮损会变红，出现糜烂（图 9.151A）。1% 氢化可的松软膏可以减轻炎症反应（图 9.151B）。如果患者不耐受上述方案，可每周 2 天外用 5%5-FU 乳膏，频次依然为每天 2 次，疗程为 2 个月（2，2，2 方案）。该替代方案炎症反应不明显，但效果也较弱。

● 巨大戟醇凝胶（Picato）有两种浓度。0.015% 凝胶用于面部或头皮，每天 1 次，连用 3 天；0.05% 凝胶用于躯干、四肢，连用 2 天，从第 4 天开始，会出现明显的炎症反应，持续约 2 周时间。

● 3.75% 咪喹莫特（Zyclara）外用于面部或头皮部位，频次为每天 1 次，连用 2 个周期，周期间隔为 2 周。

● 外用 5% 咪喹莫特（艾达乐）乳膏，每周 3 次，共 12 周。用药部位同样会出现炎症反应，但不会像外用 5-FU 软膏那样强烈（图 9.72b，第 216 页）。

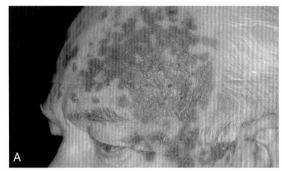

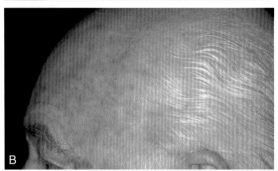

图 9.151 A. 5-FU 软膏治疗日光性角化病四周：治疗部位出现炎症反应；B. 同一患者停止治疗 1 个月后，炎症已经消退

● 光动力治疗（PDT），1 周后重复治疗 1 次，5% 氨基乙酰丙酸甲酯（Metrix）外涂于患处封包，3 小时后用红光照 12 分钟，1 周后重复治疗（见第 45 页）。

● 日光光动力治疗：曝光部位外用 SPF30 的防晒霜，皮损部位外用 Metvix（5-氨基乙酰丙酸甲酯），然后自然光照射 2 小时。

角化棘皮瘤（KERATOACANTHOMA；图 9.152）

角化棘皮瘤是发生于曝光部位的生长迅速的良性肿瘤。3 个月内肿瘤可增长至直径 3cm 大小，其后病变开始自行消退，一般 6 个月内完全消失。角化棘皮瘤外形对称，有红斑或半透明的基底，

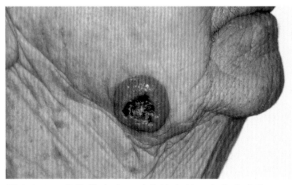

图 9.152 角化棘皮瘤：对称性皮损，中央有角栓

中央有火山口样角栓。临床表现与基底细胞癌类似，但其生长迅速，且基底细胞癌中央多为结痂而并非角栓。高分化的鳞状细胞癌也可能与角化棘皮瘤相混淆，但前者边界不规则，生长缓慢，没有自行消退的趋势。

治疗：角化棘皮瘤

本病有自行消退的趋势，但由于容易与鳞状细胞癌相混淆。建议手术切除或局麻后刮除。

鳞状细胞癌（高分化）［SQUAMOUS CELL CARCINOMA(WELL DIFFERENTIATED); 图 9.153］

鳞状细胞癌源于产生角蛋白的角质形成细胞。高分化鳞状细胞癌表面多有明显的，类似于日光性角化病的角质成分，其基底肥厚或坚实。基底细胞不产生角蛋白，因此基底细胞癌临床上也不

会出现明显的角质成分。虽然鳞状细胞癌的生长速度快于基底细胞癌，但当病变过大时，两种肿瘤都会出现溃疡。

鳞状细胞癌好发于头皮、耳部和下唇。癌前病变多为日光性角化病，因此当日光性角化病出现基底增厚、溃疡或触痛时都应及时活检或切除，明确诊断（见第246页）。

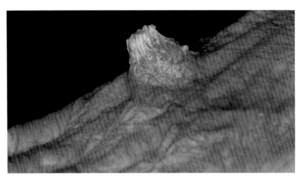

图 9.153 境界清楚的鳞状细胞癌：基底肥厚，表面有明显的角质成分

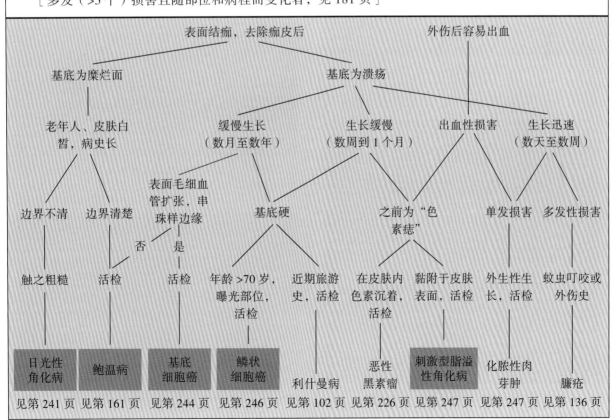

面部、躯干和四肢
非红斑性损害
丘疹、斑块和结节　　　　　　　　结痂 / 溃疡 / 表面出血
单发或少量（<5 个）固定性损害
［多发（>5 个）损害且随部位和病程而变化者，见 181 页］

见第 241 页	见第 161 页	见第 244 页	见第 246 页	见第 102 页	见第 226 页	见第 247 页	见第 247 页	见第 136 页

基底细胞癌（侵蚀性溃疡）[BASAL CELL CARCINOMA（RODENT ULCER）；图 9.154~图 9.158]

基底细胞癌是最常见的皮肤肿瘤，多见于中年或浅肤色的老年人。患者多从事户外工作或受到长期的日光照射。基底细胞癌的好发部位多为面部，也见于躯干四肢。

基底细胞癌有以下生长模式。结节性基底细胞癌早期损害为小的半透明丘疹，表面有明显的毛细血管扩张。肿瘤缓慢生长，逐渐增大为结节或出现典型的串珠样边缘。皮损的中央出现溃疡结痂。注意：肿瘤的生长是十分缓慢的，有的病例 5 年内仅有 1cm 大小。当对诊断有疑问时，可拉伸周围的皮肤，此时可见到典型的串珠状边缘。

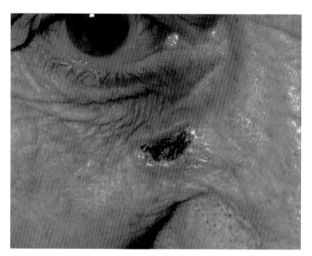

图 9.156　面颊部基底细胞癌，周围为典型的串珠样边缘

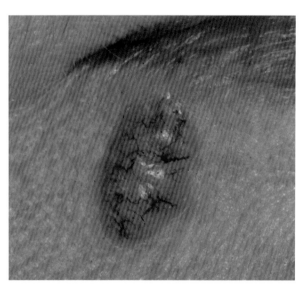

图 9.154　典型的结节性基底细胞癌，表面有毛细血管扩张

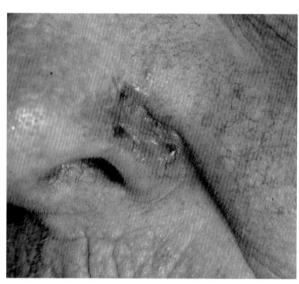

图 9.157　鼻唇沟部位的基底细胞癌：好发部位，需要 Mohs 手术

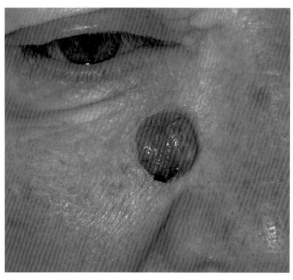

图 9.155　溃疡结节型基底细胞癌，边缘有毛细血管扩张

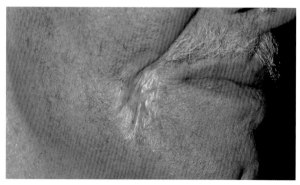

图 9.158　口角部位的硬斑病样基底细胞癌，需要 Mohs 手术

浅表型基底细胞癌，肿瘤沿着表皮的基底生长，多表现为鳞屑性斑块（见第 161 页）。病变可较大（直径 >1~2cm）。

硬斑病样或浸润性基底细胞癌中，肿瘤细胞条索浸润至真皮层。本型诊断较为困难，因临床表现类似境界不清楚的瘢痕，有时因浸润深在，皮损表面甚至没有明显变化，这样就对诊断形成更大的挑战。进行 Mohs 手术有助于明确皮损的边缘。

色素性基底细胞癌与结节性基底细胞癌类似，但色素沉着明显（图 9.112），因此本型需要与恶性黑素瘤鉴别（见第 230 页）。如果牵拉皮肤仔细观察，可以看到典型的串珠样边缘。

治疗：基底细胞癌

1. 手术切除时，应扩大 2~4mm 边缘。如果皮损被彻底切除，复发的概率极小（<5%）

2. Mohs 手术（图 9.158，图 9.159）：通过冰冻切片明确手术的范围，复发率 <1%。但由于该方案费时间且需要专业的病理科医生辅助，因此目前仅限于下列情形：

- 需要进行皮片移植的面中部损害。
- 面部复发性损害（尤其是放疗后复发者）。

- 边界不清楚的损害。
- 硬斑病型基底细胞癌。

3. 刮除法的复发率较手术切除高，但适用于皮损较多的老年患者。刮除后，对病变周围 1mm 进行腐蚀烧灼，重复 3 次，共形成 3mm 的边缘。2~4 周后伤口二期愈合，伤口应每天消毒并外用抗生素软膏预防感染。

4. 放疗仅适用于难以接受手术治疗者，如老年人的巨大损害。一般放射量为 3.75Gy，共持续 10 天。如果患者难以耐受此放射量，可以将放疗的时间间隔延长，可将上述方案延长至 10 周。

5. 躯干四肢部位的浅表型基底细胞癌可考虑外用咪喹莫特（艾达乐）乳膏，每周 3 次，持续治疗 12 周（见第 27 页和 216 页）。

6. 多发性损害也可考虑光动力治疗。一种光敏剂外用，然后用红光源照射（见 45 页）。

7. 不推荐冷冻治疗，因治疗后的复发率极高。

8. 维莫德吉，是一种特异性 hedgehog 信号通路抑制剂，对部分不耐受手术的患者也有一定的治疗作用（见 42 页）。

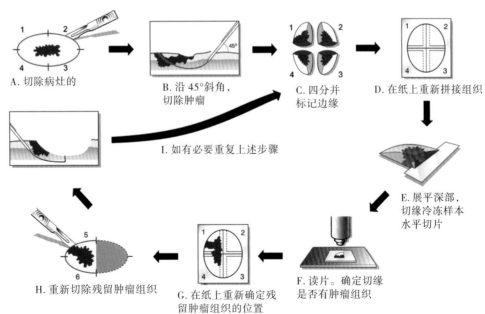

图 9.159 Mohs 手术流程图。A. 将肿瘤用刮匙刮除；B. 沿皮面 45°角，将残留的肿瘤彻底切除；C. 切除后的组织沿着图示的方向切成两半或四分并标记边缘；D. 将各部分分别标号并染色；E. 冰冻切片机进行切片；F. 读片；G. 镜下发现的任何肿瘤组织都应进行标记，有助于确定残存肿瘤的位置；H. 对残存的肿瘤进行再次切除，并重复 C－H 步骤；I. 当所有的切片都没有发现肿瘤细胞时，基底细胞癌已经被全部切除（摘自 Rook A. et al.Textbook of Dermatology.Blckwell Science）

鳞状细胞癌（SQUAMOUS CELL CARCINOMA;图 9.160~ 图 9.162 ）

鳞状细胞癌可发生于外观正常皮肤或继发于日光性角化病、鲍温病。高分化鳞状细胞癌需与基底细胞癌进行鉴别。前者产生角蛋白（图 9.153）且生长相对迅速，可在数月内生长至 1~2cm。本病好发于老年人（>70 岁）的曝光部位，如没有头发的头皮、下唇、面颊、鼻部、耳垂的顶部以及手背。光损害的表现也常伴发，如日光性弹力纤维组织变性（见第 213 页）和日光性角化病（见第 241 页）。低分化鳞状细胞癌容易出现溃疡（图 9.160），表面有结痂。溃疡的边缘坚实且形状不规则，容易出血。头皮部位的损害可能被头发遮盖，仔细检

查可以发现充满脓液的溃疡形成（图 9.162）。

鳞状细胞癌也可发生于有基础病变的非曝光部位，如放疗部位、烧伤后形成的慢性瘢痕、寻常狼疮、下肢溃疡或骨髓炎部位。

下列因素与鳞状细胞癌的预后有关：

● 直径 >2cm。

● 浸润深度超过 4mm 或 Clark 分级 Ⅳ（真皮网状层）。

● 细胞分化较差。

● 免疫抑制人群。

● 侵犯外周神经。

● 发病部位：下唇、耳部或非曝光部位。

● 复发性损害。

出现上述两条或两条以上者，预后较差。反之，如果上述因素均不出现，则患者的预后较好。

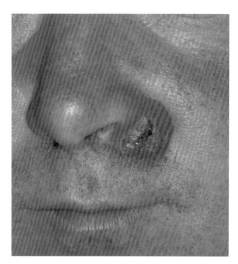

图 9.160 鳞状细胞癌：40 岁的患者出现生长迅速的结节，需要 Mohs 手术切除

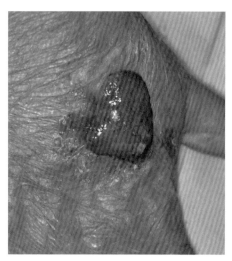

图 9.161 鳞状细胞癌：老年人手背部出现的典型的溃疡性损害

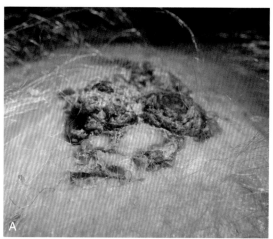

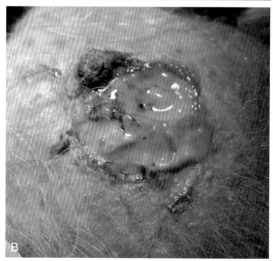

图 9.162 A.老年患者头顶部的结痂性损害，通常要去掉痂皮看下边的情况；B.剥除痂皮后，可见溃疡，活检证实为鳞状细胞癌

治疗：鳞状细胞癌

● 低度恶性肿瘤：肿瘤边缘扩大 4mm 切除。

● 高度恶性肿瘤：肿瘤边缘扩大 6mm 切除，70 岁以上患者面中部损害应进行 Mohs 手术切除。

需要注意的是：大多数损害并不会发生转移，因此预后较好，但是仍应仔细检查引流淋巴结是否受累。

年龄过大或皮损面积过大而不适合手术者，可以选择放疗。3.75Gy 放射量，连续 10 天治疗后，效果明显。对于耳部或鼻部损害，电子束比浅表 X 线更加适宜，因其较少损伤软骨。

化脓性肉芽肿（PYOGENIC GRANULOMA；图 9.163）

本病是由于外伤（主要为擦伤或炸伤）后，局部血管的过度增生导致的。化脓性肉芽肿生长迅速，一般数周内即可变得非常明显，病变通常会有自行出血病史。化脓性肉芽肿呈圆顶形，亮红色或紫色，周围的皮肤正常。相对而言，无色素性恶性黑素瘤（图 9.164）边界不规则，周围皮肤会出现大小不等的色素沉着斑，通常数月才会变得非常显著。

Kaposi 肉瘤也会出现溃疡，但其他部位也会出现类似损害。

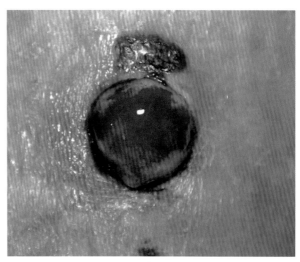

图 9.164　结节性恶性黑素瘤：注意边缘有色素沉着

治疗：化脓性肉芽肿

最佳的治疗方案是局麻下刮除并进行烧灼，有时基底有一个较大的血管，但电灼可止血。所取下的标本应及时送病检。

刺激型脂溢性角化病（IRRITATED SEBORRHOEIC KERATOSIS；图 9.165）

脂溢性角化病（见第 237 页）可能会被衣物不小心钩挂刺激或部分剥离，从而导致红斑或炎症发生，此时可能会被误诊为黑素瘤。鉴别之处在于：残存的损害黏附于皮肤表面，周围的皮肤出现红斑而不是色素沉着。如果对诊断有怀疑，应切除送病检。

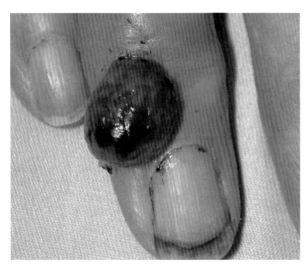

图 9.163　化脓性肉芽肿：生长迅速的红色结节，外伤后会出血，周围的皮肤正常

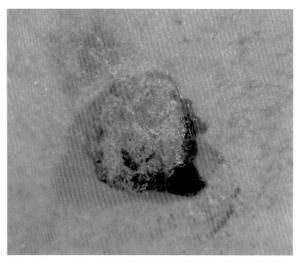

图 9.165　刺激型脂溢性角化病：皮损被衣服钩挂后，已经部分剥离并出现出血。但是皮损周围的皮肤正常，皮损呈黏附于皮肤表面的生长模式

10 皱褶部位皮肤病（腋窝、腹股沟、臀沟、乳房下皱褶）

- **红色皮疹**

  丘疹，斑片，斑块　　　250

  尿布疹　　　253

  真皮丘疹，结节和窦道　　　254

- **非红色皮疹**

  肤色皮疹　　　256

  棕色皮疹　　　256

- **出汗异常**　　　258

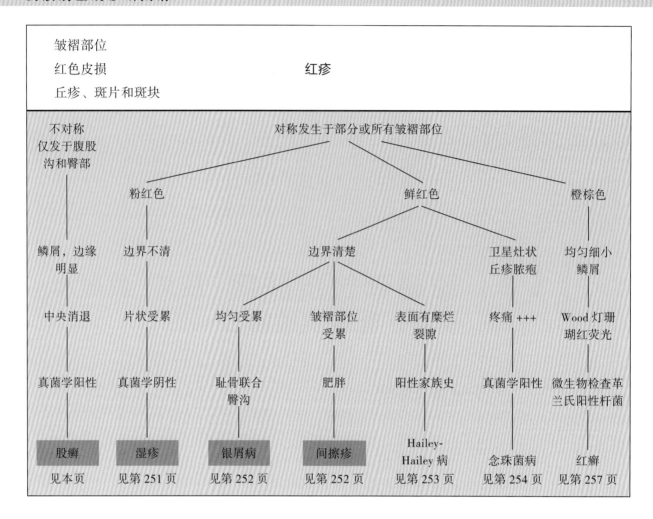

皱褶部位
红色皮损　　　　　　　　　　**红疹**
丘疹、斑片和斑块

不对称 仅发于腹股沟和臀部	对称发生于部分或所有皱褶部位				
	粉红色		鲜红色		橙棕色
鳞屑，边缘明显	边界不清	边界清楚		卫星灶状丘疹脓疱	均匀细小鳞屑
中央消退	片状受累	均匀受累	皱褶部位受累 / 表面有糜烂裂隙	疼痛+++	Wood 灯珊瑚红荧光
真菌学阳性	真菌学阴性	耻骨联合臀沟	肥胖 / 阳性家族史	真菌学阳性	微生物检查革兰氏阳性杆菌
股癣	**湿疹**	**银屑病**	**间擦疹** / Hailey-Hailey 病	念珠菌病	红癣
见本页	见第 251 页	见第 252 页	见第 252 页 / 见第 253 页	见第 254 页	见第 257 页

股癣（TINEA CRURIS；图 10.1~ 图 10.3）

　　股癣为仅发生于腹股沟的浅部真菌感染，乳房下和腋窝不受累。病原体包括：须癣毛癣菌、红色毛癣菌或絮状表皮癣菌。

　　感染常源于患者自己的足部，男性更易受感染。皮疹始发于腹股沟褶皱处，逐渐沿股外侧向下发展。皮损边缘有鳞屑，当外用糖皮质激素后整片皮损变红、鳞屑也不再明显，形成难辨认癣。皮损常不对称，表现为一侧比另一侧明显。

　　臀部及大腿屈侧也可受累，但生殖器，包括

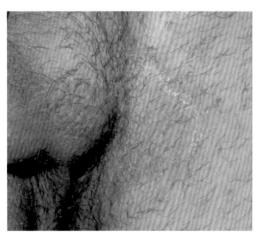

图 10.1 股癣：皮损发生于腹股沟一侧，有明显的鳞屑性边缘

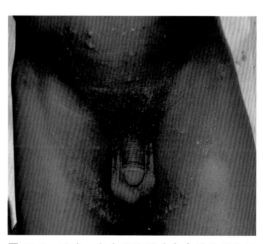

图 10.2 股癣：发生于艾滋病患者对称泛发的皮损

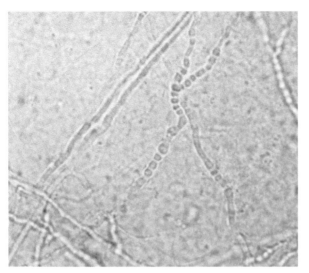

图 10.3　直接镜检可见真菌菌丝

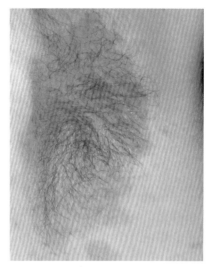

图 10.4　腋窝脂溢性皮炎

阴囊不受累。湿疹和股癣可能不容易鉴别，特别是局部治疗后。湿疹通常对称发生，股癣通常单侧或不对称发生（除非外用类固醇激素治疗或股癣发生于免疫缺陷的个体，见图 10.2）。如果怀疑股癣应进行真菌检查（见 17 页）

治疗：股癣

受累处及趾缝外用咪唑类（克霉唑，益康唑，酮康唑，咪康唑，奥昔康唑）乳膏，每天 2 次，连续 2~3 周，直到皮损消退。也可使用特比萘芬乳膏 7~10 天。几乎所有股癣由患者自己足癣传染而来，因此如果足部受累，必须同时检查和治疗。

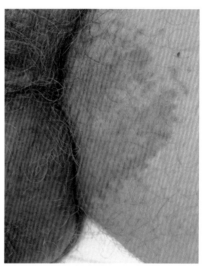

图 10.5　股部和阴囊的湿疹：因为阴囊受累不考虑股癣

皱褶部湿疹（FLEXURAL ECZEMA；图 10.4~图 10.6）

皱褶部湿疹同其他部位湿疹一样，临床表现为边界不清的粉色（鳞屑）性皮疹，通常对称发生。皱褶部湿疹可以局限于皱褶部位，也可以是发生在其他部位脂溢性皮炎的一部分。腋窝接触性皮炎由刺激物（脱毛药、除臭剂）或过敏原引起。除臭剂引起的皮疹发生于腋窝中央部位，衣服上的染料和树脂类物质引起的皮疹发生于腋窝边缘，而腋窝中央不受累。斑贴试验有助于鉴别，见 17 页。腹股沟湿疹常累及生殖器，有助于与股

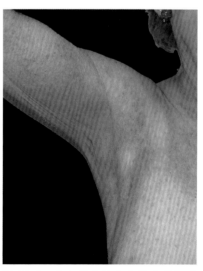

图 10.6　由衣服中树脂类物质引起的过敏性接触性皮炎，皮损发生在腋窝边缘

癣鉴别，股癣通常发生于腹股沟一侧，阴囊不受累。如有疑问可通过真菌学检查鉴别，见 17 页。

间擦疹（INTERTRIGO；图 10.7，图 10.8）

间擦疹源于拉丁文 "intertrerere"，意思是摩擦在一起。因此间擦疹描述成由于两处潮湿的表皮摩擦在一起引起的疼痛性红斑。在夏季，易发生于肥胖个体皱褶部位，通常发生在乳房下，下腹部和腹股沟，仅发生于相互接触的皮肤。在夏季，因为多汗的皮肤相互摩擦，肥胖者很难避免发生间擦疹。

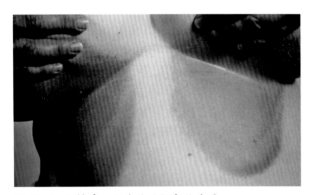

图 10.7 间擦疹：仅皮肤皱褶部位受累

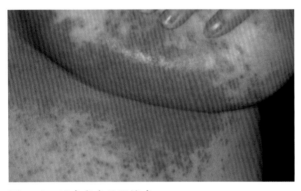

图 10.8 湿疹患者的间擦疹

治疗：皱褶部湿疹和间擦疹

早期可外用中等强度的糖皮质激素，如 0.05% 氯倍他松乳膏，0.1% 丁酸氢化可的松乳膏。维持治疗每周 2~3 次。皱褶部位形成自然的封包效应会增加糖皮质激素的吸收，因此应避免使用强效激素，以免引起萎缩纹。建议持续不退的间擦疹患者积极减肥。

银屑病（PSORIASIS；图 10.9，图 10.10）

皱褶部位银屑病同皱褶部位其他疾病区别在于境界清楚的鲜红色斑，在潮湿的皱褶部位很难见到银白色鳞屑，但在斑块边缘有时也可以见到，发现其他部位银屑病皮损有助于诊断，特别是银屑病累及耻骨部位及臀沟。

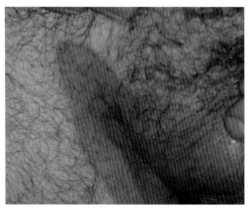

图 10.9 腹股沟阴囊部位银屑病（见图 11.13 和图 11.14，见 268 页）

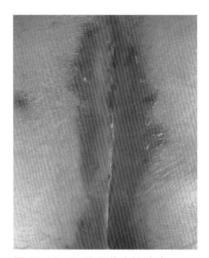

图 10.10 肛周及臀沟银屑病

治疗：皱褶部位银屑病

因焦油、蒽林及维 A 酸类药物可能会引起皱褶部位及生殖器部位皮肤不适，不宜使用。维生素 D3 衍生物卡泊三醇和他卡西醇无明显刺激性，可以每天 2 次用于皱褶部位。首次使用时应先试验有无刺激性。如果维生素 D3 衍生物无效，可以外用糖皮质激素。应优先选择弱效激素制剂，如 0.1% 氢化可的松无效，可使用中效激素，如 0.05% 氯倍他松乳膏或 0.1% 丁酸氢化可的松乳膏。不应长期外用皮质类固醇药物，以免引起萎缩纹。

HAILEY-HAILEY 病（HAILEY-HAILEY DISEASE）

HAILEY-HAILEY 病也称慢性良性家族性天疱疮，为常染色体显性遗传的少见皮肤病。患者诉皱褶部位疼痛，查体可见皮肤发红及细小裂隙（图 10.11），发病机制与天疱疮类似，皆因表皮细胞黏附异常导致。通常缓解和复发交替进行。

摩擦、受热，继发金黄色葡萄球菌、白色念珠菌及单纯疱疹感染，精神紧张会使病情加重。患者主诉瘙痒、疼痛及恶臭，也可能长期无症状，特别是在冬季。

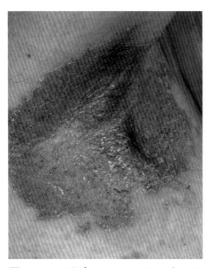

图 10.11　腋窝 Hailey-Hailey 病：注意糜烂、结痂和细小裂隙

治疗：HAILEY-HAILEY 病

如有渗液，使用醋酸铝或低浓度高锰酸钾溶液湿敷患处，每天 1 次或数次。外用糖皮质激素有效，弱效激素可减少皱褶部位皮肤萎缩，初始使用中效激素每天两次，必要时使用强效激素。继发感染应该早期治疗，极少患者需要系统使用糖皮质激素、氨甲蝶呤或浅层 X 射线治疗。

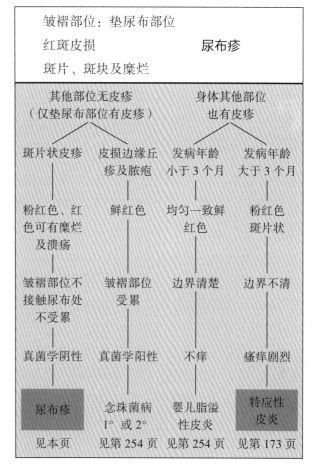

皱褶部位：垫尿布部位			
红斑皮损		**尿布疹**	
斑片、斑块及糜烂			
其他部位无皮疹（仅垫尿布部位有皮疹）		身体其他部位也有皮疹	
斑片状皮疹	皮损边缘丘疹及脓疱	发病年龄小于 3 个月	发病年龄大于 3 个月
粉红色、红色可有糜烂及溃疡	鲜红色	均匀一致鲜红色	粉红色斑片状
皱褶部位不接触尿布处不受累	皱褶部位受累	边界清楚	边界不清
真菌学阴性	真菌学阳性	不痒	瘙痒剧烈
尿布疹	念珠菌病 1° 或 2°	婴儿脂溢性皮炎	特应性皮炎
见本页	见第 254 页	见第 254 页	见第 173 页

尿布疹（接触刺激性皮炎）[NAPPY/DIAPER RASH（CONTACT IRRITANT DERMATITIS）]

尿布皮炎通常是由于残留于皮肤的尿液和粪便的刺激性反应，粪便含的细菌分解尿液产生氨，刺激皮肤。通常皮疹呈片状，分布于尿布接触的皮肤（臀部、生殖器、大腿），而不是皱褶部位（图10.12），轻者出现红斑，重者出现糜烂甚至溃疡。受累皮肤疼痛，清洁或洗浴常引起不适。

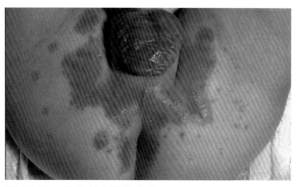

图 10.12　接触刺激性尿布疹

治疗：尿布疹

应及时更换尿布，保持局部皮肤干燥清洁，皮损处外用润肤霜，如含锌蓖麻油霜。皮疹严重或上述简单处理不缓解时，外用弱效糖皮质激素，如1%丁酸氢化可的松乳膏，2次/日，连续数日，促进皮损好转。

婴儿脂溢性皮炎（尿布银屑病）[INFANTILE SEBORRHOEIC DERMATITIS（NAPKIN PSORIASIS）；图10.13]

3个月内婴儿出疹，开始在尿布接触部位，后来发展到头皮、面部及躯干。外观似银屑病，表现为边界清楚的鲜红色斑块。在尿布接触部位，皮损好发于皱褶部位（不同于一般尿布皮炎）。不痒，婴儿其他状况也不受皮疹影响，数月后皮疹自行消退。皮疹不同于成人脂溢性皮炎，与特应性皮炎和银屑病也无关，是一型继发于白色念珠菌感染的尿布疹，一旦消退不再复发。这点有利于父母放心。

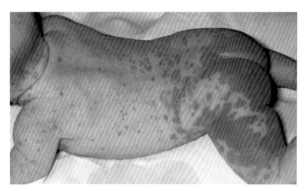

图10.13 婴儿脂溢性皮炎

治疗：婴儿脂溢性皮炎

父母常因婴儿脂溢性皮炎外观不雅而苦恼，每天用2~3次1%氢化可的松乳膏可快速清除皮损。通常会继发念珠菌或细菌感染，因此建议使用既含氢化可的松，又含咪唑类、制霉菌素或氯碘羟喹的乳膏。少数情况下推荐联合使用类固醇激素和抗真菌剂。

念珠菌病（CANDIDIASIS）

皮肤念珠菌感染最常见于婴儿和老人，但也可发生于任何年龄。最常见的病因包括：应用广谱抗生素、避孕药、糖尿病、铁缺乏症、肥胖、怀孕、免疫抑制、AIDS、系统使用糖皮质激素、细胞毒药物及癌症。

念珠菌感染可以累及所有皱褶部位（腋窝、腹股沟、乳房下及趾缝），通常对称发生。皮疹鲜红，重要特征是中央皮疹周围可见丘疹或脓疱（图10.14）。常自觉疼痛，这些特点有助于与银屑病和股癣鉴别。

刮取皮损边缘鳞屑，显微镜检查可见孢子和菌丝（图10.15），也可培养证实诊断。

治疗：念珠菌病

治疗前先刮取鳞屑行真菌检查，明确诊断。

唑类乳膏每天两次，方便使用。如果女性耻骨联合部位和腹股沟受累，还需要使用500mg克霉唑栓治疗阴道，或单次口服氟康唑150mg。肛周皮肤受累者需口服制霉菌素片（10万单位），每天4次，连用5天以清除肠道感染。制霉菌素肠道不吸收，因此不适用于其他部位念珠菌感染。还可以口服伊曲康唑200mg，连用7天或者口服氟康唑每天50mg，连用2周。

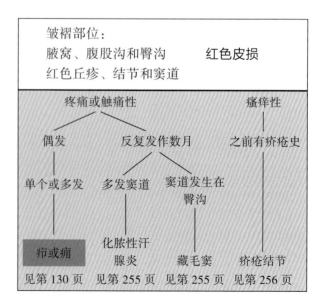

皱褶部位：		
腋窝、腹股沟和臀沟 红色丘疹、结节和窦道		**红色皮损**

疼痛或触痛性			瘙痒性
偶发	反复发作数月		之前有疖疮史
单个或多发	多发窦道	窦道发生在臀沟	
疖或痈	化脓性汗腺炎	藏毛窦	疖疮结节
见第130页	见第255页	见第255页	见第256页

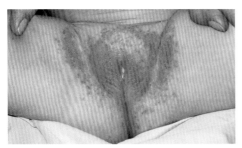

图 10.14　念珠菌病：鲜红斑，外周有卫星灶皮损

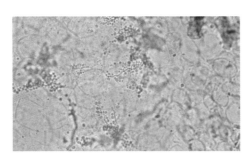

图 10.15　白色念珠菌直接镜检（孢子和短菌丝）

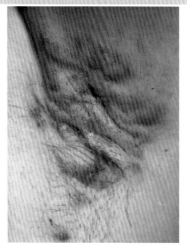

图 10.16　腋窝化脓性汗腺炎

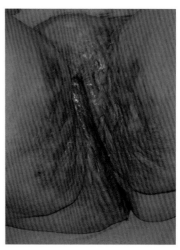

图 10.17　会阴部化脓性汗腺炎

化脓性汗腺炎（HIDRADENITIS SUPPURA-TIVA；图 10.16，图 10.17）

化脓性汗腺炎是发生于腋窝和会阴的大汗腺疾病。在腋窝、腹股沟及肛周出现痛性丘疹、结节和排脓的窦道，偶尔发生于乳房，愈后留有瘢痕。常被认为由米勒链球菌感染引起，但不总是对抗生素有效。

治疗：化脓性汗腺炎

轻度化脓性汗腺炎治疗如同痤疮，可长期、小剂量抗生素控制。红霉素或克拉霉素250mg，每天 2 次，或 1~2 片复方新诺明，每天 2 次，经过治疗部分患者缓解。上述治疗无效时，利福平每天 600mg 联合多西环素每天100mg 可能更有效。口服维 A 酸类药物，如阿维 A 每天 10~50mg 可能也有效，一些严重病例可联合抗生素（克拉霉素）和糖皮质激素（甲泼尼龙）。外科手术是最终手段，所有受累大汗腺需要切除。重要的是切除受累皮损时要连同其下窦道和脓肿一并切除。腋窝部位受累皮损切除并缝合是可行的，但不适用于肛周。若肛周手术，患处会残留大的开放性的伤口，之后肉芽组织增生。这需要数月时间。

藏毛窦（PILONIDAL SINUS；图 10.18，图 10.19）

发生在臀沟中线的痛性丘疹或结节可能是藏毛窦，一簇毛发埋藏于皮肤内。通常患者多毛、有久坐的工作史。藏毛窦需要开放，便于肉芽组织从基底生长，最好由外科医生在局麻下切开。

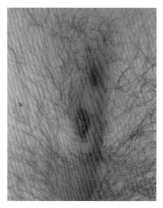

图 10.18　臀沟藏毛窦

255

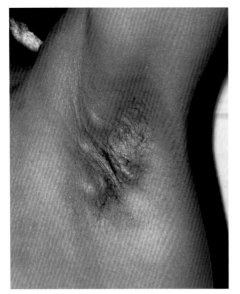

图 10.19 腋窝部位由金黄色葡萄球菌感染所致多发痛性疖；氟氯西林治疗

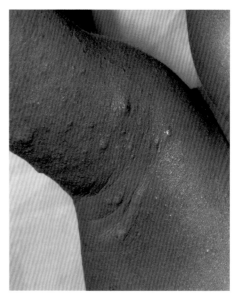

图 10.20 疥疮结节

疥疮结节（SCABETIC NODULES；图 10.20）

有些疥疮患者会出现持久性瘙痒性丘疹，特别是发生在腋窝周围。疥疮结节可在成功治疗疥疮后持续数周或数月。疥疮结节的出现并不意味

着疥疮发作，因此不必进一步治疗疥疮。疥疮结节可外用糖皮质激素治疗。

FOX-FORDYCE 病（FOX-FORDYCE DISEASE；图 10.21）

FOX-FORDYCE 病是发生在腋窝的瘙痒性肤

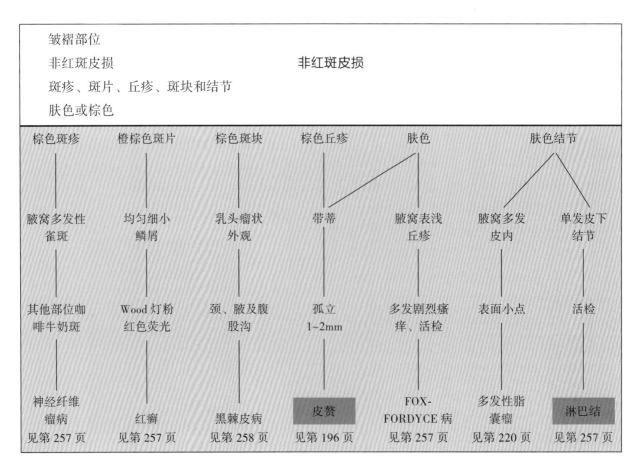

皱褶部位						
非红斑皮损			非红斑皮损			
斑疹、斑片、丘疹、斑块和结节						
肤色或棕色						
棕色斑疹	橙棕色斑片	棕色斑块	棕色丘疹	肤色	肤色结节	
腋窝多发性雀斑	均匀细小鳞屑	乳头瘤状外观	带蒂	腋窝表浅丘疹	腋窝多发皮内	单发皮下结节
其他部位咖啡牛奶斑	Wood 灯粉红色荧光	颈、腋及腹股沟	孤立 1~2mm	多发剧烈瘙痒、活检	表面小点	活检
神经纤维瘤病	红癣	黑棘皮病	皮赘	FOX-FORDYCE 病	多发性脂囊瘤	淋巴结
见第 257 页	见第 257 页	见第 258 页	见第 196 页	见第 257 页	见第 220 页	见第 257 页

色或淡黄色丘疹，大汗腺导管堵塞所致。痒感可由情绪波动引起出汗而诱发。女性好发，治疗效果往往不满意。

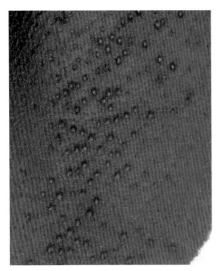

图 10.21　Fox-Fordyce 病

神经纤维瘤病（NEUROFIBROMATOSIS；图 10.22）

腋窝雀斑或亮棕色斑片是神经纤维瘤病特征性表现。儿童时期这些色斑可先于神经纤维瘤病发生（见 197 页）。但也可在躯干发现咖啡牛奶斑（图 9.79，见 219 页）。

淋巴结（LYMPH NODES）

淋巴结增大可以是对局部感染的反应，也可

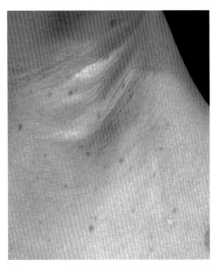

图 10.22　神经纤维瘤病腋窝雀斑表现

由恶性肿瘤引起，肿瘤既可以是淋巴结肿瘤也可以是转移癌。如怀疑是肿瘤，需行淋巴结穿刺细胞学检查或活体组织学检查。腋窝非红斑性结节也可能是多发性脂囊瘤（图 10.23）。

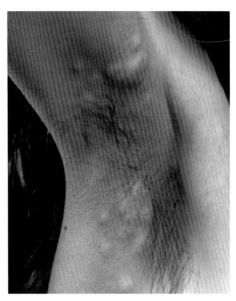

图 10.23　腋窝多发性脂囊瘤

红癣（ERYTHRASMA；图 10.24~ 图 10.27）

红癣是由细小棒状杆菌感染皱褶部位所致，对称性、橙棕色、鳞屑性斑块沿着皱褶部位扩展。往往所有皱褶部位均可受累，如腋窝、腹股沟、乳房下皱褶及足缝，但是臀沟不受累。容易与股癣混淆，但红癣颜色黄棕色，鳞屑也不限于皮损边缘，腋窝也可受累，真菌学阴性。刮取鳞屑革兰氏染色发现革兰氏阳性杆菌，Wood 灯检查发现明亮的粉红色荧光（图 10.27）。

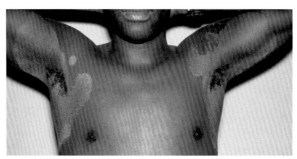

图 10.24　双侧腋窝红癣：黑人红癣的鳞屑发灰，而非棕色

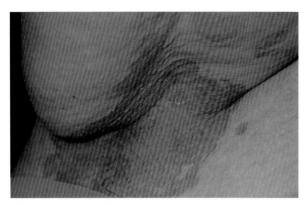

图 10.25　腋窝部位红癣

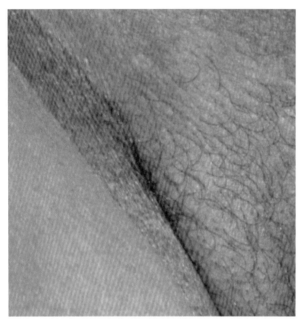

图 10.26　腹股沟红癣

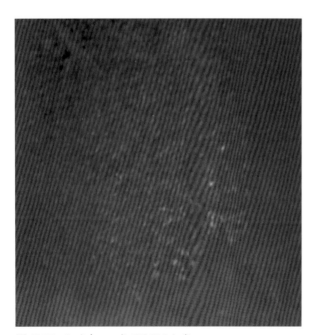

图 10.27　红癣在 UV 光下呈珊瑚红色

治疗：红癣

红霉素 250mg，每天 4 次，连服 14 天，可以清除红癣。不需要外用药物（唑类药物无效）。

黑棘皮病（ACANTHOSIS NIGRICANS；图 10.28）

当超过 40 岁患者发生黑棘皮病时应寻找潜在的恶性肿瘤，如肺癌、胃癌、卵巢癌，虽然少见但非常重要。年轻患者常与肥胖和胰岛素抵抗有关，常被称为假性黑棘皮病。皱褶部位黑褐色、干燥及肥厚，呈乳头瘤状、天鹅绒状外观。恶性黑棘皮病常伴明显瘙痒，皮损泛发，外观似病毒疣。寻找病因并治疗，假性黑棘皮病患者必须减肥。

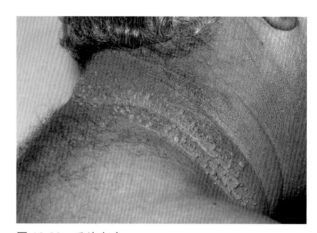

图 10.28　黑棘皮病

出汗异常

汗液分泌的生理（PHYSIOLOGY OF SWEATING）

小汗腺分布全身，但是在手掌、足底和腋窝分布最密集。小汗腺位于真皮深处，开口于皮肤表面，由垂直导管连接。汗腺产生等渗分泌物，分泌物通过汗腺导管时被调节。汗腺分泌受神经系统控制，乙酰胆碱是神经递质。

全身性发汗通常由潜在的疾病引起，如甲亢、糖尿病、更年期、发热、感染（如结核、HIV）、淋巴瘤、嗜铬细胞瘤、药物（如三环类抗抑郁药物和他莫昔芬）。

腋窝多汗症（AXILLARY HYPERHIDROSIS）

多汗症为汗腺过度分泌，腋窝部位多汗症使衣服染色，让人非常苦恼，需要频繁地更换衣服。

臭汗症［BROMHIDROSIS（BODY ODOUR）］

腋窝发臭不是因为汗液臭，而是由皮肤细菌分解汗液所致，但也可以是由大汗腺分泌臭的物质引起，如大蒜。应经常用肥皂水洗浴腋窝，避免辛辣食物。控制过度出汗对本病无益。

治疗：腋窝多汗症

可选择如下治疗：

● 溶于纯酒精或95%酒精的浓度为20%的三氯化铝酊剂，通过铝离子迁移并堵塞汗管发挥作用。如果用在多汗的腋窝，药物与汗液的水分结合形成盐酸，刺激皮肤。应该在晚上洗澡后、擦干腋窝后使用。每晚使用，大约1周控制出汗，之后仅在复发时使用（通常每7~21天使用）。晨间使用1%的氢化可的松乳膏能够缓解腋窝刺激症状，也可使用次氯酸铝。上述治疗对一般人群有效，但对过度出汗者无效。

● 肉毒素：最大50U的Azzalure、Botox、Xeomin或125U的Dysport溶解于2mL盐水，皮内注射于腋窝。多毛的腋窝顶部被分成1cm的区域，每区域注射0.05mL。肉毒素注射可抑制汗腺分泌几周到1年。非常有效但费用昂贵，而且复发时需要反复注射，适用于严重的多汗症患者。

● 外科：腋窝顶部切除能去除大多数的小汗腺，停止出汗。

治疗：全身性出汗

治疗潜在的病因。如果找不到病因，可使用15mg丙胺太林，但抗胆碱副作用通常不能耐受（视物模糊、口干、便秘、尿潴留、眩晕和心悸）。格隆溴铵（Robinul）1~2mg，每天3次，联合奥昔布宁2.5~5mg，每天2次，容易耐受。也可选用α、β阻滞剂，但是哮喘及外周血管病变患者不宜使用。

色汗症［CHROMHIDROSIS（COLOURED SWEAT）］

小汗腺分泌时汗液可被染色呈黄色、蓝色或绿色。通常无色的汗液被分布于皮肤、腋窝或阴毛的细菌分解成不同的颜色，主要的问题是衣服也被染色。

腋毛癣（TRICHOMYCOSIS AXILLARIS；图10.29）

腋毛癣是腋毛或阴毛棒状杆菌属感染所致，白色或有色凝结物附着于毛发上。多数患者并未留意，偶尔一些患者来就诊。通过剃除腋毛，至少每天1次肥皂水洗腋窝可治愈。

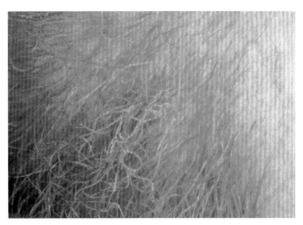

图 10.29　腋毛癣

11 生殖器部位（包括阴部、肛周和会阴）

● **生殖器部位糜烂和溃疡**　262

● **阴茎**
丘疹以及斑块　265

● **阴囊和耻骨区**
丘疹、斑块以及结节　266

● **女阴**
丘疹、斑块以及结节　271

● **肛周和会阴**
丘疹、斑块以及结节　271

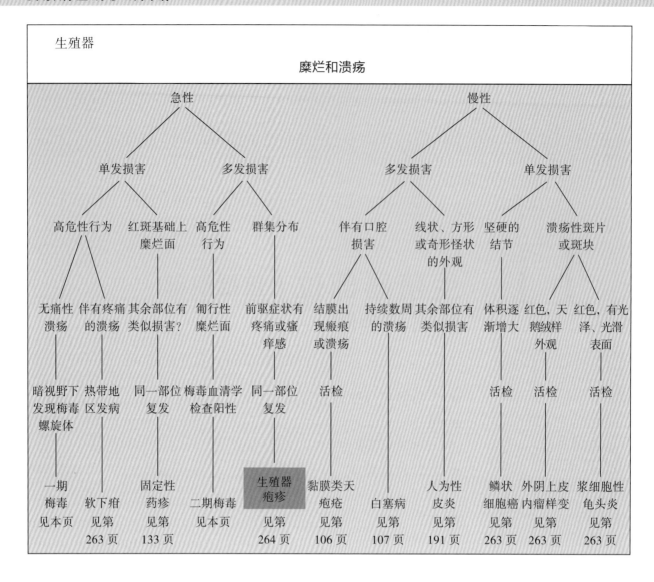

生殖器

糜烂和溃疡

急性
- 单发损害
  - 高危性行为
    - 无痛性溃疡 → 暗视野下发现梅毒螺旋体 → 一期梅毒 见本页
    - 伴有疼痛的溃疡 → 热带地区发病 → 软下疳 见第263页
  - 红斑基础上糜烂面
    - 其余部位有类似损害? → 同一部位复发 → 固定性药疹 见第133页
- 多发损害
  - 高危性行为
    - 匐行性糜烂面 → 梅毒血清学检查阳性 → 二期梅毒 见本页
  - 群集分布
    - 前驱症状有疼痛或瘙痒感 → 同一部位复发 → 生殖器疱疹 见第264页

慢性
- 多发损害
  - 伴有口腔损害
    - 结膜出现瘢痕或溃疡 → 活检 → 黏膜类天疱疮 见第106页
    - 持续数周的溃疡 → 白塞病 见第107页
  - 线状、方形或奇形怪状的外观
    - 其余部位有类似损害 → 活检 → 人为性皮炎 见第191页
- 单发损害
  - 坚硬的结节
    - 体积逐渐增大 → 活检 → 鳞状细胞癌 见第263页
  - 溃疡性斑片或斑块
    - 红色、天鹅绒样外观 → 活检 → 外阴上皮内瘤样变 见第263页
    - 红色,有光泽、光滑表面 → 活检 → 浆细胞性龟头炎 见第263页

一期梅毒（PRIMARY SYPHILIS；图 11.1，图 11.2）

一期梅毒出现在感染 3 周后（部分患者可 10~90 天不等），表现为圆形无痛性溃疡（1° 硬下疳）。硬下疳基底坚实，可发生于阴茎、阴囊、女阴、肛周和口唇，亦可见于宫颈和肛管。任何发生于生殖器部位的溃疡都应该排除梅毒螺旋体感染。暗视野下检见梅毒螺旋体、梅毒血清学检查阳性都有助于疾病的诊断。

二期梅毒（SECONDARY SYPHILIS；图 11.3，图 11.4）

当阴茎、阴囊或女阴部位出现浅表的潜行性溃疡时，应提防为二期梅毒损害。类似的损害可见于颊黏膜和舌部。二期梅毒传染性非常强，皮损表面的分泌物送暗视野显微镜检查有助于诊断。此时，患者的梅毒血清学检查也是阳性。除上述损害外，患者还可以出现局部淋巴结肿大、

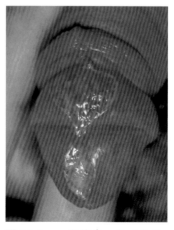

图 11.1 一期梅毒：包皮龟头交界处可见两处硬下疳

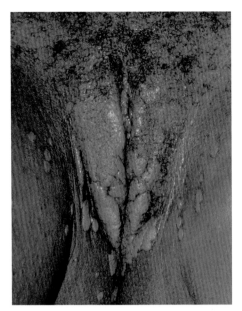

图 11.2　扁平湿疣：比病毒疣更加扁平

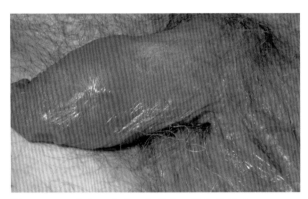

图 11.3　阴茎和阴囊处二期梅毒：潜行性溃疡

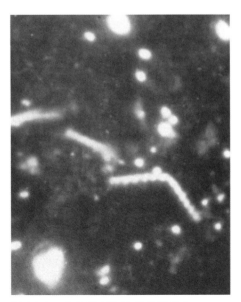

图 11.4　暗视野下检见梅毒螺旋体
（×100）

全身不适，躯干（见第 152 页）、掌跖多发皮损、虫噬样脱发、外阴或肛周扁平丘疹或斑块（扁平湿疣）。

治疗：梅毒

所有的梅毒患者都应该到专科性病门诊就诊，以排除其他性传播疾病，同时也对患者的性伴侣进行诊治。早期梅毒（病程 1~2 年）可给予肌内注射 240 万单位苄星青霉素一次。为预防吉海反应，应在治疗开始前 24 小时口服泼尼松龙 60mg，共 3 天。如果患者对青霉素过敏，可给予口服多西环素，100mg，每天 2 次，共 14 天。晚期梅毒（病程 >2 年）患者应肌内注射 240 万单位苄星青霉素，每周 1 次，共 3 次。如果对青霉素过敏，可口服多西环素，100mg，每天 2 次，共 28 天。

性伴侣梅毒血清学检测阳性者，可肌内注射青霉素；血清学检测阴性者，可口服多西环素。

其他单发或多发生殖器溃疡（OTHER SINGLE OR MULTIPLE GENITAL ULCERS）

如果患者处于热带地区，出现生殖器溃疡时应除外腹股沟肉芽肿（granuloma inguinale）（病原菌：肉芽肿克雷白氏杆菌）、性病性淋巴肉芽肿（lymphogranuloma venereum）（病原菌：沙眼衣原体）或软下疳（chancroid）（病原菌：杜克雷嗜血杆菌），其中后两者多伴有明显的淋巴结肿大。所有这些患者都应在专门的性病门诊就诊，以明确诊断。

暗视野检查阴性的外生殖器部位的坚硬溃疡都应及时送活检，以排除鳞状细胞癌或上皮内瘤变（图 11.5，图 11.6）。奇形怪状的溃疡，应考虑到人为性皮炎的可能（见 191 页）。

浆细胞性龟头炎（ZOON'S BALANITIS；图 11.7）

本病少见，多见于中老年男性的龟头，表现为单发有光泽的红色斑块。活检有助于明确诊断。治疗可考虑包皮环切术。

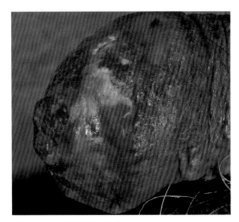

图 11.5　鳞状细胞癌

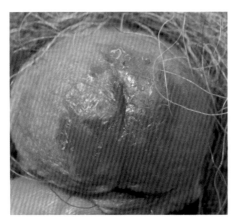

图 11.6　上皮内瘤样变

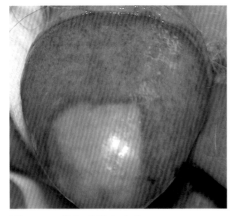

图 11.7　浆细胞性龟头炎

生殖器疱疹（GENITAL HERPES SIMPLEX；图 11.8）

生殖器疱疹是生殖器溃疡最常见的病因，本病多由 2 型疱疹病毒感染引起。大约 50% 的 1 型或 2 型疱疹病毒初次感染后，患者并没有明显的自觉症状或体征。其余患者可出现局部烧灼感、

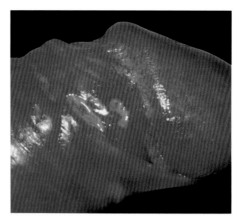

图 11.8　包皮部位单纯疱疹

瘙痒或疼痛感，阴茎、女阴、肛管或大腿部位可出现群集分布的水疱，水疱破溃后遗留糜烂或溃疡面。皮损一般 7~10 天即可痊愈。部分患者甚至可以出现剧烈的疼痛，伴有发热、全身不适、头痛、臀部或后背疼痛感。累及外阴的女性会出现排尿困难，两性累及肛管者，均可出现直肠炎的表现。

由于发热、压力或性创伤，生殖器疱疹常会复发。但需要指出的是，并非所有的 2 型疱疹病毒感染者都会出现反复感染的临床表现。即使出现病情反复，皮损与原发损害相比往往较轻。表现为伴有疼痛的群集分布的水疱以及破溃后遗留的糜烂或溃疡。HIV 感染者溃疡可能会持续数月之久。切记：所有的患者均应在性病门诊就诊，以明确诊断并排除其他性传播疾病。

妊娠 3 个月内的孕妇感染 2 型疱疹病毒后，会导致胎儿感染甚至出现自动流产。如果在分娩期感染病毒，建议产妇行剖宫产，可以预防婴儿病毒性脑炎的发生。

有越来越多的证据表明，2 型疱疹病毒感染是宫颈癌的诱因之一，其他危险因素包括：过早的性行为、性伴侣混乱以及 HPV 的感染。

治疗：生殖器疱疹

疱疹 1 型或 2 型原发感染

患者在出现水疱 48 小时内，应及时接受下列药物治疗，疗程为 5~10 天：

● 阿昔洛韦 400mg，每天 3 次。

- 泛昔洛韦 250mg，每天 3 次。
- 伐昔洛韦 500mg，每天 2 次。

上述治疗方案可以缓解疼痛，缩短病程，减少病毒的复制。

下列药物有助于减轻发病过程中伴随的症状：

- 阿司匹林或对乙酰氨基酚有助于减轻疼痛感。
- 糜烂或溃疡面可外用利多卡因凝胶。
- 排尿困难时可在温水浴中排尿。
- 暴露皮损，避免衣服刺激。

- 治愈前应避免性行为。

复发性疱疹 1 或 2 型

初次复发时，应口服阿昔洛韦，800mg，每天 3 次，共 2 天。如果经常复发，则应长期服药维持（阿昔洛韦 400mg，每天 2 次）。

孕期以及哺乳期服用阿昔洛韦

动物实验证实，阿昔洛韦没有致畸性，因此孕期服用应该是安全的。虽然哺乳期的妇女乳汁中会出现阿昔洛韦成分，但其对婴儿发育没有不良影响。

阴茎

阴茎部位皮疹

丘疹、斑块

（注意：此表内容并不全面，可参见其他章节）

小丘疹，直径 <2mm		大的丘疹，直径 2~10mm		斑块，直径 >10mm		包皮难以翻上
粉红色/淡紫色 / 白色或粉红色	红斑/淡紫色损害 / 肤色或棕色		红斑		龟头白色	龟头肤色
顶部扁平 / 冠状沟周围 1~3 圈损害	躯干有瘙痒性皮疹 / 顶部扁平 / 疣状/乳头瘤状	边界清楚	边界不清楚	表面萎缩	外观正常
龟头 / 冠状沟周围	阴茎、龟头 / 阴茎 / 阴茎、龟头	包皮、龟头 / 阴茎、龟头	阴茎 / 龟头	阴茎、龟头、包皮	包皮
	手部有隧道		环状 / 成层鳞屑，形态类似 / 轻度鳞屑，苔藓样变 / 龟头有分泌物		
光泽苔藓 见第 266 页	阴茎珍珠状丘疹 见第 266 页	疥疮 见第 183 页	扁平苔藓 见第 266 页	病毒疣 见第 266 页	环状龟头炎 见第 268 页	银屑病 见第 268 页	内源性湿疹 见第 172 页	龟头炎 见第 268 页	闭塞性干燥性龟头炎 见第 269 页	包茎 见第 270 页

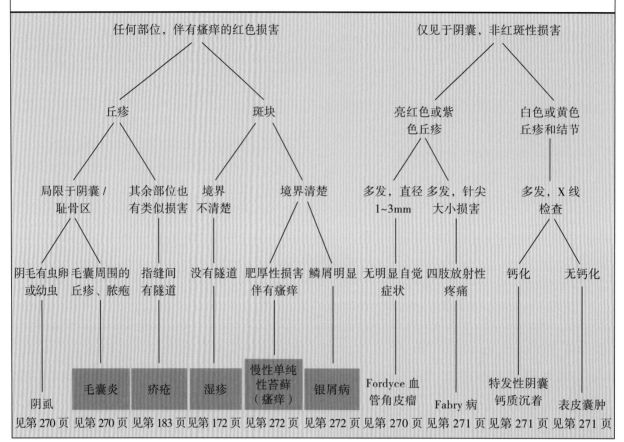

阴囊以及耻骨区

丘疹、斑块和结节　　　　　　　　　　**阴囊以及耻骨区皮损**

（注意：此表内容并不全面，可参见其他章节）

任何部位，伴有瘙痒的红色损害　　　　　仅见于阴囊，非红斑性损害

丘疹　　　　斑块　　　　亮红色或紫　　　白色或黄色
　　　　　　　　　　　　色丘疹　　　　丘疹和结节

局限于阴囊／　其余部位也　境界　　境界清楚　　多发，直径　多发，针尖　　多发，X线
耻骨区　　　有类似损害　不清楚　　　　　　1~3mm　大小损害　　　检查

阴毛有虫卵　毛囊周围的　指缝间　没有隧道　肥厚性损害　鳞屑明显　无明显自觉　四肢放射性　钙化　　　无钙化
或幼虫　　丘疹、脓疱　有隧道　　　　　伴有瘙痒　　　　　症状　　　疼痛

　　　　　　　　　　　　　　　　　　慢性单纯
　　　　　毛囊炎　疥疮　湿疹　性苔藓　银屑病
　　　　　　　　　　　　　　　（瘙痒）

阴虱

见第 270 页　见第 270 页　见第 183 页　见第 172 页　见第 272 页　见第 272 页　见第 270 页　Fabry 病　特发性阴囊　表皮囊肿

Fordyce 血　　　　　钙质沉着
管角皮瘤　见第 271 页　见第 271 页　见第 271 页

光泽苔藓或扁平苔藓（LICHEN NITIDUS/LICHEN PLANUS；图 11.9）

扁平苔藓多累及生殖器。皮损特征与其他部位的类似，为顶部扁平的有光泽的紫色多角形丘疹。如果丘疹非常小，则被诊断为光泽苔藓（图 8.4，第 145 页）。治疗方案见第 145 页。

阴茎珍珠状丘疹（PEARLY PENILE PAPULES；图 11.10）

约 10% 男性进入青春期后，会在冠状沟部位出现小的肤色、粉红色珍珠状丘疹，直径约 1~3mm。很多患者因此而就诊，应告知患者阴茎珍珠状丘疹为正常皮肤结构，无须治疗。

病毒疣（WARTS；图 11.11，图 11.12）

下列疾病可导致阴茎、阴囊、女阴或肛周出

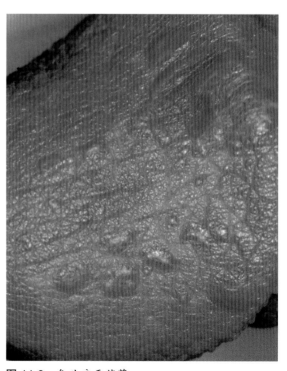

图 11.9 龟头扁平苔藓

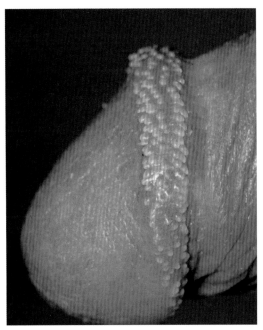

图 11.10　冠状沟阴茎珍珠状丘疹

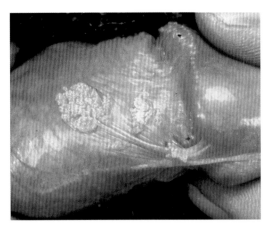

图 11.11　阴茎病毒疣、冠状沟珍珠状丘疹

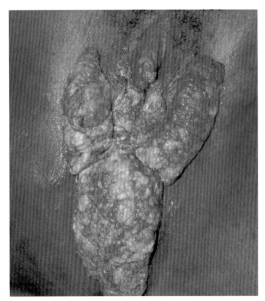

图 11.12　女性 HIV 感染者外阴的病毒疣

现疣状损害：

● 尖锐湿疣［Genital warts（condyloma acuminata）］：本病通过性接触传播，是由人乳头瘤病毒感染引起的（HPV 6，HPV 11，HPV 16，HPV 18），表现为单发或多发性疣状丘疹，可为肤色、粉红或棕色。病变表面湿润。患者的性伴侣应同时接受检查，并排除其他性传播疾病。

● 寻常疣（Common warts）（见第 235 页）。

● 扁平疣（Plane warts）（见第 199 页）。

● 脂溢性角化病（Seborrhoeic warts）（见第 237 页）。

● 扁平湿疣（Condylomata lata）：见于二期梅毒，外观类似扁平疣（图 11.2）。暗视野检查可以见梅毒螺旋体（图 11.4）。考虑到本病的时候，可以做梅毒血清学检查，以明确诊断。

治疗：生殖器和肛周疣

最关键之处在于，患者在专门的性病门诊就诊，排除其他性传播疾病。生殖器疣的治疗可选择以下方案：

1. 非角化性生殖器疣　外用 0.5% 鬼臼毒素酊或软膏，每个疣体每天外用 2 次，连续 3 天，4 天后再次重复该治疗方案，总疗程为 4 周。如果效果不明显，可尝试下面方案 2 或方案 3。该方法可在家自行治疗，但应注意避免将药物涂于正常皮肤，以免出现红肿、溃疡等不良反应。

2. 肛周或其他部位角化性生殖器疣　外用咪喹莫特乳膏，每周 3 次，共 16 周（见第 27 页）。每次应用后，应将药物在患处保留 12 小时，然后用清水和肥皂清洗。

3. 冷冻　单发或少量损害可选此方案。每周 1 次，直至痊愈。阴蒂和阴唇系带部位应特别小心，避免瘢痕形成。

4. 全麻下手术切除　适用于巨大疣体或肛管内病变。50~75 mL 1∶3000 溶于生理盐水中的肾上腺素在疣体皮下注射。这样疣就胀得像气球，从而各个小疣分开呈指状。用细齿镊子夹住疣体，用尖头剪子剪掉。因肾上腺素，出血极少。持续出血点可用热凝固。

银屑病（PSORIASIS；图 11.13，图 11.14）

阴茎和龟头部位的银屑病并不难诊断，因其临床特征与其他部位的银屑病基本相同。偶尔龟头部位的银屑病没有明显鳞屑，但刮除斑块仍然可见典型的银屑病特征。在 5~15 岁的男孩，阴茎可以是银屑病首发部位，常引起家长的紧张。成人患者由于性活动时的疼痛以及由此带来的尴尬，给患者带来困扰。

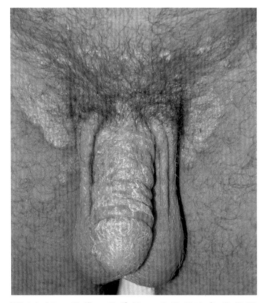

图 11.13 阴茎、耻骨区以及腹股沟部位的银屑病

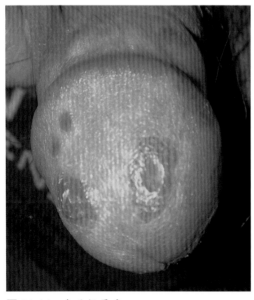

图 11.14 龟头银屑病

治疗：生殖器部位的银屑病

煤焦油制剂、地蒽酚以及卡泊三醇容易引起皱褶部位以及生殖器部位的疼痛不适感，因此不推荐上述药物。骨化三醇不良反应少，可以试用。糖皮质激素效果明确，但 1% 氢化可的松无治疗作用。建议使用中效糖皮质激素，使用频率为每天 2 次。

龟头炎（BALANITIS；图 11.15）

龟头炎特指的是龟头部位的炎症反应，在已经进行包皮环切术的人群中，本病很少发生。龟头炎多是由于局部卫生较差（尤其是包茎）、尿道分泌物或创伤引起的刺激性皮炎。注意：应警惕念珠菌感染的可能。念珠菌性龟头炎的临床症状可以不典型，表现为冠状沟的脓疱，取材送检可以明确诊断。如果念珠菌检查结果阳性，应即刻检测血糖和糖化血红蛋白，以进一步排除中老年患者的糖尿病。如果龟头炎为急性发病，应考虑到接触避孕套、杀精泡沫或外用药物后过敏的可能性。

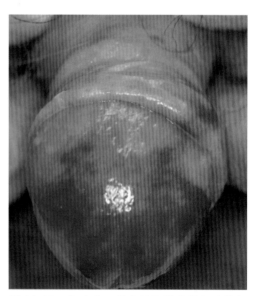

图 11.15 龟头炎：需要活检排除浆细胞性龟头炎或肿瘤。组织病理学提示为炎症反应，弱效糖皮质激素治疗有效

环状龟头炎（CIRCINATE BALANITIS；图 11.16，图 11.17）

本病见于 Reiter 综合征患者 [关节炎（骶髂

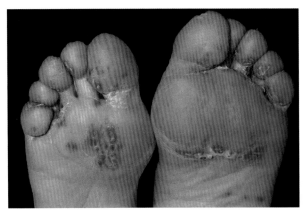

图 11.16 脓溢性皮肤角化病：Reiter 综合征患者足底角化性丘疹和脓疱

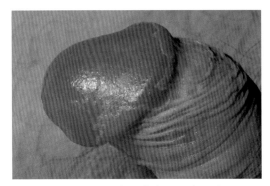

图 11.17 Reiter 综合征患者环状龟头炎

关节炎 ± 多关节炎），尿道炎或痢疾，结膜炎]，表现为龟头部位的红斑鳞屑，皮损可扩展至冠状沟边缘。患者的足底可出现角化性丘疹或脓疱（脓溢性皮肤角化病）。泌尿生殖道感染（多为衣原体）或细菌性胃肠炎（表现为腹泻）出现 1~3 周后，上述体征会全部或部分出现。本病好发于HLAB27 阳性的年轻男性。如果有高危性接触史，患者应进行相关筛查。

治疗：龟头炎

● 如果没有念珠菌感染的证据，且患者没有糖尿病，可以用盐水 [1 平勺盐溶于 1 品脱（约 0.568L）的水中] 清洗患处。每次 10 分钟，每天 2 次，共 1 周。大约 80%~90% 患者可以达到治愈。如果病情反复，可以再次使用上述方案。

● 如果患者有念珠菌感染或伴有糖尿病，用盐水清洗后，外用制霉菌素软膏或乳膏 / 咪唑类软膏，每天 2~3 次，直至治愈。

● 如果上述方案均无效，需取尿道分泌物检查，排除厌氧菌的感染。若患者的检查结果阴性，则需检查其性伴侣。任何一方检查结果阳性，都应口服甲硝唑 400mg，每天 3 次，共10 天。

● 如果没有感染的证据，可外用 1% 氢化可的松软膏。

● 如果上述方案均无效，应进行活检以明确诊断。

闭塞性干燥性龟头炎 [BALANITIS XEROTICA OBLITERANS（BXO）；图 11.18]

本病等同于发生于女性的硬化萎缩性苔藓（见273 页），多见于年轻男性，可出现龟头或包皮的色素减退斑、水疱或出血、包茎或排尿失控。除此之外，还可见到龟头部位伴或不伴有萎缩的乳白色的斑片、丘疹或斑块（图 11.18）。

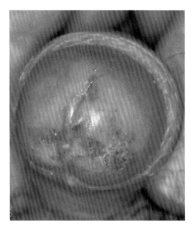

图 11.18 闭塞性干燥性龟头炎，出血性糜烂

治疗：闭塞性干燥性龟头炎

如果患者没有进行包皮环切，则首先建议患者切除过长的包皮。若患者自觉疼痛或瘙痒，应外用 1% 氢化可的松乳膏，每天 2 次；如治疗无效，或患者出现严重的尿道狭窄，则应每天两次外用强效糖皮质激素乳膏，可以达到迅速控制病情的目的。切记：疗程不应超过 2~3周，一旦病情缓解，应及时更换为弱效激素。

包茎（PHIMOSIS；图 11.19）

包茎表现为难以上翻包皮，不能完全暴露龟头。包茎的发生与先天性包皮过紧、反复创伤或闭塞性干燥性龟头炎有关。

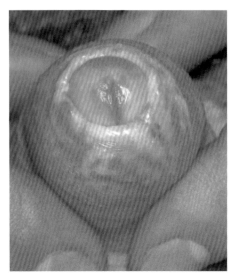

图 11.19　闭塞性干燥性龟头炎诱发的包茎：注意龟头以及包皮局部的萎缩

治疗：包茎

如果没有感染的征象，患者应尽早行包皮环切术。

若出现尿道炎的表现，最常见的原因是非特异性尿道炎或淋病，建议患者及其性伴侣在性病门诊就诊，明确诊断。

如没有感染迹象，可以外用 1% 氢化可的松乳膏缓解症状。

阴虱（PUBIC LICE；图 11.20）

阴虱寄生于人类阴毛，靠吸食人类血液生存。阴虱和头虱的虫卵类似：黏附于阴毛的椭圆形闪亮的胶囊样外观，白色，长约 1~2mm。在黑人中，阴虱的虫卵颜色可非常黑，但其他特征与一般虫卵无异。如找寻不到虫卵，应仔细寻找湿疹或疥疮的证据，以排除上述疾病。多毛人群中，虫卵亦可见于腋毛、体毛或睫毛（图 11.20）。

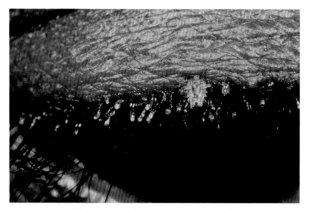

图 11.20　睫毛处的阴虱和虫卵

治疗：阴虱

● 首先应剃光阴毛。

● 外用 0.5% 马拉硫磷洗剂、0.5% 苯醚菊酯洗剂或 5% 聚酯乳膏，12 小时后再进行清洗。7 天后再次重复上述治疗 1 次，以确保杀死再次孵化的幼虫。注意：酒精制剂不适于外阴。

● 多毛人群中，虫卵亦可见于腋毛、体毛或睫毛，应仔细检查并对感染部位进行处理。

● 眼睑部位的幼虫和虫卵可用手指清除，然后涂抹凡士林油，每天 3~4 次，以使阴虱不能附着。

● 患者的性伴侣应同时接受治疗。

毛囊炎或疖肿（FOLLICULITIS/BOIL）

毛囊炎为毛囊周围小的红色丘疹，部分损害中央有脓疱。大的结节称为疖肿。两种疾病大都是由于金黄色葡萄球菌感染导致（见第 130 页、135 页和 137 页）。两者都可以诱发腹股沟淋巴结肿大，细菌培养有助于确诊。

Fordyce 血管角皮瘤（ANGIOKERATOMA OF FORDYCE；图 11.21）

Fordyce 血管角皮瘤多见于老年人阴囊，为数目较多的小的亮红色或紫色非瘙痒性丘疹。本病多无自觉症状，但偶尔会有出血。通过病理可以确诊，本病为良性病变。

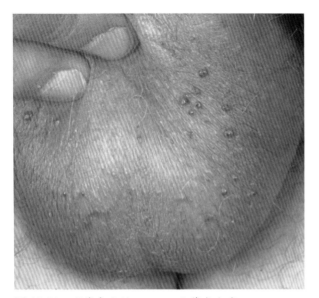

图 11.21　阴囊部位的 Fordyce 血管角皮瘤

Fabry 病（弥漫性躯体血管角皮瘤）[FABRY'S DISEASE（ANGIOKERATOMA CORPORIS DIF-FUSUM）]

本病为罕见的 X 连锁遗传病。躯干四肢可出现小的血管角皮瘤，尤其多见于臀部和外阴。本

病多在青春期前发病，常伴有四肢剧痛以及肾功能衰竭。

表皮囊肿和特发性钙质沉着（EPIDERMOID CYSTS AND IDIOPATHIC CALCINOSIS；图 11.22，图 11.23）

阴囊单发或多发的白色丘疹多是表皮囊肿。类似的损害可见于女性的大阴唇。组织病理学上，

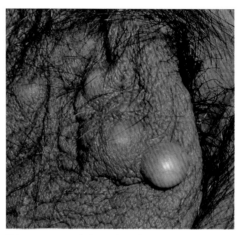

图 11.22　阴囊部位多发表皮囊肿

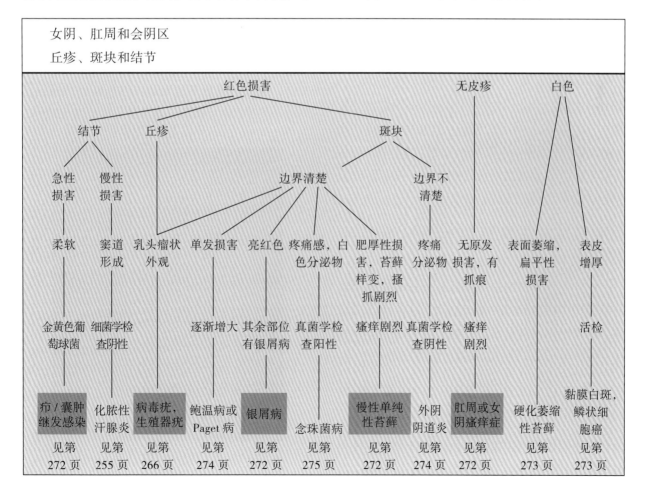

女阴、肛周和会阴区
丘疹、斑块和结节

红色损害								无皮疹	白色	
结节		丘疹			斑块					
急性损害	慢性损害			边界清楚			边界不清楚			
柔软	窦道形成	乳头瘤状外观	单发损害	亮红色	疼痛感，白色分泌物	肥厚性损害，苔藓样变，搔抓剧烈	疼痛分泌物	无原发损害，有抓痕	表面萎缩，扁平性损害	表皮增厚
金黄色葡萄球菌	细菌学检查阴性		逐渐增大	其余部位有银屑病	真菌学检查阳性	瘙痒剧烈	真菌学检查阴性	瘙痒剧烈		活检
疖/囊肿继发感染	化脓性汗腺炎	病毒疣，生殖器疣	鲍温病或 Paget 病	银屑病	念珠菌病	慢性单纯性苔藓	外阴阴道炎	肛周或女阴瘙痒症	硬化萎缩性苔藓	黏膜白斑，鳞状细胞癌
见第272页	见第255页	见第266页	见第274页	见第272页	见第275页	见第272页	见第274页	见第272页	见第273页	见第273页

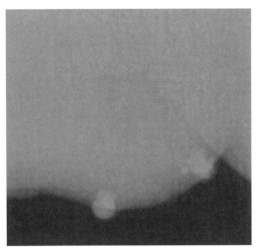

图 11.23　X 线显示特发性阴囊钙质沉着症

与其他部位的表皮囊肿无异。囊壁为正常表皮结构，中央充满角质成分。

阴囊钙质沉着与表皮囊肿临床表现极其相似，但其组织病理学结构显示有成层钙质沉着于皮肤之中。本病与高钙血症和其他部位的钙质沉着无关。X 线检查可以明确诊断。表皮囊肿和特发性钙质沉着都是良性病变。

化脓性汗腺炎（HIDRADENITIS SUPPURATIVA）

化脓性汗腺炎少见，表现为伴有疼痛的丘疹、结节、窦道或瘢痕，好发于大汗腺分布的部位，如腋下、耻骨区、大阴唇、阴囊、腹股沟、肛周、臀部或乳晕。当肛周部位出现病变时，应提防 Crohn 病或更少见的皮肤结核的可能性。活检有助于诊断（见 255 页）。

疖肿或感染性囊肿（BOILS AND INFECTED CYSTS）

疖肿是金黄色葡萄球菌感染引起的毛囊周围的脓肿。急性发病，表现为女阴、耻骨区或阴囊部位的红色疼痛性结节。女性前庭大腺也会因淋病、沙眼衣原体或阴道加德纳菌感染而发病。

肛周或女阴瘙痒症（PRURITIS ANI OR VULVAE）

当患者以肛周、女阴或阴囊瘙痒为主诉时，医生应仔细询问患者是否伴有其他症状，如疼痛

或阴道分泌物，外阴或其他部位是否有皮疹，家人是否出现类似或相同的临床表现。

表现为女阴、肛周或阴囊瘙痒的皮肤病

银屑病（Psoriasis）

当银屑病出现瘙痒时，很容易被误诊或漏诊。如果斑块为亮红色，而不是粉红或紫色，无论是否出现鳞屑，都应警惕银屑病的可能。此时应仔细检查臀沟、其余部位的皮肤、头皮或指甲，观察有无银屑病的特征性表现（见第 165 页）。

单纯苔藓（Lichen simplex；图 11.24，图 11.25）

单纯苔藓表现为孤立分布的肥厚性斑块，伴有苔藓样变，可出现或不出现明显的抓痕。阴囊以及女阴是好发部位（见第 160 页）。

湿疹（Eczema；图 11.26，图 11.27）

特应性皮炎或未定类内源性湿疹可出现外阴瘙痒。对于前者，患者可能出现难以忍受的瘙痒；在后者，性伴侣混乱或性病恐惧会加重病情。无论是哪一种情况，临床表现都与其余部位的湿疹类似，表现为境界不清楚的粉红色瘙痒性丘疹、斑块，伴有抓痕、鳞屑，通常没有明显的水疱。

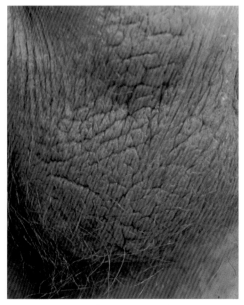

图 11.24　由于持续搔抓，阴囊出现明显的苔藓样变

刺激性接触性皮炎多见于婴儿（尿布皮炎）；老年人如果出现大小便失禁，也会出现类似的损害。外用刺激性物品同样是诱因之一。

过敏性接触性皮炎多由于外用药物（如羊毛脂、防腐剂、抗生素、局麻药）、除臭剂、避孕药或其他制剂。临床表现为急性发病的水疱、渗出和结痂，患者除自觉瘙痒外，还常有疼痛感。斑贴试验有助于寻找过敏原。

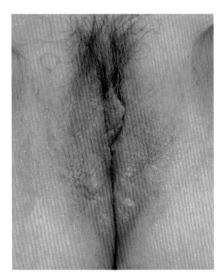

图 11.25　女阴苔藓样变

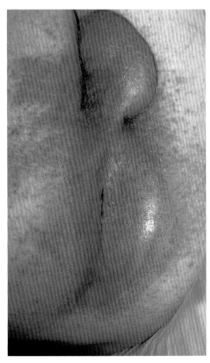

图 11.26　表面麻醉剂诱发的过敏性接触性皮炎

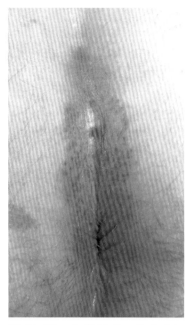

图 11.27　肛周湿疹，表现为红斑和抓痕

阴虱（Pubic lice）

阴阜或阴唇毛上发现虫卵和成虫有助于确诊（见第 270 页）。

疥疮（Scabies）

除面部外，躯干四肢都会出现瘙痒性皮疹，手指缝处可发现隧道。家人或性伴侣会出现同样的临床表现（见第 183 页）。

生殖器疱疹（Herpes simplex）

本病除引起瘙痒外，还可以导致疼痛感。患者应在性病门诊就诊，排除其他性传播疾病（见第 264 页）。

阴道表皮内瘤变［Vaginal intra–epidermal neoplasia（VIN）］

VIN（白斑）常表现为女阴白色肥厚性斑块，而并非萎缩性损害。组织病理有助于明确区分本病和硬化萎缩性苔藓。

硬化萎缩性苔藓（Lichen sclerosus et atrophicus；图 11.28，图 11.29）

硬化萎缩性苔藓常累及女阴和肛周，可引起患者的剧烈瘙痒感，好发人群为女童或中年女性。

在女童中，可出现瘙痒、疼痛或出现水疱，这些表现在青春期后可自行缓解。在老年女性，患者常出现难以忍受的瘙痒感、疼痛或性交困难。本病临床表现为女阴、肛周出现的白色萎缩性丘疹和斑块，伴或不伴有毛囊角栓或出血性大疱。偶尔皮损可累及除女阴和肛周之外的皮肤，其特征与扁平苔藓类似，为扁平、有光泽多角形丘疹，但皮损的颜色多为白色，且表面有萎缩性皱纹（见211页）。

肿瘤（Tumours；图 11.30，图 11.31）

单发红色鳞屑性斑块，且对治疗不敏感者，应及时送活检排除鲍温病、乳房外 Paget 病或鳞状细胞癌。

女阴阴道炎（Vulvo-vaginitis）

本病为阴道的炎症反应，并累及女阴。病因如下：

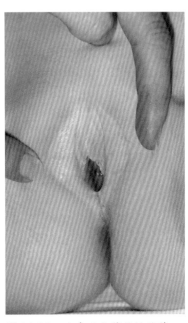

图 11.28　儿童硬化萎缩性苔藓

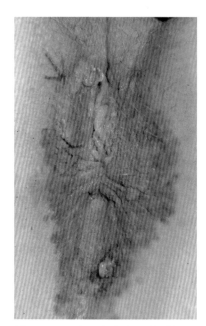

图 11.30　外阴表皮内瘤变（标注活检部位）

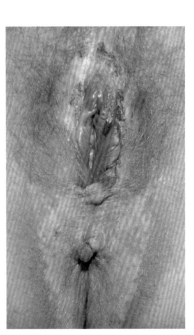

图 11.29　成人硬化萎缩性苔藓

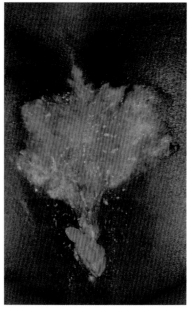

图 11.31　肛周鲍温病

● 念珠菌：相对于瘙痒感，疼痛感更加常见。急性阴道炎表现为红色光滑外观，可能会伴有白色阴道分泌物。真菌镜检或培养有助于确诊（见254 页），切记排除糖尿病。

● 细菌性阴道炎多由阴道加德纳菌感染引起（阴道分泌物伴有鱼腥味是诊断的线索之一）；污秽的分泌物也可检见黏附于上皮细胞的大量微生物，革兰氏染色可见阴性的棒状杆菌。

● 阴道毛滴虫感染可出现泡沫丰富、绿白色的阴道分泌物，直接镜检可见滴虫。

● 阴道内异物。

当无皮损时，应考虑以下疾病

线虫感染（Threadworms）

线虫感染可以导致儿童肛周瘙痒，但是在女性患者中，同样可累及外阴部位。搔抓后虫卵会直接通过手指、指甲或未清洗的手接触的食物进入患者的口腔，最后虫卵在感染者的人肠再次发育成成虫，使感染循环进行。粪便中或外阴发现成虫即可确诊，胶带试验也有助于明确诊断（用胶带在肛周粘拭，然后转移至载玻片，显微镜下观察虫卵）。

肛门排泄物（Anal discharge）

肛门排泄物或稀便，可以使得局部长期处于潮湿状态，会导致外阴瘙痒的发生。黏膜分泌物、出血或腹泻都是瘙痒的诱因之一。此时直肠检查很重要，可以排除直肠部位的痔疮、肛瘘或肿瘤。局部卫生条件差者，瘙痒往往多见。因排泄物多会在外阴有残留，尤其多见于出现腹泻或软便的患者。如果望诊不明显时，可用纱布拭子轻擦被检查部位，如果有棕色或黄色的痕迹，即可表明患者的卫生状况不理想。

特发性（Idiopathic）

肛周和外阴的瘙痒症十分常见，有时很难找到明确的诱因。

女阴痛以及阴囊烧灼疼（VULVODYNIA AND SCROTODYNIA）

局限性女阴痛指的是局部性交疼痛，在前庭大腺 5 点和 7 点位置的点压痛，多见于绝经前期的女性。泛发性女阴痛或阴囊烧灼痛表现为烧灼性疼痛感。疼痛可发生于任何时间，可波及整个生殖器部位和大腿。发病前没有任何东西触碰局部，久坐或攀爬楼梯都会加重病情。发病部位的外观正常，以下因素与发病有关：抑郁、肌纤维痛或肠易激综合征。

患者应寻求专业医生帮助（见 276 页）。

治疗：肛周瘙痒症或外阴瘙痒症

首先应治疗瘙痒症伴发的皮肤病：

银屑病（见 252 页）

湿疹（见 251 页）

扁平苔藓（见 144 页）

疥疮（见 183 页）

阴虱（见 270 页）

生殖器疣（见 264 页）

生殖器疱疹（见 266 页）

硬化萎缩性苔藓：女童患者可外用 1% 氢化可的松乳膏或软膏，每天 2 次，效果明显。对于成年女性，应选用最强效激素，待病情控制后，逐渐将使用频次降为每周 2~3 次。有效的控制病情，可降低患者发生鳞状细胞癌的概率。

念珠菌病：将咪康唑阴道栓剂置于阴道内。克霉唑（500mg）或咪康唑（1200mg）单次口服。

阴道毛滴虫感染：口服甲硝唑，400mg，每天 2 次，疗程 5~7 天；或单次口服甲硝唑2g。

手术切除：直肠部位的痔疮、肛瘘或癌症均可引起瘙痒症，可手术切除相应病变。

线虫病：家庭内所有患者都应单次口服甲苯咪唑，100mg（孕妇以及 2 岁以下儿童除外）。如果病情复发，可在 2~3 周后，重复治疗。2 岁以下儿童，推荐口服哌嗪。按照 50mg/kg 计算用量，疗程 7 天。除药物治疗外，还应告知患者每天晨起后，清洗内衣以去除虫卵；饭前便后要洗手。

特发性瘙痒症：还有许多患者没有明确诱因，只能对症处理。

肛周瘙痒症：无论是何种原因诱发，患者应切记搔抓只能加重病情。保持外阴清洁卫生，穿宽松的纯棉内衣有助于缓解病情。大便后可以使用中性肥皂清洗肛周，如果有条件，推荐患者坐浴。药物治疗可选择 1% 氢化可的松软膏或丁酸氢化可的松软膏可有效控制瘙痒症状。一旦病情得到控制，应逐渐减少激素的使用。如果上述措施均无效，建议患者找专科皮肤科医生就诊，以排除其他疾病。

女阴瘙痒症：与肛周瘙痒症类似，本病的发病与精神因素有很大的相关性。仅告知患者可以治疗的药物对于本病的治疗是远远不够的，应进一步追踪疾病的诱因（如因性关系混乱或性功能障碍而对性伴侣产生的内疚感、流产史或儿童期受到性虐待等），并尽可能消除上述因素的影响。

女阴痛以及阴囊烧灼痛：治疗相对困难，建议患者寻求专业医生就诊。一般选择规律外用无刺激的润肤霜。局限性女阴痛可在性生活前外用局麻制剂。抗抑郁药有时可能有效。

12 下 肢

- **红斑性病变或皮疹**

  急性

  斑片，丘疹，斑块，水疱　　　278

  溃疡　　　288

  慢性

  正常的表面　　　280

  鳞屑、结痂、渗出

  大斑片和斑块（>2cm）　　　286

  丘疹、小斑块和结节　　**见第 8 章**

  溃疡面

  周围皮肤受累　　　288

  周围皮肤正常　　　288

- **非红斑性皮损**

  紫色，橙色，棕色皮疹　　　299

  其他病变　　**见第 9 章**

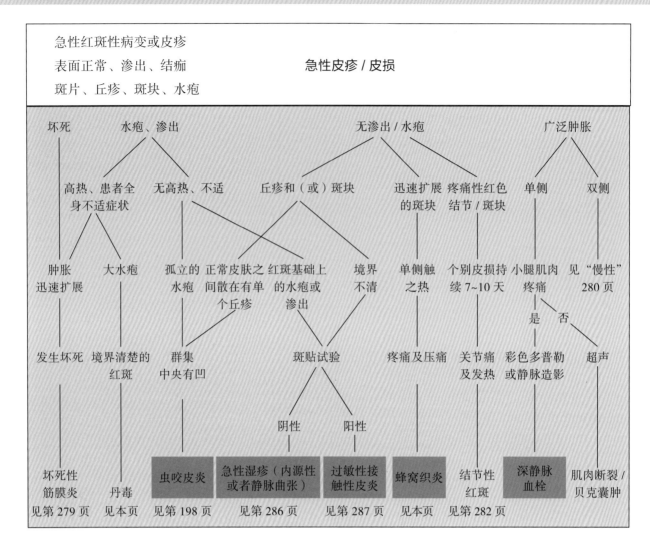

急性红斑性病变或皮疹			
表面正常、渗出、结痂	急性皮疹／皮损		
斑片、丘疹、斑块、水疱			

坏死 | 水疱、渗出 | 无渗出／水疱 | 广泛肿胀

高热、患者全身不适症状 | 无高热、不适 | 丘疹和（或）斑块 | 迅速扩展的斑块 | 疼痛性红色结节／斑块 | 单侧 | 双侧

肿胀迅速扩展 | 大水疱 | 孤立的水疱 | 正常皮肤之间散在有单个丘疹 | 红斑基础上的水疱或渗出 | 境界不清 | 单侧触之热 | 个别皮损持续7~10天 | 小腿肌肉疼痛 | 见"慢性"280页

是 | 否

发生坏死 | 境界清楚的红斑 | 群集中央有凹 | 斑贴试验 | 疼痛及压痛 | 关节痛及发热 | 彩色多普勒或静脉造影 | 超声

阴性 | 阳性

坏死性筋膜炎 | 丹毒 | 虫咬皮炎 | 急性湿疹（内源性或者静脉曲张） | 过敏性接触性皮炎 | 蜂窝织炎 | 结节性红斑 | 深静脉血栓 | 肌肉断裂／贝克囊肿

见第279页 | 见本页 | 见第198页 | 见第286页 | 见第287页 | 见本页 | 见第282页

丹毒（ERYSIPELAS；图12.1，图12.2）

这是一种由 A 组 β 溶血性链球菌（化脓性链球菌）感染真皮浅层引起的化脓性疾病。患者突然出现高热和寒战，继而皮肤出现境界清楚的红斑，中央可见水疱。这与蜂窝织炎的区别在于丹毒没有明显的细菌侵入口。

蜂窝织炎（CELLULITIS；图12.3）

这是由 A 组、C 组或者 G 组 β 溶血性链球菌感染真皮深层引起的化脓性疾病。通常会有一个明显的微生物侵入口，如腿部溃疡、趾间足癣，足部或腿部湿疹。除了皮损的红斑境界不清楚外，其看起来类似于丹毒。皮损处无水疱，其会引起相关的淋巴管炎和淋巴结肿大。患者很少出现不适症状。

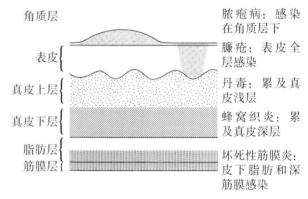

角质层

表皮 {

真皮上层 {

真皮下层 {

脂肪层 {

筋膜层 {

脓疱病：感染在角质层下

臁疮：表皮全层感染

丹毒：累及真皮浅层

蜂窝织炎：累及真皮深层

坏死性筋膜炎：皮下脂肪和深筋膜感染

图 12.1　A 组 β 溶血性链球菌感染的位置

治疗：蜂窝组织炎及丹毒

β 溶血性链球菌对青霉素药物最为敏感，但也会有感染金黄色葡萄球菌可能，目前的经验做法是静脉给予苄基青霉素 600mg 和氟氯西林 500mg，每 6 小时 1 次。在门诊可使用高

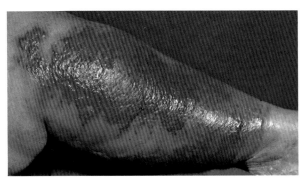

图 12.2　丹毒：境界清楚的红斑基础上的大水疱

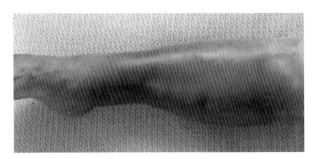

图 12.3　蜂窝织炎：红斑无水疱

剂量氟氯西林（每 6 小时 1g）。治疗丹毒疗程为 7 天，蜂窝织炎至少 2 周。否则有复发的可能性。对于那些对青霉素过敏的患者，可以换用口服红霉素、克拉霉素 500mg 或克林霉素 300mg，每 6 小时 1 次。不要使用氨苄西林，因为没有效果。如果感染控制不佳，要检查患者是否患有糖尿病。蜂窝组织炎总是比丹毒难治愈，常常在 24 小时之内对治疗有反应。

对于蜂窝组织炎的治疗，也必须同时治疗这些引起链球菌入侵皮肤的疾病，如湿疹、足癣、腿部溃疡，否则会引起复发性蜂窝织炎，从而导致慢性淋巴水肿的发生。如果 6 个月内已经超过 2 次出现蜂窝组织炎，则需要长期预防性的使用青霉素，可以使用口服苯氧甲基青霉素（青霉素 V）250mg，每天 2 次。

坏死性筋膜炎（NECROTISING FASCIITIS；图 12.4）

坏死性筋膜炎是一种由 A 组非溶血性链球菌感染皮下脂肪和深筋膜引起的急性暴发性疾病。

从机体释放的毒素导致皮肤血管内血栓形成，从而进一步引起组织坏死。刚开始像蜂窝组织炎或丹毒，但不超过 2~3 天紫色部分皮损发生坏死。在这里，最重要的是对于这些情况做出明确诊断，对一些患者的皮损看起来像丹毒或蜂窝织炎，但经过青霉素或红霉素治疗 24~48 小时后也无改善，或暗紫色区域内出现较大的红肿区。认为它与并存的疾病相关，如使用免疫抑制剂、糖尿病、酒精过量患者、癌症或穿透性损伤（如道路交通事故）或矫形手术。高水平的抗去氧核糖核酸酶 B 和患者血清中抗透明质酸酶可以确诊该诊断。

检测抗 O 滴度没有意义，因为它总是正常的。

坏死性筋膜炎可以是一个急性的暴发性疾病，在患者死亡之前，几乎考虑不到该诊断，也可以是一个更缓慢的过程，坏死组织逐渐与周围正常皮肤分离。在儿童和年轻人，链球菌是常见的病原体，但老年人，尤其是手术后，可能涉及有其他病原体，如葡萄球菌、大肠杆菌和梭状芽孢杆菌等。

治疗：坏死性筋膜炎

患者应紧急入院，以便于可以进行广泛手术清创受感染的皮肤。仅用抗生素治疗是不够的，这是因为链球菌产生一种毒素，导致血管中血栓形成。这不仅引起皮肤坏死，还可以阻止抗生素到需要的地方。没有经过手术治疗的坏死性筋膜炎患者一部分将会死亡，一部分将在医院度过数月。

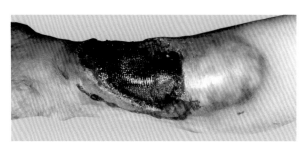

图 12.4　坏死性筋膜炎

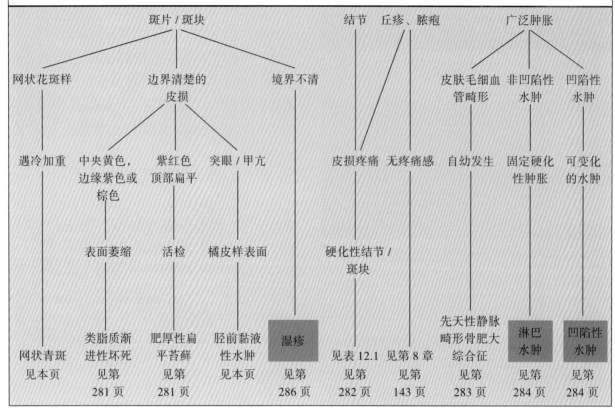

	下肢						
皮疹 / 皮损			**慢性皮疹 / 皮损**				
慢性红斑皮疹 / 皮损							
正常皮肤							
斑片、丘疹、脓疱、斑块、结节、肿胀							

斑片 / 斑块   结节   丘疹、脓疱   广泛肿胀

网状花斑样   边界清楚的皮损   境界不清   皮肤毛细血管畸形   非凹陷性水肿   凹陷性水肿

遇冷加重   中央黄色，边缘紫色或棕色   紫红色顶部扁平   突眼 / 甲亢   皮损疼痛   无疼痛感   自幼发生   固定硬化性肿胀   可变化的水肿

表面萎缩   活检   橘皮样表面   硬化性结节 / 斑块

网状青斑 见本页   类脂质渐进性坏死 见第 281 页   肥厚性扁平苔藓 见第 281 页   胫前黏液性水肿 见本页   **湿疹** 见第 286 页   见表 12.1 见第 282 页   见第 8 章 见第 143 页   先天性静脉畸形骨肥大综合征 见第 283 页   **淋巴水肿** 见第 284 页   **凹陷性水肿** 见第 284 页

网状青斑（LIVEDO RETICULARIS; 图 12.5）

网状青斑是指皮肤网状变色，通常累及下肢，但也可以发生于上肢和躯干。这是由于血液滞留于相邻动脉与皮肤毛细血管之间。任何因素致使皮肤小动脉的血流量减少都可能会引起这种改变。病因：

1. 毛细血管扩张症。

2. 儿童和成人在寒冷环境下的生理表现。

3. 结节性多动脉炎、自身免疫性结缔组织疾病。

4. 血管内冷球蛋白血症、血小板减少症、高凝状态。

应该推荐患者咨询专家以排除血管和血管内的相关病因。

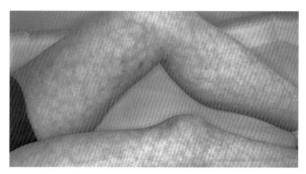

图 12.5 网状青斑

胫前黏液性水肿（PRETIBIAL MYXOEDEMA; 图 12.6）

10% 的甲状腺亢进的患者小腿胫前可以看到粉色、肤色或黄色的蜡样斑块或结节。常伴发弥漫性甲状腺肿大，眼球突出和甲状腺肢端肥厚。表面呈橘皮样外观。

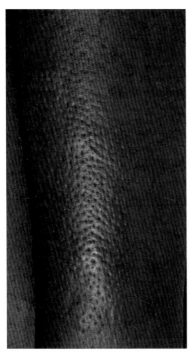

图 12.6　黑人胫前皮肤黏液水肿

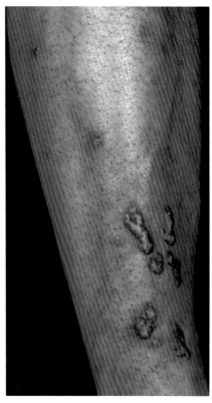

图 12.7　亚洲人皮肤肥厚性扁平苔藓

治疗：胫前黏液性水肿

最有效的治疗方法是超强效 [UK]/1-2 类 [USA] 类固醇激素局部封闭治疗。甲状腺疾病需要使用抗甲状腺药物或甲状腺切除术治疗。

肥厚性扁平苔藓（HYPERTROPHIC LICHEN PLANUS）

小腿上出现多个瘙痒，肥厚性，呈粉紫色、紫红色斑块，可能是扁平苔藓（图 12.7）。皮损表面会有少量鳞屑或呈疣状。其他部位出现典型扁平苔藓皮损将提示该诊断。单个的斑块需要做皮肤活检，要与单纯苔藓进行鉴别。

治疗：肥厚性扁平苔藓

下肢的肥厚性扁平苔藓往往会持续数年而不是几个月，并且会非常痒。最有效的治疗方法是：局部使用超强效 [UK]/1 类 [USA] 类固醇激素霜或软膏，如 0.05% 丙酸氯倍他索（英国明特美肤 / 美国丙酸氯倍他索），当局部使用激素无效时，可以增加外用药的频率。为了有效果，必要时皮损内注射类固醇激素（曲安奈德 10mg/mL）。

类脂质渐进性坏死（NECROBIOSIS LIPOIDICA；图 12.8，图 12.9）

胫前境界清楚的圆形或椭圆形斑块是类脂质渐进性坏死的典型特点。皮损边缘呈淡紫色或棕色隆起性斑块，中央是黄色并伴有明显毛细血管

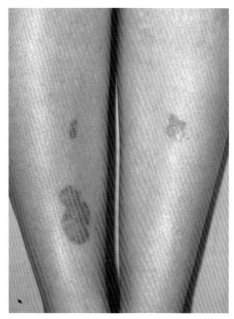

图 12.8　类脂质渐进性坏死

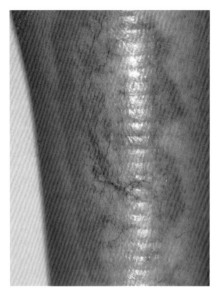

图 12.9　类脂质渐进性坏死（特写）

扩张。70% 的患者都患有糖尿病，但似乎该皮肤病的出现或者发展和糖尿病的控制没有关系。受累皮肤出现萎缩可能的原因是创伤后溃疡导致（通常有明显的创伤，如被踢到或用超市手推车碰撞）。

治疗：类脂质渐进性坏死

检查是否有潜在的糖尿病。治疗的目的是阻止斑块进一步扩大。如果疾病处于活动期（淡紫色的边界逐渐突起），外用强效类固醇激素霜 /2–3 类 USA，每天 2 次，直到边缘变平。应该告知患者治疗并不能完全去除皮损。如果边缘不隆起，病变部位只是颜色改变，类固醇激素治疗将无效。

溃疡面很难愈合。应给予下肢全面保护从而避免进一步创伤，可应用不粘水胶体或泡沫敷料（见表 2.5，32 页；表 2.8，34 页）。敷料每周 2 次，直到溃疡愈合。

系统性应用类固醇激素如泼尼松龙每天 30 mg，数周可治疗本病，但会使糖尿病控制不佳。或者可以考虑皮肤移植，但是美容效果不佳。如果在类脂质渐进性坏死区域曾经出现过溃疡，那么患者应该注意保护下肢的每一部位，以免受到进一步的创伤，包括裤子内穿戴护腿板，从而避免创伤。

腿部疼痛性红色结节（斑块）［TENDER RED NODULES（PLAQUES）ON LEGS］

小腿出现一个或者数个疼痛性红色结节或硬结性斑块，需要通过细致的病史询问、检查和活检来诊断。除了结节性红斑外，其余有必要推荐到专科医生处就诊（表 12.1）。

表 12.1　引起小腿疼痛性结节和红斑的原因

结节性红斑	小腿伸侧疼痛性红色结节 个别皮损仅持续 7~14 天 伴有发热、关节痛，多见于年轻女性
脂膜炎	单个或多个红色结节，主要以小腿为主，但也可以是任何部位的皮下脂肪 皮损持续数周或者数月 愈后留有瘢痕
结节性血管炎	早期与脂膜炎无法区别，除了活检 主要以小腿为主 皮损持续数周或数月
结节性多动脉炎	伴有网状青斑和（或）小腿溃疡的良性过程 泛发型：累及肺和肾脏；红细胞沉降率高
浅表性血栓性静脉炎	浅表静脉上红色丘疹 不累及深部组织

结节性红斑（ERYTHEMA NODOSUM；图 12.10）

小腿伸侧出现的疼痛性红色结节（斑块），多见于年轻女性。单个皮损的直径为 1~10cm，早期为鲜红色，7~10 天颜色转暗成青紫色。3~6 周左右皮损逐渐消退，可伴发有全身乏力、发热、关节痛等症状。结节性红斑的常见病因：

- 药物：如磺胺类以及口服避孕药。
- 妊娠。
- 链球菌感染咽部、扁桃体。
- 结节病。
- 溃疡性结肠炎。
- 克罗恩病。
- 肺结核。
- 其他众多的病毒、细菌及真菌感染。

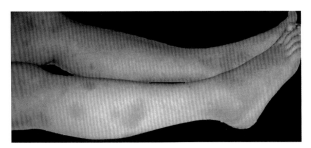

图 12.10　结节性红斑：小腿多个疼痛性结节和红斑

治疗：结节性红斑

　　首先，治疗病因。非甾体抗炎药（NSAID）为最有效的治疗方法，如吲哚美辛 50mg，每天 3 次。必要时给予口服止痛药缓解疼痛（对乙酰氨基酚、止痛片）。告诉患者尽可能休息，活动时尽量穿弹力袜。

结节性血管炎或脂膜炎（NODULAR VASCU-LITIS/PANNICULITIS；图 12.11，图 12.12）

　　双下肢红色结节或硬结样斑块持续数周或数月是由结节性血管炎（真皮深层血管周围及皮下脂肪层炎症反应）或脂膜炎（皮下脂肪层炎症反应）引起。皮损早期可以通过深部皮肤活检明确诊断。

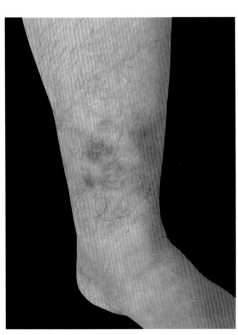

图 12.11　肺结核患者的结节性血管炎

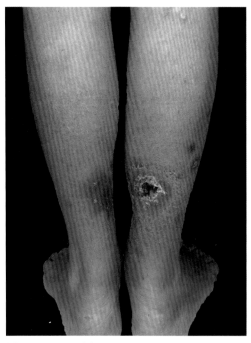

图 12.12　脂膜炎

脂膜炎的病因：

● 寒冷，尤其是对于新生儿。

● 胸部及臀部严重创伤。

● 胰腺疾病释放的某些酶（胰腺炎或胰腺癌）。

● 盘状红斑狼疮（狼疮性脂膜炎）。

● 人工注射油性液体（在中心寻找针刺的痕迹！）。

　　对于结节性血管炎，要寻找感染灶，如结核病。

治疗：结节性血管炎 / 脂膜炎

　　寻找病因及治疗。若无明显病因，治疗则以使用止痛药、非甾体抗炎药和弹力袜为主。必要时可以系统应用类固醇激素，泼尼松龙起始量每天 30mg，疾病一旦控制，尽可能快地减少激素量至维持量每天 7.5~10mg。作为非类固醇药物，环孢素、硫唑嘌呤、环磷酰胺可以尝试。这通常要反复试验才能找到适合个体化的治疗方案。

KLIPPEL-TRÉNAUNAY 综合征（KLIPPEL-TRÉNAUNAY SYNDROME；图 12.13）

　　肢体的肥大合并先天性血管异常，如毛细血管畸形（葡萄酒色痣），深部海绵状血管瘤、动静脉瘘或静脉淋巴管畸形。肢体肥大是由于血流量的增加造成软组织和骨的过度增生。通常情况下，葡萄酒色痣是在出生时或在幼儿期出现。肢体肥大稍后逐渐出现。

凹陷性水肿（PITTING OEDEMA）

水肿是由于液体在真皮层积聚所致，临床表现为皮肤表面受压产生凹陷，局部压力去除后，凹陷慢慢恢复（图 12.14）。凹陷性水肿最常见于受压的承重部位，如活动时脚踝部以及平躺时的骶尾部。如果给予利尿剂，或抬高患处，水肿可以缓解。

单侧水肿可能引起的原因：
- 深静脉血栓形成。
- 慢性静脉性疾病（见 289 页）。
- 严重的皮肤疾病（如湿疹、银屑病、蜂窝织炎、丹毒）。

双侧水肿可能的原因：
- 心力衰竭。
- 低蛋白血症。
- 肥胖。
- 肾病综合征。

- 早期淋巴水肿。
- 不活动时。
- 药物导致水钠潴留（如激素、降压药、钙通道阻滞剂、单胺氧化酶抑制剂、全身性类固醇等）。
- 妊娠和腹部包块引起静脉回流受阻。

淋巴水肿（LYMPHOEDEMA；图 12.15~ 图 12.17）

淋巴管的损伤导致富含蛋白质的组织液积聚于患肢，从而导致肿胀（图 12.15）及纤维化。所以水肿成为非凹陷性和非低位区（即使用利尿剂或者抬高患肢不会改善病情）。皮肤增厚，皮皱加深（在第二趾上的皮肤无法捏出褶皱）。几年后出现角化过度和疣状赘生物（图 12.32）。淋巴水肿的并发症包括肢体的不适和沉重感、活动减少、液体从皮肤破损处流出、继发链球菌感染（蜂窝织炎）以及趾间足癣。

原发性淋巴水肿的原因：
- 淋巴管的缺乏或发育不全。

淋巴水肿变得明显的原因是由其他因素决定，

![图12.13]
图 12.13 KLIPPEL-TRÉNAUNAY 综合征

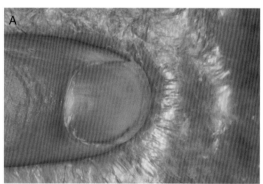
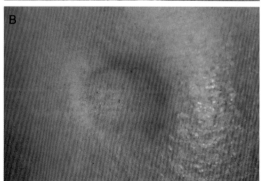
图 12.14 凹陷性水肿（A.压力；B.压痕缓慢恢复）

如感染、静脉功能不全

继发性淋巴水肿的原因：

● 感染：复发性链球菌感染。

● 丝虫病：班氏丝虫通过蚊虫叮咬传播，长为成虫后堵塞淋巴管（一般见于热带地区的患者）（图 12.17）。

● 炎症：慢性湿疹或银屑病。

● 肿瘤：癌细胞浸润淋巴结。

● 创伤：

 – 淋巴结手术切除。

 – 淋巴结放疗。

 – 人为因素，例如下肢使用限制性绷带。

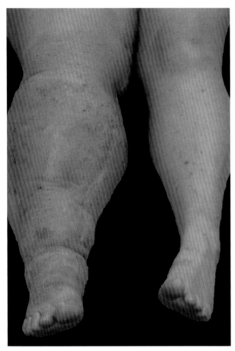

图 12.15 右下肢先天性淋巴水肿

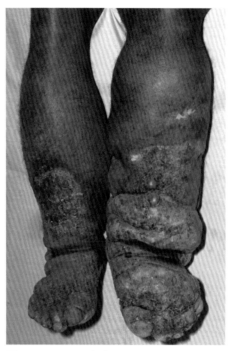

图 12.17 丝虫病导致的慢性淋巴水肿

治疗：淋巴水肿

由淋巴管的永久性缺失或者损伤引起的淋巴水肿是无法治疗的。简单的卫生措施，如用肥皂和水清洗、滋润皮肤可以防止反复的细菌感染。早上起床之前深呼吸 10 分钟可以帮助排空胸部和腹部淋巴管。采用加压包扎及定期按摩肢体是很有帮助的（见 290 页）。保持肢体的活动并且在坐位时抬高肢体对缓解水肿很重要。通过使用青霉素 V（250 mg，每天 2 次）以及脚趾之间每晚外用抗真菌药物预防并发症的发生。角化过度可采用 5% 水杨酸类软膏。疣状突起可以使用刮除术（见 292 页）。

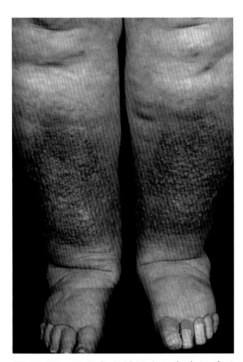

图 12.16 继发息肉样增生和色素沉着的淋巴水肿

下肢

慢性红斑性皮损 / 病变　　　　　　　　脱屑、结痂、渗出

表面脱屑、结痂、渗出

大的斑片或者斑块（直径 >2cm）

（皮损大小 <2cm，见第 8 章，148 页及 181 页）

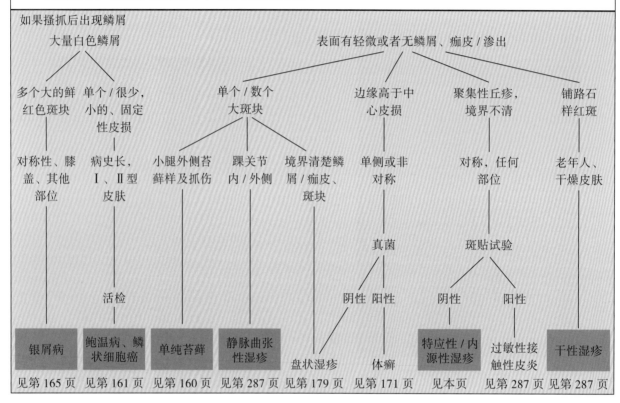

如果搔抓后出现鳞屑

大量白色鳞屑　　　　　　　　　　表面有轻微或者无鳞屑、痂皮 / 渗出

多个大的鲜红色斑块	单个 / 很少，小的、固定性皮损	单个 / 数个大斑块			边缘高于中心皮损	聚集性丘疹，境界不清	铺路石样红斑
对称性、膝盖、其他部位	病史长，Ⅰ、Ⅱ型皮肤	小腿外侧苔藓样及抓伤	踝关节内 / 外侧	境界清楚鳞屑 / 痂皮、斑块	单侧或非对称	对称，任何部位	老年人、干燥皮肤

真菌　　　　　斑贴试验

活检　　　　　　　　　　　　　　　　阴性 阳性　　阴性　　阳性

银屑病	鲍温病、鳞状细胞癌	单纯苔藓	静脉曲张性湿疹	盘状湿疹	体癣	特应性 / 内源性湿疹	过敏性接触性皮炎	干性湿疹
见第 165 页	见第 161 页	见第 160 页	见第 287 页	见第 179 页	见第 171 页	见本页	见第 287 页	见第 287 页

下肢湿疹（ECZEMA ON THE LOWER LEGS；图 12.18）

下肢边界不清楚、红色鳞屑性丘疹或斑块很有可能是湿疹，可根据外观及分布来分类。

● 急性渗出性湿疹表明是一种过敏引起的接触性皮炎。

● 静脉曲张湿疹见于患者足踝周围，此类患者常有静脉疾病的其他证据。

● 干性湿疹多见于老年人，其局部皮肤较为干燥（见 287 页）。

● 其他部位的特应性皮炎（以前或现在在肘关节、腘窝或手腕有屈侧湿疹）。

● 不属于任何上述的对称性湿疹是未分类的内源性湿疹。

边界清楚的斑块可能是由于：

● 足踝周围内侧或外侧静脉曲张湿疹。

● 盘状湿疹可以是湿性湿疹型，表面渗出结痂，也可以是干性型，表面有鳞屑（见 179 页）。

● 单纯苔藓：如果位于小腿外侧或踝关节，伴瘙痒及过度搔抓（见 160 页）。

这些需要与银屑病（搔抓表面，导致大量银白色鳞屑）区分开来。

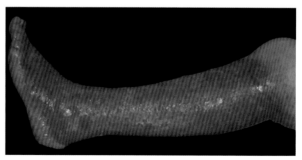

图 12.18　绷带引起的急性接触性皮炎：糜烂、渗出，但没有溃疡

过敏接触性皮炎（ALLERGIC CONTACT DERMATITIS；图 12.18）

下肢过敏接触性皮炎通常是在药物治疗静脉湿疹或溃疡时引起的。常见的致敏剂是各种抗生素（如新霉素、氟拉霉素滴眼剂、夫西地酸）、羊毛脂面霜、苯甲酸酯类以及 MCI（甲基异噻唑啉酮）、粘贴绷带以及偶尔使用的弹性支撑橡胶绷带。

治疗：过敏接触性皮炎

用高锰酸钾或醋酸铝浸泡使渗出干燥（见 24 页）。局部使用强效 UK/2–3 类 USA 类固醇软膏（不是霜剂，霜剂中的防腐剂本身就可以是致病的过敏原），每天 2 次。一旦疾病痊愈，可以通过斑贴试验检测过敏原，这样可以在以后避免接触。

干性湿疹（裂纹性湿疹）[ASTEATOTIC ECZEMA（ECZEMA CRAQUELÉ）；图 12.19]

干性湿疹是由于皮肤干燥引起，尤其是中老年人。干性湿疹发生在冬天，或是患者住院期间被过多要求洗浴超过平时次数时。皮肤通常很干燥或有鳞屑，伴有不规则的红斑裂缝，类似"铺路石症"相关的瘙痒通常会引起医生们注意。

治疗：干性湿疹

患者应减少洗澡次数，或者每天洗澡时使用可分散的浴油。对于干燥脱屑的皮肤可以使用润肤油（见 21 页）每天 2 次。局部偶尔需

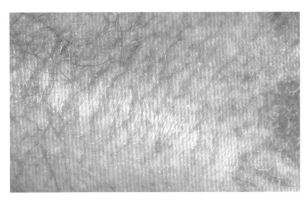

图 12.19　干性湿疹

要使用弱效 UK/7 类 USA 类固醇激素，例如 1% 氢化可的松软膏。

静脉曲张 / 瘀积性湿疹（VARICOSE/STASIS ECZEMA，图 12.20）

湿疹的发生与静脉性压力高有关，其区别于其他类型的湿疹就是局限于下肢，同时有静脉疾病的其他表现。慢性静脉曲张型湿疹急性发作提示有重叠 / 合并有过敏接触性皮炎，而不是蜂窝组织炎，后者是单侧，有灼热感。

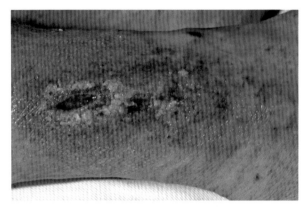

图 12.20　小溃疡周围的静脉曲张性湿疹

治疗：静脉曲张性湿疹

治疗湿疹的基础疾病与适当的弹力支撑比治疗湿疹本身更为重要（由于小腿深静脉瓣膜问题导致慢性静脉淤积）。在湿疹好转之前最好使用绷带（见 291 页），随后换成弹力袜，否则在湿疹治疗期间可能污损弹力袜。治疗湿疹，局部使用中强效 UK/ 4–5 类 USA 类固醇软膏有效，每天 2 次。患者可能更喜欢霜剂，因为这会使他的绷带看起来没那么糟糕。但是，这种做法应该被禁止，因为许多患者对防腐剂过敏（霜剂或粘贴绷带里面含有）。所有静脉曲张性湿疹的患者都应该做斑贴试验，以防止使用的软膏、敷料、绷带等物品过敏，导致病情加重。

下肢、双足（任何部位）

溃疡面　　　　　　　　　　　溃疡：急性和慢性（周围皮肤异常）

1. 急性：迅速发作

2. 慢性：周围皮肤受累

如果搔抓后出现鳞屑

迅速（急性）发作，皮肤颜色变晦暗→大片坏死溃疡　　　　　　　　　慢性（>2周），缓慢起病　　　　周围皮肤正常，见下

周围皮肤异常

不适、中毒	患者无不适症状	儿童、营养不良者	紫癜样丘疹或水疱	红斑周围脱屑、色素沉着		黄色斑块，毛细血管扩张	皮肤萎缩，毛细血管扩张
双侧小腿、双手，面部	任何部位，系统性相关疾病	双下肢及双足，热带气候环境	双下肢及双足，活检	脚踝周围大的，浅表无痛性（通常）	非洲裔加勒比人，镰状细胞	胫前皮肤活检	曾经有过治疗史
			多发性大动脉炎或结节性血管炎				
坏死性筋膜炎	坏疽性脓皮病	热带溃疡		静脉溃疡或瘀积性溃疡	镰状细胞贫血性溃疡	类脂质性渐进性坏死	激素或放射性皮炎
见第279页	见第295页	见第297页	见第301页	见第289页	见第297页	见第281页	见第296页

下肢、足部（任何部位）

溃疡面　　　　　　　　　　　慢性溃疡，周围皮肤正常

周围皮肤正常

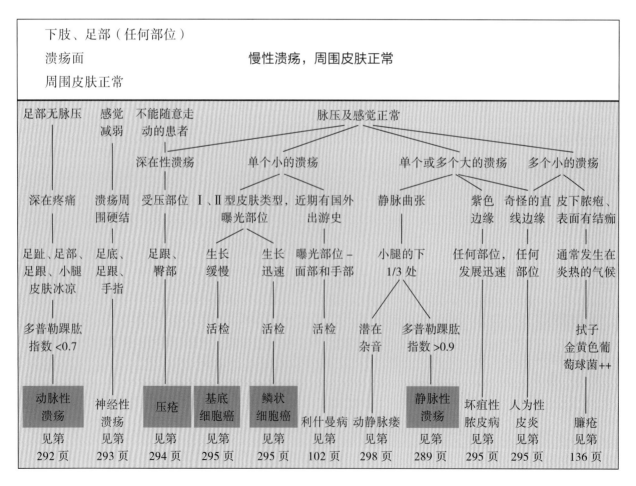

足部无脉压	感觉减弱	不能随意走动的患者	脉压及感觉正常							
		深在性溃疡	单个小的溃疡			单个或多个大的溃疡			多个小的溃疡	
深在疼痛	溃疡周围硬结	受压部位	I、II型皮肤类型曝光部位		近期有国外出游史	静脉曲张	紫色边缘	奇怪的直线边缘	皮下脓疱、表面有结痂	
足趾、足部、足跟、小腿皮肤冰凉	足底、足跟、手指	足跟、臀部	生长缓慢	生长迅速	曝光部位-面部和手部	小腿的下1/3处	任何部位发展迅速	任何部位	通常发生在炎热的气候	
多普勒踝肱指数<0.7			活检	活检	活检	潜在杂音 / 多普勒踝肱指数>0.9			拭子金黄色葡萄球菌++	
动脉性溃疡	神经性溃疡	压疮	基底细胞癌	鳞状细胞癌	利什曼病	动静脉瘘 / 静脉性溃疡	坏疽性脓皮病	人为性皮炎	臁疮	
见第292页	见第293页	见第294页	见第295页	见第295页	见102页	见298页 / 见第289页	见第295页	见第295页	见第136页	

静脉性溃疡（VENOUS ULCERS；图 12.21 ~ 图 12.28）

　　静脉性溃疡的原因是深静脉或交通静脉的瓣膜缺失。静脉血通过腓肠肌泵的作用从下肢返回到心脏（通过走路或跑步），小腿肌肉收缩挤压腿部的血液上流（图 12.21）。血液从浅静脉流出，通过瓣膜作用向上推动，并防止其返流。瓣膜的缺失或功能不全使浅静脉内形成巨大的压力（静脉性高压），血液进一步流入毛细血管，导致静脉疾病和溃疡。

　　静脉性溃疡主要发生在小腿的下 1/3 处、中间以及外踝。皮损较大、表浅、无痛；如果疼痛明显，则可能是动脉供血不足的原因。会有其他静脉疾病证据，如水肿、静脉曲张（图 12.22）、静脉扩张（图 12.26）、色素沉着（橙褐色，因为含铁血黄素沉积，暗褐色由于黑色素，图 12.27，图 12.28）、湿疹（图 12.19）、白色萎缩（白色瘢痕与表面上的毛细血管扩张，图 12.25）和踝关节周围的纤维化（脂肪硬化性皮病，图 12.23），结果导致踝关节周围皮肤收缩，活动度减小（与水肿相反）。

　　静脉性溃疡的并发症相对少见，包括蜂窝组织炎、出血、软组织钙化（见 292 页）以及恶变（见 295 页）。溃疡本身感染的概率很小，但经常出现混合感染。不应该鼓励采集样本行细菌学检查，因为这会诱导医生外用可能有潜在致敏

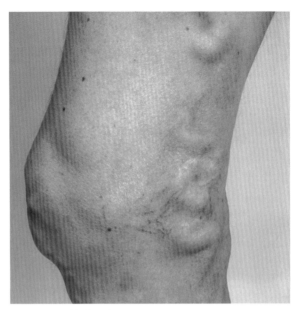

图 12.22　静脉曲张

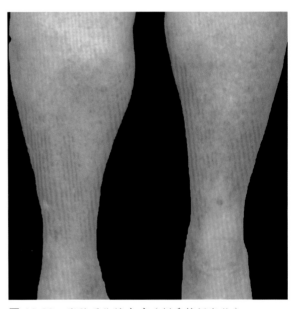

图 12.23　脂肪硬化性皮病（倒香槟酒瓶状）

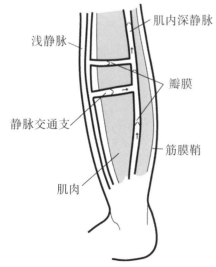

图 12.21　下肢静脉血管解剖示意图：深静脉、浅静脉、交通静脉以及单向瓣膜

肌内深静脉

浅静脉

瓣膜

静脉交通支

筋膜鞘

肌肉

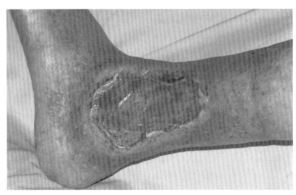

图 12.24　下肢静脉溃疡：下肢下 1/3 处大的、表浅的、无痛的溃疡，周围可见炎症后色素沉着以及含铁血黄素沉着

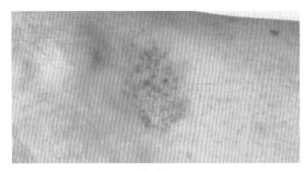

图 12.25　踝关节周围白色萎缩

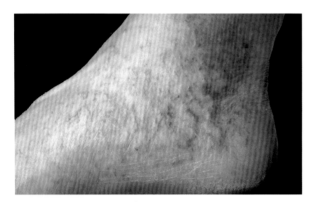

图 12.26　静脉暴张：表面可见扩张的微小静脉

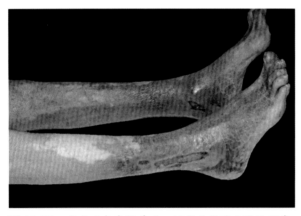

图 12.27　炎症后色素沉着症，继发于静脉曲张性湿疹

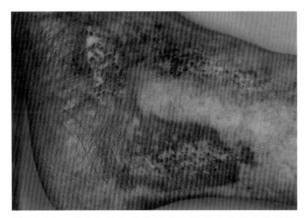

图 12.28　下肢含铁血黄素沉着，继发于局部白色萎缩后静脉瘀血

的抗生素治疗。依据临床诊断蜂窝织炎应及时治疗（见 278 页）。动脉供血不足可以使静脉性溃疡更为复杂，疼痛和愈合不良及使用压力绷带提示该病。

治疗：下肢静脉溃疡

1. 溃疡面无菌清创（见表 2.5，32 页）。

2. 溃疡周围皮肤使用润肤剂（见表 2.1A，21 页）。

3. 在愈合期间应用敷料吸收渗出物（见表 2.7，33 页）和保护溃疡（见表 2.8，34 页）。

4. 评估腿部动脉血流（测血压和做彩色多普勒，见 293 页）。

5. 加压包扎或穿长袜，见下文。

6. 治疗相关并发症并考虑植皮。

7. 在休息时抬高腿，脚踝应位于骨盆的水平。

加压包扎

治疗静脉曲张的唯一有效途径是通过包扎或支持丝袜使腿外部受压，这个压缩使浅静脉血液流入深静脉（图 12.21）。

两层包扎（图 12.29）代替了四层包扎的敷料，因为便宜，患者可以穿正常的鞋，改善依从性。管状弹力织物应用在皮肤有溃疡处，两层包扎如下。

1. 骨科用羊毛　螺旋状缠绕，重叠 50%，这是吸水性的，并且垫子避开任何骨性突起。

2. 加压包扎　优先选用短弹力绷带，绷带拉到充分伸展（如 actico，comprilan）状态，因为患者自己更容易使用，但这仅用于活动的患者；长的绷带，绷带拉到 50%（如 tensopress，setopress，SurePress），可用于活动或非活动患者。

四层包扎（图 12.30）最好用于不活动的患者，因为其提供给腿部恒定的压力。四层包扎需要由经过培训的护士来完成，其可以在皮损处作用 1 周时间。

四层是一个套装（超厚，Profore），包括以下材料：

1. 骨科用羊毛（超软，Profore # 1）螺旋状，重叠 50%。

2. 弹性绷带（UltraLite，Profore # 2）中间拉伸时显螺旋状。

3. 高压缩长的绷带（超长，Profore # 3）。

4. 黏性轻质弹性绷带（超快，Profore # 4）。

Profore 是唯一供小腿尺寸 25~30cm 及以上使用的套装。

一旦溃疡已愈合，包扎应至少持续 4 周，让皮肤愈合完全。如果给予持续压力，则应每 6 个月复查 1 次多普勒超声。

弹力袜是患者以后生命中不可缺少的一部分。因为缺失的瓣膜是无法取代的。这种支持力只能通过穿膝下弹力袜获得，依据加压所需的水平选择弹力袜（表 12.2）。对静脉性疾病的治疗，通常英国使用 2 级（欧盟 / 美国 1 级）。表 12.3 显示患者需要的大小，不同形式的长筒袜。第一步先把滑动板放在腿上，这样可以很容易地穿弹力袜，穿好了之后，把滑动板撤出，或者可以使用金属丝袜辅助工具。

皮肤移植（图 12.31，图 12.32）

移植皮片或部分厚皮移植可用于加速愈合过程。将小皮片放在干净的溃疡面上，上敷非黏性敷料。患者需要卧床休息 2 周，将腿部抬高，以帮助移植物存活。

表 12.2 弹力袜的压力分级

适应证	久坐、怀孕	静脉曲张、治疗小腿溃疡	轻度淋巴水肿、严重的静脉曲张	严重的淋巴水肿
压力 英国分级 欧盟 / 美国分级	轻度 1 级	中度 2 级 1 级	重度 3 级 2 级	极重度 3 级
英国水平（mmHg）	14~17	18~24	25~35	
欧盟水平（mmHg）		15~20	20~30	30~40
美国水平（mmHg）		18~21	23~32	34~46

表 12.3 弹力袜的大小

小腿肚及踝部周长					
弹力袜型号	小号	中号	大号	加大号	超大号
小腿肚周长(cm)	30~37	33~40	33~43	37~46	40~49
踝部周长 (cm)	19~23	22~25	24~28	28~30	30~34
测量膝盖以下高度					
膝盖以下高度（cm）	<42 为常规		>42 为长		

备注：最大号，各个品牌有所不同

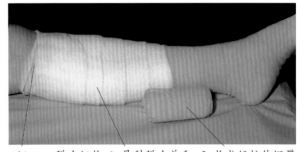

tubinette 弹力织物 1. 骨科弹力羊毛 2. 长或短拉伸绷带
图 12.29 两层包扎

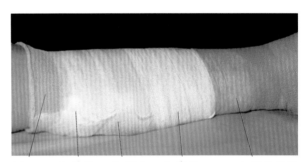

tubinette 弹力织物　1. 骨科弹力羊毛　2. 弹力绷带　3. 高压缩绷带　4. 黏性轻质弹性绷带
图 12.30 四层包扎

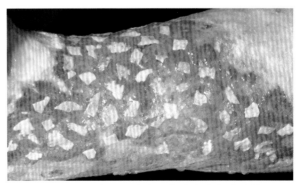

图 12.31 应用于大的腿部溃疡的皮片移植

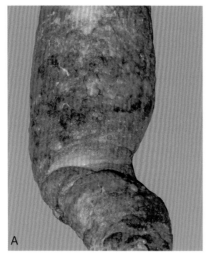

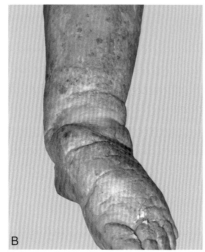

图 12.32　A.结节状息肉样增生与淋巴水肿；B.多余的组织去除术后

治疗：并发症

● 伴随的动脉疾病（见 293 页 ~294 页）。

● 溃疡增生性肉芽：肉芽组织过多会延迟愈合。在施压之前，可先用硝酸银棒去除该区域肉芽肿组织。有些患者发现这个过程非常痛苦，如果是这样的话，可以将纱布浸泡在 0.25% 的硝酸银溶液来代替。要么，把肉芽组织刮除就可以。

● 继发性溃疡感染。腿部溃疡只有两种感染：

－铜绿假单胞菌感染可以产生一种难闻的气味。这可以用 5% 醋酸根除（或者使用普通家用醋稀释至 50%）。剪一块与溃疡大小相同的纱布用醋浸泡。每天用纱布湿敷溃疡处直到气味消失。另外，可以用 0.25% 硝酸银溶液（见表 2.6，32 页）。这比静脉注射哌拉西林、替卡西林克拉维酸有效。

－A 组、β 溶血性链球菌感染引起的蜂窝织炎，这是临床诊断。不鼓励从腿部溃疡处拭子取材做药敏试验，可静脉注射青霉素（见第 278 页）。

● 溃疡周围湿疹（见第 287 页）。

● 结节增生性息肉：多余的组织可以用刮匙刮下来（图 12.32）。不需要麻醉。如果患者长期穿着压缩绷带，一般不会复发。

● 皮下钙化：一些静脉性溃疡不愈合是因为皮下脂肪钙沉积，可经 X 线片证实（见图 12.50）。皮下钙化较难治疗，建议找皮肤科医生。

动脉性溃疡（ARTERIAL ULCERS；图 12.33~ 图 12.35）

动脉性溃疡通常是由于动脉粥样硬化引起下肢动脉血供减少。动脉性溃疡的典型症状是：疼痛、穿孔以及相对较深（有时可暴露底下的肌腱），其发生在动脉供应最少的部位，如足趾尖、足背、足跟及小腿前侧。通过动脉搏动消失和间歇性跛行可确定诊断。其他体征：足冰凉、足红斑、脱发、趾甲增厚。未经治疗，将会进一步恶化为坏疽。患者可能有其他动脉疾病的证据，例如既往有冠状动脉血栓或卒中病史。

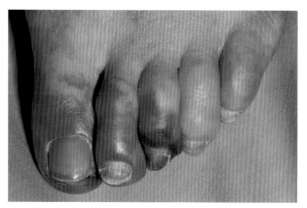

图 12.33　由于动脉疾病引起的足趾坏疽

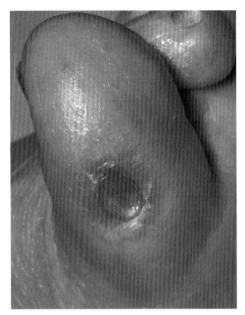

图 12.34 趾侧动脉溃疡

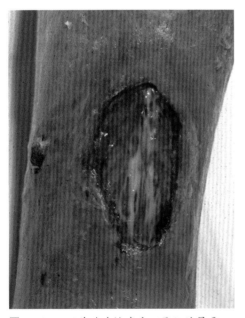

图 12.35 胫前动脉性溃疡可见肌腱暴露

治疗：下肢动脉性溃疡

有动脉溃疡的患者应交给血管外科医生。如果不能改善动脉血液的供应情况，溃疡不易愈合，最终会引起坏疽的发生。在疼痛变得无法忍受之前建议早期截肢而不是晚期。

治疗溃疡本身。如果有很多的脱落组织，用一把锋利的剪刀或手术刀剥落（见 33 页）。一旦溃疡面处理干净，就应覆盖上非黏合性敷料（见第 35 页）。每周更换 1 次，以免破坏新形成的上皮细胞。敷料上仅用轻型绷带覆盖，使其固定在原位置不变。不使用紧绷带或任何种类的弹性支撑，因为这样会进一步阻碍动脉血流供应。必须给予足够的止痛药，因为在溃疡愈合的过程中，患者总是会很痛苦。

以确定动脉疾病程度的检查包括：

1. 摸脉搏和听诊杂音。

2. 测量手臂血压和多普勒测脚踝部血压。踝部动脉收缩压/肱动脉收缩压 = 踝肱指数:

如果 > 0.9，没有动脉疾病；

如果 <0.9，有动脉疾病；

如果 < 0.8，加压不能使用；

如果是 <0.7，临床上有显著的动脉疾病；

如果是 <0.5，患者会有静息痛。

3. 双成像多普勒 结合手持式连续波多普勒和实时超声成像，可以完成血流图像及血流测量。

4. 动脉造影找出疾病所在，受累有多广泛以及疾病是否可以适合外科手术。

神经病性溃疡（NEUROPATHIC ULCERS；图 12.36，图 12.37）

这些溃疡发生于创伤后感觉麻木的足部，易存在于骨性突起部位，特别是第一跖趾关节、跖骨头或足跟，或在其他部位损伤。通常溃疡较深，无痛，往往覆盖着厚厚的胼胝。通过发现感觉丧失和导致该病的一些相关疾病，如糖尿病、麻风病、截瘫、周围神经损伤、多发性神经病、脊髓空洞症等可以确认。

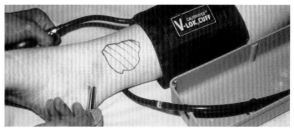

图 12.36 用多普勒探头测量踝关节收缩压，阴影区域通常为静脉溃疡部位，将袖带置于小腿上方

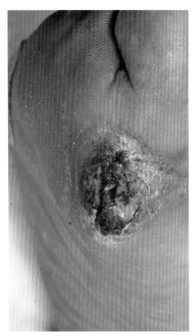

图 12.37　第一跖骨头神经性溃疡

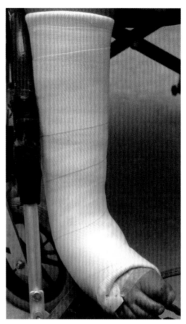

图 12.38　用石膏绷带保护神经性溃疡的治疗

治疗：神经性溃疡

感觉的丧失意味着患者可能没有注意到麻木的足或腿受伤。常见的损伤原因：鞋子的摩擦、踩到钉子、被超市的手推车碰伤、不小心被踩到脚趾，或热水烫伤。如果患者察觉继发状况的发生，并且不能保护该部位免受进一步损害，就会进一步形成溃疡。在足底，胼胝往往建立在损伤之上，使溃疡看起来比实际小或有时被完全覆盖。去除溃疡表面胼胝很有必要，可以看清溃疡到底有多大。如果在这个阶段没有及时干预，反复的创伤会导致溃疡扩大，继发性感染很可能会发生（有时导致骨髓炎）。足部应该行 X 线检查和细菌学检查。如果出现骨髓炎，患者应立即入院，以便给予静脉注射高剂量抗生素。

为了使溃疡愈合，必须避免进一步的损伤／摩擦。最简单的方法是患者卧床休息，但这通常不实用。一个替代的方法是使用膝下石膏 2 个月（图 12.38）。这可以消除任何摩擦，并使溃疡愈合。2 个月后，当去除石膏时，溃疡往往已经愈合。如果没有愈合，再延迟 2 个月去除石膏。如果溃疡面非常脏，有大量渗出液，

石膏可以有一个切割窗口，以定期清洗溃疡面，并尽量减少难闻的气味。

除去脱落组织（见 33 页）和应用非黏附性敷料（见 35 页），与静脉性溃疡的治疗相同。这无须弹性支撑。目的只是为了保持溃疡面清洁和无摩擦，从而促进愈合。

同样的原则也适用于褥疮的治疗。尽可能减小骨性部位的受压，应频繁变换位置，或者使用羊毛织物或气垫床。

糖尿病患者的溃疡（ULCERS IN A DIABETIC PATIENT）

糖尿病患者可以有动脉性溃疡和神经性溃疡。重要的是要理清这两个谁是罪魁祸首并进行相应的治疗。动脉疾病可能是由于主要肢体血管或小血管的动脉粥样硬化（在这种情况下，治疗方案可能会受到限制）。任何类型的溃疡（或两者）均可并发细菌感染。重要的是及时全身应用抗生素。坏死性筋膜炎（见 279 页）也可发生溃疡。

压疮（PRESSURE SORES; 图 13.39）

不能活动的患者，持续压力作用于受压点导致局部缺血和最终溃疡。

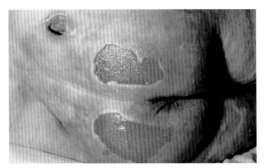

图 12.39 臀部压疮：注意深溃疡在髂后上棘

皮肤肿瘤（SKIN NEOPLASM；图 12.40，图 12.41）

基底细胞癌（见 244 页）是皮肤白皙老年人腿部溃疡的常见原因，通常很小，生长缓慢，可以在小腿的任何部位出现（图 12.41）。鳞状细胞癌（见第 246 页）可能出现在日光损伤的皮肤，但也可以出现在慢性静脉性溃疡或烧伤瘢痕的皮肤上。肿瘤偶尔发生在足踝部位，可被误诊为静脉性溃疡，而被加压包扎治疗很长一段时间。任何慢性不愈合的溃疡，特别是一个有着增殖性基底的（图 12.40），应进行活检排除皮肤肿瘤。任何红色或色素性病变，一旦有溃疡应立即活检，以排除恶性黑色素瘤。

人为性皮炎（DERMATITIS ARTEFACTA；图 12.42）

任何直边的溃疡（直线、正方形或三角形），或在不寻常的部位很可能是人为的皮损，除非证明是其他原因引起的（见 191 页）。人为性皮炎的治疗取决于预防患者损坏皮肤的部位，如用绷带或石膏覆盖。

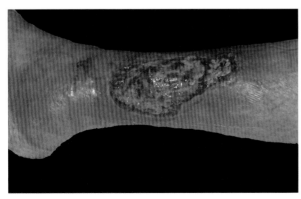

图 12.40 被视为静脉性溃疡治疗 1 年余后鳞状细胞癌：注意中央组织的增生（与图 12.24 比较）

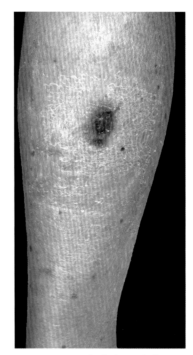

图 12.41 胫部基底细胞癌：活检确诊

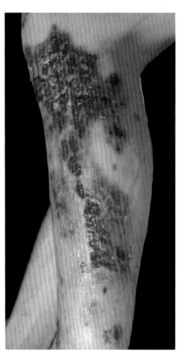

图 12.42 人为性皮炎：奇怪的直线边缘

坏疽性脓皮病（PYODERMA GANGRENO-SUM；图 12.43，图 12.44）

一个快速扩大的紫色溃疡，边缘潜行，黄色、蜂窝状基底，应该考虑坏疽性脓皮病，其与溃疡

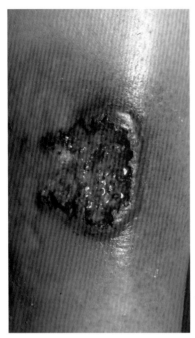

图 12.43 紫色潜行边缘的坏疽性脓皮病

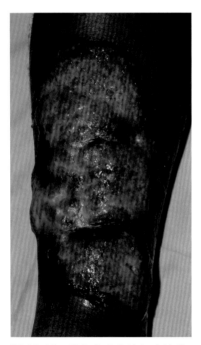

图 12.44 黑人皮肤上的坏疽性脓皮病

性结肠炎、Crohn 病、类风湿关节炎和多发性骨髓瘤有关。患有溃疡性结肠炎的坏疽性脓皮病患者，其疾病活动性反映了肠道疾病的活动性，但与其他疾病合并存在时，二者表现似乎又相互独立。

治疗：坏疽性脓皮病

坏疽性脓皮病患者急需皮肤或消化科专家，来查找该病发生的根本原因。治疗该病需要系统性使用大剂量的类固醇激素，泼尼松龙每天 60mg 开始。一旦溃疡愈合，激素剂量可以逐渐减少，最终停止使用激素。可以使用其他免疫抑制剂，如环孢素 3~5mg/（kg·d）或硫唑嘌呤 3mg/（kg·d），联用或代替口服类固醇激素治疗。其他可能的治疗方法是非常强效英国[UK]/1 类美国[USA] 外用激素，如溃疡处使用 0.05% 丙酸氯倍他索，每天 2 次，口服氯法齐明、氨苯砜或米诺环素。生物制剂如抗 TNF（见 41 页）治疗等可以尝试在重症顽固病例中使用。

类固醇或放射治疗后溃疡（STEROIDS OR RADIOTHERAPY）

局部或全身使用的类固醇很长一段时间，或以前有放射治疗史，可能会导致皮肤胶原变薄和创伤后溃疡形成（图 12.45）。

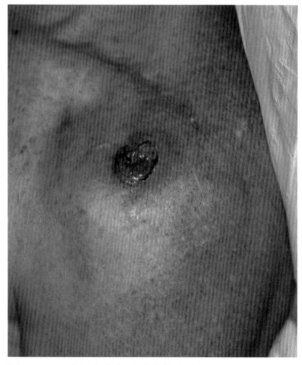

图 12.45 曾经放疗部位的肩部溃疡

热带和布鲁里溃疡（TROPICAL AND BURULI ULCERS；图 12.46）

溃疡发展的最可能原因是热带气候、表皮葡萄球菌感染以及昆虫咬伤或抓伤真皮引起（见 136 页）。

热带崩蚀性溃疡发生于非洲、印度、东南亚、美国中南部以及加勒比海地区营养不良的小孩，发展迅速，累及小腿及足部的皮肤，其可以在 2~3 周时间内长到 5cm 或是更大，通常有一个卷曲的边缘。这是由于梭形杆菌和螺旋体感染引起。

布鲁里溃疡开始时在皮肤上出现一个坚实的，无痛性皮下结节。此后，布鲁里溃疡要么自发痊愈，要么形成溃疡。溃疡面一直很小，不治疗会愈合，也可能迅速蔓延，累及大面积皮肤，甚至整个肢体。这是由于一种从水生昆虫里发现的溃疡分枝杆菌引起的。通常发生在热带非洲或墨西哥，儿童在沼泽里或者沼泽周围玩耍时，该病菌通过破口或磨损处进入皮肤，可以通过采集溃疡坏死组织涂片检查，用改良的抗酸染色法找到抗酸杆菌。

治疗：热带溃疡

1. 臁疮　见 137 页。

2. 崩蚀性溃疡　清洁溃疡面，口服 1~2 周抗生素（青霉素 V、红霉素、甲硝唑）。

3. 布鲁里溃疡　口服利福平每天 10mg/kg，和肌内注射链霉素每天 15mg/kg，联合用药 8 周（孕妇禁用），这是世界卫生组织推荐的标准抗生素治疗。

镰状细胞贫血性溃疡（SICKLE CELL ULCERS；图 12.47）

有着纯合子镰状细胞基因的镰状细胞性贫血患者，在儿童和成年早期可发展成腿部和足部缺血性溃疡。溃疡看起来像静脉溃疡，但是由于镰状红细胞在腿和足的小动脉堵塞引起的。通过血红蛋白电泳诊断该疾病，要保持溃疡面清洁直到痊愈。

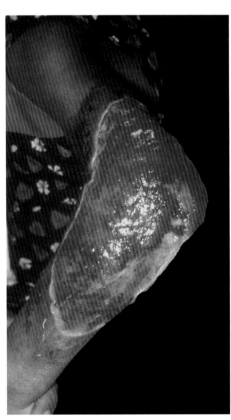

图 12.46　布鲁里溃疡

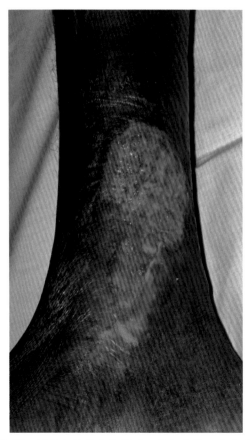

图 12.47　镰状细胞贫血性溃疡：看起来像一个普通的下肢静脉性溃疡，但患者是非洲裔加勒比人，没有静脉疾病的相关证据

不典型溃疡（ATYPICAL ULCERS；图 12.48~图 12.51）

腿部溃疡最常见的原因是静脉疾病，动脉供血不足或感觉丧失。如果腿上溃疡（或其他地方）经过公认的治疗方案治疗后不愈合，或者不是任何常见的模式或表现，应作活检排除皮肤肿瘤或是本章提到的其中一个罕见的原因。

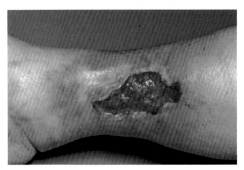

图 12.48　动静脉吻合处溃疡：腿部温暖伴有明显杂音，可以是先天性的或骨折后

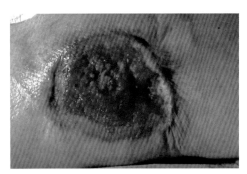

图 12.49　三期梅毒迅速增长的溃疡

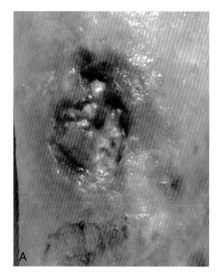

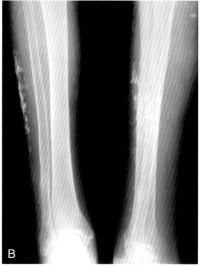

图 12.50　A.发现小腿未愈合的溃疡，充满钙质；B.X 线显示溃疡下方皮下钙化

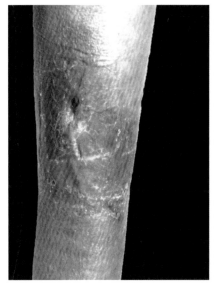

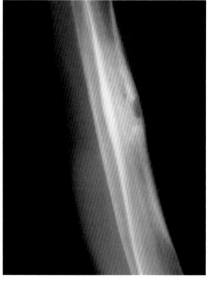

图 12.51　溃疡看起来像是静脉性溃疡，但它是位于胫前：活检显示结核感染及 X 线下胫骨受累情况（右侧）

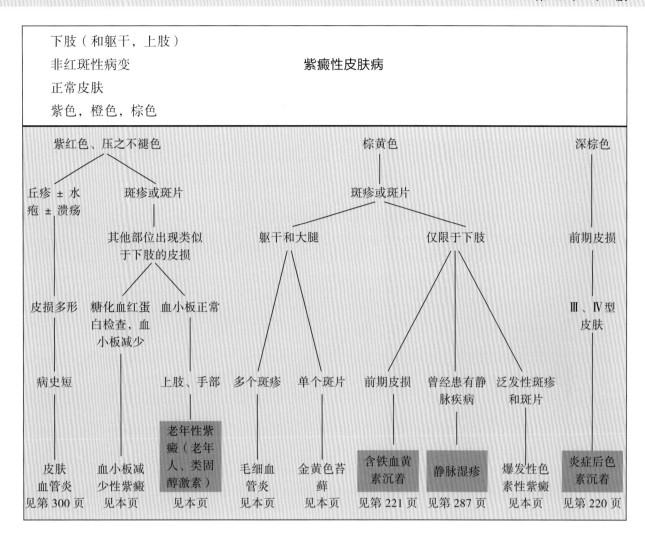

下肢（和躯干，上肢）		
非红斑性病变	紫癜性皮肤病	
正常皮肤		
紫色，橙色，棕色		

紫红色、压之不褪色　棕黄色　深棕色

丘疹±水疱±溃疡　　斑疹或斑片

其他部位出现类似于下肢的皮损　　斑疹或斑片

躯干和大腿　　仅限于下肢　　前期皮损

皮损多形　糖化血红蛋白检查，血小板减少　血小板正常　　Ⅲ、Ⅳ型皮肤

病史短　　上肢、手部

多个斑疹　单个斑片　前期皮损　曾经患有静脉疾病　泛发性斑疹和斑片

老年性紫癜（老年人、类固醇激素）

皮肤血管炎　血小板减少性紫癜　**老年性紫癜（老年人、类固醇激素）**　毛细血管炎　金黄色苔藓　**含铁血黄素沉着**　**静脉湿疹**　爆发性色素性紫癜　**炎症后色素沉着**

见第 300 页　见本页　见本页　见本页　见本页　见第 221 页　见第 287 页　见本页　见第 220 页

紫癜（PURPURA）

紫癜是由于血管内的红细胞溢出于皮肤，用手指压时，红色则不消失。如果血液仍在血管内（如红斑，见 11 页，图 1.60 和图 1.61）压之消失。淤血被分解为含铁血黄素，使颜色从紫色变为橙棕色。紫癜发生的原因可能是由于血小板疾病（血小板减少）或血管性疾病（非血小板减少）引起。

血小板减少性紫癜

如果血小板计数低于 $50 \times 10^9/L$，则有出血的可能发生。在皮肤上可以看见小的紫色斑疹和丘疹（瘀点）和较大的斑块（瘀斑）。这有可能伴发其他部位的出血。血小板减少可能是由于骨髓疾病（全血细胞减少、白血病、药物性骨髓衰竭）、全身性感染、脾大或特发性血小板减少性紫癜引起。

非血小板减少性紫癜

非血小板减少性紫癜可归因于以下：

● 血管渗漏（毛细血管炎）皮肤的任何部位出现均匀一致小的棕色斑点；目前原因未知，无有效治疗方法；当它局限于单一的区域时，称之为金黄色苔藓。

● 老年人由于缺乏结缔组织支撑血管而发生紫癜（老年性紫癜）或局部或全身性应用糖皮质激素治疗；轻微外伤后出现瘀青；可见大量紫癜样斑片，尤其是前臂和手背（图 12.54 以及图 2.5，26 页）。

● 色素性紫癜。

● 皮肤血管炎（见 300 页）。

色素性紫癜（PIGMENTED PURPURIC ERUPTION；图 12.52，图 12.53）

色素性紫癜表现为褐色色素沉着，开始从足

部，在数月到数年内逐步发展到整个下肢。如果仔细检查，会在色素沉着区看到细小紫癜样斑，这是由于紫癜后引起的含铁血黄素沉积。本病无明显原因，无有效治疗方法。

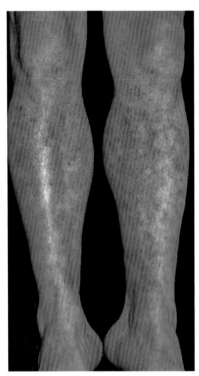

图 12.52　色素性紫癜

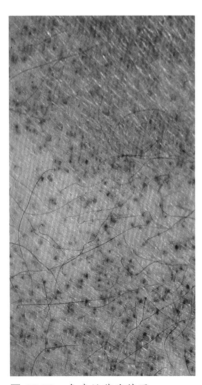

图 12.53　色素性紫癜特写

紫癜型药疹（PURPURIC DRUG RASH；图 12.54）

一些药物会引起血小板减少性紫癜和较大的瘀斑。所有这些患者应紧急就医检查。能够导致血小板计数减少的药物包括：

- 所有的细胞毒性药物
- 氯丙嗪
- 复方新诺明
- 呋塞米
- 金制剂
- 吲哚美辛
- 利福平

其他药物可导致潜在的血管炎发生，引起非血小板减少性紫癜。皮损主要累及下肢。这些药物包括：

- 别嘌醇
- 巴比妥类
- 噻嗪类利尿剂
- 卡比马唑

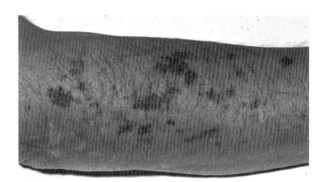

图 12.54　前臂类固醇性紫癜

血管炎（VASCULITIS；图 12.55）

血管炎是皮肤血管的炎症，通常由于免疫复合物沉积在血管壁上。根据皮损大小以及受累部位可以分为以下几种类型：

- 在真皮浅中层毛细血管（白细胞碎裂性血管炎；亨诺 – 许兰紫癜，见 301 页），是一个多形性皮疹伴明显的紫癜，以及斑疹、丘疹、水疱和脓疱（图 12.56）。
- 真皮与皮下脂肪组织交界处动脉（皮肤结节性多动脉炎）；会有网状青斑，小腿结节和（或）或溃疡（见 282 页）。
- 皮下脂肪层动脉和静脉（结节性血管炎；结节性红斑）；会有质软的红色结节或皮下脂肪深层的斑块（见第 282 页）。

皮肤血管炎的病因：

● 远距离的感染灶，如链球菌感染。

● 胶原血管病（系统性红斑狼疮、类风湿，系统性硬化症）。

● 血浆蛋白异常，如冷球蛋白血症。

● 药物（见第 300 页）。

● 特发性（没有发现病因）。

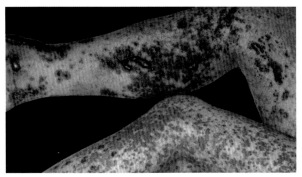

图 12.55　严重血管炎：皮疹水疱和早期皮肤坏死

治疗：皮肤血管炎

尽可能查找和治疗潜在的病因。尿常规中蛋白质、红细胞和细胞管型以及血尿素氮和肌酐检查是有意义的，以确保肾脏有无受累。如果累及肾脏，应寻求专家帮助，因为可能需要全身性类固醇或环磷酰胺治疗。如果没有发现受累，患者可以放心。因为此病是自限性的，患者将在 3~6 周内好转。卧床休息将阻止新的皮损进一步发展。对症治疗，疼痛时使用止痛药。

过敏性紫癜（HENOCH-SCHÖNLEIN PURPURA；图 12.56）

过敏性紫癜主要发生在青少年和儿童，伴有关节痛和腹痛。白细胞碎裂是组织学词语描述血管周围死亡的白细胞。皮疹由红色和紫色斑疹、丘疹以及水疱和脓疱组成。任何儿童出现紫癜伴血小板计数正常，均应考虑到该病，其可继发于咽喉部链球菌性感染。

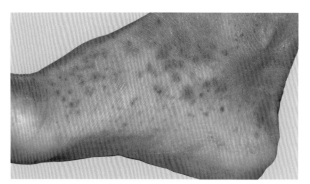

图 12.56　过敏性紫癜：注意皮损多形性，斑疹、丘疹、水疱和结痂

治疗：过敏性紫癜

如果继发于链球菌感染，应用青霉素 V 治疗。另外，卧床休息将阻止皮损进一步发展，大多数情况下，3~6 周后好转。使用镇痛药（对乙酰氨基酚糖浆）治疗关节痛和腹痛。肾脏受累会使疾病更严重。无肾功能改变的蛋白尿或显微镜血尿通常会在 4 周内自愈。如果发生急性肾炎或进行性肾功能衰竭，应尽快去看肾内科医生。

13 手与足

● **手**

　手背及手腕

　　急性红色皮损　　　　　　304

　　慢性红色皮损

　　　丘疹、斑块、糜烂、水疱　306

　　　结节　　　　　　　　　308

　　非红色皮损

　　　斑疹、斑片、丘疹、斑块**见第9章**

　　　结节　　　　　　　　　308

　手　掌

　　急性红色皮损　　　　　　304

　　慢性红色皮损　　　　　　310

　　非红色皮损　　　　　　　310

　手部湿疹／皮炎　　　　　　311

● **足**

　足　背

　　红色皮损　　　　　　　　316

　跖

　　鳞屑、角化过度、浸渍

　　　足弓及承重部位　　　　316

　　趾蹼（3、4脚趾及4、5脚

　　　趾间）　　　　　　　　316

　　水疱、脓疱、糜烂　　　　317

　　溃疡　　　　　　　　**见第288页**

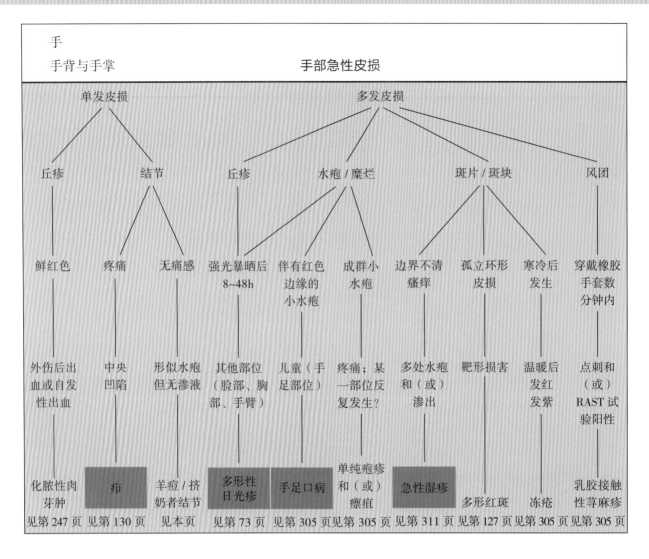

手

手背与手掌　　　　　　　　　　手部急性皮损

单发皮损			多发皮损					
丘疹	结节		丘疹	水疱/糜烂		斑片/斑块		风团
鲜红色	疼痛	无痛感	强光暴晒后8~48h	伴有红色边缘的小水疱	成群小水疱	边界不清瘙痒	孤立环形皮损	寒冷后发生	穿戴橡胶手套数分钟内
外伤后出血或自发性出血	中央凹陷	形似水疱但无渗液	其他部位（脸部、胸部、手臂）	儿童（手足部位）	疼痛；某一部位反复发生？	多处水疱和（或）渗出	靶形损害	温暖后发红发紫	点刺和（或）RAST试验阳性
化脓性肉芽肿	疖	羊痘/挤奶者结节	多形性日光疹	手足口病	单纯疱疹和（或）瘭疽	急性湿疹	多形红斑	冻疮	乳胶接触性荨麻疹
见第247页	见第130页	见本页	见第73页	见第305页	见第305页	见第311页	见第127页	见第305页	见第305页

羊痘与挤奶者结节（ORF AND MILKER'S NODULE；图13.1，图13.2）

　　羊痘是发生于羊的痘病毒感染。该病造成患畜口周疼痛，造成吸吮乳汁困难，其可以波及奶瓶喂养的羊羔，尤其是当人指节有伤口时。患处可以出现红色、紫色或白色的圆形结节，状似水疱，但当用针挑破时无液体流出。该病在3~4周后自行好转，且患者可获得持久的终生免疫。

　　挤奶者结节是另一类痘病毒感染，该病多因

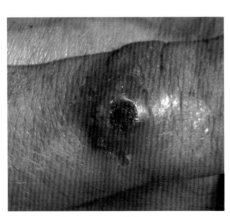

图13.1　手指一侧的羊痘

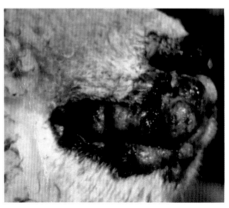

图13.2　羊羔嘴部的羊痘（图片由Cooper's Animal Health 提供）

接触成牛乳头或牛犊嘴所致。病损多位于挤奶或喂食牛犊的相关手指，呈现小丘疹或水疱。与羊痘相似，该病亦可自行缓解并可获得持久的终生免疫。

手足口病（HAND, FOOT AND MOUTH DISEASE；图 13.3）

这是一种柯萨奇病毒 A16 型所致的轻度感染，好发于儿童。临床表现为指趾部位出现中央带有红晕的白色小水疱，同时口内可有小糜烂面（见图 6.2，105 页）。该病数日内可自行缓解，不需特殊治疗。

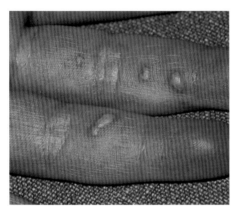

图 13.3　手足口病

乳胶接触性荨麻疹（CONTACT URTICARIA TO LATEX）

天然橡胶是橡胶树的汁液。乳胶手套或避孕套由水性天然橡胶乳剂制成，可以造成 I 型超敏反应（接触性荨麻疹、血管性水肿、哮喘、过敏反应）。相较无粉橡胶手套，带粉橡胶手套更容易引起超敏反应，在接触橡胶的局部数分钟内可出现风团。

罹患橡胶接触性荨麻疹者在进食香蕉、鳄梨、奇异果或者栗子时可能会感到不适。天然橡胶曾大量导致术中过敏反应，但随着现阶段非乳胶手套的使用，该情况得到明显改善。点刺试验阳性可明确诊断，当病史高度怀疑而点刺试验阴性时可采用"试戴法"，即在潮湿皮肤上穿戴一个天然橡胶指套 15 分钟。干橡胶，如家用橡胶手套、弹力绷带、气球、鞋、汽车轮胎等，可以造成 Ⅳ 型超敏反应，如过敏性接触性皮炎，其致病物质主要是硫化胶乳的化学成分。该病应当与真正的橡胶过敏所致的即刻过敏反应加以区分。

治疗：乳胶接触性荨麻疹

1. 避免接触天然橡胶手套及避孕套。
2. 使用非天然橡胶手套代替橡胶手套。
3. 使用聚氨酯避孕套。
4. 术前提醒外科医生橡胶手套过敏的可能性。

疱疹性瘭疽（HERPETIC WHITLOW）

疱疹性瘭疽由单纯疱疹病毒感染导致的指趾部位疼痛、水肿、水疱，可分为两类：①医源性接种，多为 HSV-1；②性接触，多为 HSV-2。当该病反复出现时可能与固定性药疹相混淆（见 131 页）（图 13.4）。

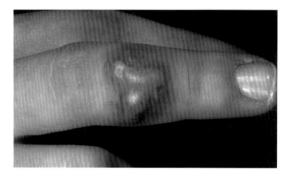

图 13.4　手指部位的瘭疽

冻疮（CHILBLAINS）

手足部位寒冷暴露后出现的疼痛性紫红色丘疹或结节，当回暖时可出现疼痛（见 117 页）（图 13.5）。

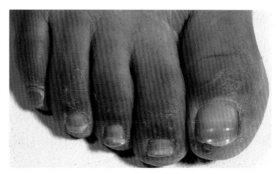

图 13.5　脚趾部位的冻疮

手背、手腕

慢性红色皮损　　　　　　　　　　手背：慢性皮损

丘疹、斑块、糜烂、水疱

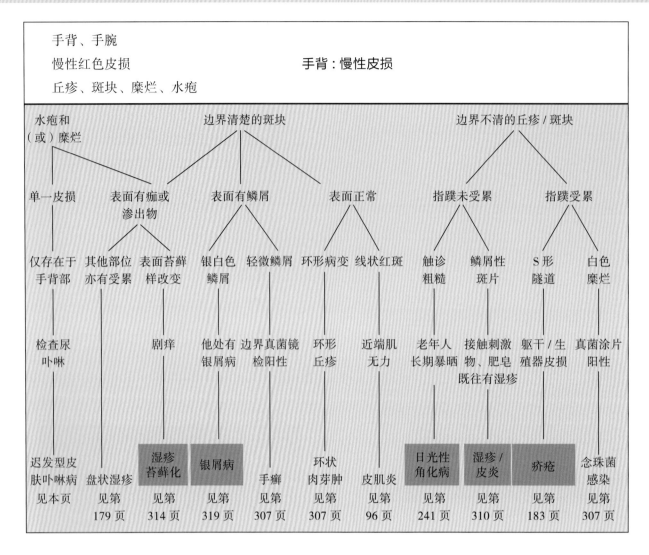

水疱和（或）糜烂			边界清楚的斑块				边界不清的丘疹/斑块			
单一皮损	表面有痂或渗出物		表面有鳞屑		表面正常		指蹼未受累		指蹼受累	
仅存在于手背部	其他部位亦有受累	表面苔藓样改变	银白色鳞屑	轻微鳞屑	环形病变	线状红斑	触诊粗糙	鳞屑性斑片	S形隧道	白色糜烂
检查尿卟啉		剧痒	他处有银屑病	边界真菌镜检阳性	环形丘疹	近端肌无力	老年人长期暴晒	接触刺激物、肥皂既往有湿疹	躯干/生殖器皮损	真菌涂片阳性
迟发型皮肤卟啉病见本页	盘状湿疹见第179页	湿疹苔藓化见第314页	银屑病见第319页	手癣见第307页	环状肉芽肿见第307页	皮肌炎见第96页	日光性角化病见第241页	湿疹/皮炎见第310页	疥疮见第183页	念珠菌感染见第307页

迟发型皮肤卟啉病（PORPHYRIA CUTANEA TARDA；图 13.6）

本病为一种获得性卟啉病，临床中最为常见，因肝脏中尿卟啉原脱羧酶减少进而导致尿液及血浆中的尿卟啉水平升高。病因较多，包括过量的酒精摄入（2% 的酗酒者可出现迟发型皮肤卟啉病），丙型病毒性肝炎，亚临床血色病和（或）使用雌二醇以及激素替代疗法。该病好发于中老年男性，女性患病率相对较低。临床表现通常为发生于日光暴露部位（如手背、额头、颜面部以及头顶）的水疱、痂以及粟丘疹。本病亦可见面部多毛症。该病的皮损光照时通常不会加重。

实验室检查发现尿中卟啉增多即可诊断本病。患者尿液在 Wood 灯检查下呈现特殊的珊瑚红色，在尿液中加入滑石粉或者酸化尿液会使检查结果更为明显。对各类卟啉的进一步实验室检查可以明确卟啉症的具体分型。同时应检查患者的肝脏转氨酶、丙肝抗体以及铁蛋白，筛查有无血色病的基因突变。

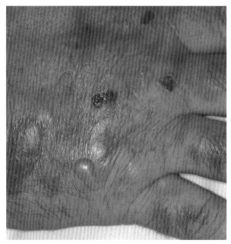

图 13.6　迟发型皮肤卟啉病：手背部的水疱和糜烂

治疗：迟发型皮肤卟啉病

停止饮酒及口服避孕药（最常见的病因）。若病情未进展，每两周抽血 500mL 直到 2~3 月后血转铁蛋白恢复正常或者症状减轻。避免光照，即使是透过玻璃窗（卟啉吸收长波紫外线 UVA）。穿着长袖、帽子以及外用不透明的防晒霜。口服氯喹 200mg，每周两次，连续服用 6 个月以改善皮肤脆性（氯喹可以络合卟啉并且增加排泄）。

手癣（TINEA MANUUM；图 13.7）

当手单侧出现红斑伴鳞屑皮损时应当考虑皮肤癣菌病。该病可通过真菌镜检明确或排除诊断（20 页）。手癣一般由于足癣传染所致，临床上应检查患者的双足，尤其是趾蹼和趾甲。手癣可以分为以下三类：

1. 手背部一环形斑块（图 13.7）。
2. 单侧手掌沿皮肤褶皱出现边界清楚的鳞屑（图 13.49）。
3. 单侧手上有鳞屑或水疱。

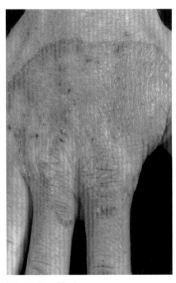

图 13.7　手癣

环状肉芽肿（GRANULOMA ANNULARE；图 13.8）

小的肤色或紫红色的丘疹，在手指、手或足伸侧排列成环状。该病通常无临床症状，触之偶有疼

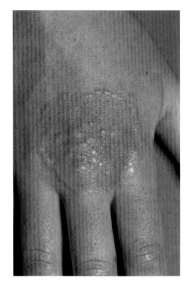

图 13.8　环状肉芽肿

痛，可依据皮损有无鳞屑与皮肤癣菌病进行鉴别（也见 155 页）。

指节垫（KNUCKLE PADS；图 13.9）

指节垫表现为青年人指节间关节处无确切原因的增厚斑块，目前无特效治疗手段。

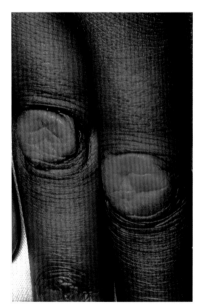

图 13.9　指节垫

指蹼念珠菌感染（CANDIDA INFECTION OF FINGER WEB；图 13.10）

白色念珠菌感染可发生在手指及足趾蹼部位，尤其是双手长期保持潮湿时。患处指蹼呈浸渍改变，外观通常呈现白色。

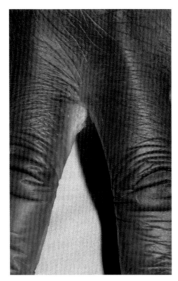

图 13.10 指蹼念珠菌感染

治疗：念珠菌感染

洗手后彻底吹干或擦干双手，尤其是双手指蹼部位；外用抗真菌药物治疗：制霉菌素乳膏或咪唑类霜剂或 0.5% 龙胆紫，每天 2 次，直到病情有所缓解。

鱼缸肉芽肿（FISH TANK GRANULOMA；图 13.11）

感染海分枝杆菌的热带鱼会出现死亡，养鱼人在清除死鱼时手背难免会刮擦鱼缸底部的小碎石，导致非典型分枝杆菌植入皮肤，植入处皮肤

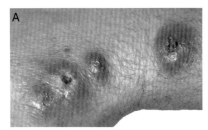
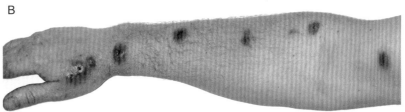

图 13.11 鱼缸肉芽肿。A.在手背和手腕背部；B.上行分布在前臂的皮损（孢子丝菌病样蔓延）

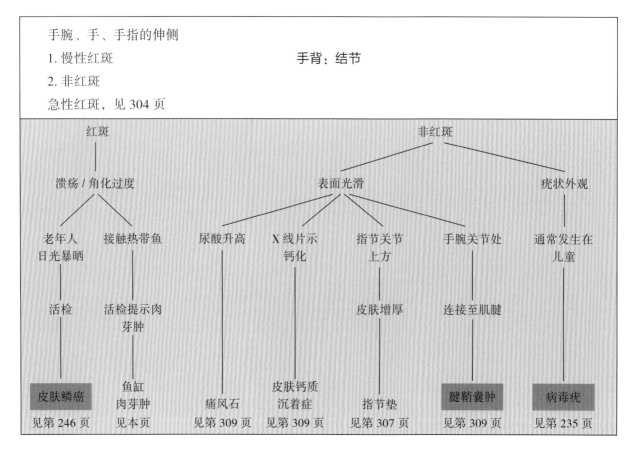

可以呈现粉红色或紫色。皮损有时可以出现溃疡。随着杆菌的上行淋巴管感染，近心端亦可出现类似皮损。

治疗：鱼缸肉芽肿

口服复方新诺明（磺胺甲基异恶唑）960mg，每天 2 次；米诺环素 100mg，每天 2 次，直到皮肤完全恢复正常，病程通常为 6~12 周。提醒患者以后在处理死鱼时戴橡胶手套。

手背部的结节（NODULES ON DORSUM OF HAND；图 13.12 ~图 13.14）

白色质硬的含钙丘疹或结节（皮肤钙质沉积症，图 13.13）可出现在硬皮病或皮肌炎患者的手指或手背。X 线片可协助诊断。痛风可导致痛风石（尿酸盐沉积）出现，并造成关节畸形。腱鞘囊肿是发生在腕关节的一种滑膜囊肿。

黏液囊肿可见于手指伸侧，状如柔软的囊性丘疹。该病由指节间关节囊疝出所致。

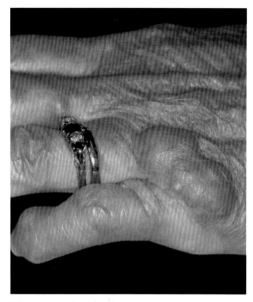

图 13.13　皮下钙质沉积症

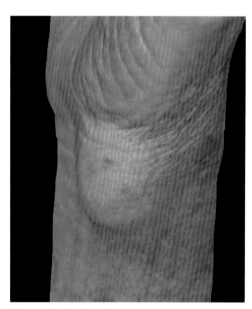

图 13.14　腱鞘囊肿

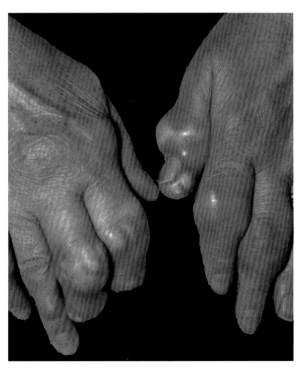

图 13.12　指节关节处痛风石

剥脱性角质松解（手掌脱皮）[KERATOLYSIS EXFOLIATIVA（PALMAR PEELING）；图 13.15]

手掌及手指脱皮非常常见，平均每月出现 1 次。通常没有明显的临床症状但在触摸时敏感度可能会增加。病因至今未明且没有特效疗法。

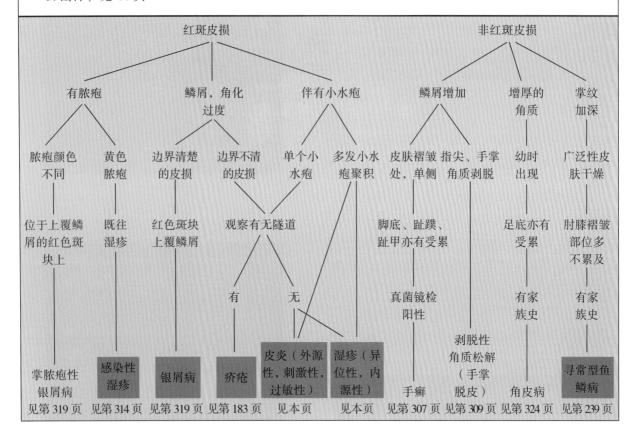

手掌

1. 慢性红色皮损／多处损害   手 掌

   （单一或较少的皮损，见第 8 章，143 页）

2. 非红斑皮损伴有鳞屑、脱屑或皮纹加深

3. 出汗，见 44 页

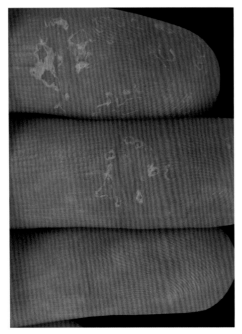

图 13.15 剥脱性角质松解

皮炎 = 外源性湿疹

1. 刺激性接触性皮炎（Irritant contact dermatitis；图 13.16~ 图 13.19）

当洗涤剂、洗发液、清洁剂、冷却油、水泥尘等物质中的弱酸、弱碱接触皮肤后会诱发刺激性接触性皮炎。该病可发生于任何有长期刺激物接触史的个人，是手部湿疹最常见的类型。其典型的临床表现是刺激物接触面出现边界不清的粉红色上覆鳞屑的斑片或斑块，表面可呈现干燥、皲裂。通常而言，皮损无水疱或痂皮。

对女性而言，洗涤剂通常是该病的罪魁祸首。皮损通常起于容易囤积洗涤剂碱性物质的指环、戒指下或指蹼间。很多年轻母亲在孩子还小的时候罹患该种疾病。同时，该病在某些职业中相对

手部湿疹 / 皮炎

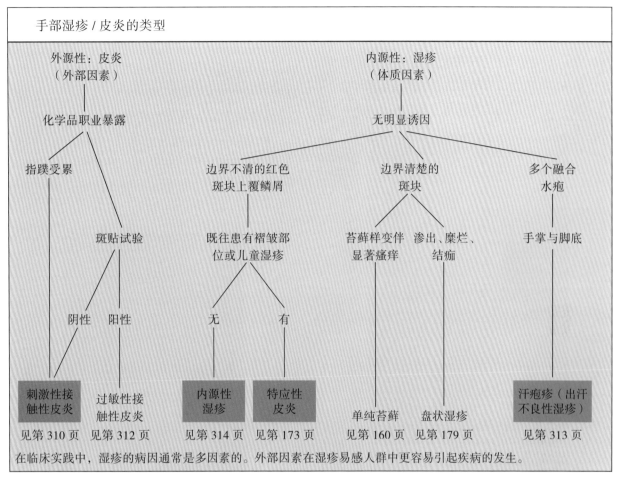

手部湿疹 / 皮炎的类型

```
外源性：皮炎                              内源性：湿疹
（外部因素）                             （体质因素）

化学品职业暴露                              无明显诱因

指蹼受累              边界不清的红色      边界清楚的      多个融合
                    斑块上覆鳞屑          斑块          水疱

     斑贴试验       既往患有褶皱部      苔藓样变伴  渗出、糜烂、  手掌与脚底
                   位或儿童湿疹       显著瘙痒    结痂

  阴性   阳性        无      有

刺激性接    过敏性接     内源性    特应性                          汗疱疹（出汗
触性皮炎    触性皮炎     湿疹     皮炎                            不良性湿疹）

见第310页  见第312页   见第314页  见第173页   见第160页  见第179页    见第313页
```

在临床实践中，湿疹的病因通常是多因素的。外部因素在湿疹易感人群中更容易引起疾病的发生。

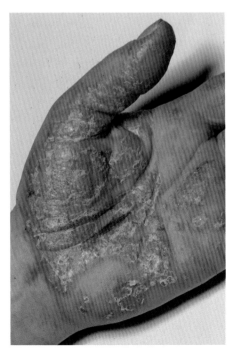

图 13.16　脱漆剂所致的手部刺激性接触性皮炎

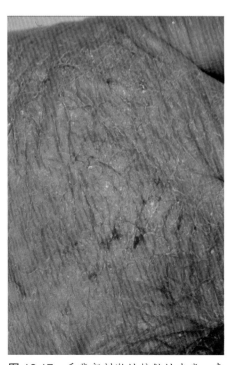

图 13.17　手背部刺激性接触性皮炎，表面干燥皲裂

高发，刚刚入职的美容美发师因为长期高频率的接触洗发液多会出现刺激性接触性皮炎；此外，此病在厨师和护士中患病率也很高，这与他们反复洗手的职业需求有关。与女性不同，男性的常见病因是工业活动中接触的水泥尘或机械的可溶性冷却油等，因而皮损常发生于手背等接触部位。

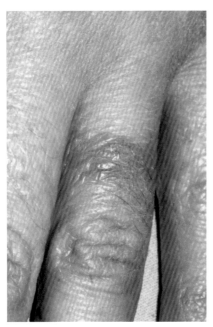

图13.18　发生于戒指下方的刺激性接触性皮炎

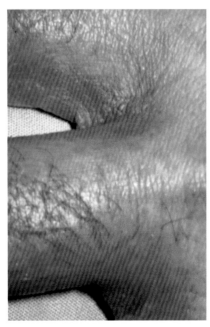

图13.19　发生于指蹼的刺激性接触性皮炎

2. 过敏性接触性皮炎（Allergic contact dermatitis；图13.20~图13.24）

过敏性接触性皮炎是一类Ⅳ型超敏反应，仅在很少一部分人群中发生。当接触过敏原后，接触部位出现皮疹，但由于双手接触的物质过多，较难根据皮损部位判断过敏物质。

尽管如此，仍有几类较易识别的皮损模式：

● 指尖——实验室工作人员：福尔马林；秘书：纸板夹中所含的甲醛树脂；口腔医生：局部麻醉剂；厨师：大蒜、洋葱、郁金香球茎以及较为少见的橘皮中的秘鲁香脂。

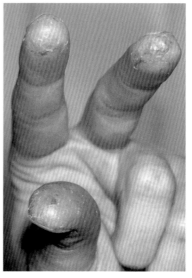

图13.20　大蒜所致的手指过敏性接触性皮炎（通常在非优势手）

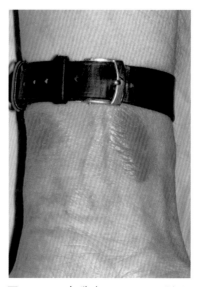

图13.21　表带中PTBP甲醛树脂过敏所致的腕部过敏性接触性皮炎

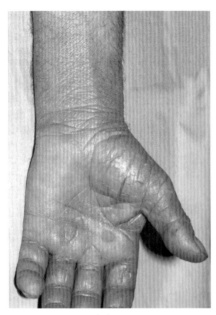

图 13.22　橡胶手套所致的过敏性接触性皮炎，向上延伸至手腕部

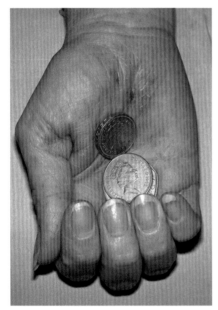

图 13.23　硬币中所含的金属镍导致的手掌过敏性接触性皮炎

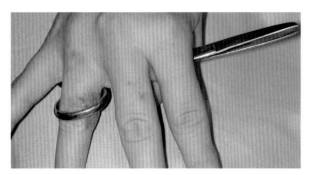

图 13.24　理发剪中的镍元素所致的美容美发师过敏性接触性皮炎

- 掌心以及手指屈侧——橡胶、镍币或者塑料把手。
- 全手（手掌、手背、腕部）——橡胶手套。
- 手腕屈侧、手背以及前臂呈线状排列的皮损——植物叶片（133 页）。
- 手腕屈侧——表扣中所含的金属镍或表带中所含的对叔丁基苯酚甲醛树脂（PTBP 甲醛树脂）。

当手部湿疹局部外用激素后未见明显缓解时，应当优先建议患者行斑贴试验筛查过敏原。

过敏性接触性湿疹可在短时间内呈爆发式进展，皮损主要为水疱、渗出以及结痂。当该病发展较为缓慢时，皮损呈现为边界不清的红斑，上覆鳞屑，和发生于其他部位的湿疹相似或相同。

职业性皮炎具有法医学意义。主要评估患者未从事某项特定的职业或岗位时（即脱离职业背景时）是否会出现相似的湿疹症状。

幼年时曾患有特应性皮炎的患者不建议从事美容美发或其他需要接触冷却油、清洗剂的工作。

汗疱性湿疹 (POMPHOLYX ECZEMA; 图 12.25~ 图 12.28)

发生在手掌和足底的急性湿疹可以出现水疱，被称为汗疱疹（或在美国称出汗不良性湿疹）。由于手掌、足底的角质层厚，表皮内水疱持续存在并呈细小的灰白色的米粒样皮损。最终水疱破裂形成糜烂面。有时汗疱疹可孤立出现，一段时间后自行消退。

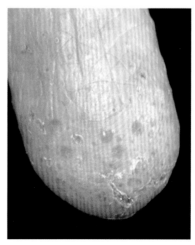

图 13.25　发生于指尖的汗疱疹

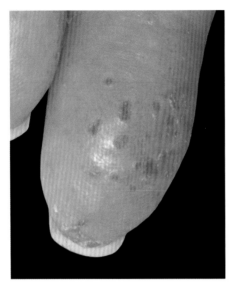

图 13.26 汗疱疹：水疱破裂后形成的指尖细小糜烂面

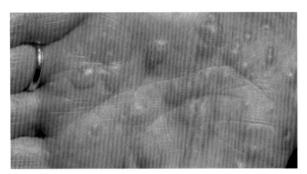

图 13.27 汗疱疹：手掌部厚角质层下完整未破的水疱

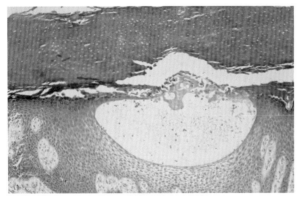

图 13.28 汗疱疹的组织学改变：在较厚的角质层下可见一表皮内水疱

内源性湿疹（ENDOGENOUS ECZEMA；图 12.29~图 12.31）

内源性湿疹可以出现在手掌或手背部。当患者皮损呈对称分布，尤其是幼年时期曾罹患特应性皮炎者，诊断时应高度考虑内源性湿疹。本病瘙痒剧烈，长期不断地搔抓和摩擦会导致苔藓样变。当皮损继发细菌感染（如金黄色葡萄球菌）时，可出现脓疱。湿疹继发感染所致的脓疱颜色一致，均为黄色，借此可与脓疱性银屑病进行鉴别（图12.30）。有些手部湿疹可出现角化过度，导致指关节、皮肤褶皱处或指尖出现裂隙，患者感觉非常痛苦，且劳动能力部分或完全受损。

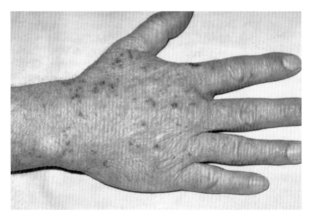

图 13.29 手背部的内源性湿疹，注意苔藓样变及抓痕

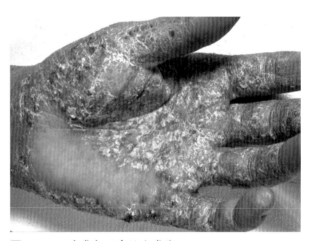

图 13.30 手掌部湿疹继发感染

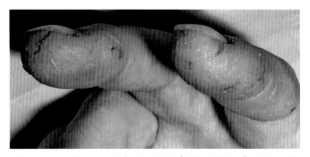

图 13.31 手指上的裂纹可使用氟氢缩松胶带进行治疗

治疗：手足部湿疹

手部患湿疹时，由于每天大量接触各种物质，强烈建议患者行斑贴试验筛查过敏原。若斑贴试验发现可疑过敏原时，终止接触该物质便有望痊愈，否则患者必须要长期不定期使用软膏或乳膏。

● 急性渗出性湿疹　发病初期的休息对湿疹的好转极为重要。手部出现湿疹时，立即避免接触水，诸如停止日常生活中的洗涮、清洁工作并暂停洗发等。当湿疹出现在足部时，建议患者卧床休息。将手或足浸泡在收敛剂中（如1∶10 000 高锰酸钾溶液，常见于英国；或醋酸铝溶液，常见于美国，具体见 24 页），每天 2 次，每次 10 分钟以减少渗出。皮肤干燥后使用一种中效激素（常见于英国）或一组 4~5 类外用激素软膏（常见于美国），注意药膏中应不含有羊毛脂成分。在湿疹病因明确前使用软膏而非乳膏，当皮损好转时，建议患者完善斑贴试验以明确过敏原（见 17 页）。

● 汗疱性湿疹使用一种强效的（常见于英国）或 2-3 类（常见于美国）外用激素软膏以穿透厚的角质层，每天 2 次。当小水疱破裂时，可使用高锰酸钾水溶液收敛渗出。

● 慢性湿疹使用一种强效的（常见于英国）或 2-3 类（常见于美国）外用激素软膏或乳膏，每天 1~2 次。对每一个特定的患者，都应该反复尝试直到找出最适合该患者的药膏。当皮肤非常干燥且有大量裂隙时，首先考虑使用软膏；而当皮肤并非非常干燥时，首先考虑使用乳膏。当湿疹发生在手部时，应穿戴棉手套做家务以避免进一步损伤皮肤，从事洗涮等家务时应使用橡胶手套或者衬棉的 PVC 手套。手工劳动者应佩戴用人单位提供的医用乳胶手套以避免接触各种各样的刺激物。当然，

长期使用手套并不可行，如果湿疹长时间未见好转，则应建议患者暂停工作。在很多情况下，一旦出现皮炎，仅可通过更换职业缓解病情，这些职业包括但不限于美容美发学员、机械工人、厨师、护士等。当湿疹发生在双足时，应穿更为舒适的白色棉袜及皮鞋而非人工纤维织物。当然，因皮革中的铬酸盐所致的过敏性接触性湿疹另当别论。

● 角化过度型湿疹　湿疹与角化过度均需要药物治疗。增厚的角质层会阻挡外用激素穿透皮肤，同时当角化过度的皮肤皲裂时会出现疼痛。角化过度可单独应用 2%~5% 的水杨酸软膏或与外用糖皮质激素混合使用，如倍他米松二丙酸酯，水杨酸软膏（Diprosalic 软膏）。若单独使用水杨酸制剂，则应配合外用糖皮质激素，两种药膏每天各 1 次，早晚使用顺序任意，激素药膏应当为一种强效的（常见于英国）或 2-3 类（常见于美国）外用激素软膏。氟氢缩松胶带对于发生在手指或足部的角化过度性湿疹或皲裂性湿疹亦有效，因其使用简便，深受患者青睐。具体用法为：一次取一段胶带粘于患处，保留 12 小时后揭下，皮肤皲裂会慢慢愈合。在皲裂处外用购自五金店的超强力胶水亦有疗效，同时可以缓解疼痛。当皲裂愈合时，超强力胶水会自动脱落（在中国，不建议使用。译者注）。

外用药物治疗无效

严重地影响日常生活的手足湿疹需要系统应用免疫抑制剂诸如硫唑嘌呤（见 40 页）或环孢素（见 40 页）。每天 30mg 阿利维 A 酸口服（见 37 页），连用 2 个月。对于角化过度性湿疹有效。

足

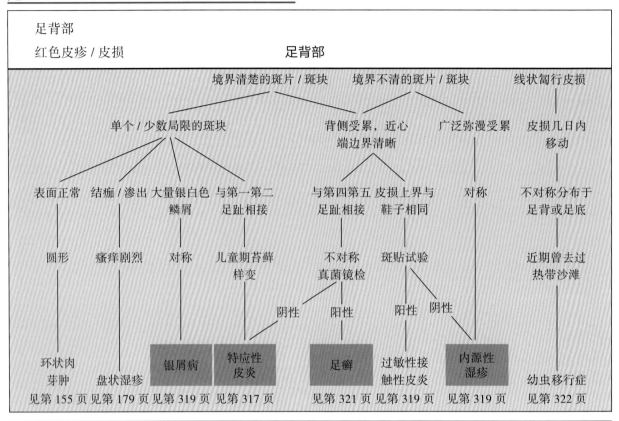

足背部

红色皮疹 / 皮损　　　　　　　　　　　　　足背部

跖：足弓及承重部位

鳞屑、角化过度、浸渍　　　　　　　　跖：鳞屑、浸渍

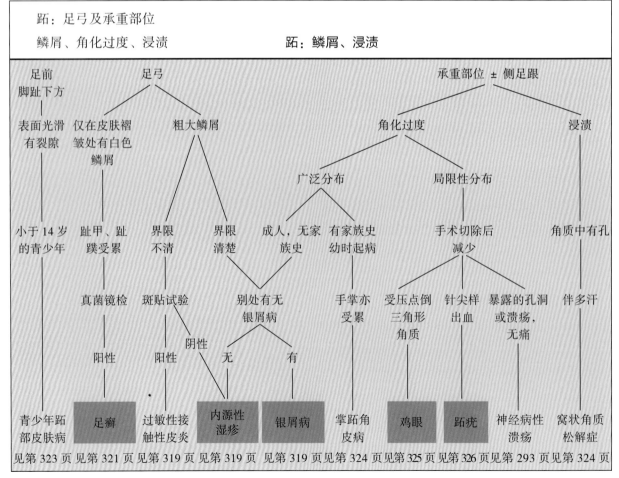

跖：水疱、脓疱、糜烂　　跖：水疱、糜烂、脓疱　　黑色皮损
（跖部溃疡见288页）
表面正常，渗出，结痂

水疱/糜烂			脓疱		黑色斑疹/斑片（也见230页）
大而孤立的	多个融合	局限于足弓	颜色相同	颜色不同	表面为椭圆形黑点
轻微外伤后即可出现	两侧	单侧	细菌拭子培养：金葡菌	底部红斑	手术切除皮损表面后
幼时即有	小的融合性水疱	成群水疱真菌镜检			角质层为黑色
		阴性　阳性			
单纯性大疱性表皮松解症	湿疹/汗疱疹	足癣	湿疹继发感染	跖部脓疱型银屑病	黑踵病/血肿
见第323页	见第319页	见第321页	见第319页	见第319页	见第325页

跖
3/4或4/5足趾间
斑块/结节
鳞屑，角化过度

剥脱/裂纹/浸渍

单侧		双侧Wood检查（14页）	
疼痛	瘙痒	无荧光	粉红色荧光
4/5足趾裂口处有圆形质硬区域	真菌镜检阳性仅见菌丝	真菌镜检可见孢子与菌丝	革兰染色阳性类白喉杆菌
软鸡眼	足癣	念珠菌感染	红癣
见第325页	见第321页	见第254页	见第257页

足部湿疹（ECZEMA ON THE FOOT；图 13.32~图 13.39）

足部对称的、上覆鳞屑的红色皮损，且在某些时期出现水疱可考虑诊断为湿疹（治疗详见315页）。

足背部

足背部湿疹可由以下病因所致：

● 特应性皮炎（Atopic eczema）：7~10岁的患儿大足趾背侧出现湿疹是特应性皮炎的一种模式。注意，足癣累及第四、第五足趾，而非大足趾。

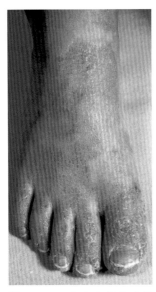
图 13.32　患儿足背出现的特应性皮炎

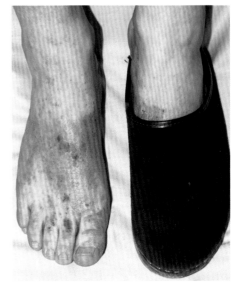
图 13.33　鞋帮所致过敏性接触性皮炎，注意观察皮损境界与鞋的形状一致性

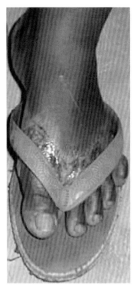

图 13.34　人字拖鞋的橡胶所致的过敏性接触性皮炎

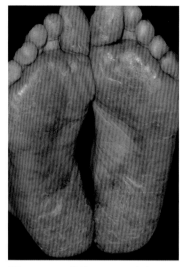

图 13.37　鞋橡胶所致的除足弓外的过敏性接触性皮炎

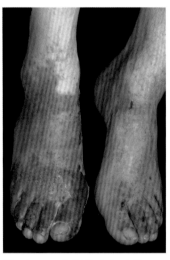

图 13.35　内源性足部湿疹，双足对称分布

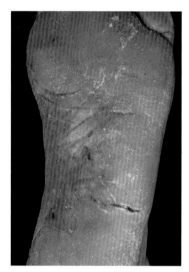

图 13.38　足部角化过度性湿疹伴深裂纹

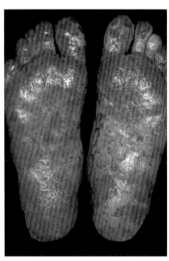

图 13.36　对叔丁基苯酚甲醛树脂（PTBP 甲醛树脂）所致的过敏性接触性皮炎

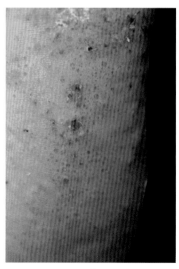

图 13.39　汗疱疹：跖部的水疱

● 过敏性接触性皮炎（Allergic contact der-matitis）：鞋帮皮革中所含的金属铬以及尼龙袜中所含的偶氮染料会导致足部上至鞋子上端、下至脚趾（不含趾蹼）的皮损。人字拖鞋中的橡胶添加剂流基苯并噻唑会致使接触部位出现皮损。

● 内源性湿疹（Endogenous eczema）：足背部的对称性湿疹可由内源性湿疹所致，斑贴试验结果常为阴性。

● 盘状湿疹（Discoid eczema）表现为边界清楚的圆形或者椭圆形的红色鳞屑斑块，皮损常有明显的水疱形成及结痂（见 179 页）。

跖 部（Sole of the foot）

当跖部的承重部位发生湿疹时会继发角化过度，当增厚的角质层裂开时会出现伴有痛感的裂纹。跖部湿疹的常见病因如下：

过敏性接触性皮炎（Allergic contact dermatitis）

跖部承重部位的对称性湿疹首先考虑过敏性接触性皮炎，除非后续明确为其他诊断。该病通常因与鞋底的摩擦所致，常见的过敏物质有用来黏合各层皮革的对叔丁基苯酚甲醛树脂（PTBP 甲醛树脂）以及尼龙袜中的偶氮染料。斑贴试验可用以明确诊断。

内源性湿疹（Endogenous eczema）

由于跖部承重部位角质层厚，该处皮损较难鉴别，因而肉眼上湿疹与银屑病的皮损完全相同。相较而言，湿疹的边界更为模糊不清。通常可根据身体其他部位的湿疹或银屑病皮损加以诊断，若手足均受累，内源性湿疹的可能性更大。

汗疱疹（出汗不良性湿疹）［Pompholyx（dyshi-drotic eczema）］

跖部水疱可在数日或数周内保持完整不破，形似木薯粉。当水疱单独存在而不伴有红斑、鳞屑时被称为汗疱疹（见手部，313 页）。这些皮损通常由湿疹或特应性皮炎所致，但某些情况下也可以是对发生于足趾的足癣的自体湿疹化反应（id 反应）。单侧足弓的水疱通常是足癣所致（321 页）。

手足部位的银屑病（PSORIASIS OF HANDS AND FEET；图 13.40~ 图 13.45）

手足部位的银屑病可以分为以下 4 类：

1. 斑块型银屑病　皮损为边界清楚，鲜红色有鳞屑的斑块，上覆大量银白色鳞屑，皮损形态与发生在其他部位的银屑病相似（165 页）。

2. 角化过度　见于掌心或跖部承重部位（图 13.45），皮损基底不红，但境界通常较为清楚。一般来说在身体的其他部位有典型的银屑病皮损。

3. 脓疱性银屑病　脓疱颜色各异。每个脓疱

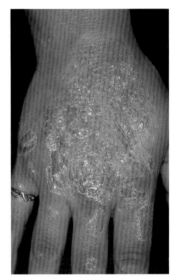

图 13.40　手背银屑病

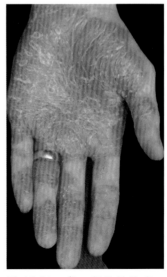

图 13.41　掌心部位银屑病，皮损边缘境界清楚

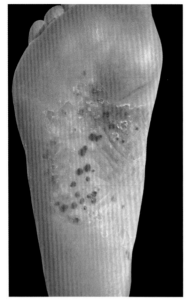

图 13.42 足弓部位的脓疱性银屑病，脓疱呈现不同颜色

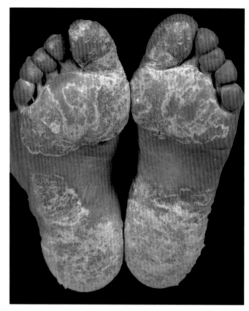

图 13.45 跖部角化过度型银屑病，注意足弓不累及

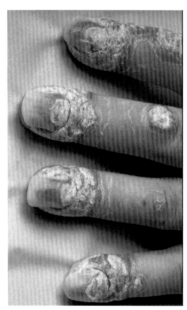

图 13.43 发生于手指及指甲的蛎壳状银屑病

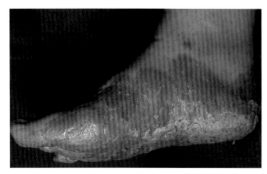

图 13.44 累及足部侧面及跖部的银屑病

在通过角质层的过程中，慢慢变得干燥，颜色由白色变为黄色，继而为淡棕色，最后变成深棕色伴随鳞屑脱落。皮损基底部有时有红斑、鳞屑。该种皮损与湿疹或皮肤癣菌病继发感染出现的脓疱不同，根据颜色即可判断（湿疹或皮肤癣菌病继发感染所形成的脓疱均为黄色）。

4. 蛎壳状银屑病 常常累及手指脚趾末端，通常甲亦有累及。皮损为鲜红斑块上覆厚层鳞屑。

治疗：手足部位银屑病

● 掌跖部位普通的斑块型银屑病治疗同其他部位的斑块型银屑病（见 166 页）。

● 角化过度的银屑病治疗同角化过度性湿疹（见 315 页）。夜间使用角质剥脱剂（见 28 页），必要时可封包治疗，白天则可选用白色的软石蜡或凡士林。当增厚的角质层慢慢变薄时，每天使用特定的银屑病药物。可以建议患者尝试煤焦油（较难清洗，对生活的影响相对较大）或水杨酸软膏。另外亦可建议患者使用维生素 D3 类似物软膏，联合一种强效的（英国常见）或 2-3 类（美国常见）外用糖皮质激素软膏或直接使用复合制剂（Dovobet，得肤宝，卡泊三醇和倍他米松二丙酸盐）。

● 脓疱型银屑病发生于掌心及跖部的皮损较难治疗。可选用一种强效的（英国常见）或2-3类（美国常见）外用糖皮质激素软膏或乳膏来缓解病情，每天使用2次。当使用无效时，推荐寻求皮肤病学家的专业帮助。

手足部位银屑病外用药物治疗无效时

有时外用药物无法治愈手足部位的银屑病，此时则应学会带病生存或寻求皮肤病学家有关系统治疗的帮助。

● 阿维A（见37页）。

● 补骨脂素联合长波紫外线疗法（PUVA）。市面上有专门为手足部位设计的PUVA仪，大小状似影像阅片灯，内含可发射长波紫外线的灯管。接受治疗时，口服8-甲氧沙林，两小时后将手足置于PUVA治疗仪上。注意，由于甲氧沙林在血液中循环，治疗过程中应做好眼睛及正常皮肤的保护工作以免接受不必要的照射。PUVA疗法的注意事项及副作用的细则详见第44~45页。

● 局部PUVA治疗可作为替代治疗，将手足浸泡在1%的5-甲氧沙林溶液中15分钟，拍干后置于PUVA治疗仪上即可。

● 任意一种细胞毒药物氨甲蝶呤、环孢素、硫唑嘌呤或羟基脲。仅当该病严重影响日常生活时选用该类药物。具体使用方法详见第39~41页。

足癣（TINEA PEDIS；图 13.46~ 图 13.50）

足癣可以分为5大类。

1. 趾间鳞屑或浸渍 通常发生在第4、第5足趾间。此处趾蹼空间相对狭窄，湿度较高。通常单足起病并伴有瘙痒等不适，而后慢慢向第3足趾方向蔓延，但不会累及第1、第2足趾间。最后会感染另一只足和（或）足趾。

2. 典型的斑块 单侧足背可见隆起的上覆鳞屑的边缘清楚的斑块（如图13.7所示的手癣）。皮损一般从第4、第5足趾的裂隙附近开始，慢慢

横向生长。

3. 足侧面的鳞屑 常与"软拖鞋"的形状相符。

4. 跖部白色鳞屑 可为单侧或双侧，常常与趾甲的变厚与变色有关，与红色毛癣菌关系密切。

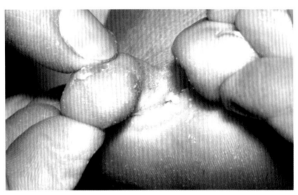

图 13.46 足癣：第4、第5足趾缝处可见浸渍，该皮损在念珠菌感染及红癣感染时亦可见到

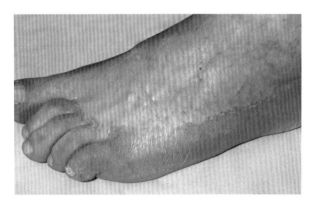

图 13.47 足癣：沿足侧面呈"软拖鞋"状分布

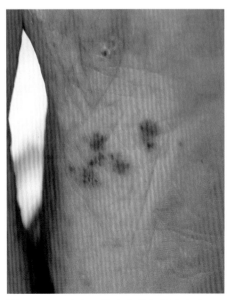

图 13.48 足癣：单足足弓部位的水疱

该皮损常在检查患足时偶尔发现，或患者自诉足底灼热、瘙痒。此型在手掌部鲜见，若有则为单手受累。

5. 足弓部位的水疱　若单侧发生，首先考虑足癣，除非之后被确诊为其他疾病。有时可发生在双足，但通常一侧明显多于另一侧。真菌常位于水疱顶部，为明确诊断可用小剪刀将水疱顶部剪下，显微镜下观察菌丝（见251页）或送真菌培养（见17页）。

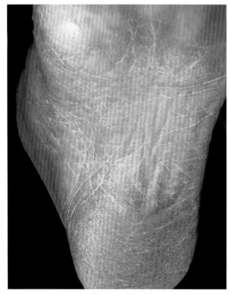

图 13.49　足癣：红色毛癣菌所致的皮肤褶皱处的白色鳞屑

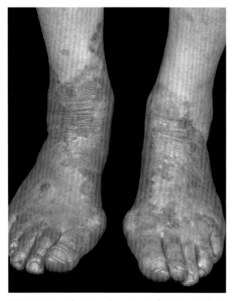

图 13.50　难辨认癣：足癣外用糖皮质激素治疗后出现的对称性红色皮损

治疗：足癣

发生于足趾间的足癣，或足弓部位的水疱外用咪唑类乳膏，每天2次，连用2周；或1%特比萘芬乳膏，每天1次，连用7~10天。

对于红色毛癣菌所致的跖部白色鳞屑，口服特比萘芬250mg，每天1次，连服2周；若趾甲亦有受累，继续口服特比萘芬3月（见336页）。

念珠菌感染或红癣（CANDIDA AND ERYTHRASMA）

双足外侧两足趾出现对称性浸渍或鳞屑时应首先考虑念珠菌感染或红癣而非皮肤癣菌感染。红癣在 Wood 灯检查时呈现特征性的亮粉红色（见258页）。若没有条件行 Wood 灯检查，可在病损皮肤上取刮片进行镜检（见图 10.15，255页）及培养，借此区分足癣及念珠菌感染。念珠菌感染的治疗详见254页，红癣的治疗详见258页。

幼虫移行症（LARVA MIGRANS；图 13.51）

犬钩虫（巴西钩口线虫）的幼虫潜入皮肤，在皮下移行形成一条匐行性隧道。偶可见沿隧道分布的水疱。患者自觉瘙痒，并可观察到隧道在几日内逐渐延伸。通常是由于患者裸足行走在热带沙滩上（尤其是非洲和西印度群岛），不慎踩到犬类的粪便所致。隧道通常可见于双足、臀部、小腿屈侧及背部。

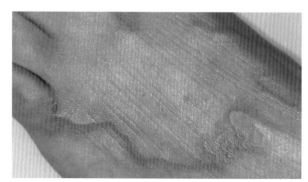

图 13.51　幼虫移行症

治疗：幼虫移行症

口服阿苯达唑，每天 400mg，连服 4 日或口服 200μg/kg 伊维菌素。

青少年跖部皮病（JUVENILE PLANTAR DERMA-TOSIS；图 13.52）

该病仅发生于儿童，好发年龄为 7~14 岁。足前部表面呈带有光泽的鲜红色，患者通常自诉瘙痒或皮肤开裂疼痛。该病常由于穿着尼龙袜、合成鞋底等为代表的现代鞋袜，汗液不易排出。该病至青春期后会自行缓解。

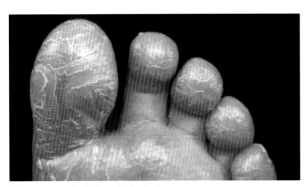

图 13.52　青少年跖部皮肤病

治疗：青少年跖部皮病

不鼓励青少年穿着尼龙鞋袜，建议在可能时穿着棉袜及皮鞋。木炭或软木鞋垫均有助于脚汗的蒸发。该病系统用药或局部用药疗效均欠佳，可尝试如下两种方法：

● 可外用白凡士林，每天 2~3 次；或使用一种相对不油腻的润肤霜（详见 21 页）。

● 外用一种温和的角质剥脱剂，如 10% 尿素霜（Calmurid）；或外用 2% 水杨酸乳膏，每天 2 次。

单纯性大疱性表皮松解症（EPIDERMOLYSIS BULLOSA SIMPLEX；图 12.53，图 12.54）

大疱性表皮松解症是一类以外伤后水疱为临床特征的遗传性疾病。根据皮肤裂开部位可以分为三大类。单纯性大疱性表皮松解症是症状最轻的一个型别，双足可自发或继发于轻微外伤（诸如穿着一双新鞋，参军后参加拉练等）出现水疱。

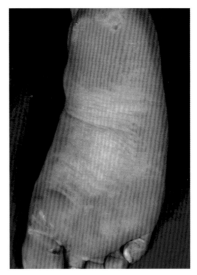

图 13.53　单纯性大疱性表皮松解症：跖部水疱形成

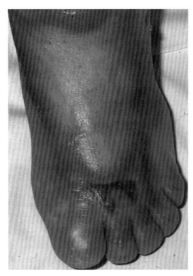

图 13.54　营养不良性大疱性表皮松解症，伴有趾甲及趾蹼缺如

交界性大疱性表皮松解症通常在 2 岁前发病，有致死性。营养不良性大疱性表皮松解症（详见 191 页）则会导致水疱和糜烂终生反复出现。

治疗：单纯性大疱性表皮松解症

双足外用保湿剂如水性乳膏来保持皮肤柔软，每天外用 2 次。需要穿着新鞋时应逐渐适应，同时避免过度行走或奔跑。尽量选择棉袜代替尼龙袜以保持双足舒适。大部分患者的日常生活不会因此病受到影响。

掌跖角皮症(PALMOPLANTAR KERATODERMA;图 12.55,图 12.56)

掌跖角皮症为常染色体显性遗传病,出生时或幼时发病,临床表现为掌跖部位角质层增厚。有些非典型的症状可表现为线状或点状的表皮增厚。

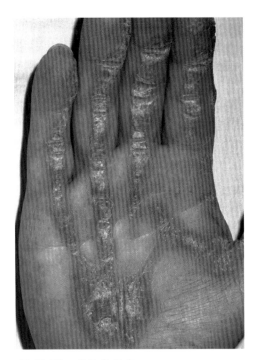

图 13.55　线状角化病

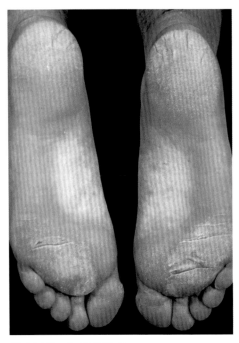

图 13.56　跖部角化病

治疗:掌跖角化病

夜间外用 5%~20% 的水杨酸软膏可控制皮损的角化过度,同时采取常规的手足病的治疗方案。当病情较为严重时,应口服阿维 A(处方药),具体的服用量同银屑病(见 37 页)。

窝状角质松解症(PITTED KERATOLYSIS;图 13.57,图 13.58)

该病仅发生于汗脚者。棒状杆菌侵蚀跖部的角质层,致使皮肤表面形成若干浅坑。

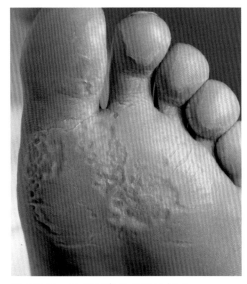

图 13.57　足前部窝状角质松解症

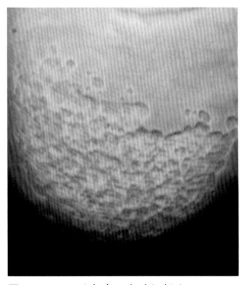

图 13.58　足跟部窝状角质松解症

治疗：窝状角质松解症

治疗汗脚常比治疗致病微生物更为有效（见 44 页）。每天 2 次外用 3% 夫西地酸乳膏或克林霉素洗剂（特丽仙）亦对本病有效。

黑踵病或血肿（BLACK HEEL/HAEMATOMA；图 13.59）

在从事体育运动的儿童和青年人群中，足部与鞋子的摩擦或直接外伤引起足跟背侧及跖部皮肤的出血，该病相当常见。其临床表现为足跟部的一块暗红色或黑色斑片。突然出现该体征时，很多人会怀疑或担心是否患有恶性黑素瘤（图 13.60）。当将皮损切下后，可在角质层中发现干燥的血凝块。只需让患者放心即可。

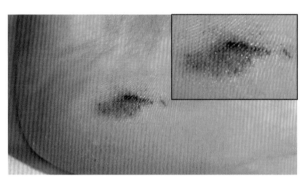

图 13.59　角质层下出血所致的黑踵病（右上角为皮损的特写）（与图 13.60 相比）

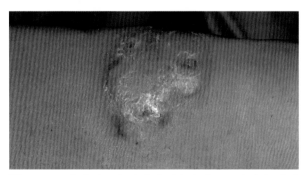

图 13.60　发生于跖部的肢端黑色素瘤：注意皮损周围的色素及溃疡

鸡眼（CORN）

鸡眼是发生在跖部受力部位的局限性倒三角形角化过度，用手术刀将皮损切下后不能见到出血点（见 326 页，图 13.66B，图 13.66C）。

软鸡眼（SOFT CORN；图 13.61~ 图 13.63）

单侧足第 4、第 5 足趾间的鳞屑可考虑诊断为软鸡眼（图 13.61）。若用手术刀或刮刀将表面角质层刮除，下方可见如发生于其他部位鸡眼的坚硬的角质层。该病常为穿鞋不当所致，脚趾被鞋子挤压受累。若要向患者阐明发病原因，可嘱患者光脚站在一张白纸上，用铅笔将脚的轮廓描绘出来，而后将鞋子摆放在纸上，非常显而易见，鞋子大小明显小于脚的尺寸（图 13.62）。

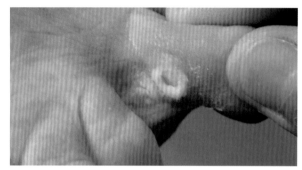

图 13.61　软鸡眼：第 5 足趾内侧浸渍

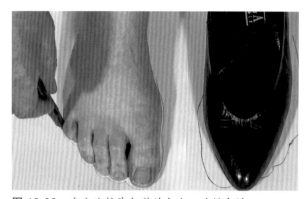

图 13.62　充分比较脚与鞋的大小，确保合适

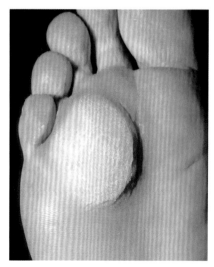

图 13.63　跖骨头处的巨大鸡眼

治疗：鸡眼

若患处有外生骨疣或患足有解剖畸形，应建议患者行整形外科手术。

建议患者穿着合适尺寸的鞋。

可由患者或足病医生用手术刀将角化过度区域切下，并挖出角质中心核。或可每晚一次外用 5%~10% 水杨酸软膏来软化角质层便于去鸡眼。外用水杨酸硬膏，每次保留 1 周，亦可起到相同的疗效。可在鸡眼旁使用鸡眼垫片或垫环以减轻局部压力，走路也会更为舒服。在鞋内装入矫形器械亦有帮助。

在患软鸡眼的患趾内侧衬入泡沫楔或硅楔可减少穿鞋所带来的侧方压力。但最为重要的是建议患者不要穿过紧的鞋，尤其是脚趾部位过紧的鞋。

跖疣［PLANTAR WART（VERRUCA）；图 13.64~图 13.67］

足部的单个孤立的圆形斑块，表面粗糙伴有领圈状角化过度。有时跖疣数目众多，相互聚集形成镶嵌疣（图 13.67）。若不能确诊，可用手术刀切下皮损表面，很快便可见切面点状出血（图 13.66A）。

跖疣可诱发两类问题

1. 疼痛 疼痛并非因跖疣位于承重部位向足内部生长所致，而因疣体外侧的角化过度。角化过度向外生长引起疼痛，就像鞋子里面掉进石头。在少数情况下，跖疣血管形成血栓，造成疣体变黑伴有剧烈疼痛。变黑的疣体可在几日内自行脱落。

2. 患有跖疣的患儿不能参加游泳，可让患足穿着短袜游泳，避免病毒传播扩散。

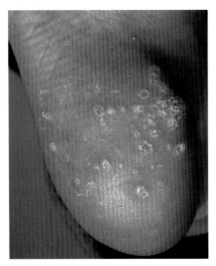

图 13.64　多发的跖疣

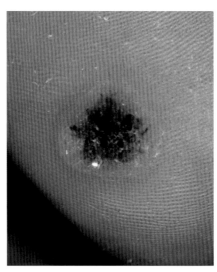

图 13.65　跖疣血栓形成造成疼痛

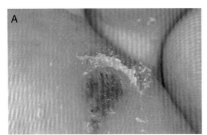

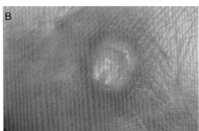

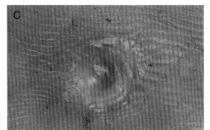

图 13.66　刮除皮损表面的角质层后跖疣与鸡眼的差异。A. 跖疣出现出血点；B. 刮除前的鸡眼；C. 鸡眼，可见中央倒圆锥体的坚硬角质

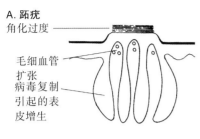

A. 跖疣
角化过度

毛细血管
扩张
病毒复制
引起的表
皮增生

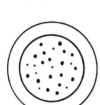

角化过度一旦被
去除，毛细血管
外露，可产生针
尖状出血

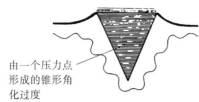

B. 鸡眼

由一个压力点
形成的锥形角
化过度

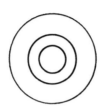

削除后可见逐渐减
少的角蛋白锥体，
没有毛细血管出血
（针尖状出血）

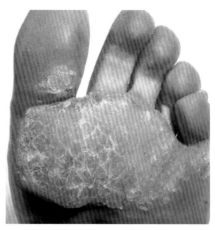

图 13.67　镶嵌跖疣

治疗：跖疣（图 13.68）

单个 / 少许几个跖疣

角质剥脱剂　该药通过剥脱疣体周围过度角化的角质层来缓解疼痛。但需要提醒患者注意，该药本身并不能去除疣体。只有机体自身的免疫力可去除疣体。

对患者而言，最重要的就是每晚刮除疣体坚硬的表面或用浮石将皮损磨平以缓解疼痛，然后在疣体上小心地涂上治疣液或凝胶，晾干后用硬膏覆盖过夜。第二天晨起揭掉硬膏使疣体再次硬化。以上过程每天重复。

治疣液（用于足部）有：

● 50% 水杨酸石蜡（Verrugon）。

● 水杨酸、乳酸混合物，火棉胶（Cuplex, Duofilm, Salactol, Salatac）；26% 水杨酸

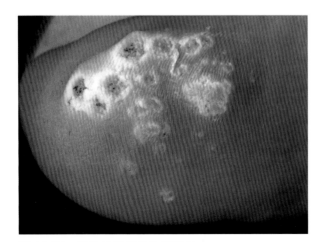

图 13.68　用角质剥脱剂治疗跖疣

（Occl^{USA}l）。

● 鬼臼毒素制剂（Warticon 乳膏）。

● 10% 戊二醛溶液（Glutarol）。

无论使用哪种治疣液或凝胶，患者每晚入睡前均应使用。一个合理的疗程应为连用 12 周停药或换用其他药物。若每晚外用的硬膏粘贴时间过长，则会导致疣体浸湿、疼痛。若出现该种情况则必须中断治疗数日。治疗无效的一种原因是当足部出现疼痛时，患者自行停药。

液氮冷冻治疗

该方法并不是跖疣的优选治疗方案，由于跖部角质层厚，治疗时必须冷冻很长一段时间以产生水疱。该过程会非常痛苦。

手术治疗

任何类型的足部手术均不适宜。最常见的结局是疣体的复发，同时瘢痕形成可能会导致永久胼胝的出现，尤其是在受压部位。

镶嵌疣的治疗

针对单个疣体的治疗无效时，以下方案可供尝试：

● 外用水杨酸或乳酸治疣液，每晚 1 次。

● 福尔马林或戊二醛浸泡，将患处浸泡在 5% 福尔马林溶液或 10% 戊二醛溶液中，每天

1 次。具体用法如下：首先用白凡士林在疣体周围涂抹一周，形成很厚的一圈保护环，这样福尔马林溶液就不会侵蚀正常皮肤造成疼痛。而后将福尔马林溶液倒到浅碗或茶碟中，每天浸泡 1 次，每次 10 分钟。次日用浮石或足刀将硬皮刮除，然后重复以上治疗方案。

● 将 40% 的水杨酸硬膏剪成疣体一样的形状，光面向下粘贴在疣体上，用 Hypafix（自粘防感染伤口敷料带）或其他类似物固定稳妥，一次粘贴一周。撕掉硬膏后用手术刀片将泡软的角质刮除，然后再开始新的治疗。以上疗法每周进行 1 次，可在护士或医生的帮助下进行，直到没有疣体残留。

14 甲 病

- 指甲解剖　330
- 指甲检查　330
- 甲母质异常
  - 坑点　330
  - 横嵴　331
  - 纵嵴　331
- 甲床异常
  - 甲下变色　332
- 甲板异常
  - 甲板变色　334
  - 甲板增厚　335
  - 指甲末端开裂　336
- 甲下皮异常
  - 甲分离　337
- 甲下角化过度　337
- 指皮异常
  - 甲沟炎　337
- 甲畸形
  - 甲过弯　338
  - 匙甲　338
  - 楔形甲　339
  - 嵌甲　339
- 无甲
  - 无瘢痕（暂时性）　340
  - 有瘢痕（永久性）　340
- 甲周肿物　340

甲的解剖（ANATOMY OF THE NAIL）

甲是由特殊的生发上皮即甲母质产生的角质。甲母质形成甲板，被覆于甲床之上。甲的功能是保护指尖免受创伤，而手指甲则可以协助抓取小的物品及用于搔抓。甲的任何一个部位均可以发生异常（图14.1）。

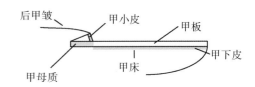

图14.1　甲的解剖结构

甲的检查（EXAMINATION OF THE NAIL）

甲的检查按照以下顺序进行：

1. 从上往下看

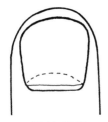

甲的表面

- 坑点（330页）
- 横嵴（331页）
- 纵嵴（331页）
- 发亮（236页）

甲的颜色

- 甲床变色（332页）
- 甲板变色（334页）

甲襞和指皮

- 指皮缺失，甲沟炎（337页）
- 甲襞毛细血管扩张（96页）

2. 从指端往近心端看

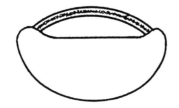

甲的厚度

- 甲板增厚（335页）
- 甲板开裂（336页）
- 甲下角化过度（337页）

甲与甲床分离

- 甲分离（337页）

3. 从侧面看

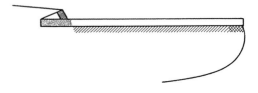

甲的形状

- 过弯（338页）
- 匙状甲（338页）
- 楔形甲（339页）
- 嵌甲（339页）

甲缺失

- 无瘢痕形成（340页）
- 有瘢痕形成（永久）（340页）

甲周肿物（340页）

甲母质异常（ABNORMALITIES OF THE NAIL MATRIX）

坑点（PITTING；图14.2～图14.4）

感染可使甲母质产生异常角蛋白，其会与正常甲板分离形成坑点或嵴。相较足趾甲，坑点在手指甲上更为常见。

坑点的病因：

1. 银屑病——小而规则的坑点。

2. 湿疹——更大但不规则的坑点，与周围皮肤的湿疹有关。

3. 斑秃——小而规则的坑点常提示生发效果不好。

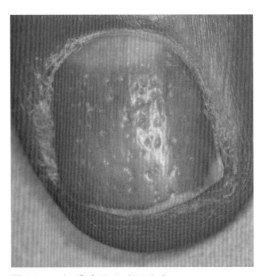

图14.2　银屑病所致的甲坑点

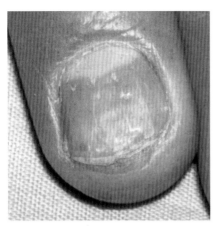

图 14.3　湿疹所致的坑点：大且不规则坑点和嵴

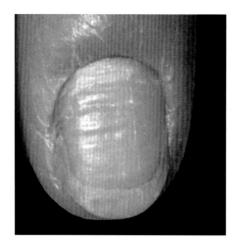

图 14.5　甲沟炎继发的横嵴

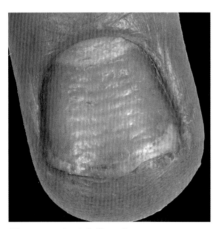

图 14.4　全甲营养不良

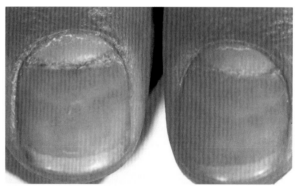

图 14.6　Beau 线：全身系统性疾病继发的甲生长暂停，在所有指甲上会出现横嵴

4. 全甲营养不良——所有的手指甲及足趾甲均有相似的坑点，坑点可相互融合形成嵴；该病病因不明。

5. 正常——正常指甲中偶可见孤立的坑点。

横嵴（TRANSVERSE RIDGING；图 14.5）

横嵴的病因

1. 湿疹——坑点过宽形成横嵴。

2. 甲母质受压形成的慢性甲沟炎（图 14.5，图 14.32）。

3. Beau 线——严重疾病可导致甲母质功能暂时受到抑制，使得所有指甲同一部位出现单一横线。当疾病缓解或痊愈后，甲母质功能恢复正常，Beau 线则随着甲生长。手指甲的生长速度大约为每周 1mm，足趾甲的生长速度约为手指甲的 1/3，因此可以通过 Beau 线的位置判断疾病发生的时间（图 14.6）。

纵嵴（LONGITUDINAL RIDGING；图 14.7~图 14.10）

所有指甲均受累的原因：

1. 正常指甲中可见一些纵嵴。

2. 扁平苔藓——细小的规则纹理（见 339 页，翼状胬肉）。

3. 毛囊角化病——规则的细小条纹，游离端有三角形的缺损（见 182 页）。

单个指甲受累的原因：

1. 甲正中营养不良——该病形似上下颠倒的圣诞树，此为暂时性改变，数月后可自行缓解，此病病因不明。

2. 习惯性咬甲畸形——临床上可见指甲上一道由无数凹陷的横嵴组成的沟；该病由于长期剔、咬指皮破坏了甲板的正常生长。

3. 后甲襞上的黏液囊肿或纤维瘤压迫下方的甲母质可形成一道宽沟（见 341 页）。

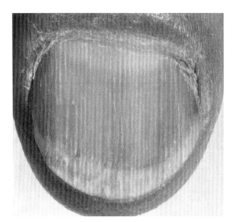

图 14.7　甲扁平苔藓所致纵嵴

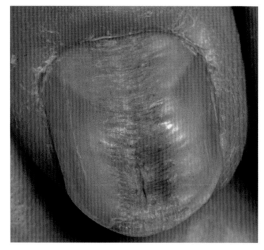

图 14.10　大拇指上的习惯性咬甲畸形

甲床异常（ABNORMALITIES OF THE NAIL BED）

甲下变色（DISCOLOURATION UNDER THE NAIL）

甲床是甲下方的上皮组织。正常情况下它不产生角质，病变时会出现甲下部分区域变色。

● 白色——低白蛋白血症或慢性肾功能衰竭可导致甲床苍白（图 14.11）。

● 橙棕色——甲床银屑病（粉红色斑）（图 14.12）。

● 棕色——甲床交界痣可出现一块圆形或椭圆形的棕色斑。若变色区域逐渐增大或由多种颜色组成，需要考虑恶性黑色素瘤（见 334 页，图 14.17，图 14.18）。

● 红色，紫色，黑色：

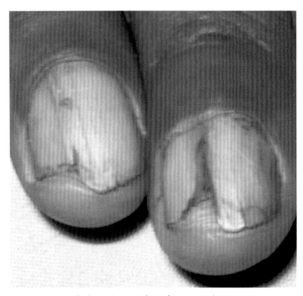

图 14.8　毛囊角化病：纵嵴伴有指端三角形缺损

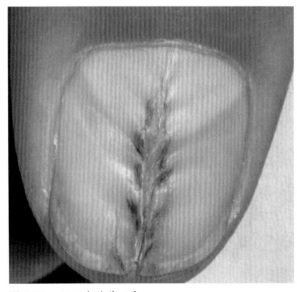

图 14.9　甲正中营养不良

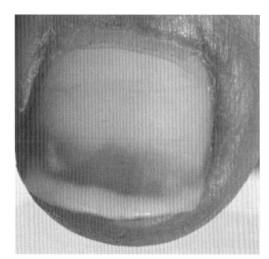

图 14.11　低白蛋白血症所致甲床变白

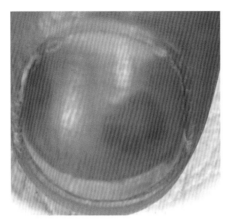

图 14.12 银屑病所致甲下三文鱼斑

1. 甲板出血——亚急性细菌性心内膜炎可出现典型的小的红色的纵行条纹，但该体征非常常见，据此不能确诊该病（图 14.13）。

2. 甲下血肿——外伤后甲下出血所致，可发生于手指甲或足趾甲。发病初期，病损呈暗红色或紫色，伴有剧烈疼痛。随时间推移，若未钻透甲板放血减压，病损会逐渐变为黑色或棕色。在指甲变色区域远端做一个小的横向刻痕并观察 1 周，可鉴别甲下血肿与甲下恶性黑素瘤：甲下血肿随着甲板的生长向外推移，因而 1 周后刻痕仍位于变色区域的远端，而甲下黑素瘤的生长速度与甲板生长速度并不一致，刻痕相对变色区域的位置会发生改变（图 14.14~图 14.16）。

3. 恶性黑素瘤——甲床或甲襞起源的恶性黑素瘤非常罕见。该病可出现继发体征，如甲板损毁（图 14.17）或毗邻甲襞的色素沉着（图 14.18）。

● 粉红色或淡紫色——血管球瘤是一种罕见的良性肿瘤，临床表现为甲下淡紫色斑片，可伴有疼痛尤其是受压或寒冷时。

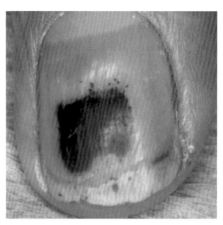

图 14.14 甲下血肿

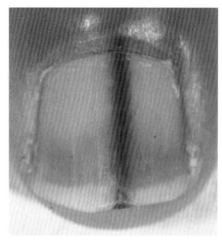

图 14.15 甲母质交界痣所致的细长的棕色线条

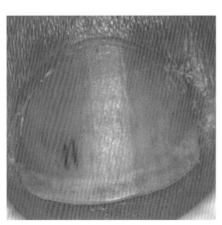

图 14.13 甲板出血

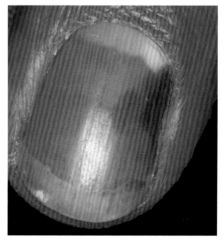

图 14.16 轻微外伤引起的轻度血肿所致的甲下色素沉着

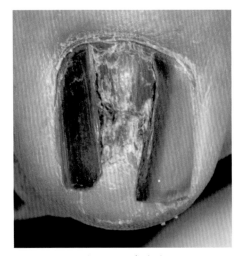

图 14.17　甲床恶性黑素瘤导致甲板毁损

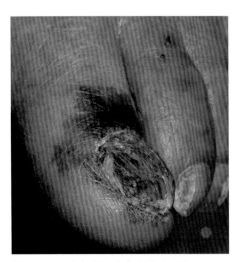

图 14.18　甲床恶性黑素瘤累及甲襞

甲板异常（ABNORMALITIES OF THE NAIL PLATE）

甲板变色（DISCOLOURATION OF THE NAIL PLATE）

以下为甲板变色的常见病因。

1. 外部染色，特别是用尼古丁或药物染色 [如高锰酸钾（见 24 页，图 2.2）及蒽林]。用染发剂或指甲油导致的甲板变色相对少见。

2. 药物，所有指甲均会受累，如氯喹、齐多夫定（AZT）及金元素可将指甲染为蓝灰色；青霉胺可将指甲染为黄色。

3. 甲棕线：甲母质交界痣可导致甲板出现一条贯穿全长的细线；横向扩大或向上延伸的甲下宽线条提示恶性黑素瘤；浅棕色色素沉着（尤其

是发生在指甲边缘的）可能由轻度外伤或鞋类挤压（图 14.16）引起的轻度血肿所致。

4. 白甲：

● 绝大多数人轻微外伤后偶尔会出现小的白色条纹（图 14.19）。

● 家族性白甲所有指甲均为白色，该病为常染色体显性遗传病

● 不规则的指甲变白常由癣所致（见 335 页）

5. 绿甲：常因铜绿假单胞菌感染所致（图 14.20）。

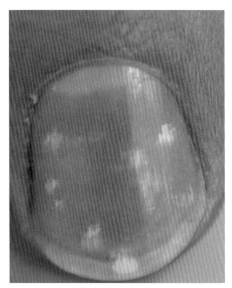

图 14.19　轻微外伤所致的甲板白色条纹

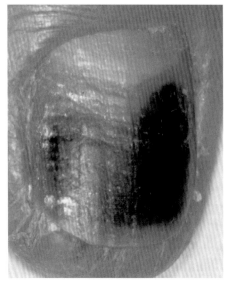

图 14.20　假单胞菌感染所致的绿甲

6.蓝甲：HIV 感染者或 AIDS 患者可出现蓝甲，该体征可以作为 HIV 感染的有效提示。齐多夫定亦可造成类似的蓝甲（图 14.21）。

7.黄甲：

● 黄甲综合征：所有的指甲／趾甲均为黄色或绿色，纵向及横向均过度弯曲。指甲生长缓慢，几近停止生长，有时亦可出现甲分离。该病由先天性淋巴管异常所致，尽管指甲改变要到成年甚至中老年才会出现。其他部位的淋巴管亦可有异常，如双下肢淋巴水肿或双侧胸腔积液（图14.22）。

● 局部的黄色或棕色可因癣所致。

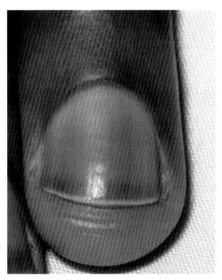

图 14.21　HIV 感染所致的蓝甲

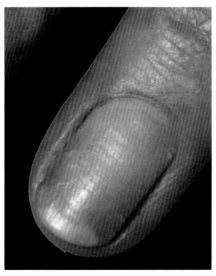

图 14.22　黄甲综合征

甲板增厚（THICKENING OF THE NAIL PLATE）

1.甲癣（图 14.23～图 14.25）——各种各样的皮肤癣菌可存活于甲板的角质中使甲板增厚以及变白或变黄。皮肤癣菌仅可存活于生长缓慢的甲中，因而趾甲比指甲更易受累。当皮肤癣菌定植于甲板后，患甲的生长速度更趋缓慢，此时拔除患甲就显得不必要了。在足部，根据临床症状鉴别癣所致的甲板增厚以及银屑病所致的甲下角化过度及甲分离并不容易。此时应首先观察手指甲，银屑病的甲改变诸如坑点、粉红色斑以及甲分离在手指更为明显。若手指正常，则趾甲的改变多因癣所致。足癣所致的趾甲改变并不会累及所有的趾甲，且常常先在一侧出现病变。考虑足癣时，亦可观察趾蹼以及足弓有无足癣改变（见321 页）。剪指甲进行直接镜检（见251 页）或真菌培养可明确诊断。

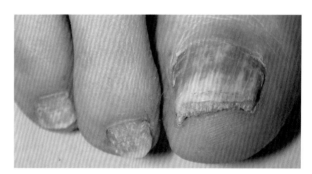

图 14.23　甲癣所致甲板增厚以及甲变色

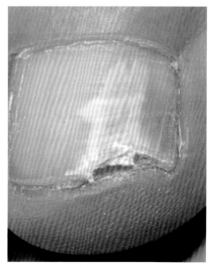

图 14.24　甲癣所致的甲板片状变黄

2. 趾甲的慢性损伤——长期踢足球或打网球者可出现甲增厚。

3. 老年人的趾甲变厚变弯且更难修剪。

4. 先天性厚甲症可出现楔形甲（见339页）。

5. 大足趾慢性排列不齐（图14.26）——该病为以趾甲增厚、起皱、过弯，以及外侧成角生长为表现的先天性异常。该情况相当常见，可导致趾甲内生。

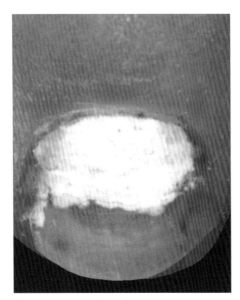

图 14.25 甲癣所致的白甲

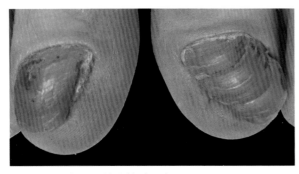

图 14.26 大足趾慢性排列不齐

治疗：甲癣

很多患者不重视足部的甲癣，仅当患者主诉趾甲不适或身体其他部位（双足、腹股沟、躯干）反复出现皮肤癣菌病时才给予治疗。治愈率低，大约仅为30%。

仅有2~3个趾甲受累，且每个指甲受累面积不超过远端50%，且甲母质未受累时，可在

锉甲后外用5%阿莫罗芬指/趾甲胶（罗每乐），每周1~2次。外用药物治疗亦可适用于不能进行全身系统用药或以预防为目的的儿童。阿莫罗芬对于足趾感染腐生霉菌、亨德逊酵母样菌、短尾帚霉菌亦有疗效。

当出现以下情形时建议患者接受系统药物治疗：①超过50%的甲板受累，②甲母质受累，③多个指甲受累。

口服特比萘芬250mg，每天1次，治疗手甲癣连服6周，治疗足趾甲癣连服3~4月。开始治疗前以及每4~6周检查肝功能。

或口服伊曲康唑，200mg/d，连续服用或400mg/d冲击治疗，服1周停3周。患者有心力衰竭病史及肝脏疾病时禁用。若连续口服伊曲康唑，应定期检测肝功能，冲击治疗无须检测肝功能。

特比萘芬的疗效优于伊曲康唑（72周时治愈率为55%）。

联合外用阿莫罗芬可提高口服药物治疗的疗效。若口服药物治疗无效，则应拔除患甲并口服特比萘芬250mg，每天1次，连服3~6月。

指甲末端开裂（SPLITTING OF THE ENDS OF THE NAILS；图14.27）

1. 层状开裂——指甲末端水平方向裂成数层。该病主要见于手部长期潮湿的女性。水以及洗涤剂会损伤角质，可通过避免碰水或戴橡胶手套进行治疗。

2. 纵行开裂——可沿甲板纵嵴开裂，尤其见于毛囊角化病患者（图14.7）。

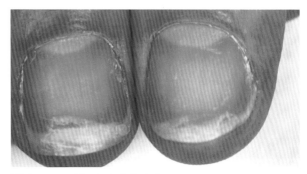

图 14.27 甲板远端层状开裂

甲下皮异常（ABNORMALITIES OF THE HYPONYCHIUM）

甲分离（ONYCHOLYSIS；图 14.28，图 14.29）

甲分离是指甲板与甲床分离。由于甲下皮异常，甲板不能紧密牢固地贴附在甲床上。常见的病因如下：

1. 外伤——过度修剪指甲是指甲甲分离的最常见病因。当用指甲锉过度清洁指甲下方时，甲下皮遭到破坏。趾甲甲分离常继发于甲下血肿。

2. 银屑病——该病所致的甲分离在指甲比趾甲更明显。指甲因甲分离从甲床揭开后会发现甲下角化过度。该病与癣所致的甲板增厚很难鉴别

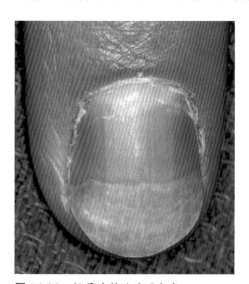

图 14.28　银屑病所致的甲分离

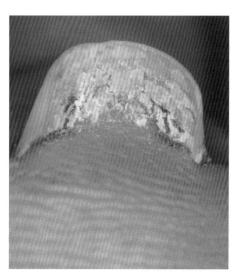

图 14.29　甲下角化过度：注意甲板的厚度正常

（图 14.29 与图 14.23）。

3. 外周血运不良。

4. 甲状腺毒症。

5. 过敏性接触性皮炎——可穿透甲板的物质，诸如粘贴人造指甲所用的丙烯酸甲酯。

6. 多西环素——口服多西环素可导致在夏天出现光敏性甲分离。患者自觉所有手指甲疼痛，继而出现甲分离。该现象随着现在多西环素广泛用于疟疾预防而变得愈发常见。若患者穿着露足趾的凉鞋则趾甲亦会同时受累。

甲下角化过度（SUBUNGUAL HYPERKERATOSIS）

该病为甲末端下方角质堆积，需与甲增厚进行鉴别。该病常由银屑病所致（图 14.30）。

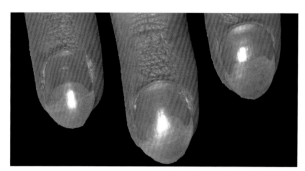

图 14.30　多西环素引起的光敏性甲分离：所有指甲均受累

治疗：甲银屑病

外用药物治疗对银屑病甲（如坑点、粉红色斑、甲分离或甲下角化过度）无效。女性外用彩色指甲油可掩盖甲分离，而剪短指甲可阻止甲分离进一步加重。所幸并非所有患者都要求治疗银屑病的甲改变。若全身银屑病较重，需要进行系统药物治疗（详见 167 页，169 页），甲的银屑病改变亦会明显好转。

甲小皮的异常（ABNORMALITIES OF THE CUTICLE）

甲沟炎（PARONYCHIA；图 14.31，图 14.32）

甲小皮是连接后甲襞及甲板的一块角质，保护甲周软组织免受细菌或酵母菌的感染。若甲小

皮缺失（常因湿疹或慢性创伤所致），后甲襞或侧甲褶可出现甲沟炎。甲沟炎可分为两类：

● 急性甲沟炎（Acute paronychia）：金黄色葡萄球菌感染所致（化脓性链球菌不常见）。患处可见鲜红色水肿及脓液形成，伴有剧痛。在极少数情况下单纯疱疹病毒亦可诱发急性甲沟炎，但在趾骨末端可以看到成群水疱。

● 慢性甲沟炎（Chronic paronychia）：白念珠菌感染可导致慢性甲沟炎，患处暗红色，水肿不明显，无脓液形成。由于甲母质慢性受压，甲板可见横嵴或纵嵴（图14.32）。

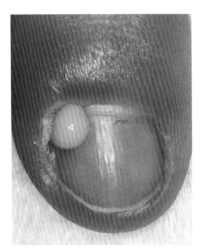

图14.31　急性甲沟炎

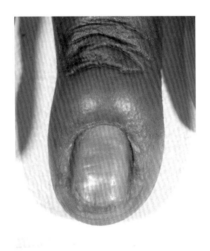

图14.32　慢性甲沟炎伴甲萎缩

治疗：甲沟炎

● 急性：口服氟氯西林或红霉素，250mg，每天4次，连服7天。若局部有明显

的脓液形成，则应切开引流。

● 慢性：因甲小皮缺失所致，只有当新的甲小皮慢慢形成，甲沟炎才有可能慢慢痊愈。患者应连续3~4个月在从事任何接触水的工作时保持手部干燥，可戴橡胶手套、衬棉橡胶手套、衬棉PVC手套。在甲周可以保护性地外用凡士林，每天数次。

甲畸形（ABNORMALLY SHAPED NAILS）

过弯（OVERCURVATURE）

可由以下疾病导致：

1. 杵状指（图14.33）：后甲襞与甲板间角度消失所致的明显的过弯。若诊断存在疑问时，可嘱患者将两手大拇指远端指节伸侧并拢，正常情况下可见到一个形似钻石的间隙，杵状指时间隙消失。该病常因慢性胸部疾病、支气管癌或先天性心脏疾病所致。

2. 甲旁疣所致的远端指节吸收：甲板在手指末端过弯。

3. 黄甲综合征，见335页。

4. 大足趾排列不齐，见336页。

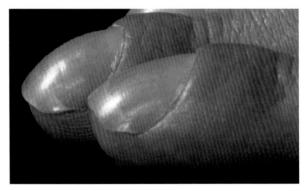

图14.33　杵状指

匙甲［SPOON-SHAPED NAILS（KOILONYCHIA）；图14.34］

该病最常见于缺铁性贫血，尽管绝大多数的缺铁性贫血患者不会出现该体征。在正常幼儿亦可见到该体征。

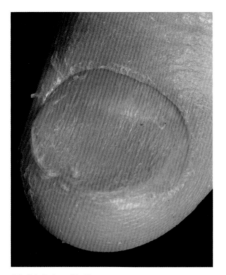

图 14.34 匙甲

楔形甲（WEDGE-SHAPED NAILS）

先天性厚甲症（图 14.35）：该病为罕见的遗传性疾病。甲板在垂直方向及水平方向均生长，形成厚的不美观的楔形甲。鞋子对足趾的压力会引起患处疼痛。

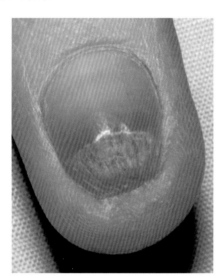

图 14.35 先天性厚甲症

嵌甲（INGROWING TOENAILS；图 14.36，图 14.37）

趾甲或趾甲的尖刺穿透侧甲褶可导致红肿、疼痛、脓液形成，随后可出现肉芽组织。大足趾最常受累。该病常因穿着过紧的鞋以及不当的修剪趾甲方法（半圆形修剪脚趾甲而非剪平）所致。该体征亦见于服用维生素 A 类药物的不良反应。

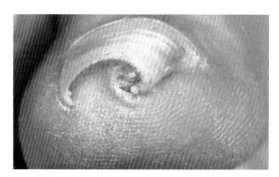

图 14.36 嵌甲

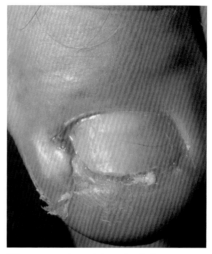

图 14.37 嵌甲伴侧甲褶感染

治疗：甲扁平苔藓（图 14.38）

纵嵴（见 331 页）无须治疗。若出现会导致甲永久瘢痕形成的翼状胬肉，可尽快开始口服泼尼松，剂量为 30mg/d。该剂量维持 2 周，然后逐渐减量，共使用 6 周。

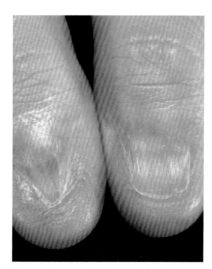

图 14.38 扁平苔藓所致的大拇指翼状胬肉

甲缺失（LOSS OF NAILS）

无瘢痕形成（暂时性）［WITHOUT SCARRING (TEMPORARY)］

● 外伤，尤其是发生于大足趾的外伤。指甲巨大甲下血肿后亦可出现类似情况。

● 重大疾病遗留的 Beau 线。甲板可在 Beau 线破裂（见 331 页）。

瘢痕形成（永久性）［WITH SCARRING (PERMANENT)］

● 扁平苔藓：甲小皮向下生长覆盖或包绕甲板并形成永久瘢痕，称为翼状胬肉。

● 遗传性异常：均为罕见情况。

甲周肿物（LUMPS AND BUMPS AROUND THE NAIL；图 14.39~ 图 14.42）

1. 病毒性疣（Viral warts） 甲周皮肤可出现小的皮色或灰色或棕色的丘疹，表面粗糙似疣状。生长于此处的病毒疣难以去除，且可能在甲下生长。该处病变最有效的治疗方法为刮除术或烧灼术，但有时需要去除部分甲板。

2. 黏液样囊肿［Myxoid (mucous) cyst］ 远侧指节背侧的圆形肤色丘疹。若将囊肿戳破，会流出黏稠的清亮液体。该病由关节囊疝入周围皮肤所致。本病最好外科手术切除，若关节囊囊壁未得到修补，黏液囊肿还有可能反复。若甲母质存在纤维瘤黏液囊肿，甲板可出现纵行的沟嵴（图 14.42）。

3. 远端指节关节水肿（Swelling of the distal interphalangeal joint） 可出现于痛风或骨关节炎（Heberden 结节）。

4. 甲下或甲周纤维瘤（Subungual and periungual fibroma；图 14.43，图 14.44） 结节性硬化患者中可出现自后甲襞或甲下突出的小而坚实的粉红色或肤色丘疹（见 198 页），该病从青春期开始出现。

5. 甲下外生骨疣（Subungual exostosis；图 14.45，图 14.46） 局限性的外生骨质，状如甲下肤色丘疹。若不能确诊，则应行患指或趾 X 线片检查。

6. 肿瘤（Tumours；图 14.47，图 14.48） 发生在甲周的鳞状细胞癌或恶性黑素瘤相当罕见。单一指甲附近的任何炎症性疾病经治疗后仍无法缓解或痊愈时，应建议患者行活检。

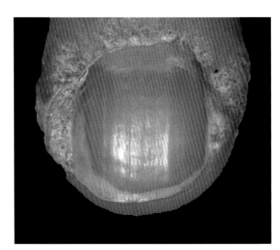

图 14.40 甲襞周围病毒疣

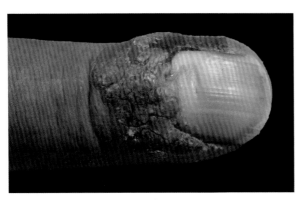

图 14.39 甲襞周围的鲍温病

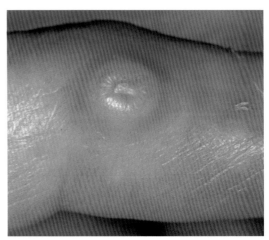

图 14.41 远端指节关节处的黏液样囊肿

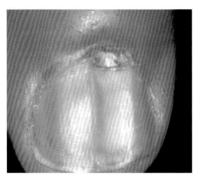

图 14.42 甲母质黏液样囊肿所致的甲板纵沟

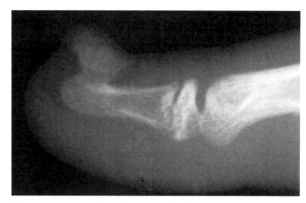

图 14.46 甲下外生骨疣的 X 线片

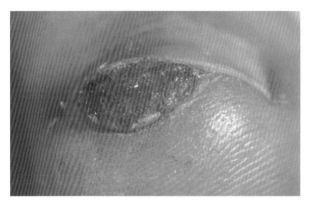

图 14.43 甲下纤维瘤

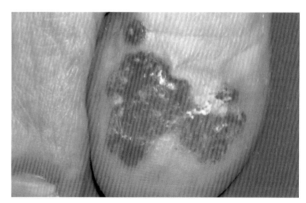

图 14.47 甲床恶性黑素瘤

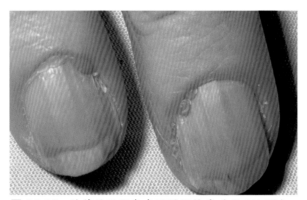

图 14.44 结节性硬化患者甲周纤维瘤（见 198 页）

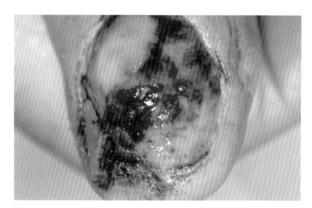

图 14.48 甲下肿瘤：需要活检做出诊断

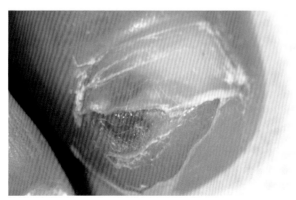

图 14.45 甲下外生骨疣

药物和相关的药物反应

ACEI	红皮病	钙通道阻滞剂	下肢水肿（湿疹）
	发疹	（氨氯地平）	红斑狼疮
	苔藓样		瘙痒（老年人）
	红斑狼疮	卡马西平	红皮病
	天疱疮		发疹
ACTH	痤疮	卡比马唑	毛发脱落
别嘌呤醇	DRESS		紫癜
	红皮病		TEN
	紫癜	氯喹	毛发变白
	TEN		蓝甲
	血管炎		红皮病
氨茶碱	湿疹样		皮肤色素沉着
胺碘酮	色素沉着		苔藓样
	光毒性		光毒性
阿莫西林	红皮病	氯丙嗪	红皮病
	发疹		红斑狼疮
	血管炎		光敏性
雄激素	痤疮		紫癜（血小板减少性）
抗惊厥药	DRESS	氯磺丙脲	湿疹样
抗真菌药	红斑狼疮		苔藓样
阿司匹林	组胺释放（荨麻疹）	环孢素	多毛症
巴比妥类	红皮病		非黑素瘤癌症
	固定性药疹		皮脂腺增生
	紫癜	西咪替丁	红皮病
苯二氮平类	发疹	氯法齐明	色素沉着 – 红/粉红
	固定性药疹	可待因	组胺释放（荨麻疹）
β 受体阻滞剂	苔藓样	避孕药	结节性红斑
	银屑病		面部色素沉着 – 黄褐斑
β 胡萝卜素	橘黄色皮肤	香豆素	皮肤坏死
博来霉素	鞭打状红斑	细胞毒药物	毛发脱落
	色素沉着		紫癜（血小板减少性）
溴剂	痤疮	氨苯砜	DRESS
白消安	色素沉着		色素沉着 – 蓝灰色

二氮嗪	多毛症	NSAID	多形红斑
双氯芬酸钠	大疱性类天疱疮		发疹
多西环素	光敏		固定性药疹
呋塞米	发疹		光毒性
	光毒性		假卟啉病
金剂	DRESS		TEN
	红皮病		血管炎
	苔藓样	鸦片类	组胺释放（荨麻疹）
	面部色素沉着 – 蓝灰色	青霉胺	多毛症
	紫癜（血小板减少性）		苔藓样
	血管炎		天疱疮
肝素	毛发脱失	青霉素	过敏反应（荨麻疹）
	血管炎		发疹
肼屈嗪	红斑狼疮		血清病（荨麻疹）
	血管炎	酚酞	固定性药疹
依马替尼	苔藓样	吩噻嗪类	发疹
碘剂	痤疮		光毒性
异烟肼	痤疮		血清病
	红皮病	苯妥英	痤疮
	盐酸缺乏症		红皮病
异维 A 酸	口唇、鼻子和眼睛干燥		色素沉着
	毛发脱落		TEN
	光敏性	普鲁卡因胺	红斑狼疮
锂剂	痤疮	异丙嗪	光过敏性
	银屑病	蛋白酶抑制剂	DRESS
麦帕卡林	苔藓样		Stevens-Johnson 综合征
	黄色皮肤		TEN
甲基多巴	苔藓样	沙林类	多毛症
	红斑狼疮		光毒性
米诺环素	DRESS	维 A 酸类	口唇、鼻子和眼睛干燥
	色素沉着 – 蓝 / 灰色	（阿维 A）	毛发脱落
	红斑狼疮	（阿利维 A 酸）	光敏性
米诺地尔	多毛症	利福平	天疱疮
萘啶酸	红皮病		紫癜（血小板减少性）
	光毒性反应		
呋喃妥英	血清病（荨麻疹）		

类固醇激素，合成代谢的皮质类	痤疮	噻嗪类	湿疹样
	痤疮		发疹
	易青紫		苔藓样
	口周皮炎		紫癜
	皮肤萎缩和萎缩纹		血清病（荨麻疹）
	毛细血管扩张		血管炎
磺胺类	DRESS	硫脲类	毛发脱落
	湿疹样		血管炎
	红皮病	酪氨酸激酶拮抗剂	痤疮
	发疹		掌部角化过度
	固定性药疹		酒渣鼻
	苔藓样	万古霉素	过敏反应（荨麻疹）
	紫癜		红人综合征
	血清病（荨麻疹）		Stevens-Johnson 综合征
	TEN		TEN
	血管炎	维罗非尼	角化棘皮瘤和鳞状细胞癌
柳氮磺胺吡啶	红斑狼疮		光过敏
四环素类	光 – 甲松解	华法林	毛发脱落
	光毒性		皮肤坏死

润肤剂的使用

类型	级别	油占比	举例（没列举全）	定义	应用	患者群
可保留的润肤剂常规用于任何部位的保湿剂	软膏（无水） 气雾剂	100%	白色软石蜡（凡士林），50/50 白色软/液体石蜡，Diprobase 软膏，Epaerm/Hydromol/Emulsifying 软膏，Dermmist，Emollin 喷雾	100% 石蜡基质（不需防腐剂）	非常干燥皮肤每天两次晚上用更好油腻：一些患者可能不接受	严重的特应性皮炎鱼鳞病气雾剂适用于老年人和难于触及的部位
	封包霜	30%~70%	油性乳剂/水性软膏（羊毛脂），QV 强化产品，Unguentum M，Lipobase(Lipocrem 的稀释剂)	油包水乳剂（油性/冷霜）和 100% 脂质软膏	干性皮肤躯干和四肢每天 2~3 次	中度特应性皮炎和银屑病
	含甘油的润肤凝胶	30%	Doublebase 凝胶 Doublebase Dayleve 凝胶	水和油乳剂含有保湿剂水被保湿剂留在角质层（甘油或尿素）	非常干的皮肤每天 3~4 次，或每天 2 次	非常干燥皮肤银屑病鱼鳞病
	含尿素的润肤霜	5%~10%尿素	Aquadrate，Balneum 乳，Calmurid，E45 瘙痒舒缓乳，优色林强化产品，Hydromol 强化产品，Nutraplus		干皮肤每天 2 次	用于老年人和银屑病
	其他润肤霜（不含尿素）	11%~30%	Aquamax，Aquamol，Aveeno 乳（燕麦胶体），Cetraben，Diprobase 乳，Epaderm 乳，E45 乳（羊毛脂），Hydromol 乳，Oilatum 乳，QV 乳（含甘油三醇），Ultrabase，Zerocream，Zerobase 乳，Zeroguent	水包油乳剂（雪花膏）（注意：管式可能会被污染－开泵式）	正常和干性皮肤疾病面部和屈侧患者依从性好每天 3~4 次	轻/中度特应性皮炎其他皮肤干燥性疾病如银屑病和内源性湿疹
	含抗菌剂		Dermol 乳，Eczmol 乳	含有苯扎氯铵，和/或氯己定	对防止特应性皮炎复发有用用洗液作为肥皂替代品使用方便，每天 4 次有毛发部位（如躯干、头皮）夏季使用	特应性皮炎有细菌感染/定植护理人员毛囊炎
	含抗菌剂的润肤液	5%~14%	德莫尔洗液			
	不含抗菌剂的润肤液		多芬洗液（燕麦胶体）E45 洗液（羊毛脂）QV 洗液	水包油乳剂但油含量低比霜剂清爽		依从性差的人（儿童，男性）
	止痒润肤剂		Balneum Plus 乳E45 瘙痒舒缓乳	含止痒药的产品（lauro-macrogols）	瘙痒，特别是因干燥引起的	瘙痒的一线治疗（特别是老年人）

摘自 Moncrieff G, Cork M, Lawton S, et al. Use of emollients in dry-skin conditions: consensus statement. Clin Exp Dermatol, 2013, 38: 231−8

洗浴润肤产品的使用

类型	级别	油占比	举例	定义	什么时间用	患者群
洗浴产品只用于洗浴，不在皮肤上保留	润肤洗浴产品	15%~30%	Aquamax 沐浴乳 Doublebase 沐浴凝胶 E45 沐浴乳 Hyromol 洗浴润肤露 QV 轻柔乳 Oilatum 沐浴润肤乳	含润肤剂的产品不应还有粗制的洗洁剂如十二烷基磺酸钠（如水性乳剂）	代替肥皂，因为肥皂刺激，所以应该避免用于任何干燥皮肤疾病	特应性皮炎手部皮炎和银屑病
	抗菌洗浴产品	2%~30%	Dermol 沐浴产品 Eczmol 乳	润肤洗浴产品，含有外用活性抗菌剂（如苯扎氯铵或氯己定）	在治疗和预防特应性皮炎复发上有用	复发性感染或特应性皮炎复发和手部皮炎
沐浴润肤剂加入沐浴水中，用来洗浴	沐浴油：半分散装油或分散装乳剂	50%~91%	Aveeno(燕麦胶体) Balneum，Cetraben，Dermalo Diprobath Doublebase 洗浴添加剂 E45 洗浴油 LPL63.4，Oilatum Q\V 洗浴油， Zerolatum，Zeroneum	在水的表面沉积一层油而使浴后光滑；非泡沫和无香水的 油均匀地散布于水面上	所有皮肤中重度干燥的患者（特应性皮炎、鱼鳞病）单纯在水中洗浴会干；沐浴油不应洗掉	所用干燥性皮肤病润肤治疗的补充治疗
	抗菌沐浴油	50%~55%	Dermol 洗浴 Emulsiderm Oilatum Plus， Zeolatum Plus	沐浴油含有外用防腐剂	预防感染	特应性皮炎伴反复感染
	止痒沐浴油	85%	Balneum Plus 洗浴油（大豆油）	沐浴油含外用止痒剂	如果瘙痒，沐浴时保护皮肤屏障	应该和止痒润肤剂联合使用

外用激素效能分类

类别	英国品牌	美国品牌	临床适应证
弱效（英国） 6~7类（美国） 效果 =1% 氢化可的松	0.5%、1.0%、2.5% 氢化可的松（Dioderm，Mildison） 0.0025% 氟轻松乳膏（Synalar 1：10）	0.5%、1.0%、2.5% 氢化可的松（很多产品） 0.05% 阿氯米松（Aclovate） 0.05% 地奈德（Desowen/Tridesilon）	面部湿疹 婴儿任何部位的湿疹
中效（英国） 4~5类（美国） 效果 =2.5（×1% 氢化可的松）	0.025% 戊酸倍他米松（Betnovate RD） 0.05% 丁酸氯倍他索（Eumovate） 0.00625% 氟轻松（Synalar 1:4） 0.25% 氟考龙（Ultralanum 普通装） 0.0125% 氟羟可舒松（Haelan） 0.1%17 丁酸氢化可的松（Locoid）	0.1% 特戊酸氯考龙 0.05% 去羟米松（Topicort LP） 0.025% 氟轻松 * 0.005% 氟替卡松（Cutivate） 0.05% 氟氢缩松 0.1% 丁酸氢化可的松（Locoid） 0.2% 戊酸氢化可的松 * 0.1% 丙锭氢化可的松 0.1% 泼尼卡酯 0.025% 曲安西龙 *（Kenalog）	躯干和四肢，或者屈侧（成人或小孩）的特应性皮炎 躯干脂溢性湿疹 屈侧银屑病
强效（英国） 2~3类（美国） 效果 =10（×1% 氢化可的松）	0.05% 二丙酸倍他米松（Diprosone） 0.1% 戊酸倍他米松（Betnovate） 0.1% 戊酸二氟考龙（Nerisone） 0.025% 醋酸氟轻松（Synalar） 0.05% 氟轻松（Metosyn） 0.05% 丙酸氟替卡松（Cutivate） 0.1% 糠酸莫米松（艾洛松）	0.1% 安西奈德（Cyclocort） 0.05% 二丙酸倍他米松（Diprolene） 0.1% 戊酸倍他米松（Beta-Val） 0.05% 去羟米松（Topicort） 0.05% 二氟拉松（Apexicon） 0.05% 氟轻松（Lidex） 0.1% 哈西奈德（Halog） 0.1% 糠酸莫米松 *（艾洛松） 0.5%、0.1% * 曲安奈德	苔藓样特应性皮炎 盘状湿疹 静脉曲张性湿疹 头皮湿疹 手足湿疹或银屑病 扁平苔藓
超强效（英国） 1类（美国） 效果 =50（×1% 氢化可的松）	0.05% 丙酸氯倍他索（特美肤） 0.3% 戊酸双氟可龙（Nerisone forte）	0.05% 丙酸氯倍他索（特美肤） 0.1% 氟轻松（Vanos） 0.05% 丙酸哈倍他索（Ultravate）	单纯苔藓 顽固性盘状湿疹 盘状红斑狼疮 硬化萎缩性苔藓

*：低一级效能的乳剂；软膏和乳剂基质可使同一激素分子处于不同类别

诊断导图索引

红色皮损

表面改变	皮损类型	皮损数目	面/无发头皮	躯干/上肢、大腿	腋窝/腹股沟	小腿	手背	足背
急性红色皮损								
正常/光滑	斑/斑片/丘疹/斑块	进行性增多	122	122	122	122/278	122	122
		多发	72	124	124	278	304	124/278
		一过性	125	125	125	125	125/278	125
	丘疹/结节	单发/几个（2~5）	129	129	129	129	129/278	129
	泛发疹		138	138	138	138	138	138
结痂/渗出	小水疱/大疱		76	131	131	131/278	304	131
	脓疱		134	134	134	134	134	134
	糜烂/溃疡		76	134	136	136/288	136/304	136
慢性红色皮损								
正常/光滑	斑		82	148	148	148	148	148
	丘疹 小（<0.5cm） 大（>0.5cm）	单发/几个（2~5）	194	194	194	194	194	194
		多发	83	144	250	144	144	316
		单发/几个（2~5）	194	156	254	156	156	156
		多发	83	148	250	148	148	316
	脓疱		83	147	147	147	147	147
	斑片和斑块	所有皮损<2cm	92/95	148	250	250	306	316
		一些皮损>2cm	92/95	153	250	280	306	316
	结节		92	156	254	280	308	156
鳞屑/角化过度	丘疹		97	163	250	163	306	163
	斑片和斑块	单发/几个（2~5）	97	160	250	160	160	160
		多发	165	165	250	165	165	316
	结节		243	240	254	240	240	240
	泛发疹		180	180	180	180	180	180
痂皮/渗出/抓痕	丘疹，斑块和小糜烂（无水疱）		101	181	181	148/181	181	181
	小水疱/大疱/大糜烂		188	188	188	286	306	188
	结节		243	243	243	243	243	243
	溃疡		101	243/288	288	288	288	288

非红色皮损

表面改变	皮损类型	皮损数目	面/无发头皮	躯干/上肢、大腿	腋窝/腹股沟	小腿	手背	足背
急性红色皮损								
正常/光滑	肤色/浅粉色/黄色	丘疹 – 单发	194	194	194	194	194	194
		丘疹 – 多发	194	194	256	256	256	256
		斑块	200	200	200	200	200	200
		结节	201	201	256	201/280	308	201
	白色	斑和小斑片（<2cm）	206	206	206	206	206	206
		丘疹	206	206	206	206	206	206
		大斑片和斑块（>2cm）	209	209	209	209	209	209
	棕色	斑和小斑片（<2cm）	214	214	256	256/299	214	214/299
		大斑片和斑块（>2cm）						
		出生时或10岁前发病	218	218	218	218	218	218
		10岁后发病	218	218	256	299	220	256
		丘疹和结节	223	223	256	223	223	223/299
	蓝/黑/紫色	斑、丘疹和结节	230	230	230	230	230	230
		10岁前出现斑片	218	218	218	218	218	218
	红/橘色	斑和丘疹	233	233	233	299	233	233
		结节	240	240	254	240	240	240
疣状	棕色/肤色	丘疹和结节	234	234	234/256	234	234	234
鳞屑/角质		多发	238	238	250	238	238	238
		单发/几个	240	240	240	240	240	250
痂皮/溃疡表面出血		丘疹、斑块、结节	243	243	243	243/288	243	243/288

索　引

Becker 痣 48, 220, 222, 223

Civatte 皮肤异色症 219, 220

DRESS 34, 36, 72, 122, 123, 343–345

Fabry 病（弥漫性躯体血管角皮瘤）266, 271

Fordyce 血管角皮瘤 266, 270, 271

FORDYCE 斑 113

FOX–FORDYCE 病 256, 257

GIANOTTI–CROSTI 综合征 122, 129,

Grove 病 182

HAILEY–HAILEY 病 38, 45, 250, 253,

JESSNER 淋巴细胞浸润 93, 94, 153, 154

Kaposi 肉瘤 230, 231, 247

KLIPPEL–TRÉNAUNAY 综合征 284

Spitz 痣 233

STEVENS–JOHNSON 综合征 105, 106, 127, 344, 345

Wood 灯 1, 14, 57, 250, 256, 257, 306, 322

X 连锁鱼鳞病 238, 239

A

阿弗他溃疡 104, 105, 107, 109

凹陷性水肿 280, 284,

拔毛癣 54, 57, 58

白癜风 12, 14, 44, 48, 208–210, 213

白塞综合征 107, 108

白色糠疹 209, 212,

斑驳病 209, 210

斑贴试验 1, 17, 28, 65, 66, 77, 98, 113, 116, 119, 133, 138, 172, 178, 251, 273, 278, 286, 287, 311, 313, 315, 316, 319

斑秃 20, 44, 54–57, 60, 61, 330

斑痣 6, 92, 93, 158, 217, 218

瘢痕疙瘩 6, 58, 68, 70, 116, 118, 155–158

瘢痕疙瘩和肥厚性瘢痕 157

包茎 265, 268–270

鲍温病 160–162, 241, 243, 246, 271, 274, 286, 340

闭口粉刺 208, 213

闭塞性干燥性龟头炎 265, 269, 270

B

扁平苔藓 3, 11, 20, 25, 58–60, 106, 108–110, 129, 144, 145, 148, 155, 199, 220, 221, 265, 266, 274, 275, 280, 281, 331, 339, 340, 348

扁平疣 14, 28, 144, 155, 156, 182, 194, 199, 223, 234, 267

表皮囊肿 85, 92, 116, 118, 129, 130, 201–203, 208, 266, 271, 272

表皮囊肿和特发性钙质沉着 271, 272

表皮痣 5, 156, 234, 235

病毒疣 42, 43, 112, 144, 234–236, 238, 258, 263, 265–267, 271, 308, 340

剥脱性角质松解（手掌脱皮）309, 310

不典型溃疡 298

C

藏毛窦 254, 255

迟发型皮肤卟啉病 306, 307

虫咬皮炎（丘疹性荨麻疹）145

臭汗症 259

出汗异常 249, 258

川崎病（皮肤黏膜淋巴结综合征）123

传染性软疣 11, 43, 206, 207

唇部湿疹（唇炎）113

刺激型脂溢性角化病 243, 247

刺激性接触性皮炎 146, 273, 310–312

D

大汗腺汗囊瘤 201, 203, 230

大疱性表皮松解症（营养不良型）190

大疱性类天疱疮 7, 106, 107, 133, 188, 189, 344

大疱性药物反应 133

带状疱疹 4, 17, 36, 58, 76, 79, 80, 104, 105, 131, 132, 156

丹毒 35, 72, 73, 75, 76, 278, 279, 284

单纯性大疱性表皮松解症 317, 323,

单纯性苔藓 10, 160, 161, 172, 266, 271

单发神经纤维瘤 195

胆碱能性荨麻疹 125–127

地图舌 110, 111

第五病（传染性红斑）72, 74, 75

点刺试验 1, 17, 175, 305

点滴型银屑病 163, 167, 169

动脉性溃疡 288, 292–294

冻疮 92, 94, 95, 116, 117, 304, 305

多发性脂囊瘤 194, 201, 202, 203, 256, 257,

多毛症 20, 51, 52, 128, 306, 343, 344

多形红斑 20, 36, 79, 105, 106, 124, 127, 128, 152, 153, 189, 304, 344

多形性日光疹 2, 29, 44, 72–74, 119, 124, 304

E

鹅绒样和黑毛舌 111

恶性黑素瘤 12, 14–16, 42, 216, 217, 219, 223, 224, 226–230, 235, 237, 238, 243, 245, 247, 325, 333, 334, 340, 341

恶性雀斑样痣 26, 43, 216, 217, 226, 227

儿童慢性大疱病 188, 191

耳部湿疹 118

二期梅毒 54, 61, 106, 152, 153, 163, 262, 263, 267

F

发育不良痣 214–216, 228

发疹性黄色瘤 194, 199

发疹性药疹 128

泛发型瘙痒症 185, 186

泛发性脓疱性银屑病 138, 140

肥厚性扁平苔藓 280, 281

风疹（德国麻疹）122

蜂窝织炎 30, 35, 136, 155, 278, 279, 284, 290, 292

复发型单纯疱疹 76, 78, 79

复发性单纯疱疹 104, 115, 131

复合痣 5, 6, 16, 223–226, 228, 230, 231234

G

干性湿疹（裂纹性湿疹）287

肛门排泄物 275

肛周或女阴瘙痒症 271, 272

股癣 250–252, 254, 257

固定性药疹 2, 128, 131, 132, 220, 305, 343–345

光动力治疗 19, 45, 74, 161, 162, 182, 242, 245

光毒性皮炎 74, 75, 132

光滑舌 110

光化性唇炎和日光性角化病 114, 115

光线性汗孔角化 238, 241

光泽苔藓或扁平苔藓 266

龟头炎 262–265, 268–270

过敏接触性皮炎 17, 20, 23, 27, 33, 65, 66, 287

过敏性接触性皮炎 22, 26, 28, 74, 76, 77, 98, 113, 119, 133, 137, 156, 172, 177–179, 251, 273, 278, 286, 305, 311–313, 316–319, 337

过敏性紫癜 301

过弯 329, 330, 336, 338

H

含铁血黄素沉积 220, 221, 289, 300

汗管瘤 194, 198

汗疱性湿疹 313, 315

汗疱疹（出汗不良性湿疹）311, 319

黑棘皮病 256, 258

黑色丘疹性皮病 230, 233

黑踵病或血肿 325

黑子 214–217, 228

横嵴 329–332, 338

红皮病（剥脱性皮炎）140

红癣 14, 250, 256–258, 317, 321, 322

花斑糠疹 14, 17, 35, 148–150, 165, 206, 208, 209, 211–213, 220

化脓性汗腺炎 41, 254, 255, 271, 272

化脓性肉芽肿 9, 88, 111, 129, 156, 233, 243, 247, 304

坏疽性脓皮病 40, 41, 288, 295, 296

坏死性筋膜炎 136, 278,

环形红斑 154, 165

环状龟头炎 265, 268, 269

环状肉芽肿 9, 116, 153, 155, 200, 306, 307, 316

黄褐斑 220, 221, 343

灰泥角皮病 238, 240

J

鸡眼 316, 317, 325, 326, 327

基底细胞癌 10, 13, 15, 26, 36, 37, 41, 42, 45, 60, 66, 68, 69, 82, 101, 112, 115, 116, 119, 120, 156, 160, 161, 194–196, 200, 201, 203, 204, 207, 209, 213, 223, 229, 230, 237, 243–246, 288, 295,

基底细胞癌（侵蚀性溃疡）244

激光 19, 29, 46–49, 53, 83, 84, 90, 91, 93, 112, 115, 158, 200, 210, 215, 225, 234–236

急性日晒伤 76, 77

急性湿疹 9, 20, 23, 65, 72–74, 76, 118, 119, 124, 131, 136–138, 172, 183, 278, 304, 313

急性荨麻疹 36, 125, 175

寄生虫妄想症 186, 187

甲板异常 334

甲分离 329, 330, 335, 337,

甲沟炎 37, 329, 330, 331, 337, 338

甲下或甲周纤维瘤 340

甲下角化过度 329, 330, 335, 337

甲下外生骨疣 340, 341

甲癣 35, 335, 336

假须疮 83, 91

间擦疹 250, 252

睑黄瘤 200, 201

浆细胞性龟头炎 262–264, 268

交界痣 16, 214–216, 224, 225, 228, 332–334

角化棘皮瘤 9, 42, 120, 240, 242, 243, 345

疖或疖肿 130

疖肿或感染性囊肿 272

结缔组织痣 198, 200

结节病 92, 94, 153, 155–157, 204, 282

结节病 – 冻疮样狼疮 94

结节性红斑 107, 128, 278, 282, 283, 300, 343

结节性黄瘤 201, 205, 206

结节性血管炎或脂膜炎 283

疥疮 3, 8, 15, 20, 35, 77, 78, 136, 139, 148, 150, 163, 181, 183–185, 254, 256, 265, 266, 270, 273, 275, 306, 310

疥疮结节 254, 256

金黄色苔藓 220, 223, 223, 299

胫前黏液性水肿 280, 281

静脉湖 111, 112

静脉曲张 / 瘀积性湿疹 287

静脉性溃疡 288–290, 292, 294, 295, 297, 298

酒渣鼻 85, 89–91, 95, 176, 345

局限性淋巴管瘤 233, 234

巨大粉刺 232

巨舌 110

K

咖啡斑 48, 194, 197, 218, 219

抗病毒药 19, 28, 36, 131, 177

抗生素 3, 18, 19, 28, 30, 35, 70, 74, 77, 78, 86–92, 109, 110, 118, 119, 128, 130, 136, 137, 140, 175, 176, 178, 182, 245, 254, 255, 273, 279, 287, 290, 294, 297

抗真菌药 19, 28, 29, 35, 57, 100, 171, 285, 308, 343

抗组胺药 3, 18–20, 36, 45, 73, 77, 118, 125–127, 150, 151, 175–178, 186, 187

坑点 329, 330, 331, 335, 337

口角炎 112, 114

口腔毛状白斑 110

口周皮炎 26, 35, 83–85, 89, 95, 176, 344

L

莱姆病 153, 154

蓝痣 12, 217, 230, 231

类固醇或放射治疗后溃疡

类脂质渐进性坏死 280–282

利什曼病 101, 102, 243, 288

臁疮或深脓疱 136, 137

镰状细胞贫血性溃疡 288, 297

裂缝性肉芽肿 119, 120

裂纹舌 110, 113

淋巴水肿 89, 90, 279, 280, 284, 285, 291, 292, 335

鳞状细胞癌 36, 37, 40, 42, 43, 45, 60, 66, 68, 101, 106, 112, 114–116, 120, 161, 213, 240–243, 246, 247, 262–264, 271, 274, 275, 286, 288, 295, 340, 345

鳞状细胞癌（高分化）243

鳞状细胞癌和基底细胞癌 115

落叶型天疱疮 190

M

麻风 158, 209, 210, 211, 293

麻疹 2, 5, 8, 17, 29, 35–37, 41, 44, 72, 73, 110, 111, 113, 122–128, 145, 148, 150, 151, 153, 154, 175, 188, 304, 305, 343–345

慢性斑块性银屑病 165

慢性浅表性鳞屑性皮炎（指状皮炎）170

慢性湿疹 27, 78, 97, 118, 143, 172, 173, 285, 315

慢性荨麻疹 41, 125, 126

毛发（外毛根鞘）囊肿 68

毛发红糠疹 36, 180

毛发结构异常 51, 61, 63

毛发上皮瘤 194, 197, 198, 203

毛发脱落 51, 52, 54, 55, 59, 60, 343–345

毛母质瘤 201, 203–205

毛囊角化病 79, 165, 181–183, 331, 332, 336

毛囊炎 21, 27, 53, 58, 59, 66, 67, 70, 85, 134–137, 144, 146–148, 151, 181, 266, 270, 346

毛囊炎或疖肿 270

毛细血管扩张 11, 15, 26, 47, 49, 83, 89, 90, 92, 96, 111–113, 158, 195–198, 204, 219, 237, 243, 244, 280, 288, 289, 327, 330, 345

毛周角化病 83, 84, 163, 238, –240

毛周角化症 95, 144, 147

玫瑰糠疹 20, 148–152, 154, 163

蒙古斑 217, 218

免疫抑制剂 19, 38, 41, 109, 110, 149, 169, 189, 190, 279, 296, 315

面部肉芽肿 92, 94

面部湿疹 25, 82, 97, 98, 348

面癣 97, 99, 100

N

男型多毛 52–54

男型脱发 61

难辨认癣 153, 155, 250, 322

内源性湿疹 21, 172, 265, 272, 286, 311, 314, 316, 319, 346

黏膜类天疱疮 40, 106, 107, 262

黏液样囊肿 340, 341

念珠菌病 17, 88, 109, 110, 250, 253–255, 271, 275

念珠菌感染或红癣 322

尿布疹（接触刺激性皮炎）253

脓疱疮 3, 10, 28, 67, 77, 78, 101, 112, 136, 137, 188

脓疱型湿疹 77

挪威疥 180, 185

女性型脱发 61–63

女阴痛以及阴囊烧灼疼 275

女阴阴道炎 274

P

盘状红斑狼疮 25, 58–60, 92, 94, 97, 100, 106, 112, 116, 118, 283, 348

盘状红斑性狼疮 100

盘状湿疹 7, 25, 136, 138, 188, 286, 306, 311, 316, 319, 348, 348

疱疹性瘭疽 305

疱疹样皮炎 3, 180–183, 188

疱疹样湿疹 76, 79

膨胀纹 153, 155, 156

皮肤T细胞淋巴瘤（蕈样肉芽肿）170

皮肤发育不良 58, 59

皮肤钙质沉着症 201, 204, 308

皮肤划痕症 125, 127

皮肤活检 1, 17, 93, 119, 281, 283, 288

皮肤镜 1, 15, 184, 228, 230–233, 237

皮肤肉芽肿浸润 158

皮肤纤维瘤 156, 194–196, 201, 205, 223, 224, 226, 240

皮肤肿瘤 17, 20, 117, 244, 295, 298

皮肌炎 37–39, 95, 96, 156, 204, 306, 309

皮内痣 14, 68–70, 194, 195, 224, 225, 234

皮样囊肿 8, 14, 69, 118, 201, 202

皮脂腺增生 90, 113, 194–196, 343

皮脂腺痣 58, 59, 68, 69

皮赘 6, 14, 194–196, 197, 223, 234, 256

贫血痣 12, 209, 213

平滑肌瘤 194, 199

葡萄酒痣（毛细血管畸形）47, 92

葡萄球菌烫伤样皮肤综合征 35, 138, 139

葡萄球菌性皮肤感染 136

普遍多毛 52–54

Q

其他单发或多发生殖器溃疡 263

牵引脱发 54, 58

钱币状湿疹 154, 160, 165, 172, 179

浅表性基底细胞癌 160, 161

嵌甲 329, 330, 339

青少年跖部皮病 323

丘疹 2, 6, 8, 11, 13, 14, 51, 58, 66, 68–76, 79, 81–86, 89–92, 94, 95, 97, 101, 102, 103, 106, 108–113, 116–122, 124, 125, 127–129, 134, 143–148, 150–153, 155–157, 163–165, 171, 180–184, 186, 187, 191, 193–200, 202, 204, 206–208, 211, 217, 223, 224, 226, 227, 229–235, 238–241, 243, 244, 249, 250, 253–257, 261, 263, 265–267, 269–272, 274, 277, 278, 280, 282, 286, 288, 299–301, 303–307, 309, 340, 349, 350

丘疹性湿疹 144, 146

雀斑 6, 15, 26, 43, 47, 48, 108, 109, 111, 196, 197, 214, 216–219, 226–228, 256, 257

雀斑样痣 26, 43, 47, 48, 108, 109, 111, 216–219, 226–228

R

热带和布鲁里溃疡 297

人工痤疮 101

人为性皮炎 156, 188, 191, 192, 262, 263, 288, 295

妊娠多形疹 122, 151, 152, 153, 189

妊娠期类天疱疮 151, 152, 188, 189

日光性弹力纤维变性

日光性角化 82, 97, 112, 114–117, 120, 148, 163, 237, 238, 240–243, 246, 306

日光性角化病 209, 213

日光性角化病 97, 114–117, 120, 148, 163, 237, 238, 240–243, 246, 306

日晒引起的耳部疾病 119

肉芽肿性唇炎 111, 113, 114

乳胶接触性荨麻疹 304, 305

乳头、乳晕部位的湿疹 163

乳头部位的 Paget 病 162

软骨皮炎 116, 117

软鸡眼 317, 325, 326

S

三文鱼斑（鲜红斑痣）92

色汗症 259

色素性基底细胞癌 223, 229, 230, 237, 245

色素性荨麻疹 44, 148, 150

色素性紫癜 299, 300

神经病性溃疡 7, 293, 316

神经纤维瘤病 194, 195, 197, 219, 256, 257

生物制剂 19, 40, 41, 96, 167, 169, 171, 296

生长期脱发 61, 62

生殖器疱疹 262, 264, 273, 275

湿疹 3–5, 7–9, 12, 13, 18, 20–29, 35–38, 40, 56, 63–65, 68, 72–79, 82, 85, 95, 97, 98, 100, 101, 112, 113, 116, 118, 119, 124, 131, 134, 136–139, 141, 143, 144, 146–148, 153, 154, 158, 160–163, 165, 170, 172–177, 179–181, 183, 185, 186, 188, 212, 213, 220, 221, 250–252, 265, 266, 270, 272, 273, 275, 278–280, 284–287, 289, 290, 292, 299, 303, 304, 306, 310, 311, 313–320, 330, 331, 338, 343, 345, 346, 348,

石棉状糠疹 54, 63–65

匙甲 329, 338, 339

手背部的结节 309

手癣 306, 307, 310, 321

手足口病 104, 105, 304, 305

水痘 76, 131, 134, 135

丝状疣 10, 43, 234, 237

损伤后脱发 60

T

苔藓样角化病 194, 196

苔藓样糠疹 44, 163, 164

苔藓样药物反应 129

太田痣 217, 218

糖尿病患者的溃疡 294

糖皮质激素性酒渣鼻 89

特发性点状白斑 206, 207

特应性皮炎 3, 10, 11, 17, 20–23, 25, 26, 28, 36, 39, 44, 64, 66, 75–79, 97, 98, 113, 116, 135, 137, 147, 163, 172–177, 179, 207, 212, 239, 253, 254, 272, 286, 311, 313, 314, 316, 317, 319, 346–348

体虱 185, 186

体癣 4、13、147、148、154、155、160、161、165、171、179、286

痛风石 116–118、308、309

头皮毛囊炎 58、66、67、70

头虱 64、66、67、270

头癣 14、35、54、56、57、60、66

脱发性毛囊炎 58、59

W

外毛根鞘囊肿 201、202、204

网状青斑 280、282、300

维 A 酸 19、27、28、36、45、59、61、67、86–88、101、109、111、113、166、167、169、171、180、182、220、232、239、241、252、255、315、344、

窝状角质松解症 316、324、325

物理性荨麻疹 125、127

X

系统使用糖皮质激素 19、107、124、253、254

系统性红斑狼疮 37、39、61、89、95、96、126、204、301

细菌学 1、83、130、136、148、188、271、289、294

下肢湿疹 286

先天性黑素细胞痣 68、234、235

先天性色素痣 218、219、228

线虫感染 275

线状损害 143、153、155、156、213

项部痤疮瘢痕疙瘩 70

小棘状毛壅病 230、232

楔形甲 329、330、336、339

猩红热 122、124

休止期脱发 55、61、

须疮 35、66、83、91、92、102

须癣 101、102、250

血管瘤和血管角皮瘤 231、232

血管纤维瘤 194、197、198

血管性水肿 36、72、73、76、111、113、125、175、305

血管炎 94、108、128、164、282、283、288、299–301、343、344、345

血小板减少性紫癜 299、300

血液病 107

寻常狼疮 92、93、246

寻常型天疱疮 106、189、190

寻常型鱼鳞病 174、238、239、310

寻常性痤疮 84

寻常疣 43、199、234–236、240、267

Y

压疮 30、288、294、295

牙源性窦道 92、94

亚急性湿疹 72、74、124、183、

炎症后色素沉着 84、144、145、212、220、221、289、290、299

炎症后色素减退斑 209、212、213

羊痘与挤奶者结节 304

痒疹 151、181、186、187

药物引起的色素沉着 221

药疹 2、72、123、128、129、131–133、183、220、221、262、300、305、343–345

液氮冷冻 19、42、43、115、199、236、237、327

腋毛癣 259

腋窝多汗症 259

一期梅毒 104、262

遗传性出血性毛细血管扩张 15、111–113

阴道表皮内瘤变 273

阴茎珍珠状丘疹 265–267

阴虱 266、270、273、275

银屑病 3–5、7–9、11、13、20–28、36、38–41、43–45、48、54、63–65、99、100、116、118、119、134、138、140、141、154–156、158、160–163、165–170、172、180、212、220、250、252、254、265、266、268、271、272、275、284–286、306、310、314、316、317、319–321、324、330、332、333、335、337、343、344、346–348

婴儿痤疮 83、89

婴儿玫瑰疹 / 幼儿急疹 123

婴儿血管瘤 156、158、159

婴儿脂溢性皮炎（尿布银屑病）254

樱桃状血管瘤 233

硬斑病 58、59、156、209、213、220、223、244、245

硬化萎缩性苔藓 25、209、211、212、269、271、273–275、348

痈 35、129、130、136、137、254

幼虫移行症 316、322、323

瘀斑（儿童受虐？）217

鱼缸肉芽肿 308, 309
原发型单纯疱疹 76, 78
原发性单纯疱疹 104, 105
圆柱瘤 201, 203
晕痣 206

Z

栅栏状包膜神经瘤 194, 195
掌跖角皮症 28, 324
真 菌 学 1, 17, 57, 97, 99, 108, 148, 153, 155, 165, 171, 250, 252, 253, 257, 271
脂肪瘤 201–203
脂溢性角化病 199, 200, 214, 215, 223, 224, 230, 233, 234, 237–240, 242, 243, 247, 267
脂溢性皮炎（糠秕孢子菌性毛囊炎）148
脂溢性皮炎 64, 65, 67, 89, 95, 97–99, 116, 118, 119, 144, 147, 148, 151, 163, 172, 190, 251, 253, 254
蜘蛛痣 47, 82, 83
蜘蛛状血管瘤 82
植物接触性皮炎 133

植物日光性皮炎 131–133
跖疣 235, 316, 326, 327
指节垫 307, 308
指蹼念珠菌感染 307, 308
中毒性表皮坏死松解症 128, 138–140
中毒性红斑 122, 124, 138, 139
肿 瘤 17, 20, 36, 37, 39, 41, 42, 46, 53, 58, 61, 62, 66, 68, 88, 96, 117, 138, 140, 141, 154, 162, 170, 171, 186, 197–199, 201–205, 226–229, 242–245, 247, 257, 258, 268, 274, 275, 285, 295, 298, 333, 340, 341
皱褶部湿疹 251, 252
紫 癜 11, 12, 48, 124, 128, 220, 221, 288, 299–301, 343–345
紫癜型药疹 300
紫外光 14, 19, 29, 30, 43–45, 48, 57
纵嵴 182, 329–332, 336, 338, 339
足部湿疹 221, 315, 317, 318
足癣 251, 278, 279, 284, 307, 316, 317, 319, 321, 322, 335